国家卫生健康委员会"十四五"规划教材

全国高等学校教材
供卫生管理及相关专业用

卫生财务管理

Financial Management in Healthcare

第2版

主 编 程 薇 赵晓雯
副主编 张 媚 闻 岚

编 者 （以姓氏笔画为序）

王 洁 北京医院　　　　　　　　　赵晓雯 哈尔滨医科大学
车 飞 吉林大学中日联谊医院　　　　闻 岚 内蒙古医科大学
朱俊利 首都医科大学　　　　　　　　徐小雪 哈尔滨医科大学
刘 辉 中国中医科学院西苑医院　　　黄龙梅 首都医科大学附属北京友谊医院
汪 薇 北京大学口腔医院　　　　　　黄冬梅 潍坊医学院
张 媚 成都中医药大学　　　　　　　曹净植 黑龙江中医药大学
张开翼 广州中医药大学　　　　　　　梁志强 南方医科大学
陈玺亦 大连医科大学　　　　　　　　蒋 艳 北京中医药大学
周成红 安徽医科大学　　　　　　　　程 薇 北京中医药大学

学术秘书
蒋 艳 （兼）

人民卫生出版社
·北京·

图书在版编目（CIP）数据

卫生财务管理/程薇,赵晓雯主编. —2版. —北京：人民卫生出版社,2023.6
全国高等学校卫生管理专业第三轮规划教材
ISBN 978-7-117-34859-1

Ⅰ. ①卫… Ⅱ. ①程… ②赵… Ⅲ. ①医药卫生组织机构－财务管理－中国－高等学校－教材 Ⅳ. ①R197.322

中国国家版本馆 CIP 数据核字（2023）第 096354 号

| 人卫智网 | www.ipmph.com | 医学教育、学术、考试、健康，购书智慧智能综合服务平台 |
| 人卫官网 | www.pmph.com | 人卫官方资讯发布平台 |

卫生财务管理
Weisheng Caiwu Guanli
第 2 版

主　　编：程　薇　赵晓雯
出版发行：人民卫生出版社（中继线 010-59780011）
地　　址：北京市朝阳区潘家园南里 19 号
邮　　编：100021
E - mail：pmph @ pmph.com
购书热线：010-59787592　010-59787584　010-65264830
印　　刷：人卫印务（北京）有限公司
经　　销：新华书店
开　　本：850×1168　1/16　印张：21
字　　数：592 千字
版　　次：2013 年 8 月第 1 版　　2023 年 6 月第 2 版
印　　次：2023 年 8 月第 1 次印刷
标准书号：ISBN 978-7-117-34859-1
定　　价：82.00 元

打击盗版举报电话：010-59787491　E-mail：WQ @ pmph.com
质量问题联系电话：010-59787234　E-mail：zhiliang @ pmph.com
数字融合服务电话：4001118166　E-mail：zengzhi @ pmph.com

全国高等学校卫生管理专业
第三轮规划教材修订说明

我国卫生管理专业创办于 1985 年，第一本卫生管理专业教材出版于 1987 年，时至今日已有 36 年的时间。随着卫生管理事业的快速发展，卫生管理专业人才队伍逐步壮大，在教育部、国家卫生健康委员会的领导和支持下，教材从无到有、从少到多、从有到精。2002 年，人民卫生出版社成立了第一届卫生管理专业教材专家委员会。2005 年出版了第一轮卫生管理专业规划教材，其中单独编写教材 10 种，与其他专业共用教材 5 种。2011 年，人民卫生出版社成立了第二届卫生管理专业教材评审委员会。2015 年出版了第二轮卫生管理专业规划教材，共 30 种，其中管理基础课程教材 7 种，专业课程教材 17 种，选择性课程教材 6 种。这套教材出版以来，为我国卫生管理人才的培养，以及医疗卫生管理事业教育教学的科学化、规范化管理作出了重要贡献，受到广大师生和卫生专业人员的广泛认可。

为了推动我国卫生管理专业的发展和学科建设，更好地适应和满足我国卫生管理高素质复合型人才培养，以及贯彻 2020 年国务院办公厅发布《关于加快医学教育创新发展的指导意见》对加快高水平公共卫生人才培养体系建设，提高公共卫生教育在高等教育体系中的定位要求，认真贯彻执行《高等学校教材管理办法》，从 2016 年 7 月开始，人民卫生出版社决定组织全国高等学校卫生管理专业规划教材第三轮修订编写工作，成立了第三届卫生管理专业教材评审委员会，并进行了修订调研。2021 年 7 月，第三轮教材评审委员会和人民卫生出版社共同组织召开了全国高等学校卫生管理专业第三轮规划教材修订论证会和评审委员会，拟定了本轮规划教材品种 23 本的名称。2021 年 10 月，在武汉市召开了第三轮规划教材主编人会议，正式开启了整套教材的编写工作。

本套教材的编写，遵循"科学规范、继承发展、突出专业、培育精品"的基本要求，在修订编写过程中主要体现以下原则和特点。

1. 贯彻落实党的二十大精神，加强教材建设和管理　二十大报告明确指出，人才是第一资源，教育是国之大计、党之大计，要全面贯彻党的教育方针、建设高质量教育体系、办好人民满意的教育，落脚点就是教材建设。在健康中国战略背景下，卫生管理专业有了新要求、新使命，加强教材建设和管理，突出中国卫生事业改革的成就与特色，总结中国卫生改革的理念和实践经验，正当其时。

2. 凸显专业特色，体现创新性和实用性 本套教材紧扣本科卫生管理教育培养目标和专业认证标准；立足于为我国卫生管理实践服务，紧密结合工作实际；坚持辩证唯物主义，用评判性思维，构建凸显卫生管理专业特色的专业知识体系，渗透卫生管理专业精神。第三轮教材在对经典理论和内容进行传承的基础上进行创新，提炼中国卫生改革与实践中普遍性规律。同时，总结经典案例，通过案例进行教学，强调综合实践，通过卫生管理实验或卫生管理实训等，将卫生管理抽象的知识，通过卫生管理综合实训或实验模拟课程进行串联，提高卫生管理专业课程的实用性。以岗位胜任力为目标，培养卫生领域一线人才。

3. 课程思政融入教材思政 育人的根本在于立德，立德树人是教育的根本任务。专业课程和专业教材与思想政治理论教育相融合，践行教育为党育人、为国育才的责任担当。通过对我国卫生管理专业发展的介绍，总结展示我国近年来的卫生管理工作成功经验，引导学生坚定文化自信，激发学习动力，促进学生以德为先、知行合一、敢于实践、全面发展，培养担当民族复兴大任的时代新人。

4. 坚持教材编写原则 坚持贯彻落实人民卫生出版社在规划教材编写中通过实践传承的"三基、五性、三特定"的编写原则："三基"即基础理论、基本知识、基本技能；"五性"即思想性、科学性、先进性、启发性、适用性；"三特定"即特定的对象、特定的要求、特定的限制。在前两轮教材的基础上，为满足新形势发展和学科建设的需要，与实践紧密结合，本轮教材对教材品种、教材数量进行了整合优化，增加了《中国卫生发展史》《卫生管理实训教程》。

5. 打造立体化新形态的数字多媒体教材 为进一步推进教育数字化、适应新媒体教学改革与教材建设的新要求，本轮教材采用纸质教材与数字资源一体化设计的"融合教材"编写出版模式，增加了多元化数字资源，着力提升教材纸数内容深度结合、丰富教学互动资源，充分发挥融合教材的特色与优势，整体适于移动阅读与学习。

第三轮卫生管理专业规划教材系列将于2023年秋季陆续出版发行，配套数字内容也将同步上线，供全国院校教学选用。

希望广大院校师生在使用过程中多提宝贵意见，为不断提高教材质量，促进教材建设发展，为我国卫生管理及相关专业人才培养作出新贡献。

全国高等学校卫生管理专业
第三届教材评审委员会名单

顾　　问　李　斌

主 任 委 员　梁万年　张　亮

副主任委员　孟庆跃　胡　志　王雪凝　陈　文

委　　员　（按姓氏笔画排序）

马安宁　王小合　王长青　王耀刚　毛　瑛

毛宗福　申俊龙　代　涛　冯占春　朱双龙

邬　洁　李士雪　李国红　吴群红　张瑞华

张毓辉　张鹭鹭　陈秋霖　周尚成　黄奕祥

程　峰　程　薇　傅　卫　潘　杰

秘　　书　姚　强　张　燕

主编简介

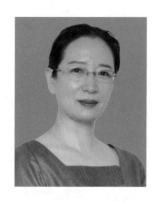

程 薇

教授，博士研究生导师，兼任深圳北京中医药大学研究院执行院长。社会兼职：世界中医药联合会中医药管理研究专业委员会会长、中国卫生经济学会常务理事、北京市卫生经济学会副会长等。

从事教学工作30年。研究领域：卫生财务管理、卫生政策与卫生管理、卫生费用等。主持国家自然科学基金项目、科技部科技支撑项目，世界卫生组织、国家卫生健康委、北京市卫生健康委等国家级、省部级项目数十项，主编国家规划教材及其他教材3部，出版专著4部，译著1部，获发明专利4项，软件著作权5项。以第一作者或通信作者发表SCI及核心期刊论文百余篇。北京市教育系统"教书育人先锋"，北京市优质本科课程负责人，北京市优秀主讲教师，北京中医药大学教学名师，北京中医药大学"公共管理"学科带头人。

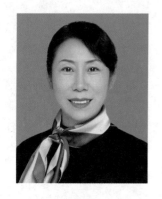

赵晓雯

教授，硕士研究生导师。哈尔滨医科大学卫生管理学院卫生经济学教研室副主任、澳大利亚拉筹伯大学客座教授、中国卫生经济学会理事、中国卫生经济学会卫生服务成本与价格专业委员会常委、中国卫生经济学会财会分会常务理事、《中国卫生经济》杂志编辑委员会委员、黑龙江省卫生经济学会委员、黑龙江省公立医院成本核算技术指导组成员。

从事高校一线教学工作近20年。研究领域：卫生财务管理、卫生机构成本核算、医疗保险。主编全国高等医学院校教材《医院会计与财务管理》1部，副主编国家规划教材《卫生财务管理》1部。近年来主持省部级及合作项目5项，参与省部级及合作项目12项。发表国家核心期刊论文（第一作者或通信作者）20余篇，SCI文章（第一作者）2篇，参与多部高等医学院校教材及专著的编写工作。中国卫生经济学会第十四批招标研究课题一等奖获得者，曾参与国家卫生健康委颁布的《县级公立医院成本核算操作办法》的编制。黑龙江省社会科学优秀科研成果奖获得者，哈尔滨市自然科学成果奖获得者，哈尔滨医科大学"教书育人"先进个人。

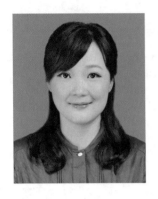

张 媚

博士/教授,注册会计师。成都中医药大学健康四川研究院健康产业/医疗保障研究所所长。担任中国卫生经济学会卫生财会分会等专委会常务理事,中华中医药学会改革与发展研究分会委员,四川省卫生经济学会常务理事,四川省卫生信息学会理事及区块链专委会副主任委员。从事教学工作至今24年,主要研究方向是公共财政与卫生财务管理、健康经济与产业政策。主持国家级、省部级等各类课题40余项,以第一作者及通信作者发表学术论文60余篇。《中国卫生经济》杂志编辑委员会委员、《卫生经济研究》学术指导委员会委员。

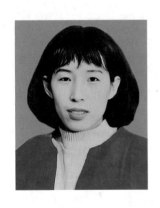

闻 岚

教授,硕士研究生导师。内蒙古医科大学卫生管理学院社会保障教研室主任。担任中国卫生经济学会卫生费用与政策专业委员会委员、内蒙古自治区会计专家库成员、内蒙古会计学会理事、内蒙古自治区医疗服务价格管理专家库成员、内蒙古健康政策研究会理事、内蒙古自治区卫生政策研究所兼职研究员。从事教学工作近30年,主要研究方向为财务管理及成本核算。先后主持并参与国家级及省部级课题20余项,发表论文20余篇,主编著作2部、教材2部,参编著作及教材6部,共获得内蒙古自治区哲学社会科学优秀成果政府奖4项。

前　言

随着我国医疗卫生体制改革的不断深化，公立医院综合改革的持续推进，政府对医疗卫生机构的发展提出了更高的要求，2019年所有政府办医疗卫生机构开始实行《政府会计制度——行政事业单位会计科目和报表》（简称《政府会计制度》），重构了医疗卫生机构的会计核算模式，对于规范医疗卫生机构的会计行为、提高信息质量、夯实管理基础产生了深远的影响。2021年《关于推动公立医院高质量发展的意见》提出，公立医院的运行模式要从粗放管理转向精细化管理，通过加强全面预算管理、完善内部控制制度等措施提升公立医院高质量发展新效能，将医疗卫生机构财务管理提到了空前重要的位置。

《卫生财务管理》第1版在2014年一经出版，深受医学院校公共管理专业师生的欢迎和好评，本次修订在第1版编委的基础上，新加入了教学经验丰富的一线教师和长期从事财务管理工作、具有丰富实践经验的知名医院总会计师，汇聚了理论和实践的最强集体智慧，力求在保持第1版特色的基础上，进行进一步的修订和完善。

本书在修订过程中，力求将宏观财务管理的理论与卫生事业的特殊性相结合，全面完整反映卫生财务管理的普遍性和特殊性；将卫生财务管理的理论知识和体系与实际案例相结合，以学生为中心，从实际案例着手，将理论融汇于实践中，提高学生的实践能力；着眼于本科教学，强调本书知识体系的基础性，密切结合《政府会计制度》、最新的医疗卫生体制改革政策、卫生财务管理相关政策等；不断完善卫生财务管理的理论知识体系，创新表现形式，将纸质教材与数字资源相融合，充分运用AR等信息化技术，以交互学习为特点，提升教学互动性。

本教材基于《政府会计制度》构建的"双功能、双基础、双报告"的会计核算体系，突出医疗卫生体制改革对于公立医院及基层医疗卫生机构、专业公共机构的财务管理提出的新要求，强化预算管理、成本核算、财务报告等要求。其具体特色如下：

会计新制度，管理新要求　本教材以2017年出台的《政府会计制度》为基础，以财务会计体系为主，兼以预算会计体系，既突出重点，也体现了知识体系的完整性。同时本教材以医疗卫生体制改革过程中对医疗卫生机制管理提出的各种新要求为目标，以财务管理基础知识为理论，更新与完善卫生财务管理体系。

数字资源多样化　本书以融合教材的形式，提供丰富的数字资源，包括AR互动教学系统、教学PPT、练习题、教学案例、教学视频等，方便学生的自主学习与教师教学。

实践案例丰富化　多位知名医院总会计师加入本书编委，为本书编写过程中提供了丰富实践教学案例，进一步帮助学生理解理论知识的实践应用。

继承创新一体化　本书保持第1版教材基本的结构和模式不变，从结构和范围上进行创新。结构上，对部分章节进行了合并与删减，并结合医院信息化发展新形势，新增了医院财务管理信息化建设作为第十一章；范围上，本书以公立医院财务管理为主，兼顾基层医疗卫生机构和公共卫生机构等其他医疗卫生机构财务管理的特点和要求。

本书由程薇教授、赵晓雯教授担任主编，设计全书体系、编写提纲，并全面负责全书修改、补充、统纂和定稿；张媚教授、闻岚教授担任副主编，负责本书的修改、审稿等工作，撰写过程中各位编委秉承严谨、认真的编写态度，坚持高质量、严要求的编写精神，力求实现理论教学与管理实践的辩证统一。

　　这本凝集着智慧和汗水的思想结晶得以问世，离不开全体编委的不懈努力，在此向本书第1、2版的全体编委表示最衷心的感谢！同时还要感谢人民卫生出版社在本书编写过程中的大力支持，感谢本书的学术秘书蒋艳为本书撰写所付出的辛勤劳动，感谢北京医院的姜颖颖、北京大学第三医院的线春艳、北京大学口腔医院的张倩等同志在案例编写审定过程中提供的帮助！在本书的撰写过程中我们查阅了大量文献资料，在此谨向各位作者致以衷心感谢！

　　本书可作为医学院校管理专业本科生的教材，也可作为相关专业研究生的参考用书，以及各级各类卫生管理干部、医疗卫生机构财务人员培训的教材，是广大卫生管理人员自学及工作的工具书。

　　在本书修订过程中，虽然编委团队精益求精，力求完美，但限于编者水平以及参考资料的不足，难免存在疏漏和不足，敬请广大读者与同仁批评指正。

2023 年 6 月

目　录

第一章　卫生财务管理总论

卫生财务管理是医疗卫生机构经济管理的重要组成部分，是组织医疗卫生机构财务活动、处理医疗卫生机构财务关系的一项经济管理工作。随着医疗卫生机构高质量发展的不断推进，卫生财务管理作为医疗卫生机构运营管理的重要内容，通过强化预算绩效管理、会计核算、成本核算、资产管理、收支盈余等管理，为医疗卫生机构运营管理提供坚实基础，将业务目标、绩效目标与质量目标融入财务管理活动，有助于发挥财务管理服务、保障、监督和管控作用，为医疗卫生机构的高质量发展提供坚强支撑。本书中医疗卫生机构的各项财务管理活动与要求，均以政府行政事业单位和医疗卫生机构各类相关制度和政策为指导，遵循政策文件精神和具体要求，体现了卫生财务管理教学与实践的辩证统一关系。

第一节　卫生财务管理的概念

一、卫生财务管理概念

卫生财务管理（financial management of health）是反映卫生服务活动中资金价值运动的一种经济管理活动。广义的卫生财务管理范围涵盖卫生、医疗、健康等各类组织，在我国包括了医院、基层医疗卫生机构、公共卫生机构、卫生行政事业单位等各类机构的财务管理活动。狭义的卫生财务管理仅指医疗卫生机构的财务管理，即各级各类医院、基层医疗卫生机构和公共卫生机构，本书的卫生财务管理是狭义概念。卫生财务管理是医疗卫生机构经济管理的重要组成部分，是组织机构财务活动，处理财务关系的一项经济管理工作。其主要内容是：根据医疗卫生机构资金运动的特点，合理地筹集资金、使用资金和分配资金，正确地处理好医疗卫生机构的各种财务关系。卫生财务管理主要包括财务决策、财务计划和财务控制等职能，三个职能之间相互联系，相辅相成，共同保障医疗卫生机构财务管理目标的实现。

我国医疗卫生机构包括非营利性医疗卫生机构和营利性医疗卫生机构，非营利性医疗卫生机构根据其举办主体不同，可以分为政府举办的非营利性医疗卫生机构和非政府举办的非营利性医疗卫生机构。本教材重点阐述政府举办的非营利性医疗卫生机构，如公立医院、政府办基层医疗卫生机构和公共卫生机构财务管理，非政府举办的非营利性医疗卫生机构可参考执行。

二、医疗卫生机构财务活动

医疗卫生机构在开展医疗、教育、科研、预防等业务活动的同时，发生的预算、资金、资产、成本管理等经济活动均属财务活动范畴。医疗卫生机构应梳理财务活动，加强收支管理、资产负债管理，强化预算管理、成本管理、内部控制等，利用财务信息化更好地发挥财务管理的服务、保障、监督和管控作用。

三、医疗卫生机构财务关系

财务关系（financial relationships）是指医疗卫生机构在组织财务活动过程中与各有关方面产生的经济关系。医疗卫生机构的财务关系主要有以下几个方面。

（一）医疗卫生机构同所有者之间的财务关系

政府举办的非营利性医疗卫生机构所有者是国家，政府给予医疗卫生机构相应的财政资金和税收方面的支持。其他非营利性医疗卫生机构的所有者主要是法人单位、个人和外商，国家不直接投资，但是同样给予税收优惠政策。非营利性医疗卫生机构要按规定提供医疗服务，遵守政府和卫生行业制定的收费标准及质量标准。医疗卫生机构同其所有者之间的财务关系，体现着所有权的性质，反映着经营权和所有权的关系。

（二）医疗卫生机构同债权人之间的财务关系

医疗卫生机构同债权人之间的财务关系主要是指医疗卫生机构向债权人借入资金，并按借款合同的规定按时支付利息和归还本金所形成的经济关系。医疗卫生机构的债权人主要有：①银行贷款机构；②商业信用提供者，包括设备采购、药品、卫生材料等供应商；③其他出借资金给医疗卫生机构的单位或个人等。《医院财务制度》规定：我国公立医院原则上不得借入非流动负债，确需借入或融资租赁的，应按规定报主管部门（或举办单位）会同有关部门审批，并原则上由政府负责偿还。基层医疗卫生机构不得借入偿还期在一年以上（不含一年）的长期借款，不得发生融资租赁行为。医疗卫生机构利用债权人的资金后，要按约定的利息率及时向债权人支付利息，债务到期时，要按时向债权人归还本金。医疗卫生机构同债权人之间的关系体现的是债务与债权的关系。2015年，国家卫生计生委公布与国家发展改革委、财政部、人力资源和社会保障部、国家中医药管理局等联合印发的《关于控制公立医院医疗费用不合理增长的若干意见》（国卫体改发〔2015〕89号），要求严格控制公立医院规模，严禁公立医院举债建设。2017年，国务院办公厅《关于建立现代医院管理制度的指导意见》（国办发〔2017〕67号）明确提出，严禁举债建设和豪华装修。2021年，《国家卫生健康委办公厅关于推广三明市分级诊疗和医疗联合体建设经验的通知》（国卫办医函〔2021〕547号）要求加大卫生健康行政部门行业管理力度，科学规划医疗机构布局规模，严禁公立医院举债建设，规范公立医院设备采购。

（三）医疗卫生机构同被投资单位之间的财务关系

医疗卫生机构同被投资单位之间的财务关系主要是指医疗卫生机构将其闲置资金以购买债券或直接投资的形式向其他单位投资所形成的经济关系。我国公立医院在保证正常运转和事业发展的前提下严格控制对外投资，投资范围仅限于医疗服务相关领域。医院不得使用财政拨款、财政拨款结余对外投资，不得从事股票、期货、基金、企业债券等投资。投资必须经过充分的可行性论证，并报主管部门（或举办单位）和财政部门批准。基层医疗卫生机构严格禁止对外投资。医疗卫生机构与被投资单位的关系体现的是所有权性质的投资与被投资的关系。

（四）医疗卫生机构内部各单位之间的财务关系

医疗卫生机构内部各单位之间的财务关系是指医疗卫生机构内各科室、病区之间在提供医疗服务过程中相互提供产品或服务所形成的经济关系。医疗卫生机构需开展成本核算，对内部各单位之间提供的医疗服务产品进行记录核算。医疗卫生机构内部形成的资金结算关系，体现了医疗卫生机构内部各单位之间的利益关系。

（五）医疗卫生机构同职工之间的财务关系

医疗卫生机构同职工之间的财务关系主要是指医疗卫生机构向职工支付劳动报酬过程中所形成的经济关系。医疗卫生机构按照职工提供的劳动数量和质量支付劳动报酬。这种医疗卫生机构与职工之间的财务关系，体现了职工和医疗卫生机构在劳动成果上的分配关系。

（六）医疗卫生机构同政府有关部门之间的财务关系

对于政府举办的非营利性医疗卫生机构,享受政府给予的财政补助。对于非政府举办的非营利性医疗卫生机构,享受上级主管单位的补助。非营利性医疗卫生机构享受相应的税收优惠政策,医疗卫生机构要按有关规定提供相应的基本医疗服务,执行政府规定的医疗服务指导价格。因此,非营利性医疗卫生机构同财政部门、卫生部门、物价部门、医保部门、税收部门等存在着一定的财务关系。

（七）医疗卫生机构同医保支付方的财务关系

随着医疗保险体制改革,医疗保险经办机构代表参保患者向为患者提供医疗服务的定点医疗机构支付费用,即第三方付费(即保险报销费用)。这样就形成了第三方付费者(医保经办机构)、参保患者和医疗服务提供方三者之间的经济关系。要协调三方关系应该通过制度的建设和健康管理的模式创造一个医疗服务体系和谐有序的发展空间。

四、卫生财务管理的环境

医疗卫生机构开展财务管理活动必然受到国家体制、经济社会以及相关政策法规制度等诸多因素的影响,财务管理活动结果同时也是这些因素相互作用的结果。这种作用于财务活动的条件、因素的总和,就是财务环境。财务环境是实施财务管理的基础,没有良好的财务环境,就难以行使财务管理的各项职能;而财务环境也是动态可变的,随着政治、经济、管理体制等外部因素的变化而变化。在医疗卫生体制改革的大环境下,医疗卫生机构的财务活动也在不断发生着变化。要实现医疗卫生机构财务管理目标,就要了解医疗卫生机构财务管理的环境,充分考虑各种影响因素,从而作出更科学、合理、有效的财务决策,以达到预期目标,避免决策失误。医疗卫生机构财务环境按构成范围,可分为外部财务环境和内部财务环境。

（一）外部财务环境

医疗卫生机构财务管理的外部环境是指存在于医疗卫生机构外部的,影响财务活动的客观条件和因素。外部环境是医疗卫生机构无法改变的,医疗卫生机构必须了解这些环境的特点和变化,以尽快地适应这些环境。

1. 社会环境　社会环境是影响医疗卫生机构财务活动和财务管理工作的社会经济、政治、人口、技术、文化、教育等因素的总称,这些因素都可能直接或者间接影响医疗卫生机构的融资、投资、运营、盈余分配等财务活动,尤其是经济发展与人口因素,将直接影响医疗卫生机构的经济运行与发展基础,对机构的财务运营活动影响较大。同时,医疗卫生机构财务管理要积极应对社会环境变化,确保资金安全、稳定,机构运行可持续。

社会经济发展水平是决定一个国家或地区医疗卫生服务体系发展以及医疗卫生机构能力和水平的最重要因素。改革开放以来,我国医疗卫生事业取得了巨大成绩,医疗卫生机构资产和收入的规模与质量增长十分显著。1978 年,我国公立医院数量 9 293 家,床位数 110 万张;2020 年达到 11 870 家,床位数 509 万张。2000 年后随着公立医院改制及鼓励社会办医,民营医院数量快速增长,2020 年全国共有 23 524 家民营医院。2002 年,部、省、地属公立综合医院院均收入分别为 4.5 亿元、1.9 亿元、0.66 亿元,2020 年则达到 55 亿元、20 亿元、8 亿元,百万元以上设备从 1.7 万台增加到 16.7 万台。

人口问题是影响社会经济发展和医疗卫生事业发展的基础问题。一个地区的人口数量、结构与质量和当地医疗卫生机构战略发展息息相关。近年来,随着"二孩""三孩"政策实施以及人口老龄化到来,医疗卫生机构积极发展儿科、妇产科、老年科、中医科等以满足人民群众的健康需求。治疗疾病、维护健康是医疗卫生机构的使命责任,每一次重大疫情和天灾人祸发生时,医疗卫生机构都承担了医疗救治救援的第一线责任。2020 年新冠疫情以来,持续的抗疫支出、不断攀升的人力成本、高负荷运转的医护工作等,给医疗卫生机构运营活动带来较大影响。

2. 财政环境 财政环境是指影响医疗卫生机构财务活动和财务管理工作的财政因素。由公共财政举办或者支持医疗卫生机构是全世界各国通行的做法。我国政府举办医疗卫生机构是实现人人享有基本医疗卫生服务健康权益的基本制度安排,也因此建成了全世界规模最大的公立医疗卫生服务体系。政府卫生支出是各级政府用于医疗卫生服务、医疗保障补助、卫生和医疗保险行政管理事务、人口与计划生育事务支出的各种事业的经费,体现了各级财政对于卫生事业的支持。新医改以来,我国政府卫生支出从 2009 年的 4 816.3 亿元增加到 2020 年的 21 998.3 亿元,增长了 3.57 倍。政府卫生支出占财政支出的比重逐年上升,由 2009 年的 6.31% 上升至 2020 年的 8.41%,增长 2.1 个百分点。政府卫生支出占卫生总费用的比重呈波动上升趋势,从 2009 年的 27.46% 增长至 2020 年的 30.40%。

公立医疗卫生机构作为履行社会公益性目的的事业单位,必须严格遵照执行国家和地方各级财政管理制度。近年来,随着我国财政治理和卫生行业管理有机结合,特别是财政预算绩效理念的贯彻落实迎来了卫生健康行业财务管理新机遇。从央地分权、政府会计、全面实施预算绩效管理等制度性安排到政府收支分类、政府采购、国库集中支付等重点环节治理,以及实施财务报表独立审计、推行总会计师制度和加强预算、财务、审计、收费、资产管理、价格管理和政府采购等经济管理人才队伍建设,财政环境正在成为影响我国卫生健康事业高质量发展的关键因素。自 2020 年以来,国家卫生健康委员会在全国范围内持续开展公立医疗卫生机构经济管理年活动,有力地推动了机构内部管理和财务管理工作的深度融合与发展。

3. 法律环境 法律环境是指影响医疗卫生机构财务活动和财务管理工作的各种法律、法规和规章,主要有财务会计法规和税法。

财务会计法规是政府事业单位进行财务活动、实施财务管理的基本规范。医疗卫生机构必须遵循的财务会计法规主要包括《预算法》《会计法》《审计法》以及《政府会计准则——基本准则》《政府会计准则-具体准则》《行政事业单位国有资产管理条例》《医疗保障基金使用监督管理条例》《事业单位财务规则》《行政事业单位内部控制规范》《关于全面推进行政事业单位内部控制建设的指导意见》等。由于医疗卫生行业特殊性,财政部颁布了《公立医院执行政府会计制度补充规定》《基层医疗卫生机构执行政府会计制度补充规定》《事业单位成本核算具体指引——公立医院》等。

税法是用以调节国家与纳税人之间在征纳税方面权利与义务的法律规范的总称。税法按照征收对象不同可以分为:流转税、所得税、财产税、资源税、行为税,非营利性医疗卫生机构由于其性质的特殊性,享受一系列税收优惠政策。非营利性医疗卫生机构按照国家规定的价格取得的医疗服务收入,免征各项税收。不按照国家规定价格取得的医疗服务收入不得享受这项政策。同时,从事非医疗服务取得的收入,如租赁收入、财产转让收入、培训收入、对外投资收入等应按规定征收各项税收。非营利性医疗卫生机构将取得的非医疗服务收入,直接用于改善医疗卫生服务条件的部分,经税务部门审核批准可抵扣其应纳税所得额,就其余额征收企业所得税。除特殊规定外,营利性医疗卫生机构应参照企业纳税规定。

4. 行业环境 行业环境是影响医疗卫生机构财务活动和财务管理工作的医疗、医保、医药等行业政策与管理体制机制。2009 年 4 月,国务院出台《关于深化医药卫生体制改革的意见》(中发〔2009〕6 号)掀起了新一轮医药卫生体制改革,涉及基本医疗保障制度、国家基本药物制度、基层医疗卫生服务体系、基本公共卫生制度和公立医院综合改革五项工作。变革的行业环境无疑影响着医疗卫生机构财务活动的开展和财务管理目标的实现,随着医疗卫生体制改革的深入,各相关部门颁布了一系列法规、制度,对各级各类医疗卫生机构的财务管理提出了新要求(表 1-1)。

表 1-1　新医改以来影响医疗卫生机构财务管理工作的相关政策文件情况

时间	文件名	主要内容
2009 年 4 月	国务院出台《关于深化医药卫生体制改革的意见》(中发〔2009〕6 号)	通过实行药品购销差别加价、设立药事服务费等多种方式逐步改革或取消药品加成政策,同时采取适当调整医疗服务价格、增加政府投入、改革支付方式等措施完善公立医院补偿机制。进一步完善财务、会计管理制度,严格预算管理,加强财务监管和运行监督
2010 年 2 月	《关于公立医院改革试点的指导意见》(卫医管发〔2010〕20 号)	改革公立医院运行机制,改进公立医院经济运行和财务管理制度。完善医院财务会计管理制度。严格预算管理和收支管理,加强成本核算与控制。积极推进医院财务制度和会计制度改革,严格财务集中统一管理,加强资产管理,建立健全内部控制,实施内部和外部审计制度。在大型公立医院探索实行总会计师制度,加强公立医院运行监管
2010 年 12 月	《医院财务制度》(财社〔2010〕306 号)	共十六章八十二条,以加强医院财务管理和监督,规范医院财务行为,提高资金使用效益
2010 年 12 月	《基层医疗卫生机构财务制度》(财社〔2010〕307 号)	共十二章五十七条,以加强基层医疗卫生机构财务管理和监督
2012 年 11 月	《行政事业单位内部控制规范(试行)》(财会〔2012〕21 号)	明确了风险评估与控制的方法,并指出行政事业单位应当梳理单位各类经济活动的业务流程,明确业务环节,系统分析经济活动风险,确定风险点,选择风险应对策略,在此基础上,根据国家有关规定建立健全单位各项内部管理制度并督促相关工作人员认真执行
2015 年 5 月	国务院办公厅印发《关于城市公立医院综合改革试点的指导意见》(国办发〔2015〕38 号)	意见指出公立医院改革的基本路径为建立现代医院管理制度,建立公立医院科学补偿机制,构建协同发展的服务体系。将管理体制、运行机制、服务价格调整、医保支付、人事管理、收入分配等改革作为重点任务
2015 年 12 月	财政部等《关于加强公立医院财务和预算管理的指导意见》(财社〔2015〕263 号)	以加强财务和预算管理为抓手,深化公立医院体制机制改革,解决群众看病就医问题。推行全面预算管理,规范公立医院收支运行,强化预算约束,提高公共资源利用效益。加强成本核算和控制,强化绩效考核,合理控制医院运行成本。建立财务报告制度和注册会计师审计制度,强化内部控制,完善医院内部控制体系。建立财务信息公开制度,强化社会监督,提高医院财务运行透明度。落实总会计师制度,强化医院财务管理责任,规范医院经济活动
2015 年 12 月	财政部《关于全面推进行政事业单位内部控制建设的指导意见》(财会〔2015〕24 号)	指导意见提出全面推进行政事业单位内部控制建设,规范行政事业单位内部经济和业务活动,强化对内部权力运行的制约,防止内部权力滥用,建立健全科学高效的制约和监督体系,促进单位公共服务效能和内部治理水平不断提高,为实现国家治理体系和治理能力现代化奠定坚实基础、提供有力支撑
2017 年 7 月	国务院办公厅《关于建立现代医院管理制度的指导意见》(国办发〔2017〕67 号)	财务收支、预算决算、会计核算、成本管理、价格管理、资产管理等必须纳入医院财务部门统一管理。建立健全全面预算管理、成本管理、财务报告、第三方审计和信息公开机制,确保经济活动合法合规,提高资金资产使用效益。公立医院作为预算单位,所有收支纳入部门预算统一管理,要强化成本核算与控制,逐步实行医院全成本核算
2017 年 10 月	《政府会计制度—行政事业单位会计科目和报表》(财会〔2017〕25 号)	自 2019 年 1 月 1 日起施行,以适应权责发生制政府综合财务报告制度改革需要,规范行政事业单位会计核算

时间	文件名	主要内容
2018 年 8 月	关于印发医院执行《政府会计制度—行政事业单位会计科目和报表》的补充规定和衔接规定的通知（财会〔2018〕24 号）	为了确保《政府会计制度》在医院的有效贯彻实施，制定了补充规定和衔接规定
2019 年 1 月	国务院办公厅《关于加强三级公立医院绩效考核工作的意见》（国办发〔2019〕4 号）	"坚持公益性导向，引导三级公立医院进一步落实功能定位，提高医疗服务质量和效率。坚持属地化原则，国家做好顶层设计，地方结合经济社会发展情况具体实施。坚持信息化支撑，保证考核结果真实客观。通过绩效考核，推动公立医院在发展方式上，从规模扩张型转向质量效益型，提高医疗质量；在管理模式上，从粗放管理转向精细管理，提高效率；在投资方向上，从投资医院发展建设转向扩大分配，提高待遇，促进公立医院综合改革落地见效。"
2019 年 12 月	《事业单位成本核算基本指引》（财会〔2019〕25 号）	促进事业单位加强成本核算工作，提升单位内部管理水平和运行效率，夯实绩效管理基础
2020 年 2 月	中共中央、国务院发布《关于深化医疗保障制度改革的意见》（国办发〔2020〕9 号）	为深入贯彻党的十九大关于全面建立中国特色医疗保障制度的决策部署，着力解决医疗保障发展不平衡不充分的问题，就深化医疗保障制度改革提出的意见
2020 年 6 月	国家卫生健康委、国家中医药管理局发布《关于开展"公立医疗机构经济管理年"活动的通知》（国卫财务函〔2020〕262 号）	提出"规范管理、提质增效、强化监管"，推动公立医疗机构加快补齐内部管理短板和弱项，推进高质量发展，促进发展模式由规模扩张型向质量效益型转变、管理模式从粗放式向精细化转变。要求公立医疗机构不仅加强财务管理，夯实经济管理基础，更要推进业务财务融合，促进经济管理提质增效。
2020 年 12 月	国家卫生健康委和国家中医药局发布《关于加强公立医院运营管理的指导意见》（国卫财务发〔2020〕27 号）	"加强财务管理。强化全面预算、成本核算、基建财务、经济合同、价格、医保结算等管理，为运营管理提供坚实基础；将事业发展目标任务、绩效考核业务指标和质量控制流程要求等融入财务管理，发挥财务管理服务、保障和管控作用；加强财务信息共享共用，为业务发展提供支撑保障。"
2020 年 12 月	国家卫生健康委员会发布《公立医院全面预算管理制度实施办法》（国卫财务发〔2020〕30 号）	共十三章四十五条，明确了全面预算管理的基本原则、预决算内容以及使用范围等，以规范公立医院经济运行，提高资金使用效率
2020 年 12 月	国家卫生健康委员会、国家中医药管理局印发《公立医院内部控制管理办法》（国卫财务发〔2020〕31 号）	共八章五十四条，以全面推进公立医院内部控制建设，进一步规范公立医院经济活动及相关业务活动，有效防范和管控内部运营风险
2021 年 1 月	国家卫生健康委和国家中医药管理局组织制定了《公立医院成本核算规范》（国卫财务发〔2021〕4 号）	共十二章四十六条，包括成本项目、分类和具体的核算办法等，以规范公立医院成本核算工作，为公立医院的成本核算提供全面指导
2021 年 2 月	《行政事业性国有资产管理条例》（国务院令第 738 号）	共八章六十一条，《条例》以改革为引领，以问题为导向，以夯实资产管理基础为根本，以资产配置、使用和处置为主线，以资产绩效评价和监督为抓手，以建立现代财政制度，推进国家治理体系和治理能力现代化为目标，进一步构建了符合"放管服"改革要求的行政事业性国有资产管理和监督制度

续表

时间	文件名	主要内容
2021年4月	《卫生健康领域全面实施预算绩效管理实施方案》（国卫财发〔2021〕14号）	《实施方案》对预算绩效管理工作从范围目标、组织结构、职责分工、制度体系、工作要求等方面提出要求，推动卫生健康领域全面实施预算绩效管理工作，建成全方位、全过程、全覆盖的卫生健康预算绩效管理体系，切实做到"花钱必问效、无效必问责"，提升预算管理水平和政策实施效果
2021年4月	《国务院关于进一步深化预算管理制度改革的意见》（国发〔2021〕5号）	对预算指标实行统一规范的核算管理，精准反映预算指标变化，实现预算指标对执行的有效控制；预算管理一体化系统集中反映单位基础信息和会计核算、资产管理、账户管理等预算信息，实现财政部门与主管部门共享共用
2021年6月	国务院办公厅印发《关于推动公立医院高质量发展的意见》（国办发〔2021〕18号）	提出："加强全面预算管理。定期公开医院相关财务信息，主动接受社会监督。"此外还提出"完善内部控制制度。以业务管理和经济管理的重大风险、重大事件、重要流程为重点，开展风险评估和内部控制评价，强化内部授权审批控制、预算控制、资产控制、会计控制、政府采购控制、信息公开控制等，防范财务风险、业务风险、法律风险和廉政风险。"
2021年9月	国家卫生健康委、国家中医药管理局发布《关于印发公立医院高质量发展促进行动（2021—2025年）的通知》（国卫医发〔2021〕27号）	"建立健全全面预算管理、成本管理、预算绩效管理、内部审计机制，规范开展风险评估和内部控制评价，优化医院内部辅助性、支持性服务流程，促进资源有效分配和使用，确保医院管理科学化、规范化、精细化。"
2021年11月	国家医疗保障局关于印发《DRG/DIP支付方式改革三年行动计划的通知》（医保发〔2021〕48号）	以加快建立管用高效的医保支付机制为目标，协同推进医疗机构配套改革，推动医保高质量发展，促进供给侧结构性改革
2022年1月	《事业单位财务规则》（财政部令第108号）	提出："一是坚持继承创新，突出问题导向。聚焦于反映财政改革成果、解决与新的制度不衔接的问题，修订部分不适应条款。二是立足制度定位，保证广泛适用。考虑到事业单位体系庞大、情况复杂，修订时侧重于搭建普遍适用的总体框架。对某一行业或某一单位的特殊要求，拟主要通过行业事业单位财务制度、事业单位内部财务管理办法等予以规范。三是结合发展方向，为改革预留空间。综合考虑'放管服'改革和事业单位各项改革等进展，在与现行政策规定相衔接、吸收当前改革成果的同时，以原则性规范为主，为下一步预算管理、债务管理、资产管理等各项改革预留空间。"

5. 企业财务管理 近年来企业财务管理工作不断推陈创新，为医疗卫生机构财务管理提供了借鉴经验。2022年2月，国务院国有资产监督管理委员会出台《关于中央企业加快建设世界一流财务管理体系的指导意见》（国资发财评规〔2022〕23号），从总体要求上提出，要以习近平新时代中国特色社会主义思想为指导，深入贯彻落实习近平总书记关于国有企业改革发展和党的建设的重要论述，全面贯彻党的十九大和十九届全会精神，完整、准确、全面贯彻新发展理念，服务构建新发展格局，以高质量发展为主题，以深化供给侧结构性改革为主线，以更好履行经济责任、政治责任、社会责任为目标，坚定不移做强做优做大国有资本和国有企业，推动财务管理理念变革、组织变革、机制变革、手段变革，更好统筹发展和安全，更加注重质量和效率，更加突出"支撑战略、支持决策、服务业务、创造价值、防控风险"功能作用，以"规范、精益、集约、稳健、高效、智慧"为标准，以数字技术与财务管理深度融合为抓手，固根基、强职能、优保障，加快构建世界一流财务管理体系，有力支撑服务国家战略，有力支撑建设世界一流企业，有力支撑增强国有

经济竞争力、创新力、控制力、影响力、抗风险能力。

在中央企业财务管理方面，提出"着力推动四个变革、重点强化五项职能、持续完善五大体系"。其中，四个变革包括"推动财务管理理念变革、推动财务管理组织变革、推动财务管理机制变革、推动财务管理功能手段变革"；强化五项职能包括"强化核算报告，实现合规精准、强化资金管理，实现安全高效、强化成本管控，实现精益科学、强化税务管理，实现规范高效、强化资本运作，实现动态优化"；完善五大体系包括"完善纵横贯通的全面预算管理体系、完善全面有效的合规风控体系、完善智能前瞻的财务数智体系、完善系统科学的财务管理能力评价体系、完善面向未来的财务人才队伍建设体系"。中央企业财务管理发展的新形势对医疗卫生机构财务管理发展也起到了推动与促进作用。

（二）内部财务环境

所谓内部财务环境，是指医疗卫生机构内部客观存在的，影响财务活动的条件和因素，一般包括医疗卫生机构类型、规模、内部管理水平和人员素质、资金构成、设备状况、业务运转环节、信息化管理水平等，具有影响范围小、影响直接、易把握和加以利用等特点。内部财务环境具体可分为软环境和硬环境。

医疗卫生机构内部财务软环境一般是指医疗卫生机构内部自行制定的各项财务管理规章制度，医疗卫生机构领导的财务管理水平以及财务人员业务水平等。医疗卫生机构在规划各项财务活动时，必须加以全面考虑，正确衡量可能出现的情况，才能做到全面而客观的正确决策。医疗卫生机构内部财务软环境始终影响和制约着医疗卫生机构的财务活动，医疗卫生机构在财务管理活动中要引起足够的重视。

医疗卫生机构内部财务硬环境一般是指医疗卫生机构的资产、负债、净资产等状况，如固定资产、流动资产的规模、结构以及两者之间的比例，固定资产完好状况和利用程度以及新旧程度和技术上的先进水平，医疗卫生机构资产负债率的高低、医疗卫生机构信息化建设水平的高低等。这些硬环境实际上是医疗卫生机构的财务条件和能力，医疗卫生机构在规划决策其财务活动时，将直接受到这些因素的限制和影响。医疗卫生机构财务管理人员只有从本单位实际出发，根据财力状况合理安排医疗卫生机构财务活动，才能做到客观实际。

医疗卫生机构内部财务环境中的软环境和硬环境之间存在着密不可分的联系，它们相互结合构成对医疗卫生机构财务活动的制约和影响。

第二节 卫生财务管理目标

一、非营利性及营利性医疗卫生机构特点及财务管理目标

党的十八大以来，以习近平同志为核心的党中央坚持把人民健康放在优先发展的战略地位，确立了新时代卫生与健康工作方针，不断深化医药卫生体制改革，走出了一条中国特色卫生健康事业改革发展之路。我国公立医疗卫生机构作为医疗卫生服务提供者，在卫生健康服务体系中具有重要地位。2000 年卫生部、国家中医药管理局、财政部、国家计委制定了《关于城镇医疗机构分类管理的实施意见》，将医疗机构分为营利性医疗机构和非营利性医疗机构，进行分类管理。划分营利性和非营利性医疗机构的主要依据是医疗机构的经营目的、服务任务，以及执行不同的财政、税收、价格政策和财务会计制度。《关于公立医院改革试点的指导意见》（卫医管发〔2010〕20 号）明确了公立医院的公益性质，并提出坚持营利性和非营利性分开管理的原则。因此，我国卫生领域中营利性医疗机构与非营利性医疗机构并存格局将长期存在。不同类型医疗机构的财务管理目标、内容、环境等有较大差异。

（一）非营利性医疗卫生机构

1. 非营利性医疗卫生机构概念　非营利性医疗卫生机构（nonprofit medical institutions）是我国医疗卫生机构的主体，指为社会公众利益服务而设立和运营的医疗卫生机构，其不以营利为目的，收入用于弥补医疗服务成本，实际运营中的盈余只能用于自身的发展，如改善医疗条件、引进技术、开展新的医疗服务项目等。

政府举办的非营利性医疗卫生机构享受同级政府给予的财政补助。非营利性医疗卫生机构执行政府规定的医疗服务指导价格，享受相应的税收优惠政策。非营利性医疗卫生机构主要包括医院、基层医疗卫生机构和专业公共卫生机构三类，不同类型的机构执行相应的制度。其中政府办非营利性医疗卫生机构均需执行财政部颁布的《政府会计制度》（财会〔2017〕25号）、《事业单位财务规则》（财政部令第108号）等有关法规、政策，公立医院还需执行财政部、原卫生部颁布的《医院财务制度》（财社〔2010〕306号），基层医疗卫生机构还需执行《基层医疗卫生机构财务制度》（财社〔2010〕307号）。医院按《医疗机构管理条例》进行设置审批、登记注册和校验时，需要以书面形式向卫生行政部门申明其性质，由接受其登记注册的卫生行政部门会同有关部门根据医院投资来源、经营性质等有关分类界定的规定予以核定。

2. 非营利性医疗卫生机构财务管理目标　非营利性医疗卫生机构是为社会公众利益服务而设立和运营的，得到政府资金或税收方面的支持。非营利性医疗卫生机构没有股东，但是却有很多利益关系者，如各级财政部门及其他投资者、卫生行政部门、职工、债权人、患者和健康服务对象（如社区居民）等。要提高以上这些与医疗卫生机构利益关联者的满意度，医疗卫生机构必须在符合政策法规的前提下追求医疗卫生机构价值的最大化。

要满足以上的目标，在财务管理上，对医院与基层医疗卫生服务机构、其他公共卫生机构的管理重点有所不同。

（二）营利性医疗卫生机构

1. 营利性医疗卫生机构概念　营利性医疗卫生机构（profit medical institutions）是指医疗服务所得收益可用于投资者经济回报的医疗卫生机构。在我国，营利性医疗卫生机构的特点包括：①根据市场需求自主确定医疗服务的项目；②医疗服务价格放开，依法自主经营，照章纳税；③参照执行企业的财务、会计制度和有关政策。取得《医疗机构执业许可证》的营利性医疗卫生机构，按有关法律法规还需到工商行政管理、税务等有关部门办理相关登记手续。2019年12月《中华人民共和国基本医疗卫生与健康促进法》中明确要求政府不举办营利性医疗机构。政府举办的医疗卫生机构不得与其他组织投资设立非独立法人资格的机构，禁止政府办公立医疗卫生机构与社会资本合作举办营利性机构。

2. 营利性医疗卫生机构财务管理目标　营利性医疗卫生机构的经营行为更多地以市场为导向，投资者投资营利性医疗卫生机构的目的在于提高医疗服务的同时，追求经济效益及投资回报。从财务管理的角度来看，营利性医疗卫生机构主要的目标应是医疗卫生机构所有者财富的最大化。对于股份制医疗卫生机构，表现为股东财富的最大化。营利性医疗卫生机构就要在这一基本目标之上构建其医疗卫生机构财务管理的原则。

关于非营利性医疗卫生机构与营利性医疗卫生机构比较见表1-2：

表1-2　非营利性医疗卫生机构与营利性医疗卫生机构比较

类别	非营利性医疗卫生机构	营利性医疗卫生机构
财务管理目标	医疗卫生机构价值的最大化	股东财富的最大化
特点	提供社会公共产品	自主经营、自负盈亏
所有者资金来源	财政投入、社会捐赠等	股东
所有者资金使用方式	无偿	有偿

续表

类别	非营利性医疗卫生机构	营利性医疗卫生机构
有无税收优惠	有	无
服务定价	政府指导价格	市场定价
财务会计制度	《政府会计制度》 《事业单位财务规则》 《医院财务制度》 《基层医疗卫生机构财务制度》	《企业会计制度》 《企业财务制度》
关键词	福利性、公益性、公共性	利润、报酬率、风险、成本

二、公立医院特点及财务管理目标

（一）公立医院特点

我国公立医院按照级别可以分为一级医院、二级医院、三级医院，按照类别可以分为综合医院、专科医院和中医类医院。2019年我国卫生与健康领域第一部基础性、综合性的法律《中华人民共和国基本医疗卫生与健康促进法》（后简称《卫生与健康促进法》）明确了各类医疗卫生机构性质。医院作为非营利性医疗机构，主要提供疾病诊治，特别是急危重症和疑难病症的诊疗，突发事件医疗处置和救援以及健康教育等医疗卫生服务，并开展医学教育、医疗卫生人员培训、医学科学研究和对基层医疗卫生机构的业务指导等工作。

（二）公立医院财务管理的目标

《医院财务制度》明确公立医院财务管理的基本原则是：执行国家有关法律、法规和财务规章制度；坚持厉行节约、勤俭办事业的方针；正确处理社会效益和经济效益的关系，正确处理国家、单位和个人之间的利益关系，保持医院的公益性。公立医院财务管理的主要任务是：科学合理编制预算，真实反映财务状况；依法组织收入，努力节约支出；健全财务管理制度，完善内部控制机制；加强经济管理，实行成本核算，强化成本控制，实施绩效考评，提高资金使用效益；加强国有资产管理，合理配置和有效利用国有资产，维护国有资产权益；加强经济活动的财务控制和监督，防范财务风险。

三、政府办基层医疗卫生机构特点及财务管理目标

（一）政府办基层医疗卫生机构特点

基层医疗卫生机构包括社区卫生服务中心（站）、乡镇卫生院、门诊部、诊所和医务室、村卫生室等。基层医疗卫生机构，主要面向本机构服务辐射区域的居民提供基本公共卫生服务和基本医疗服务。

2006年2月，国务院发布《关于发展城市社区卫生服务的指导意见》（国发〔2006〕10号），明确社区卫生服务是城市卫生工作的重要组成部分，是实现人人享有初级卫生保健目标的基础环节。大力发展社区卫生服务，构建以社区卫生服务为基础、社区卫生服务机构与医院和预防保健机构分工合理、协作密切的新型城市卫生服务体系，对于坚持预防为主、防治结合的方针，优化城市卫生服务结构，方便群众就医，减轻费用负担，建立和谐医患关系，具有重要意义。

《卫生与健康促进法》明确基层医疗卫生机构主要提供预防、保健、健康教育、疾病管理，为居民建立健康档案，常见病、多发病的诊疗以及部分疾病的康复、护理，接收医院转诊患者，向医院转诊超出自身服务能力的患者等基本医疗卫生服务。

（二）政府办基层医疗卫生机构财务管理的目标

《基层医疗卫生机构财务制度》指出：政府办基层医疗卫生机构是公益性事业单位，不以营利为目的，其财务管理的基本原则为执行国家有关法律、法规和财务规章制度；坚持厉行节约、勤俭办事业的方针；正确处理社会效益和经济效益的关系，正确处理国家、单位和个人之间的利益关系，保持基层医疗卫生机构的公益性。基层医疗卫生机构财务管理的五项主要任务是：科学合理编制预算，真实反映财务状况；依法取得收入，努力控制支出；建立健全财务管理制度，准确进行经济核算，实施绩效考评，提高资金使用效益；加强国有资产管理，合理配置和有效利用国有资产，维护国有资产权益；对经济活动进行财务控制和监督，定期进行财务分析，防范财务风险。

四、专业公共卫生机构特点及财务管理目标

（一）专业公共卫生机构特点

我国专业公共卫生机构包括计划生育技术服务机构、疾病预防控制中心、妇幼保健机构、卫生监督机构、专科疾病防治机构、采供血机构、急救中心（站）、健康教育机构等 8 类机构，原则上由政府举办。专业公共卫生机构主要提供传染病、慢性非传染性疾病、职业病、地方病等疾病预防控制和健康教育、妇幼保健、精神卫生、院前急救、采供血、食品安全风险监测评估、出生缺陷防治等公共卫生服务。专业公共卫生机构的基本特点是提供面向群体服务的公共卫生服务，主要通过社会的努力预防疾病，促进健康和延长寿命，其重点在于预防，因此在公共卫生服务机构运行过程中，政府应该承担主要责任。

（二）专业公共卫生机构财务管理目标

公共卫生机构补偿主要来源于财政拨款，其财务管理工作主要围绕强化预算管理，加强内部控制，重视成本管控、防范财务风险等环节进行，因此公共卫生机构应该坚持"重监督，强管理"为财务管理工作的主要目标，进一步建立完善并执行财务内部控制相关制度，稳步提高财经制度的执行力，以加强财务核算、财务监督为重要抓手，科学合理安排调度资金，着力使财务管理和风险防控工作贯彻到事前预算、事中控制的全过程，在充分保障规范运转的基础上实现最大的社会效益和经济效益。

第三节　卫生财务管理内容框架

一、财政部对医疗卫生机构提出的财务管理内容

2022 年财政部发布《事业单位财务规则》，明确了事业单位财务管理的具体内容。政府主办的医疗卫生机构的财务管理均应包含这些内容，同时公立医院和基层医疗卫生机构还应该根据其具体业务内容的特点，遵循《医院财务制度》和《基层医疗卫生机构财务制度》中的财务管理相关内容与规定。

（一）《事业单位财务规则》管理内容

《事业单位财务规则》中具体管理内容包括：单位预算管理、收入管理、支出管理、结转和结余管理、专用基金管理、资产管理、负债管理、事业单位清算、财务报告和决算报告、财务监督。

（二）《医院财务制度》管理内容

《医院财务制度》中具体管理内容包括：单位预算管理、收入管理、支出管理、成本管理、收支

结余管理、流动资产管理、固定资产管理、无形资产及开办费管理、对外投资管理、负债管理、净资产管理、财务清算、财务报告与分析、财务监督。

(三)《基层医疗卫生机构财务制度》管理内容

《基层医疗卫生机构财务制度》从预算管理、收入、支出、收支结余、资产、负债、净资产、财务清算、财务报告、财务监督等方面提出了管理的具体要求。

二、卫生财务管理内容框架

依据财政部对事业单位及医疗卫生机构财务管理提出的要求,结合公共管理本科生的学习目标,本书中卫生财务管理内容主要包括会计基础、财务分析和财务管理三个模块,其中会计基础部分包含财务报告的政府会计核算基础和政府会计报告两部分;财务管理部分包含资产管理与控制、固定资产投资评价、负债与净资产管理与控制、收入费用管理与控制、预算管理及成本管理,同时本书简要介绍了医院财务信息化的发展情况,本书基本框架如图 1-1 所示。

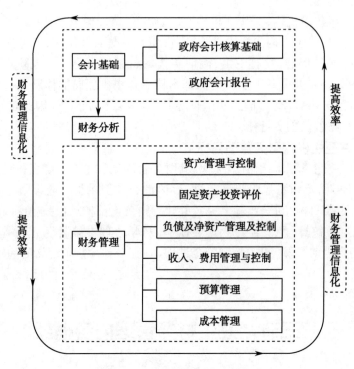

图1-1 卫生财务管理框架体系

(一)政府会计核算基础

政府会计核算基础是政府举办医疗卫生机构执行政府会计制度、编制财务报告的核算原理、核算方法和核算工具等的基础知识。主要包括政府会计主体、客体与原则,会计核算的"双基础"、政府会计要素和借贷记账法,会计凭证、会计账簿和会计报告以及医疗卫生机构执行政府会计制度的主要特点等。

(二)政府会计报告

政府会计报告是反映政府会计主体财务状况、运行情况、现金流量和净资产变动及预算收支执行情况等会计信息的总结性书面文件。政府会计报告能够为医疗卫生机构的会计信息使用者提供全面、综合、完整的会计信息。新的政府会计制度构建了政府预算会计和财务会计"适度分离并相互衔接"的模式,要求公立医疗卫生机构的财务报告分为预算会计报表和财务会计报表两部分。其中，财务会计报表部分包括：资产负债表、收入费用表、净资产变动表、现金流量表、附表和附注；预算会计报表部分包括：预算收入支出表、预算结转结余变动表、财政拨款预算收入支出表。各报表的作用、结构和内容、基本编制原则与填列方法存在不同，不同医疗卫生机构各报表存在不同的特点和差异，表达出不同的会计信息，也体现各类机构的业务特点与运营管理的内容不同。

（三）财务分析

财务分析是以财务报告为基础，采用一定的技术方法，对会计主体的财务状况和运营成果进行评价和剖析的一项财务活动。财务分析是财务管理的重要方法之一，在医疗卫生机构财务管理工作中具有重要的作用。财务分析的主要方法包括比较分析法、趋势分析法、结构分析法、因素分析法、比率分析法等。医疗卫生机构财务分析应注重机构的财务状况及资产、负债、净资产变动情况的分析，反映医疗卫生机构的盈余与应对财务风险的能力，资产营运和管理效率及发展能力。财务分析的主要内容包括预算管理分析、财务风险管理分析、运营能力分析、收入费用及盈余分析、发展能力分析、成本管理分析等。

（四）资产管理与控制

资产是医疗卫生机构重要的经济资源，按照流动性划分为流动资产与非流动资产，非流动资产体现了医疗卫生机构的规模，流动资产则体现了医疗卫生机构的运营能力。流动资产包括货币资金、应收及预付款项和存货等；非流动资产包括固定资产、建设项目、对外投资和无形资产等。流动资产具有占用时间短、周转快、易变现等特点；非流动资产则具有投资金额大，资金占用时间长，风险较高、资产价值的双重存在、投资的集中性和回收的分散性等特点。医疗卫生机构要合理规划流动资产和非流动资产的结构比例，并对其进行分类管理。资产管理与控制是医疗卫生机构财务管理的重要组成内容，医疗卫生机构实行科学化、精细化管理，提高资产使用效果，必须加强资产管理及控制。在医疗卫生机构实际管理过程中，结合机构自身情况和国家有关经济政策，将资产管理与内部控制理念贯穿其中并加以灵活运用，提高资产的利用效果与管理水平。

（五）固定资产投资评价

医疗卫生机构的投资行为主要表现为对内投资，即固定资产投资。固定资产投资是一种战略性投资，需要投入大量资金，且不能在短期内收回，具有较大风险，关系到机构的运营管理效果和未来发展方向。因此，医疗卫生机构要做好固定资产投资的决策分析及评价，避免盲目投资，确保实现社会效益和经济效益。固定资产投资评价常用的评价方法包括：投资回收期法、平均报酬率法、净现值法、现值指数法及内含收益率法。在固定资产投资评价时要树立货币时间价值观念和风险观念，这是现代医院财务管理的基础观念。

（六）负债及净资产管理与控制

医疗卫生机构资产的来源主要有两个：债务性资产和权益性资产，即机构的负债和净资产。负债的筹资方式主要包括银行借款、商业信用、融资租赁等；净资产的来源主要包括直接投资、内部积累、接受捐赠等。了解医疗卫生机构负债的筹集和管理方式、债务控制及净资产的分类及管理，关注医疗卫生机构运营中的经营杠杆及财务杠杆效应，对于提高医疗卫生机构财务管理水平，防范财务风险有着非常重要的意义。

（七）收入、费用管理与控制

医疗卫生机构收入、费用管理及控制，旨在规范管理医疗卫生机构运营行为，确保收入、费用相关业务活动的合法性、合规性，确保真实完整地反映单位财务状况、运行情况等信息，保障资源配置、资金使用安全、合理、有效，提高单位内部精细化、科学化运营管理水平。医疗卫生机构的收入和费用具有货币资金流量大、数额多、发生次数频繁、经办人员多、内容复杂和管理难度较大等特点。建立健全医疗卫生机构收入和费用管理控制制度，是医疗卫生机构财务会计内部控制的重要内容之一。加强医疗卫生机构收入、费用管理,对提高医疗卫生机构社会效益、经济效益以及生存与发展具有重要的意义和作用。

(八)预算管理

预算管理是医疗卫生机构财务管理的重要内容,是以价值形式衔接医疗卫生机构各项计划,促进其资金运动与业务活动紧密结合的重要环节,是动员广大员工积极挖掘潜力,提高医疗卫生机构资金使用效益的重要手段,对提高医疗卫生机构财务管理水平具有十分重要的作用。预算管理是一种全方位、全过程和全员的整合性管理系统,也是一套系统、精细的管理机制,具有全面控制和约束力。预算的编制方法主要有:固定预算、弹性预算、增量预算、零基预算、定期预算、滚动预算、确定预算、概率预算和作业预算等方法。全面预算管理包括预算编制、审批、执行与控制、调整、决算、分析与考核等多个环节,是一个全员参与、业务范围全面覆盖、管理流程全程跟踪的综合管理控制系统。

(九)成本管理

医疗卫生机构成本管理是指在医疗卫生机构会计核算基础上进行成本核算、报告、分析、控制等,为机构的预算、绩效、价格支付等管理工作等提供数据基础和决策建议。实施成本管理,首先应该进行医疗卫生机构的成本核算,全面获取成本信息,然后利用成本信息进行医疗卫生机构的成本管理与控制。根据核算对象的不同,可分为科室成本核算、医疗服务项目成本核算、病种成本核算、床日和诊次成本核算等,成本核算结果可用于财政补偿、定价、医保支付制度改革等政策的制定与调整。

(十)财务管理信息化

医院财务管理信息化建设是医院在国家卫生健康事业发展规划下,按照行业信息化建设标准,坚持需求导向、价值创造,利用新思维、新技术,开展的一系列与财务管理工作相关的信息化建设和应用工作。医院应以业务战略为"纲",以业务运行为"领",以业务数据为载体,充分融合全面预算管理、会计核算管理、资金结算管理、成本核算管理、内部控制管理等,形成业务和管理双轮驱动,实现标准、规则、数据、服务高度协同、流程运转高效、信息实时反映、风险在线防控、数据价值创造的财务管理信息化体系。

第四节 《政府会计制度——行政事业单位会计科目和报表》修订背景及主要思路

政府会计制度是对政府财政收支的数目、性质、用途、关系和过程进行全面而准确地记录与整理的程序和方法,是预算执行情况的客观而直观的反映。为了积极贯彻落实党的十八届三中全会精神和《国务院关于批转财政部权责发生制政府综合财务报告制度改革方案的通知》(国发〔2014〕63号,后简称《权责发生制政府综合财务报告制度改革方案》)的要求,构建统一、科学、规范的政府会计核算标准体系,夯实政府财务报告的编制基础,2017年10月24日,财政部印发《政府会计制度——行政事业单位会计科目和报表》(财会〔2017〕25号)(后简称《政府会计制度》)。为了确保新制度在医疗卫生机构的有效贯彻实施,2018年财政部印发《关于医院执行〈政府会计制度——行政事业单位会计科目和报表〉的补充规定和衔接规定》(财会〔2018〕24号)、《关于基层医疗卫生机构执行〈政府会计制度——行政事业单位会计科目和报表〉的补充规定和衔接规定》(财会〔2018〕25号)、《〈政府会计制度—行政事业单位会计科目和报表〉与〈事业单位会计制度〉有关衔接问题的处理规定》(财会〔2018〕3号),要求所有政府办医疗卫生机构自2019年1月1日起施行。

一、《政府会计制度》的修订背景

我国现行政府会计核算标准体系基本上形成于 1998 年前后,主要涵盖财政总预算会计、行政单位会计与事业单位会计,包括《财政总预算会计制度》《行政单位会计制度》《事业单位会计准则》《事业单位会计制度》,以及医院、基层医疗卫生机构、高等学校、中小学校、科学事业单位、彩票机构等行业事业单位会计制度和国有建设单位会计制度等有关制度等。2010 年以来,财政部适应公共财政管理的需要,先后对上述部分会计标准进行了修订,基本满足了现行部门预算管理的需要。

党的十八届三中全会提出了"建立权责发生制政府综合财务报告制度"的重大改革举措,2014 年新修订的《预算法》对各级政府提出按年度编制以权责发生制为基础的政府综合财务报告的新要求。由于现行政府会计标准体系一般采用收付实现制,主要以提供反映预算收支执行情况的决算报告为目的,无法准确、完整反映政府资产负债"家底",以及政府的运行成本等情况,难以满足编制权责发生制政府综合财务报告的信息需求。另外,因当时政府会计领域多项制度并存,体系繁杂、内容交叉、核算口径不一,造成不同部门、单位的会计信息可比性不高,通过汇总、调整编制的政府财务报告信息质量较低。因此,在新的形势下,必须对现行政府会计标准体系进行改革。

《权责发生制政府综合财务报告制度改革方案》提出,权责发生制政府综合财务报告制度改革是基于政府会计规则的重大改革,其前提和基础任务就是要建立健全政府会计核算标准体系,包括制定政府会计基本准则、具体准则及应用指南,健全完善政府会计制度。在政府会计核算标准体系中,基本准则属于"概念框架",统驭政府会计具体准则和政府会计制度的制定;具体准则主要规定政府发生的经济业务或事项的会计处理原则,应用指南主要对具体准则的实际应用作出操作性规定;会计制度主要规定政府会计科目及其使用说明、报表格式及其编制说明等。会计准则和会计制度相互补充,共同规范政府会计主体的会计核算,保证会计信息质量。

2015 年以来,按照《权责发生制政府综合财务报告制度改革方案》要求,财政部相继出台了《政府会计准则——基本准则》和存货、投资、固定资产、无形资产、公共基础设施、政府储备物资等政府会计具体准则,以及固定资产准则应用指南,政府会计准则体系建设取得积极进展。为了加快建立健全政府会计核算标准体系,经反复研究和论证,财政部决定以统一现行各类行政事业单位会计标准、夯实部门和单位编制权责发生制财务报告和全面反映运行成本并同时反映预算执行情况的核算基础为目标,制定适用于各级各类行政事业单位的统一的会计制度。

二、《政府会计制度》修订的基本思想

《政府会计制度》主要规定政府会计科目及其使用说明、会计报表格式及其编制说明等,便于会计人员进行日常核算。

(一)《政府会计制度》制定遵循的原则

1. 归并统一原则 从行政事业单位通用或共性业务会计处理,以及单位财务报告信息和决算报告信息的可比性出发,归并统一现行行政单位、事业单位和各项行业事业单位会计制度。

2. 继承创新原则 立足当时行政事业单位核算现状,充分继承制度中合理的、共性的内容。同时,为满足政府财务会计和预算会计适度分离并相互衔接的核算需要,在会计科目设置和报表体系设计上力求创新。另外,在相关资产科目的核算内容和账务处理说明中,充分吸收政府会计

具体准则的创新与变化。

3. 充分协调原则 制度与现行行政事业单位财务规则、财务制度、部门预决算制度、行政事业单位国有资产管理规定、基本建设财务规则等要求保持协调。

4. 提升质量原则 从财务报告和决算报告的目标以及信息使用者的需要出发,全面提升会计信息质量。

5. 务实简化原则 考虑行政事业单位会计工作基础、会计人员接受程度和当前改革所处的阶段,以及核算系统中引入财务会计内容带来的复杂性,在会计科目设置、核算口径和方法、计量标准、账务处理设计、报表设计和填制等方面,力求做到贴近实务、方便操作、简便易行。

6. 适当借鉴原则 在充分考虑我国政府财政财务管理特点的基础上,适当吸收我国企业会计准则改革的成功经验,适当借鉴国际公共部门会计准则的最新成果以及国外有关国家政府会计改革的先进经验和做法。

(二)重构了政府会计核算模式

《政府会计制度》构建了"财务会计和预算会计适度分离又相互衔接"的会计核算模式,在同一个会计核算系统中,适度分离政府财务会计和预算会计功能,政府财务报告和决算报告功能,实现"双功能、双基础、双报告"。其中,财务会计以权责发生制为基础,通过资产、负债、净资产、收入、费用五个会计要素进行财务会计核算,核算结果形成财务报告;预算会计以收付实现制为基础,通过预算收入、预算支出和预算结余三个会计要素进行预算会计核算,核算结果形成决算报告。同时,财务会计要素和预算会计要素在同一会计核算系统中,通过"平行记账"进行相互协调;财务报表和预算报表通过"本期预算结余和本期盈余差异调节表"相互补充,共同反映政府会计主体的财务信息和预算执行信息。这种新的会计核算模式既完善了现行年度决算的需要,又满足了编制权责发生制政府综合财务报告的要求,对于规范行政事业单位会计行为、提高信息质量、夯实管理基础将产生深远的影响(图1-2)。

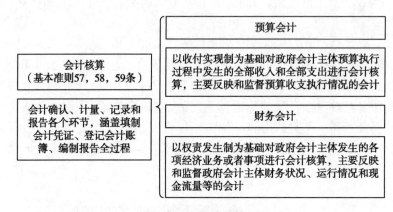

图1-2 会计核算模式

政府会计创建了预算会计和财务会计适度分离并相互衔接的会计核算模式:

1. "适度分离" 指适度分离政府预算会计和财务会计功能,决算报告和财务报告功能,全面反映政府会计主体的预算执行信息和财务信息(表1-3)。

表1-3 财务会计和预算会计"适度分离"

体系	预算会计	财务会计
核算基础	收付实现制	权责发生制
会计要素	预算收入、预算支出、预算结余	资产、负债、净资产、收入、费用

续表

体系	预算会计	财务会计
科目体系	26个一级科目,其中: 预算收入类9个 预算支出类8个 预算结余类9个	77个一级科目,其中: 资产类35个 负债类16个 净资产类7个 收入类11个 费用类8个
编制报告	决算报告	财务报告

从表可以看出,政府会计从核算基础、会计要素、科目设置以及报表编报充分体现预算会计和财务会计相对独立、自成体系,反映"适度分离"。具体体现在:

(1)"双功能":突破长期以来政府会计的单一预算会计体系,提出政府会计由预算会计和财务会计构成,在同一会计核算系统中实现财务会计和预算会计双重功能,通过资产、负债、净资产、收入、费用五个要素进行财务会计核算,通过预算收入、预算支出和预算结余三个要素进行预算会计核算。

(2)"双基础":财务会计采用权责发生制,预算会计采用收付实现制,国务院另有规定的,依照其规定。

(3)"双报告":政府会计主体通过财务会计核算形成财务报告,通过预算会计核算形成决算报告,满足信息使用者需求。

2."相互衔接"　指在同一会计核算系统中政府预算会计要素和相关财务会计要素相互协调,决算报告和财务报告相互补充,共同反映政府会计主体的预算执行信息和财务信息。通过"平行记账"和"本期预算结余与本期盈余差异调节表",反映政府会计主体财务会计和预算会计因核算基础和核算范围所产生的本年盈余数与本年预算结余数之间的差异,从而揭示财务会计和预算会计的内在联系。具体体现在:

(1)对纳入部门预算管理的现金收支业务进行"平行记账"。政府财务会计要素和预算会计要素在同一会计核算系统中,通过"平行记账"进行相互协调。对于纳入部门预算管理的现金收支业务,在进行财务会计核算的同时也应进行预算会计核算。对于其他业务,仅需要进行财务会计核算。

单位应当按照部门综合预算管理的要求,对纳入部门预算管理的全部现金收支业务进行预算会计核算;未纳入年初批复的预算但纳入决算报表编制范围的非财政拨款收支,应当进行预算会计核算。典型的不纳入预算管理的现金收支业务包括:控制权仍归属原委托单位的货币资金形式的受托代理资产、单位收到资金时即能确认这笔流入资金明确不归属于本单位的应缴财政款(处置资产取得应上缴财政的资金净流入等);收取的押金、存入保证金等未来负有偿还义务的暂收款业务(单位收到同级财政部门预拨的下期预算款和没有纳入预算的暂付款项时,资金虽然流入,但流入资金不归属当期的预算收入,在财务会计中,通过"其他应付款"科目核算);已支付将来需要收回资金的其他应收款(暂付款),如图1-3所示。

(2)财务会计报表与预算会计报表之间存在勾稽关系。财务报表和预算报表通过"本期预算结余和本期盈余差异调节表"相互补充,共同反映政府会计主体的财务信息和预算执行信息。财务会计报表与预算会计报表通过编制"本期预算结余与本期盈余差异调节表"并在附注中进行披露,反映单位财务会计和预算会计因核算基础和核算范围不同所产生的本年盈余数(即本期收入与费用之间的差额)与本年预算结余数(本年预算收入与预算支出的差额)之间的差异,从而揭示财务会计和预算会计的内在联系。

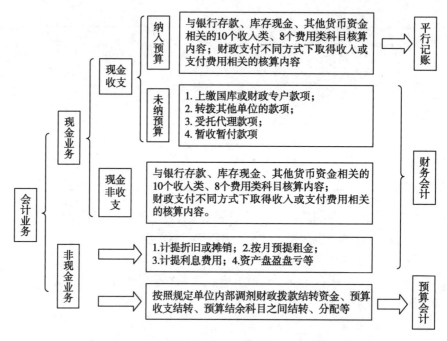

图1-3　会计业务流程

政府会计这种核算模式既能兼顾现行部门决算报告制度的需要，又能满足部门编制权责发生制财务报告的要求，使公共资金管理中预算管理、财务管理和绩效管理相融合，对规范政府会计行为，夯实政府会计主体预算和财务管理基础，提高管理水平和资金使用效率，强化政府绩效管理具有深远的影响。

本章小结

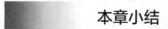

医疗卫生机构财务管理是医疗卫生机构经济管理的重要组成部分，是组织机构财务活动，处理财务关系的一项经济管理工作。医疗卫生机构实施财务管理需要明确机构的财务关系、财务管理的目标、政策环境和内容等，方能有的放矢，提高管理效率。本章主要包含以下内容：①医疗卫生机构的主要财务关系；②医疗卫生机构财务管理的内外部环境；③医疗卫生机构财务管理目标；④医疗卫生机构财务管理的主要内容框架；⑤《政府会计制度——行政事业单位会计科目和报表》修订背景及主要思路。重点掌握不同性质、类别医疗卫生机构财务管理目标。本章作为总论，主要是帮助读者对医院财务管理的基本理念、基础知识和运行环境有一个总体的了解，为以后的学习打下扎实基础。

思考题

1. 请思考我国公立医疗卫生机构与营利性医疗卫生机构的财务管理目标有何区别。
2. 请思考公立医院和基层医疗卫生机构在财务管理内容和重点方面的有何差异。
3. 请思考我国实施政府会计制度改革的原因。

（程　薇　王　洁）

第二章　政府会计核算基础

政府会计核算基础是政府举办医疗卫生机构执行政府会计制度、编制政府会计报告时依据的会计核算原理、会计核算方法等。本章介绍政府会计主体、客体与原则，阐述"双基础"、政府会计要素和借贷记账法，介绍政府举办医疗卫生机构会计分录编制及会计凭证、会计账簿和会计报告等内容。

第一节　政府会计基本概述

一、政府会计主体

政府会计是指用于确认、计量、记录和报告政府会计主体财务收支活动及其受托责任履行情况的会计核算体系。政府会计主体是指各级政府、各部门、各单位。其中各部门、各单位是指与本级政府财政部门直接或间接发生预算拨款关系的国家机关、政府组织、事业单位和其他单位。《政府会计准则——基本准则》（以下简称"基本准则"）不适用以下几类组织：①军队；②纳入企业财务管理体系，执行《企业会计准则》或《小企业会计准则》的单位；③执行《民间非营利组织会计制度》的社会团体，即民间非营利组织。

卫生健康行业的政府会计主体主要分为两类，一是隶属于行政单位的各级卫生行政部门，二是隶属于事业单位的政府举办的医疗卫生机构。

1．卫生行政部门　卫生行政部门是指各级政府中负责卫生健康行政管理工作的政府部门。

2．公立医院　政府举办的各级各类独立核算的公立医院，包括综合医院、中医院、中西医结合医院、民族医院、专科医院等。本书所指公立医院为政府举办的独立核算的事业单位，以及由公立医院牵头并统一核算的医联体组织。

3．政府举办的基层医疗卫生机构　我国基层医疗卫生机构包括社区卫生服务中心（站）、乡镇（街道）卫生院、村卫生室、门诊部等。根据登记注册类型分为公立医疗卫生机构和非公立医疗卫生机构。其中，公立医疗卫生机构分为国有办或集体办的医疗卫生机构。基层医疗卫生机构应根据举办性质选择适用的会计制度，属于政府举办的事业单位执行《政府会计制度》，属于民间非营利组织的执行《民间非营利组织会计制度》，属于企业性质的执行《企业会计准则》或《小企业会计准则》。本书所指基层医疗卫生机构为政府举办的独立核算的事业单位。

4．专业公共卫生机构　我国专业公共卫生机构包括疾病预防控制中心、专科疾病防治机构、妇幼保健机构、健康教育机构、急救中心（站）、采供血机构、卫生监督机构等。本书所指专业公共卫生机构为政府举办的独立核算的事业单位。

5．其他医疗卫生机构　我国其他医疗卫生机构包括疗养院、临床检验中心、医学科研机构、医学在职教育机构、医学教育中心、人才交流中心、统计信息中心等。本书所指的其他医疗卫生机构为政府举办的独立核算的事业单位。

二、政府会计客体

政府会计的客体即政府会计核算与监督的对象。具体来说,政府会计核算和监督的对象是指政府会计主体为履行工作职能及开展业务活动所引起的资金运动,包括资金的取得和使用,例如政府会计主体预算执行情况、财务状况、运行情况、现金流量等。

卫生行政部门及政府举办医疗卫生机构会计核算和监督的对象是指其为履行卫生健康行政管理职能或开展基本医疗卫生服务及公共卫生服务等专业活动所引起的资金运动。

三、政府会计目标

所谓会计目标是指会计主体对外提供会计信息的目的。根据《基本准则》规定,财务报告的目标是向财务报告使用者提供与政府的财务状况、运行情况(含运行成本)和现金流量等有关信息,反映政府会计主体公共受托责任履行情况,有助于财务报告使用者作出决策或者进行监督和管理。政府财务报告使用者包括各级人民代表大会常务委员会、各级政府及其有关部门、政府会计主体自身、债权人和其他利益相关者。

政府会计具体目标可以分为:①核算财政财务收支情况;②分析财政财务收支执行进度,合理调度资金,调节资金供需关系;③检查财政财务收支计划执行结果,实行会计监督,维护国家财经纪律;④加强资产负债管理,客观反映政府运行成本。

根据财政部相关解释,《基本准则》对于行政事业单位财务和会计管理带来的显著变化包括:一是进一步规范单位会计行为,提高会计信息质量;二是夯实单位财务管理基础,提升财务管理水平;三是准确反映单位运行成本,科学评价单位绩效;四是全面反映单位预算执行信息和财务信息,提高单位财务透明度。

四、政府会计的原则

(一)基本原则

会计的基本原则,也称为会计的基本前提或基本假设,是组织会计核算工作的前提条件。

1. 会计主体(accounting entity) 是指会计工作为其服务的特定单位或组织,即会计确认、计量和报告的空间范围。《基本准则》第六条规定:"政府会计主体应当对其自身发生的经济业务或事项进行会计核算"。对会计人员而言,首先需要确定会计核算的范围,明确哪些经济业务应当予以确认、计量和报告,哪些不应包括在其核算范围之内,即确定会计主体。

2. 持续运行(going concern) 是指会计主体的业务活动将无限期地延续下去。《基本准则》第七条规定:"政府会计主体应当以政府会计主体持续运行为前提"。要求会计人员以会计主体持续、正常的业务活动为前提进行会计核算。例如,确定固定资产折旧计提年限时就隐含了持续运行假设。政府会计核算所采取的会计程序和一系列的会计处理方法都是建立在持续运行基础之上的。

3. 会计分期(accounting period) 是将会计主体持续不断的业务活动分割为一定的期间,据以结算账目、编制会计报表,向有关方面提供会计信息。《基本准则》第八条规定:"政府会计核算应当划分会计期间,分期结算账目,按规定编制决算报告和财务报告。会计期间至少划分为年度和月度。会计年度、月度等会计期间的起讫日期采用公历日期"。会计期间的划分使连续不断的业务活动分为若干个较短的会计期间,有利于单位及时结算账目,编制报表。由于有了会计期间,才产生本期和非本期的区别,才产生了权责发生制和收付实现制,才使不同类型的会计主体有了不同的记账基础。

4．货币计量（monetary measurement）　是指会计主体的会计核算应该通过货币反映和计量。《基本准则》第九条规定："政府会计核算应当以人民币作为记账本位币。发生外币业务时，应当将有关外币金额折算为人民币金额计量，同时登记外币金额"。以货币为统一计量单位包含币值稳定假设。

（二）一般原则

会计的一般原则是对会计核算提供信息的基本要求，是处理具体会计业务的基本依据。按照《基本准则》规定，会计一般原则包括以下七个方面。

1．可靠性原则　亦称客观性原则、真实性原则，是指会计核算所提供的信息应当以实际发生的经济业务为依据，如实反映政府会计主体的财务状况、运行情况、现金流量等信息。《基本准则》第十一条规定："政府会计主体应当以实际发生的经济业务或者事项为依据进行会计核算，如实反映各项会计要素的情况和结果，保证会计信息真实可靠"。国际会计准则的定义为"信息没有重要错误（可验证性）或偏向（中立性），并且能够如实反映（真实性）其拟反映或该反映的情况提供使用者作依据"，即包括三个方面："如实反映"即真实性；"没有重要错误"即可验证性；"没有偏向"即中立性。

2．全面性原则　亦称充分揭示原则，是指会计人员在编制会计报告时，必须完整反映单位的财务信息和预算执行信息，不能有意忽略或隐瞒重要的财务数据，不应由于所提供信息不充分而误导相关人员。《基本准则》第十二条规定："政府会计主体应当将发生的各项经济业务或者事项统一纳入会计核算，确保会计信息能够全面反映政府会计主体预算执行情况和财务状况、运行情况、现金流量等"。

3．相关性原则　亦称有用性原则，是指会计核算所提供的会计信息应当有助于信息使用者正确作出经济决策，会计所提供的信息要同经济决策相关联。《基本准则》第十三条规定："政府会计主体提供的会计信息，应当与反映政府会计主体公共受托责任履行情况以及报告使用者决策或者监督、管理的需要相关，有助于报告使用者对政府会计主体过去、现在或者未来的情况作出评价或者预测"。

4．及时性原则　是指政府会计主体应当及时对已经发生的经济业务或事项进行会计核算，以便使用者及时利用会计信息。《基本准则》第十四条规定："政府会计主体对已经发生的经济业务或者事项，应当及时进行会计核算，不得提前或者延后"。

5．可比性原则　是指会计核算应当按照规定的会计处理方法进行，会计指标应当口径一致，相互可比。《基本准则》第十五条规定："政府会计主体提供的会计信息应当具有可比性。同一政府会计主体不同时期发生的相同或者相似的经济业务或者事项，应当采用一致的会计政策，不得随意变更。确需变更的，应当将变更的内容、理由及其影响在附注中予以说明。不同政府会计主体发生的相同或者相似的经济业务或者事项，应当采用一致的会计政策，确保政府会计信息口径一致，相互可比"。

可比性包括了纵向和横向两个维度。纵向上看，同一政府会计主体不同时期发生的相同或者相似经济业务或事项，应当采用一致的会计政策，不得随意变更。确需变更的，需要对变更内容、理由及影响在附注中说明。横向上看，不同政府会计主体发生的相同或相似经济业务或事项，应当采用统一的会计政策，确保不同行政事业单位会计信息口径一致，相互可比。政府会计制度提高了政府各部门、各单位会计信息的可比性，为合并单位、部门财务报表和逐级汇总编制部门预算奠定了坚实的数据基础。

6．明晰性原则　亦称可理解原则，是指会计记录和会计报告应当清晰明了便于理解和应用。《基本准则》第十六条规定："政府会计主体提供的会计信息应当清晰明了，便于报告使用者理解和使用"。明晰性原则要求做到从凭证、账簿到会计报告，从数字、文字到图式，从注释、签章到审核,各个环节、各个步骤都要清晰明了、言简意赅、通俗易懂。

7. 实质重于形式的原则 是指政府会计主体应当按照经济业务或者事项的经济实质进行会计核算,不限于以经济业务或者事项的法律形式为依据。《基本准则》第十七条规定:"政府会计主体应当按照经济业务或者事项的经济实质进行会计核算,不限于以经济业务或者事项的法律形式为依据"。

第二节 政府会计核算方法

一、政府会计的记账基础

记账基础即会计处理基础,指不同会计期间的收入与费用的确认标准,即一定会计期间的损益确认的标准。《基本准则》规定,我国实行适度分离的双体系政府会计,即财务会计采用权责发生制,预算会计采用收付实现制,国务院另有规定的,依照其规定。其中,财务会计对政府会计主体发生的各项经济业务或者事项进行会计核算,主要反映和监督政府会计主体财务状况、运行情况和现金流量等;预算会计对政府会计主体预算执行过程中发生的全部收入和全部支出进行会计核算,主要反映和监督预算收支执行情况。

(一)权责发生制

权责发生制(accrual basis)是指以取得收取款项的权利或支付款项的义务为标志来确定本期收入和费用的会计核算基础。凡是当期已经实现的收入和已经发生的或应当负担的费用,不论款项是否收付,都应当作为当期的收入和费用;凡是不属于当期的收入和费用,即使款项已在当期收付,也不应当作为当期的收入和费用。

《基本准则》第三条规定:"财务会计实行权责发生制"。

(二)收付实现制

收付实现制(cash basis)是指以现金的实际收付为标志来确定本期收入和支出的会计核算基础。凡在当期实际收到的现金收入和支出,均应作为当期的收入和支出;凡是当期没有发生的现金收入和支出,均不应当作为当期的收入和支出。

《基本准则》第三条规定:"预算会计实行收付实现制,国务院另有规定的,依照其规定"。

例如,2021 年某乡镇卫生院基本公共卫生拨款收入 50 万元。资金计划下拨时间为 2021 年3 月,提供服务是 2021 年 3~12 月,2022 年 1 月 20 日收到经费。按照权责发生制,财务会计收入确认时点 2021 年 3~12 月;按照收付实现制,预算会计收入确认时点 2022 年 1 月 20 日。其他示例见表 2-1。

表 2-1 权责发生制和收付实现制对收入费用确认的影响差异

序号	某卫生院 12 月发生业务内容	权责发生制		收付实现制	
		12月收入	12月费用	12月收入	12月费用
1	本月预收住院患者预交金 5 000 元	0		5 000 元	
2	本月预付卫生院明年房租 2 400 元		0		2 400 元
3	本月医疗服务收入 8 000 元,收到现金 5 000 元,余款由医保下月支付	8 000 元		5 000 元	
4	本月购入办公用品 1 000 元,款项尚未支付		1 000 元		0
	合计	8 000 元	1 000 元	10 000 元	2 400 元
	盈余	7 000 元		7 600 元	

二、政府会计要素

会计对象是会计核算和监督的内容,而会计要素则是对会计对象的具体分类,是设定会计报表结构和内容的依据。无论是企业还是政府会计主体,会计对象都是以货币表现的经济活动,即价值量及其运动过程。政府会计主体属于非物质生产部门,是非营利性组织,其业务目标在于谋求最广泛的社会效益。政府会计主体资金来源主要是政府财政拨款等,在此条件下力求做到收支平衡,略有结余。因此,政府会计主体包含的会计要素与企业具有较大区别。

(一)财务会计要素

政府财务会计要素包括资产、负债、净资产、收入和费用。

1. 资产(assets)　是指政府会计主体过去的经济业务或者事项形成的,由政府会计主体控制的,预期能够产生服务潜力或者带来经济利益流入的经济资源。资产分为流动资产和非流动资产。符合资产定义的经济资源,在同时满足以下条件时,确认为资产:

一是与该经济资源相关的服务潜力很可能实现或者经济利益很可能流入政府会计主体。服务潜力是指政府会计主体利用资产提供公共产品和服务以履行政府职能的潜在能力。经济利益流入表现为现金及现金等价物的流入,或者现金及现金等价物流出的减少。

二是该经济资源的成本或者价值能够可靠地计量。

《政府会计准则——基本准则》第三十条规定:资产的计量属性主要包括历史成本、重置成本、现值、公允价值和名义金额。在历史成本计量下,资产按照取得时支付的现金金额或者支付对价的公允价值计量。在重置成本计量下,资产按照现在购买相同或者相似资产所需支付的现金金额计量。在现值计量下,资产按照预计从其持续使用和最终处置中所产生的未来净现金流入量的折现金额计量。在公允价值计量下,资产按照市场参与者在计量日发生的有序交易中,出售资产所能收到的价格计量。无法采用上述计量属性的,采用名义金额(即人民币 1 元)计量。

《政府会计准则——基本准则》第三十一条规定:政府会计主体在对资产进行计量时,一般应当采用历史成本。采用重置成本、现值、公允价值计量的,应当保证所确定的资产金额能够持续、可靠计量。

2. 负债(liability)　是指政府会计主体过去的经济业务或者事项形成的,预期会导致经济资源流出政府会计主体的现时义务。现时义务是指政府会计主体在现行条件下已承担的义务。未来发生的经济业务或者事项形成的义务不属于现时义务,不应当确认为负债。负债分为流动负债和非流动负债。符合负债定义的义务,在同时满足以下条件时,确认为负债:

一是履行该义务很可能导致含有服务潜力或者经济利益的经济资源流出政府会计主体。

二是该义务的金额能够可靠地计量。

《政府会计准则——基本准则》第三十六条规定:负债的计量属性主要包括历史成本、现值和公允价值。在历史成本计量下,负债按照因承担现时义务而实际收到的款项或者资产的金额,或者承担现时义务的合同金额,或者按照为偿还负债预期需要支付的现金计量。在现值计量下,负债按照预计期限内需要偿还的未来净现金流出量的折现金额计量。在公允价值计量下,负债按照市场参与者在计量日发生的有序交易中,转移负债所需支付的价格计量。

《政府会计准则——基本准则》第三十七条规定:政府会计主体在对负债进行计量时,一般应当采用历史成本。采用现值、公允价值计量的,应当保证所确定的负债金额能够持续、可靠计量。

3. 净资产(net assets)　是指政府会计主体资产扣除负债后的净额。净资产金额取决于资产和负债的计量。

4. 收入(revenue)　是指报告期内导致政府会计主体净资产增加的、含有服务潜力或者经济利益的经济资源的流入。收入的确认应当同时满足以下条件：

一是与收入相关的含有服务潜力或者经济利益的经济资源很可能流入政府会计主体。

二是含有服务潜力或者经济利益的经济资源流入会导致政府会计主体资产增加或者负债减少。

三是流入金额能够可靠地计量。

5. 费用（expense）　是指报告期内导致政府会计主体净资产减少的、含有服务潜力或者经济利益的经济资源的流出。费用的确认应当同时满足以下几个条件。

（1）与费用相关的含有服务潜力或者经济利益的经济资源很可能流出政府会计主体。

（2）含有服务潜力或者经济利益的经济资源流出会导致政府会计主体资产减少或者负债增加。

（3）流出金额能够可靠地计量。

（二）预算会计要素

政府预算会计要素包括预算收入、预算支出与预算结余。

1. 预算收入（budget revenue）　是指政府会计主体在预算年度内依法取得的并纳入预算管理的现金流入。预算收入一般在实际收到时予以确认，以实际收到的金额计量。

2. 预算支出（budget expenditure）　是指政府会计主体在预算年度内依法发生并纳入预算管理的现金流出。预算支出一般在实际支付时予以确认，以实际支付的金额计量。

3. 预算结余（budget balance）　是指政府会计主体预算年度内预算收入扣除预算支出后的资金余额，以及历年滚存的资金余额。预算结余包括结余资金和结转资金。

（1）结余资金：是指年度预算执行终了，预算收入实际完成数扣除预算支出和结转资金后剩余的资金。

（2）结转资金：是指预算安排项目的支出年终尚未执行完毕或者因故未执行，且下年需要按原用途继续使用的资金。

三、政府会计的记账方法

记账方法是运用特定记账符号和记账规则来编制会计分录与登记账簿的方法。《基本准则》第十条规定，政府会计核算应当采用借贷记账法记账。

（一）借贷记账法的发展历程和运用工具

1. 发展历程　借贷记账法（debit-credit bookkeeping）是一种复式记账法。复式记账法对于完整、系统、正确地反映经济活动价值运动过程具有重要的意义。既可以如实地反映经济活动的来龙去脉，又能防止和检查会计数据的漏记。复式记账法大约起源于 12～13 世纪意大利地中海沿岸地区。1494 年，意大利数学家卢卡·巴其阿勒在其数学著作《算术、几何与比例概要》中第一次描述了其原理，被称为"现代会计之父"。根据记账符号不同，复式记账法可以分为借贷记账法、增减记账法和收付记账法。借贷记账法以其科学性和广泛的适用性为世界各国会计所采纳，至今已经成为国际通用会计语言，被称为是"会计科学史上的伟大建筑"。20 世纪初，借贷记账法传入我国，1992 年财政部规定统一使用借贷记账法。

2. 运用工具　会计账户是借贷记账法的运用工具。所谓账户是采用一定格式和结构，用来分类记录会计要素增减变动情况及其结果的载体或记账实体，也就是在账簿中开设的记账单元。借贷记账法就是通过会计账户和以货币计量单位对经济业务按会计科目进行归类、反映和监督的一种专门方法。

（1）会计账户的设置：是根据事先确定的会计科目而设置的，确定有什么会计科目就相应的设置什么账户；会计科目是分级设置的，账户也应分级设置。因此，会计科目是会计账户的名称，也被认为是会计账户的同位语。

（2）会计账户的基本结构：账户的基本结构分为左方和右方两部分，反映经济业务引起资金运动数量变化的增加和减少两种情况。在账户中应包括以下内容：①账户的名称，即会计科目；②日期和摘要，即经济业务发生的时间和内容；③凭证号数，即账户记录的来源和依据；④增加和减少的金额。图2-1为账户的简化形式，通常称为"T"字账。

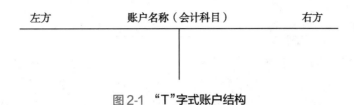

左方　　　　　　账户名称（会计科目）　　　　　　右方

图2-1 "T"字式账户结构

账户的左方和右方，登记经济业务引起资金运动数量变化的增加或减少。如果在"左方"记录增加额，则在"右方"记录减少额；反之，如果在"右方"记录增加额，则在"左方"记录减少额。

（3）账户的金额：账户记录的内容通常包括四个金额要素：期初余额、本期增加发生额、本期减少发生额和期末余额，它们也是账户记录金额的核算指标。①本期增加发生额：指本期账户所登记的增加金额的合计数；②本期减少发生额：指本期账户所登记的减少金额的合计数；③期末余额与期初余额：期末余额为本期期初余额加上本期增加额减去本期减少额后的金额。

上述四项指标的关系可用下列公式表示：

本期期末余额＝本期期初余额＋本期增加发生额－本期减少发生额

（二）借贷记账法的理论框架

借贷记账法是以"资产＝负债＋所有者权益（净资产）"为理论依据，以"借""贷"作为记账符号，按照"有借必有贷，借贷必相等"的记账规则，登记经济业务，反映各会计要素增减变动情况的一种复式记账法。

1. 理论基础　会计恒等式"资产＝负债＋所有者权益（净资产）"是建立借贷记账法的理论依据。政府会计主体要进行经济活动必须拥有一定数量的资产，资产的来源一是负债，二是净资产。无论经济活动如何变化，等式左边的资产数额与等式右边的负债与净资产的数额总和始终保持平衡关系（表2-2）。

表2-2 会计恒等式的数量变化类型

资产	负债	所有者权益
资产增加,资产同金额减少	—	—
—	负债增加,负债同金额减少	—
—	—	净资产增加,净资产同金额减少
资产增加/减少	负债同金额增加/减少	—
资产增加/减少	—	净资产同金额增加/减少
—	负债增加/减少	净资产同金额减少/增加
资产增加/减少	（负债＋净资产）同金额增加/减少	

2. 记账符号　记账符号是指经济业务发生后记入账户的方向的标记。在借贷记账法下，以"借""贷"为记账符号，"T"型账户的左方为借方，右方为贷方。"借"和"贷"不是数学意义的增加或减少，其增减变化取决于该账户所反映的经济内容和账户性质。不同性质的账户，其结构是不同的。大致可以分为"借增贷减""借减贷增"和双重性质三类，这里主要介绍前两类账户。

（1）"借增贷减"型账户：这类账户的借方表示增加、贷方表示减少。例如，财务会计账户中的资产、费用和预算会计账户中的预算支出。但是也有例外情况，比如资产类账户"累计折旧"不属于"借增贷减"型。通常情况下，这类账户期初余额在借方，本期增加额在借方，本期减少额在贷方，期末余额也在借方，期末余额（4）＝（1）＋（2）－（3）（表2-3）。

表2-3 "借增贷减"型账户的结构

借方	贷方
期初余额 ×××（1）	
本期增加额 ×××（2）	本期减少额 ×××（3）
期末余额 ×××（4）	

（2）"借减贷增"型账户：这类账户的借方表示减少、贷方表示增加。例如，财务会计账户中的负债、收入、净资产和预算会计账户中的预算收入。通常情况下，这类账户期初余额在贷方，本期增加额在贷方，本期减少额在借方，期末余额也在贷方，期末余额(4)=(1)+(2)-(3)（表2-4）。

表2-4 "借减贷增"型账户的结构

借方	贷方
	期初余额 ×××（1）
本期减少额 ×××（3）	本期增加额 ×××（2）
	期末余额 ×××（4）

3. 记账规则　借贷记账法的记账规则是"有借必有贷，借贷必相等"，即每笔经济业务发生后，在记入某个账户借方的同时，记入另外账户的贷方，且记入借方、贷方账户的金额应该相等。因此，经济业务发生会在有关账户之间形成应借应贷的关系，称为账户的对应关系；形成对应关系的账户，称为对应账户。

会计分录是对某项经济业务应借、应贷账户的名称及其金额的记录。会计分录包括简单分录和复杂分录。其中，简单分录是由一个账户与另一个账户相对应组成的会计分录。而复杂分录则体现了一借多贷、多借一贷或多借多贷账户关系。

例如，某医院停车场收入10 000元，存入银行。可以编制如下简单分录。政府会计采用"双分录"，即同时编制财务会计分录和预算会计分录。

财务会计分录

借：银行存款　　　　　10 000

　　贷：经营收入　　　　　10 000

预算会计分录

借：资金结存－货币资金　10 000

　　贷：经营预算收入　　　10 000

4. 试算平衡　借贷记账法下可以根据账户的发生额和余额的试算平衡来检查和验证账户记录的正确性。包括发生额的试算平衡和余额的试算平衡。

首先，通过发生额的试算平衡可以检查和验证当期账户记录的正确性。按照借贷记账法的记账规则，每笔经济业务的发生都要记入一个账户借方和另一个账户的贷方，且借贷方金额相等：

$$\sum（全部账户借方发生额）=\sum（全部账户贷方发生额）$$

其次，通过余额的试算平衡来检查和验证期初余额和期末余额记录的正确性。按照借贷记账法账户模式：资产类账户余额在借方，负债和净资产类账户期末余额在贷方，收入费用类账户没有期末余额，收入减去费用后最终转入净资产账户。根据"资产＝负债＋净资产"的原理，账户余额间必然存在以下关系：

$$\sum（全部账户借方余额）=\sum（全部账户贷方余额）$$

以上发生额试算平衡反映政府会计主体资金处于不断变化的平衡关系，是余额试算平衡的前提,余额试算平衡是发生额试算平衡的必然结果。

四、政府会计科目

会计科目是按照经济内容对会计要素的进一步分类。确认会计科目是会计核算的起点,会计科目设置合理与否对会计核算工作的影响极大。一是按照经济内容分类,即按照会计要素分类,是最基础和最基本分类。二是按照提供指标详略程度分类,可以分为总分类科目(总账科目,一级科目)和明细科目。总分类科目和明细科目之间存在统驭和被统驭的关系。

2017 年,《政府会计制度——行政事业单位会计科目和报表》主要列出了财务会计和预算会计两类科目表,共计 103 个一级会计科目。其中,财务会计下资产、负债、净资产、收入和费用五个要素共 77 个一级科目,预算会计下预算收入、预算支出和预算结余三个要素共 26 个一级科目。103 个一级会计科目统一编号,并对核算内容、明细核算要求、主要账务处理等进行详细规定,供行政事业单位政府会计核算使用。《财政部关于印发医院执行〈政府会计制度——行政事业单位会计科目和报表〉的补充规定和衔接规定的通知》(财会〔2018〕24 号)和《财政部关于印发基层医疗卫生机构执行〈政府会计制度——行政事业单位会计科目和报表〉的补充规定和衔接规定的通知》(财会〔2018〕25 号)分别对公立医院和基层医疗卫生机构会计科目进行了特别规定。

(一)财务会计科目

1. 资产类会计科目 包括"1001 库存现金""1002 银行存款"等 35 个科目。

2. 负债类会计科目 包括"2001 短期借款""2101 应交增值税"等 16 个科目。

3. 净资产类会计科目 包括"3001 累计盈余""3101 专用基金"等 7 个科目。

4. 收入类会计科目 包括"4001 财政拨款收入""4101 事业收入"等 11 个科目。

5. 费用类会计科目 包括"5001 业务活动费用""5101 单位管理费用"等 8 个科目。

(二)预算会计科目

1. 预算收入类会计科目 包括"6001 财政拨款预算收入""6101 事业预算收入"等 9 个科目。

2. 预算支出类会计科目 包括"7101 行政支出""7201 事业支出"等 8 个科目。

3. 预算结余类会计科目 包括"8001 资金结存""8101 财政拨款结转"等 9 个科目。

政府会计科目名称与编号如下(表 2-5)。会计科目具体核算内容详见数字资源。

表 2-5 政府会计科目名称与编号

序号	编号	会计科目名称	序号	编号	会计科目名称
一、财务会计科目			11	1216	应收利息
(一)资产类			12	1218	其他应收款
1	1001	库存现金	13	1219	坏账准备
2	1002	银行存款	14	1301	在途物品
3	1011	零余额账户用款额度	15	1302	库存物品
4	1021	其他货币资金	16	1303	加工物品
5	1101	短期投资	17	1401	待摊费用
6	1201	财政应返还额度	18	1501	长期股权投资
	120101	财政直接支付	19	1502	长期债券投资
	120102	财政授权支付	20	1601	固定资产
7	1211	应收票据	21	1602	固定资产累计折旧
8	1212	应收账款	22	1611	工程物资
9	1214	预付账款	23	1613	在建工程
10	1215	应收股利	24	1701	无形资产

序号	编号	会计科目名称	序号	编号	会计科目名称
25	1702	无形资产累计摊销	66	4603	捐赠收入
26	1703	研发支出	67	4604	利息收入
27	1801	公共基础设施	68	4605	租金收入
28	1802	公共基础设施累计折旧（摊销）	69	4609	其他收入
29	1811	政府储备物资	（五）费用类		
30	1821	文物文化资产	70	5001	业务活动费用
31	1831	保障性住房	71	5101	单位管理费用
32	1832	保障性住房累计折旧	72	5201	经营费用
33	1891	受托代理资产	73	5301	资产处置费用
34	1901	长期待摊费用	74	5401	上缴上级费用
35	1902	待处理财产损溢	75	5501	对附属单位补助费用
（二）负债类			76	5801	所得税费用
36	2001	短期借款	77	5901	其他费用
37	2101	应交增值税	二、预算会计科目		
38	2102	其他应交税费	（一）预算收入类		
39	2103	应缴财政款	1	6001	财政拨款预算收入
40	2201	应付职工薪酬	2	6101	事业预算收入
41	2301	应付票据	3	6201	上级补助预算收入
42	2302	应付账款	4	6301	附属单位上缴预算收入
43	2303	应付政府补贴款	5	6401	经营预算收入
44	2304	应付利息	6	6501	债务预算收入
45	2305	预收账款	7	6601	非同级财政拨款预算收入
46	2307	其他应付款	8	6602	投资预算收益
47	2401	预提费用	9	6609	其他预算收入
48	2501	长期借款	（二）预算支出类		
49	2502	长期应付款	10	7101	行政支出
50	2601	预计负债	11	7201	事业支出
51	2901	受托代理负债	12	7301	经营支出
（三）净资产类			13	7401	上缴上级支出
52	3001	累计盈余	14	7501	对附属单位补助支出
53	3101	专用基金	15	7601	投资支出
54	3201	权益法调整	16	7701	债务还本支出
55	3301	本期盈余	17	7901	其他支出
56	3302	本年盈余分配	（三）预算结余类		
57	3401	无偿调拨净资产	18	8001	资金结存
58	3501	以前年度盈余调整	19	8101	财政拨款结转
（四）收入类			20	8102	财政拨款结余
59	4001	财政拨款收入	21	8201	非财政拨款结转
60	4101	事业收入	22	8202	非财政拨款结余
61	4201	上级补助收入	23	8301	专用结余
62	4301	附属单位上缴收入	24	8401	经营结余
63	4401	经营收入	25	8501	其他结余
64	4601	非同级财政拨款收入	26	8701	非财政拨款结余分配
65	4602	投资收益			

（三）医疗卫生机构执行政府会计制度的补充规定

1. 公立医院设置会计科目的补充规定　根据《政府会计准则——基本准则》，结合医疗行业实际情况，《财政部关于医院执行〈政府会计制度——行政事业单位会计科目和报表〉的补充规定》要求，在保持新制度一级科目不变的情况下，增设二级科目 27 个、三级科目 20 个、四级科目 21 个、五级科目 6 个。例如，"4101 事业收入"科目下设置如下明细科目（表 2-6）。

表 2-6　"4101 事业收入"总账科目的明细科目设置

二级科目	三级科目	四级科目	五级科目
医疗收入	门急诊收入	挂号收入	
		诊察收入	
		检查收入	
		化验收入	
		治疗收入	
		手术收入	
		卫生材料收入	
		药品收入	西药收入 中成药收入 中药饮片收入
		其他门急诊收入	
	住院收入	床位收入	
		诊察收入	
		检查收入	
		化验收入	
		治疗收入	
		手术收入	
		护理收入	
		卫生材料收入	
		药品收入	西药收入 中成药收入 中药饮片收入
		其他住院诊收入	
	结算差额		
科教收入	科研收入		
	教学收入		

2. 基层医疗卫生机构设置会计科目的补充规定　按照《财政部关于基层医疗卫生机构执行〈政府会计制度——行政事业单位会计科目和报表〉的补充规定》，基层医疗卫生机构增设"2308 待结算医疗款"一级科目，该科目专门用于核算按"收支两条线"管理的基层医疗卫生机构的待结算医疗收费。另外增设二级科目 40 个、三级科目 50 个、四级科目 31 个、五级科目 10 个、六级科目 4 个。

第三节　政府会计核算循环与工具

一、会 计 循 环

会计循环是指会计确认、计量、记录、分类、报告的全过程。首先，将会计主体的经济信息转化为会计信息即初次确认，需要会计人员对记载经济事项的载体、通常是原始凭证进行识别与判断；其次，会计人员要对那些能够以货币计量的经济信息进行分类汇总，运用借贷记账方法填制记账凭证并记录到相关账簿中。期末或年末，会计人员还要进行成本核算和财产清查，按照会计主体管理决策需要提供会计报告信息（图2-2）。

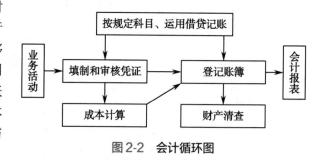

图 2-2　会计循环图

二、会 计 凭 证

在政府会计主体经济活动中，会发生各种大量的用以证明经济业务发生的证据，反映经济活动发生的时间、地点、事件、组织或人员等经济信息和其他信息。但是只有那些能够进入会计核算系统或是在会计核算系统中产生的文字凭证（包括纸质凭证和电子凭证）才能够成为会计记账的依据。因此，会计凭证是在会计工作中记录经济业务、明确经济责任的书面证明，是登记会计账簿的依据。

会计凭证的填制和审核是会计核算工作的重要组成部分，通过填制和审核凭证，可以将大量分散、零散、不规范的经济信息收集整理起来形成会计信息，这是会计活动的起点，为以后的会计核算、财务分析、成本管理提供合法、真实、准确、完整的第一手资料。另外，通过对凭证的填制和审核，会计工作可以对经济活动进行监督、控制、纠正，即使发现经济活动中不规范、不合法的行为或业务，确保经济业务的合理、合法和有效性，对发挥会计工作的管理职能具有重要意义；同时，有利于明确和加强经济管理的岗位责任制。

综上所述，会计凭证是在会计工作中记录经济业务、明确经济责任的书面证明，是用来登记账簿的依据。可以分为原始凭证和记账凭证。其作用包括：一是提供经济信息和会计信息，对日常大量、分散的业务进行整理、分类、汇总、并经过会计处理，为经济管理提供有用的会计信息；二是监督、控制经济活动；三是提供记账依据；四是加强经济责任制。

（一）原始凭证

1. 定义与特征　原始凭证（original voucher）是在经济业务发生或完成时取得或填制的，用以记录、证明经济业务已经发生或完成的证明材料，是进行会计核算的原始资料。具有以下特征：一是记载大量的经济信息；二是记录和鉴证经济业务发生、过程和结果的证据，具有较强的法律效力；三是形式种类多样，涉及各个环节的不同部门和不同人员。

随着信息与通讯技术发展，电子凭证已经越来越多地出现在社会生活和经济活动中，推动了会计信息化发展。近年来，我国大力推行电子发票，既有助于减少经济活动成本，又易于传送、使用与保存，也有利于税务部门规范管理。以电子发票为主形成的各类电子会计凭证，给传统的会计核算、监督以及档案管理工作带来了新的挑战。《财政部国家档案局关于规范电子会计凭证报销入账归档的通知》（财会〔2020〕6号）第一条规定："本通知所称电子会计凭证，是指单位从外部接收的电子形式的各类会计凭证，包括电子发票、财政电子票据、电子客票、电子行程单、电子海关专用缴款书、银行电子回单等电子会计凭证"。同时，第四条规定"单位以电子会计凭证的纸质打印件作为报销入账归档依据的，必须同时保存打印该纸质件的电子会计凭证"。

2．种类

（1）按取得来源分类

1）外来原始凭证：同外部单位发生经济业务往来关系时，从外部取得的各种原始凭证。其法律效力最强。如增值税发票、火车票等（图2-3）。

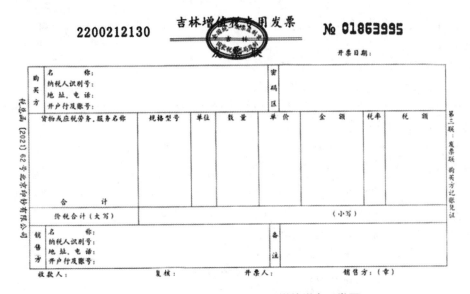

图2-3　外部原始凭证示例——增值税专用发票

2）自制原始凭证：由本单位内部经办人员或部门，在办理经济业务时所填制的凭证。如差旅费报销单、设备维修单等（图2-4）。

图2-4　内部报销凭证示例——某医院差旅费报销单

（2）按填制手续分类：一次凭证、累计凭证、汇总凭证。

（3）按所起作用分类：通知凭证、执行凭证、计算凭证。

（4）按经济业务分类：支出凭证、收款凭证、往来结算凭证、银行结算凭证、缴拨款凭证、财产物资收付凭证。

3. 基本要素　原始凭证是记录经济业务的原始依据，在经济生活中大量存在，不同单位、不同名称、不同格式、不同内容的原始凭证随处可见。有些原始凭证由于承担经济责任重大，因此有专门的印售、监管部门和规章规范管理，这类原始凭证遵从统一的格式，并且以专门的印章或编号统一管理，比如银行支票等等；有些原始凭证是企业或政府事业单位根据自身的经济管理工作需要自行印制使用的，所以同一类型的原始凭证，其格式可能千差万别。原始凭证作为反映经济活动状况、明确有关责任人责任的凭据，必须具有以下要素。

（1）凭证的名称是反映经济业务内容的种类，说明凭证的用途。

（2）填制凭证的日期、单位或填制人签章、经办人员的签名或盖章，有助于明确经济责任发生的时间以及涉及的相关人员。

（3）接受凭证单位的名称。

（4）经济业务的内容、数量、单价和金额。

会计工作的特点是价值管理，而经济活动中的价值量是以货币计量的经济信息，因此经济业务的计量成为原始凭证的核心。

以增值税普通发票为例，其必须具备以下基本要素，才可以作为原始凭证使用（图2-5）：①填制单位应如实填写开票日期。②填制单位应正确填写销售方名称、纳税人识别号、地址、电话、开户行及账号信息。③收款人、开票人、复核人等经办人员应签名或盖章，并加盖发票专用章。④填制单位应正确填写购买方名称、纳税人识别号、地址、电话、开户行及账号信息。⑤填制单位应完整填列经济业务的名称、单位、数量、单价、金额、税额等信息。

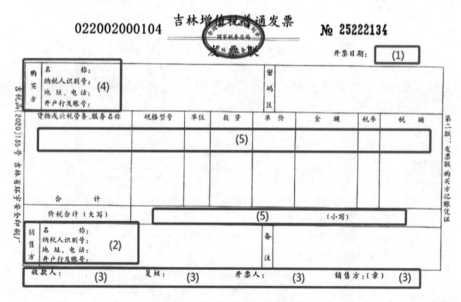

图2-5　原始凭证的基本要素

4. 原始凭证的填制要求

（1）符合实际情况。填制原始凭证的各项手续必须符合实际情况，不得虚构经济业务、单位或是夸大数量、金额。

（2）凭证的印章、签名齐备，明确经济责任。

（3）三是填写内容齐全、手续完备。各项内容必须认真填写，不得遗漏。

（4）书写格式规范、清晰、标准。①原始凭证不得涂改、挖补。发现有误的，应该重开或更正，并在更正处加盖印章；②填写数字不能连笔，并标明币种，以元为单位时，一律填写到角分；

③汉字大写数字金额使用正楷或行书。

5.原始凭证的审核 原始凭证的审核是会计人员的职责,审核无误的原始凭证是会计人员编制记账凭证、提炼会计信息的依据。为了向信息使用者提供合法、真实、准确、完整的会计信息,原始凭证所反映的经济信息必须经过会计人员的筛选、确认,以确保会计核算的真实性、合法性、准确性。

(1)合法性:会计信息所反映的经济事项必须符合财政、财务、会计制度规定,必须有真实完备的审批制度。审核内容是否按国家规定和有关计划使用资金?是否多计或少计了成本费用?是否按照规定渠道、标准或比例提取费用或摊销费用?物资核算是否属实、是否虚报冒领?如发现违纪事件和人员,会计人员应拒绝办理相关业务,扣留相关凭证并报上级有关部门严肃查处。

(2)完整性:会计人员要逐项审核原始凭证的内容,签章是否真实、完整、有涂改,填写的项目和审批手续是否齐备,要求提供的证明、手续等材料是否充分。如存在遗漏,会计人员可要求经办人员补充完整或更正后,再予办理。

(3)技术性:会计人员审核原始凭证,必须严格按照有关规定,对原始凭证真伪性、填写格式、文字等书写以及金额数量的计量进行检查。接受凭证单位名称必须是全称、不得省略;要求填写的纳税人识别号必须完整、准确;需盖有税务局发票监制章或填制凭证单位公章的,必须完整、准确、清晰。若有错误,应要求经办人员更正后办理。

(二)记账凭证

1.定义 记账凭证(bookkeeping voucher)是会计人员根据审核无误后的原始凭证,运用会计科目和借贷记账法而确定会计分录的凭证,是直接凭以登账的依据。原始凭证与记账凭证的区别与联系如表2-7所示。

表2-7 原始凭证与记账凭证的区别和联系

原始凭证	记账凭证
经办人填制	会计人员填制
根据完成的经济业务填制	根据审核后的原始凭证填制
证明经济业务	对完成的经济业务进行归类
登记记账凭证的依据	登记账簿的依据

2.要素 记账凭证是登记会计账簿的依据,它必须能够提供分类正确、金额准确的会计信息。通过借贷记账法的运用,各种不同类型、不同特点的经济业务在会计核算系统中被分类、整理。

会计人员通过对原始凭证的审核,按照政府会计制度的要求,完成记账凭证的编制工作,通常来说记账凭证应包含以下要素(图2-6):

(1)记账凭证的名称,通常直接使用"记账凭证"即可。

(2)编制记账凭证的日期。

(3)记账凭证按照业务发生顺序登记号数。

(4)所附原始凭证或其他资料的张数。

(5)填写摘要,记录经济业务的主要内容,应简明扼要。

(6)设置会计科目时,应按制度的要求设置一级科目和规定的明细科目,同时按照政府会计主体管理需求设置明细科目及辅助核算科目,如图中资金来源即为辅助核算科目。

(7)要明确会计分录的方向,即"借方""贷方"。

(8)政府会计制度采用双分录核算,在编制记账凭证时应考虑财务会计科目与预算会计科目间差异,并填列"差异项目"。

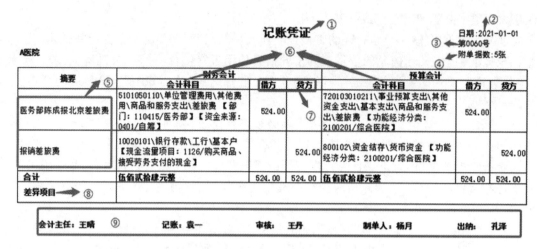

图 2-6 记账凭证的要素

（9）完成记账凭证的签字或盖章。

3.种类

（1）通用记账凭证：是不分收款、付款、转账业务统一使用的一种记账凭证；

（2）专用记账凭证：是按照经济业务的性质选择使用的记账凭证，通常有收款凭证、付款凭证、转账凭证。

4.记账凭证的填制要求　记账凭证必须根据审核无误的原始凭证编制，其各项内容必须填列齐全，各种签名和盖章不可或缺，会计科目使用正确。总账科目下的明细科目，如需要列入记账凭证，可将明细科目的名称和金额同时列在"明细科目名称"栏内。填制记账凭证的文字必须清晰、工整，内容填写完整，科目使用正确，记账凭证金额与原始凭证金额相符。记账凭证由指定人员复核，按照制单的顺序每月连续编号。月末各类记账凭证及其所附原始凭证须装订成册，并加盖有关人员印章及单位公章，妥善保管。

5.记账凭证的审核

（1）合法性审核：要审核有关报账事项是否符合有关会计准则、会计制度，是否符合其他相关法律法规规定，是否符合政府会计主体内部规章制度。

（2）完整性审核：要审核记账凭证记录的会计要素是否完整，所附原始凭证是否完整、是否按制度履行了签批流程。

（3）技术性审核：要审核记账科目与报账事项是否相符，按项目、往来等设置的辅助核算事项是否填列正确。

（4）一致性审核：如医院已启用电子凭证，需进一步审核纸质凭证与电子凭证的一致性。

三、会 计 账 簿

会计凭证将经济信息转化为会计信息，经济业务在会计核算系统中得到了反映。但是这些记录在凭证上的信息还是分散、不系统的，不能够向信息使用者提供可以说明政府会计主体财务状况和经营成果的有效信息。因此，会计账簿的使用对全面、系统、序时、分类反映各项经济业务，充分发挥会计在经济管理中的作用，具有重要意义。

（一）定义和内容

会计账簿（accounting books）由具有一定格式、互有联系的若干账页组成，以会计凭证为依据，用以全面、系统、序时、分类记录各项经济业务的簿记。政府会计主体应按照政府会计制度和经济管理活动需要设置账簿，通常根据所设置的会计科目开设账簿。登记账簿、归纳会计信息就是将会计凭证中的会计分录按照各自的会计科目登记到账户中。会计账簿中的数据就成为会计科目反映的会计信息，实现了会计信息从分散、零散到系统、分类的转化，为编制会计报告提供完整的数据。

1. 会计账簿的作用包括以下几个方面。

（1）通过账簿的设置和登记，记载、储存会计信息。将会计凭证所记录的经济业务记入有关账簿，可以全面反映政府会计主体在一定时期内所发生的各项资金运动，储存所需要的各项会计信息。

（2）通过账簿的设置和登记、分类、汇总会计信息。账簿由不同的相互关联的账户所构成，通过账簿记录，一方面可以分门别类地反映各项会计信息，提供一定时期内经济活动的详细情况；另一方面可以通过发生额、余额计算，提供各方面所需要的总括会计信息，反映财务状况及经营成果等。

（3）通过账簿的设置和登记，编表、输出会计信息。为了反映一定日期的财务状况及一定时期的经营成果，应定期进行结账工作，进行有关账簿之间的核对，计算出本期发生额和余额，据以编制会计报表，向有关各方提供所需要的会计信息。

（4）通过账簿的设置和登记，检查、审核会计信息。账簿记录是会计凭证信息的进一步整理和汇总。利用账簿资料，可以考核政府会计主体各项计划的完成情况，使会计信息使用者了解政府会计主体的经营管理业绩，进而对资金使用是否合理，费用开支是否符合标准，经济效益有无提高等作出分析和评价。

2. 政府会计主体应按照政府会计制度要求和本单位经济管理活动特点设置必要的账簿，账簿内容包括以下几个方面。

（1）封面：主要标明账簿的名称和记账单位名称。如总分类账簿、现金日记账、银行存款日记账。

（2）扉页：标明会计账簿的使用信息，如要填列科目索引、账簿启用和经管人员一览表等。

（3）账页：是账簿用来记录经济业务事项的载体，其格式因反映经济业务内容的不同而有所不同。包括：①账户的名称，以及科目、二级或明细科目；②登记账簿的日期栏；③记账凭证的种类和号数栏；④摘要栏，所记录经济业务内容的简要说明；⑤金额栏，记录经济业务的增减变动和余额；⑥总页次和分户页次栏。

账页作为记录经济业务事项的载体，真实、完整的登记了记账凭证中各个科目的信息，以医院的医疗收入为例，完整的账页应包含以下信息（图2-7）：①会计科目，是账簿登记的分类依据；

科目明细账

2021年01月-01月

科目：医疗收入 ① 第1页 共1111页 ⑥

2021年		凭证号	摘要	借方	贷方	方向	余额
月	日						
01			上年结转			平	0
01	01	记账 40	1月1日住院治疗收入		5,292.00	贷	5,292.00
01	01	记账 40	1月1日住院取暖收入		142.5	贷	5,434.50
01	01	记账 40	1月1日住院电诊收入		683	贷	6,117.50
01	01	记账 40	1月1日住院中成药收入		31.5	贷	6,149.00
01 ②	01	记账 40 ③	1月1日住院床位收入 ④		930 ⑤	贷	7,079.00 ⑤
01	01	记账 40	1月1日住院治疗收入		80	贷	7,159.00
01	01	记账 40	1月1日住院放射收入		460	贷	7,619.00
01	01	记账 40	1月1日住院化验收入		24	贷	7,643.00
01	01	记账 40	1月1日住院处置收入		17	贷	7,660.00
			本月合计		7660	贷	7,660.00
			本年累计		7660	贷	7,660.00

打印人：陈成 单位：A医院 审核：王丹 打印日期：2021-2-10

图2-7 某医院会计账页

②按会计凭证登记业务发生日期,通常按照"年—月—日"的规范登记;③记账凭证种类一般使用"记账"或"记"字标识,同时按照业务发生顺序登记记账凭证号数;④摘要应简明,不要过于繁杂,能准确表达经济事项即可;⑤金额根据记账凭证登记,应同时登记总分类账和明细账;⑥账簿内容一般较多,应登记好总页次;⑦其他必要事项。

(二)种类

1. 账簿按用途分类 包括日记账、分类账和备查账。

(1)日记账:也称序时账。是按照经济业务发生时间的先后顺序进行登记的账簿。目前政府会计主体仅设置现金日记账和银行存款日记账这种反映特定经济业务的特种日记账,而不设置反映全部经济业务的普通日记账。日记账与其他账簿的明显区别在于增加了"当日小计"项目,实现现金、银行存款的日清月结,保障资金安全(图2-8)。

银行存款日记账
2021年01月-01月

第1页 共1111页

2021年 月	日	凭证号		摘要	金额 借方	贷方	方向	余额
01				上年结转			借	15,234.77
01	01	记账	40	1月1日住院收入存入银行存款	112.38		借	15,347.15
01	01	记账	40	1月1日住院收入存入银行存款	2,150.00		借	17,497.15
01	01	记账	40	1月1日住院收入存入银行存款	165.31		借	17,662.46
01	01	记账	40	1月1日住院收入存入银行存款	410.00		借	18,072.46
01	01	记账	40	1月1日住院收入存入银行存款	600.00		借	18,672.46
01	01	记账	40	1月1日住院收入存入银行存款	1,124.43		借	19,796.89
01	01	记账	40	1月1日住院收入存入银行存款	187.00		借	19,983.89
01	01	记账	40	1月1日住院收入存入银行存款	991.00		借	20,974.89
01	01	记账	41	收骨科张国科研经费(第一期)	10,000.00		借	30,974.89
01	01	记账	58	支付1月卫生材料费		4000	借	26,974.89
01	01	记账	60	报销差旅费		524	借	26,450.89
01	01			当日小计	15,740.12	4,524.00	借	26,450.89
01				本月合计	15,740.12	4,524.00	借	26,450.89
01				本年累计	15,740.12	4,524.00	借	26,451.89

打印人:周周　　单位:A医院　　　　　　　　　　审核:王丹　　　　　打印日期:2021-2-10

图2-8　某医院银行存款日记账

(2)分类账:分类账是对全部经济业务按照总分类账户和明细分类账户进行分类核算和登记的账簿,分类账又分为总分类账和明细分类账。按照平行登记的规则如下:①每批业务既要记入有关的总分类账户,又要记入相关的明细账户。如果一批业务涉及几个明细账户,则应分别记入这几个账户;②记账的方向相同;③记入总账金额等于明细账之和;④记入总账期初余额,本期发生额及期末余额应分别等于明细账期初余额合计数,本期发生额合计数及期末余额合计数。

图2-9为典型的收入总分类账,图2-10为二级科目明细分类账,图2-11为三级科目明细分

多栏账
2021年01月-01月

科目:事业收入

第1页 共1111页

2021年 月	日	凭证号		摘要	借方	贷方 合计	医疗收入	科教收入	方向	余额
01				上年结转					平	
01	01	记账	40	1月1日住院治疗收入		5,292.00	5,292.00		贷	5,292.00
01	01	记账	40	1月1日住院取暖收入		142.5	142.5		贷	5,434.50
01	01	记账	40	1月1日住院电诊收入		683	683		贷	6,117.50
01	01	记账	40	1月1日住院中成药收入		31.5	31.5		贷	6,149.00
01	01	记账	40	1月1日住院床位收入		930	930		贷	7,079.00
01	01	记账	40	1月1日住院治疗收入		80	80		贷	7,159.00
01	01	记账	40	1月1日住院放射收入		460	460		贷	7,619.00
01	01	记账	40	1月1日住院化验收入		24	24		贷	7,643.00
01	01	记账	40	1月1日住院处置收入		17	17		贷	7,660.00
01	01	记账	41	收骨科张国科研经费(第一期)		10,000.00		10,000.00	贷	17,660.00
01				过次页		17,660.00			贷	

打印人:陈成　　单位:A医院　　　审核:王丹　　打印日期:2021-2-10

图2-9　某医院收入总分类账

类账，从图中可以看到 1 月 1 日发生的治疗收入 5 292 元登记到三级明细科目"事业收入—医疗收入—住院收入"，同时登记到二级明细科目"事业收入—医疗收入"以及一级科目"事业收入"下。

多栏账

2021年01月-01月

科目：医疗收入　　　　　　　　　　　　　　　　　　　　　　第1页 共1111页

2021年		凭证号	摘要	借方	贷方			方向	余额
月	日				合计	门诊收入	住院收入		
01			上年结转					平	
01	01	记账 40	1月1日住院治疗收入		5,292.00		5,292.00	贷	5,292.00
01	01	记账 40	1月1日住院取暖收入		142.5		142.5	贷	5,434.50
01	01	记账 40	1月1日住院电诊收入		683		683	贷	6,117.50
01	01	记账 40	1月1日住院中成药收入		31.5		31.5	贷	6,149.00
01	01	记账 40	1月1日住院床位收入		930		930	贷	7,079.00
01	01	记账 40	1月1日住院治疗收入		80		80	贷	7,159.00
01	01	记账 40	1月1日住院放射收入		460		460	贷	7,619.00
01	01	记账 40	1月1日住院化验收入		24		24	贷	7,643.00
01	01	记账 40	1月1日住院处置收入		17		17	贷	7,660.00
01			过次页		7,660.00			贷	

打印人：陈成　　　　　单位：A医院　　　　　审核：王丹　　　　　打印日期：2021-2-10

图 2-10　某医院医疗收入明细分类账

多栏账

2021年01月-01月

科目：住院收入　　　　　　　　　　　　　　　　　　　　　　第1页 共1111页

2021年		凭证号	摘要	借方	贷方						方向	余额
月	日				合计	床位收入	检查收入	化验收入	治疗收入	药品收入	其他住院收入		
01			上年结转									平	
01	01	记账 40	1月1日住院治疗收入		5,292.00				5,292.00			贷	5,292.00
01	01	记账 40	1月1日住院取暖收入		142.5						142.5	贷	5,434.50
01	01	记账 40	1月1日住院电诊收入		683		683					贷	6,117.50
01	01	记账 40	1月1日住院中成药收入		31.5					31.5		贷	6,149.00
01	01	记账 40	1月1日住院床位收入		930	930						贷	7,079.00
01	01	记账 40	1月1日住院治疗收入		80				80			贷	7,159.00
01	01	记账 40	1月1日住院放射收入		460		460					贷	7,619.00
01	01	记账 40	1月1日住院化验收入		24			24				贷	7,643.00
01	01	记账 40	1月1日住院处置收入		17				17			贷	7,660.00
01			过次页		7,660.00							贷	

打印人：陈成　　　　　单位：A医院　　　　　审核：王丹　　　　　打印日期：2021-2-10

图 2-11　住院收入明细分类账

（3）备查账：备查账簿是对某些在日记账和分类账等主要账簿中未能记录或记载不全的经济业务进行补充登记的账簿，是一种辅助性的账簿，它可以为经济管理活动提供必要的参考资料。

2. 按账页格式分类　可分为两栏式、三栏式、多栏式和数量金额式四种。

（1）两栏式账簿：只有借方和贷方两个基本金额的账簿。普通日记账一般采用两栏式账簿。实际工作中，应用两栏式格式的很少，这里不再列举。

（2）三栏式账簿：设有借方、贷方和余额三个基本栏目的账簿。各种日记账、总分类账、资本、债权、债务明细账都可采用三栏式账簿。三栏式账簿是实际工作中应用最为广泛的格式，图 2-7、图 2-8 都是很典型的三栏式账簿。

（3）多栏式账簿：在账簿的两个基本栏目即借方和贷方按需要分设若干专栏的账簿。如多栏式日记账、多栏式明细账。但是，专栏设置在借方，还是设在贷方，或是两方同时设专栏，设多少专栏，则根据需要确定。收入、费用明细账一般均采用多栏式账簿。图 2-9、图 2-10、图 2-11 即为多栏式账簿。

（4）数量金额式账簿：借方、贷方和金额三个栏目内都分设数量、单价和金额三小栏，借以反映财产物资的实物数量和价值量。如库存物资、药品等实物明细账通常采用数量金额式账簿。

3. 按其外表形式分类 可分为订本式、活页式和卡片式。

（1）订本式账簿：订本式账簿简称订本账，订本账是在启用前就已经按顺序编号并固定装订成册的账簿，现金日记账、银行存款日记账和总分类账一般采用这种形式。

（2）活页式账簿：活页式账簿简称活页账，活页账是在启用前和使用过程中把账页置于活页账夹内，随时可以取放账页的账簿，适用于一般明细分类账。

（3）卡片式账簿：卡片式账簿简称卡片账，卡片账是由许多具有账页格式的硬纸卡片组成，存放在卡片箱中的一种账簿。

（三）会计账簿的使用

1. 除财政总预算会计中按放款期限设置的财政周转金放款明细账可以跨年度使用之外，其他会计账簿的使用以每一会计年度为限。

2. 登记会计账簿必须及时准确、日清月结，文字和数字的书写必须清晰整洁。

3. 手工记账不得使用铅笔、圆珠笔，必须使用蓝、黑墨水笔，其中红色墨水只能用于登记收入负数、划线、改错、冲账。

4. 会计账簿必须按照编定的页数连续记载，不得隔页、跳行。如因工作疏忽发生跳行或隔页时，应当将空行、空页划线注销，并由记账人员签字盖章。

5. 会计账簿应根据经审核的会计凭证登记。记账时，将记账凭证的编号记入账簿内；记账后，在记账凭证上用"√"符号予以标明，表示已经将其入账。

6. 会计账簿如填写错误，不得随意更改，应当按照规定的方法采用划线更正法、红字冲正法或补充登记法进行更正。

7. 各种账簿记录应该按月结账，计算出本期发生额和期末余额。

四、会 计 报 表

会计报表（accounting statements）包括政府财务报表和政府预算会计报表。《基本准则》规定，财务报表是对政府会计主体财务状况、运行情况和现金流量等信息的结构性表述，由会计报表和附注构成。财务会计报表主要有资产负债表、收入费用表（明细表）、净资产变动表和现金流量表，其编制主要以权责发生制为基础。预算会计报表是反映政府会计主体预算执行情况的书面文件，主要有预算收入支出表、预算结转结余变动表、财政拨款预算收入支出表，其编制主要以收付实现制为基础。本部分内容详见第三章。

第四节　政府会计核算应用

一、资产增加核算业务

资产增加业务是指医疗卫生机构为提供医疗卫生服务而购买固定资产、无形资产、药品、卫生材料、低值易耗品、其他材料等发生的经济业务。资产增加方式包括外购、自行加工、委托加工、置换取得、接受捐赠、无偿调入等。资产增加业务涉及常用财务科目包括"库存物品""加工物品""固定资产""在建工程""工程物资""无形资产""无偿调拨净资产""库存现金""银行存款""财政拨款收入""零余额账户用款额度""其他货币资金""财政应返还额度""预付账款""应付账款""其他应付款""应付票据"。

医疗卫生机构资产增加的常见业务包括固定资产采购、药品采购和接受捐赠等。

（一）取得外购的固定资产

外购固定资产时，如果不需要安装，按照确定的固定资产成本，财务会计借记"固定资产"科目；如果是需要安装的固定资产，可以在交付使用前通过"在建工程"科目核算。同时，贷记"财政拨款收入""零余额账户用款额度""应付账款""银行存款"等科目；预算会计借记"事业支出""经营支出"等科目，贷记"财政拨款预算收入""资金结存"科目。值得注意的是按照《政府会计准则制度解释第 5 号》，实行"预算管理一体化"的中央预算单位在会计核算时不再使用"零余额账户用款额度"科目，"财政应返还额度"科目和"资金结存——财政应返还额度"科目下不再设置"财政直接支付""财政授权支付"明细科目（表 2-8）。

表 2-8 取得外购的固定资产会计分录示例

业务和事项	财务会计	预算会计
取得外购的固定资产	借：固定资产 / 在建工程 贷：财政拨款收入 / 零余额账户用款额度 / 应付账款 / 银行存款等	借：事业支出 / 经营支出等 贷：财政拨款预算收入 / 资金结存
安装交付时	借：固定资产 贷：在建工程	

【例 2-1】 经批准，某医院从 ×× 公司购入专用救护车一辆用于急诊急救，救护车价值 30 万元，车辆已验收合格，按合同约定暂未付款。

财务会计分录

借：固定资产—通用设备—车辆　　　　　　　　　　　　300 000

　贷：应付账款—×× 公司　　　　　　　　　　　　　　　300 000

预算会计分录

无

（二）取得外购的库存物品

按照确定的成本，财务会计借记"库存物品"科目，贷记"财政拨款收入""零余额账户用款额度""银行存款""应付账款""在途物品"等科目。预算会计借记"事业支出""经营支出"科目等，贷记"财政拨款预算收入""资金结存"科目。运杂费会计处理办法一般如下：医疗卫生机构为取得库存物品单独发生的运杂费等，能够直接计入业务成本的，计入业务活动费用，借记"业务活动费用"科目，贷记"库存现金""银行存款"等科目；不能直接计入业务成本的，计入单位管理费用，借记"单位管理费用"科目，贷记"库存现金""银行存款"等科目。这一规定需注意三点：一是取得方式包括外购、委托加工、捐赠等形式；二是仅对物品适用，如果是库存物品之外的其他资产取得按照政府会计准则相关规定处理；三是指单独发生的运杂费（表 2-9）。

表 2-9 取得外购的库存物品会计分录示例

业务和事项	财务会计	预算会计
外购库存物品验收入库	借：库存物品 贷：财政拨款收入 / 财政应返还额度 / 零余额 账户用款额度 / 银行存款 / 应付账款等	借：事业支出 / 经营支出等 贷：财政拨款预算收入 / 资金结存

【例 2-2】 某医院外购西药一批，金额为 68 000 元，银行存款支付运杂费 2 000 元（可计入业务成本），货款已经支付。

财务会计分录

借：库存物品—药品—药库—西药　　　　　　　　　　　　　　　　　68 000

　业务活动费用—医疗费用—其他医疗费用—商品和服务支出—其他交通费用　　2 000

  贷：银行存款   70 000

  预算会计分录

  借：事业支出—其他资金支出—商品和服务支出—专用材料费—药品费—西药 68 000

    事业支出—其他资金支出—商品和服务支出—运输费   2 000

    贷：资金结存—货币资金   70 000 元

（三）取得接受捐赠的固定资产

  医疗卫生机构接受捐赠资产可以按确定的捐赠资产成本入账。财务会计借记"固定资产"科目（不需安装）或"在建工程"科目（需安装），按照发生的相关税费、运输费等，贷记"零余额账户用款额度""银行存款"等科目，按照其差额，贷记"捐赠收入"科目；预算会计根据实际支付的相关税费、运输费等借记"其他支出"科目，贷记"资金结存"科目。

  【例 2-3】 某医院经批准接受 A 公司捐赠专用设备一台 128 000 元，另外支付丙安装公司安装调试费 2 000 元。

  财务会计分录

  借：固定资产—专用设备   130 000

    贷：银行存款   2 000

      捐赠收入—A 公司   128 000

  预算会计分录

  借：其他支出—其他资金支出—商品和服务支出—其他商品和服务支出 2 000

    贷：资金结存—货币资金   2 000

二、服务补偿核算业务

  服务补偿业务是指医疗卫生机构提供医疗卫生服务获得的财政拨款收入（包括基本补偿与专项补偿）以及按照医疗服务价格规范获取收入补偿（包括患者、医保等）的经济业务。服务补偿业务涉及财务会计科目包括"财政拨款收入""事业收入""上级补助收入""附属单位上缴收入""经营收入""非同级财政拨款收入""捐赠收入""利息收入""租金收入""其他收入""应收账款""其他应收款""应交增值税""其他应交税费""应缴财政款""预收账款""待结算医疗款"。

  医疗卫生机构服务补偿核算业务主要包括获得财政拨款收入以及按照医疗服务价格规范实现医疗服务收入的经济业务。

（一）财政直接支付方式下收到款项

  根据收到的"财政直接支付入账通知书"及相关原始凭证，按照通知书中的直接支付入账金额，财务会计借记"库存物品""固定资产""业务活动费用""单位管理费用""应付职工薪酬"等科目，贷记"财政拨款收入"科目；预算会计借记"事业支出"等科目，贷记"财政拨款预算收入"科目（表 2-10）。

表 2-10 财政直接支付方式下收到款项会计分录示例

业务事项	财务会计	预算会计
财政直接支付方式下收到款项	借：库存物品/固定资产/业务活动费用/单位管理费用/应付职工薪酬等 贷：财政拨款收入	借：事业支出等 贷：财政拨款预算收入

  【例 2-4】 经批准备案，某医院收到同级财政人员基本工资经费补偿 150 000 元，款项直接划拨到医院银行账户。

财务会计分录

借: 银行存款　　　　　　　　　　　　　　　150 000

　　贷: 财政拨款收入—财政基本拨款收入　　　　150 000

预算会计分录

借: 资金结存—货币资金　　　　　　　　　　150 000

　　贷: 财政拨款预算收入—基本支出—人员经费　　150 000

【例 2-5】　某医院购买一台 CT 机, 价值 7 000 000 元, 由同级财政给予全额专项拨款, 由财政直接支付, 医院已收到《财政直接支付到账通知书》及原始凭证。该设备已验收入库, 并投入使用。

财务会计分录

借: 固定资产—专用设备　　　　　　　　　　7 000 000

　　贷: 财政拨款收入—财政项目拨款收入　　　　7 000 000

预算会计分录

借: 事业支出　　　　　　　　　　　　　　　7 000 000

　　贷: 财政拨款预算收入—项目支出【采购项目】　　7 000 000

(二) 财政授权支付方式下收到款项

根据收到的"财政授权支付额度到账通知书", 按照通知书中的授权支付额度, 财务会计借记"零余额账户用款额度"科目, 贷记"财政拨款收入"科目; 预算会计借记"资金结存—零余额账户用款额度"科目, 贷记"财政拨款预算收入"科目(表 2-11)。

表 2-11　财政授权支付方式下收到款项会计分录示例

业务事项	财务会计	预算会计
财政授权支付方式下收到款项	借: 零余额账户用款额度 贷: 财政拨款收入	借: 资金结存—零余额账户用款额度 贷: 财政拨款预算收入

【例 2-6】　某医院收到"财政授权支付额度到账通知书", 收到同级财政人员基本工资经费补偿 150 000 元。

财务会计分录

借: 零余额账户用款额度　　　　　　　　　　150 000

　　贷: 财政拨款收入—财政基本拨款收入　　　　150 000

预算会计分录

借: 资金结存—零余额账户用款额度　　　　　150 000

　　贷: 财政拨款预算收入—基本支出—人员经费　150 000

【例 2-7】　某医院收到"财政授权支付额度到账通知书", 授权支付额度为公共卫生项目经费 15 000 元, 准备用于支付印刷费。

财务会计分录

借: 零余额账户用款额度　　　　　　　　　　　　　　　　15 000

　　贷: 财政拨款收入—财政项目拨款收入—公共卫生收入—基本公共卫生　15 000

预算会计分录

借: 资金结存—零余额账户用款额度　　　　　　　　　　　15 000

　　贷: 财政拨款预算收入—项目支出【基本公共卫生项目】　　15 000

(三) 提供医疗服务取得款项

确认原则是在提供医疗服务(包括发出药品)并收讫价款或取得收款权利时, 按照国家规定的医疗服务项目收费标准计算确定的金额确认医疗收入。收入确认时, 财务会计借记"库存现金""银行存款""其他货币资金""应收账款—应收医疗款"等科目，贷记"事业收入—医疗收入"科目；预算会计借记"资金结存—货币资金"科目，贷记"事业预算收入—医疗预算收入"科目。实际收到医保款时，财务会计借记"银行存款"，贷记"应收医疗款—医保"；预算会计借记"资金结存—货币资金"，贷记"事业预算收入—医疗预算收入"（表2-12）。

表2-12　提供医疗服务取得款项会计分录示例

业务事项		财务会计	预算会计
取得医疗收入	确认医疗收入	借：库存现金/银行存款/其他货币资金 　　应收账款—应收医疗款 　贷：事业收入—医疗收入	借：资金结存—货币资金 　贷：事业预算收入—医疗预算收入
	收到医保款	借：银行存款 　贷：应收医疗款—应收医疗款	借：资金结存—货币资金 　贷：事业预算收入—医疗预算收入

【例2-8】　20×2年3月2日，某医院门诊收入总额为43 000元，其中医事服务费收入5 000元、检查收入7 000元、化验收入6 000元、治疗收入2 000元、手术收入2 000元、卫生材料收入1 000元、药品收入20 000元（西药10 000元，中成药5 000元，中药饮片5 000元）。同时收取现金20 000元，银行转账18 000元，医保垫付款5 000元。

财务会计分录

借：库存现金	20 000
银行存款	18 000
应收账款—应收医疗款—应收医保款	5 000
贷：事业收入—门急诊收入—诊察收入	5 000
—检查收入	7 000
—化验收入	6 000
—治疗收入	2 000
—手术收入	2 000
—卫生材料收入	1 000
—药品收入—西药	10 000
—中成药	5 000
—中药饮片	5 000

预算会计分录

借：资金结存—货币资金	38 000
贷：事业预算收入—医疗预算收入—门急诊预算收入	38 000

【例2-9】　20×2年3月5日，某医院新增住院患者30人，收到住院预交金200 000元，其中现金80 000元，银行转账120 000元。

财务会计分录

借：库存现金	80 000
银行存款	120 000
贷：预收账款—预收医疗款	200 000

预算会计分录

借：资金结存—货币资金	200 000
贷：事业预算收入—医疗预算收入—住院预算收入	200 000

【例2-10】　3月3日，某医院当日"住院病人收入汇总日报表"，收入总额为70 000元，其中

床位收入 4 000 元,检查收入 8 000 元、化验收入 6 000 元、治疗收入 8 000 元、手术收入 11 000 元、护理收入 5 000 元,卫生材料收入 6 000 元、药品收入 20 000 元(西药 10 000 元,中成药 6 000 元,中药饮片 4 000 元)、药事服务费收入 2 000 元。

借:应收账款—应收在院病人医疗款	70 000	
贷:事业收入—住院收入—床位收入		4 000
—检查收入		8 000
—化验收入		6 000
—治疗收入		8 000
—手术收入		11 000
—护理收入		5 000
—卫生材料收入		6 000
—药品收入—西药		10 000
—中成药		6 000
—中药饮片		4 000
—其他住院收入		2 000

预算会计分录

无

【例2-11】 20×2 年 4 月 10 日,某医院收到上月住院病人医保垫付款 400 000 元,门急诊垫付款 100 000 元。

财务会计分录

借:银行存款	500 000	
贷:应收账款—应收医疗款—应收医保款		500 000

预算会计分录

借:资金结存—货币资金	500 000	
贷:事业预算收入—医疗预算收入—住院预算收入		400 000
—门急诊预算收入		100 000

三、费用支出核算业务

费用支出业务是指医疗卫生机构在提供医疗卫生服务过程中发生的各项费用结算业务。费用消耗业务涉及财务会计科目包括"业务活动费用""单位管理费用""经营费用""资产处理费用""上缴上级费用""对附属单位补助费用""所得税费用""其他费用""坏账准备""应付职工薪酬""预提费用""待摊费用""其他应交税费""固定资产累计折旧""无形资产累计摊销""待处理财产损溢""以前年度盈余调整"等。

医疗卫生机构主要费用支出核算业务包括支付职工工资薪酬、领用物品、计提固定资产折旧等。

(一)为履职和开展业务活动人员计提并支付薪酬

计提薪酬时按照计算确定的金额,财务会计借记"业务活动费用"科目,贷记"应付职工薪酬"科目。实际支付薪酬并代扣个人所得税及其他代扣款项(如社会保险个人部分、住房公积金个人部分、工会经费等),按照实际支出的薪酬及代扣的所得税,财务会计借记"应付职工薪酬"科目,贷记"财政拨款收入""零余额账户用款额度""银行存款""其他应交税费—应交个人所得税""应付职工薪酬"(单位代扣代交社会保险和住房公积金个人部分)、"其他应付款—工会经费"等科目;预算会计借记"事业支出"科目,贷记"财政拨款预算收入""资金结存"科目(表2-13)。

表2-13　为履职和开展业务活动人员计提并支付薪酬会计分录示例

业务事项	财务会计	预算会计
为履职和开展业务活动人员计提薪酬	借：业务活动费用 　贷：应付职工薪酬	—
实际支付给职工薪酬并代扣个人所得税	借：应付职工薪酬 　贷：财政拨款收入/零余额账户用款额度/银行存款等 　　其他应交税费—应交个人所得税 　　应付职工薪酬（单位代扣代交社会保险和住房公积金个人部分） 　　其他应付款—工会经费	借：事业支出（按照支付给个人部分） 　贷：财政拨款预算收入/资金结存

【例2-12】　20×2年3月30日，某医院计算当月职工薪酬，其中临床科室200 000元，管理部门30 000元。

财务会计分录

借：业务活动费用—医疗费用—基本费用—人员费用—工资福利费用　　200 000

　　单位管理费用—人员费用—工资福利费用　　40 000

　　贷：应付职工薪酬—基本工资　　240 000

预算会计分录

无

【例2-13】　某医院发放上月职工薪酬，并代扣个人所得税2 000元，住房公积金个人部分28 800元，医疗保险个人部分4 800元，养老保险个人部分19 200，职业年金个人部分9 600元。财政授权支付150 000元，自有资金支付25 600元。

财务会计分录

借：应付职工薪酬—基本工资　　240 000

　　贷：其他应交税费—应交个人所得税　　2 000

　　应付职工薪酬—社会保险费　　33 600

　　应付职工薪酬—住房公积金　　28 800

　　银行存款　　25 600

　　零余额账户用款额度　　150 000

预算会计分录

借：事业支出　　175 600

　　贷：资金结存—货币资金　　25 600

　　资金结存—零余额账户用款额度　　150 000

【例2-14】　20×2年4月10日，某医院代缴上月个人所得税2 000元。

财务会计分录

借：其他应交税费—应交个人所得税　　2 000

　　贷：银行存款　　2 000

预算会计分录

借：事业支出　　2 000

　　贷：资金结存—货币资金　　2 000

【例2-15】　某医院使用自有资金缴纳3月职工住房公积金57 600元，其中：个人部分28 800元，单位部分28 800元（业务部门24 000元、管理部门4 800元）。

财务会计分录

借：应付职工薪酬—住房公积金　　28 800

```
    业务活动费用                              24 000
    单位管理费用                               4 800
    贷：银行存款                                       57 600
```

预算会计分录

```
借：事业支出                                57 600
  贷：资金结存—货币资金                              57 600
```

（二）领用物品

按照领用库存物品或发出相关政府储备物资的账面余额，财务会计借记"业务活动费用"科目，贷记"库存物品""政府储备物资"等科目（表2-14）。

表2-14 领用物品会计分录示例

业务事项	财务会计	预算会计
为履职或开展业务活动领用库存物品	借：业务活动费用 　贷：库存物品、政府储备物资等	—

【例2-16】 20×2年3月，各科室领用卫生材料50 000元，办公材料2 000元。

财务会计分录

```
借：业务活动费用—医疗费用—基本费用—商品和服务支出—卫生材料费   50 000
  业务活动费用—医疗费用—基本费用—其他医疗费—商品和服务支出—办公费  2 000
 贷：库存物品—卫生材料—其他卫生材料      50 000
   库存物品—其他材料                2 000
```

预算会计分录

无

（三）固定资产计提折旧

固定资产按月计提折旧时，财务会计借记"业务活动费用""单位管理费用"等科目，贷记"固定资产累计折旧"科目。因计提折旧未发生现金流出，预算会计不做账务处理。

【例2-17】 20×2年3月，某医院对临床科室在用专用设备计提折旧。该设备原价为100 000元，预计使用5年，当年计提折旧20 000元，本月应计提3 000元。

财务会计分录

```
借：业务活动费用—医疗费用—基本费用—固定资产折旧—专用设备    3 000
 贷：固定资产累计折旧—专用设备                        3 000
```

预算会计分录

无

（四）日常经费报销

医院开展日常工作发生的各类费用，应在发生时进行会计核算，借记"业务活动费用""单位管理费用""经营费用""资产处置费用""其他费用"等，贷记"银行存款""零余额账户用款额度"等科目；预算会计应在实际支付时，借记"事业支出""其他支出"科目，贷记"资金结存"科目。

【例2-18】 20×2年3月，某医院用银行存款支付电费800 000元，其中：临床、医技和医辅科室共分摊600 000元，行政及后勤部门分摊200 000元。

财务会计分录

```
借：业务活动费用            600 000
  单位管理费用            200 000
 贷：银行存款                800 000
```

预算会计分录

借：事业支出　　　　　　　　　　　　　　800 000

　　贷：资金结存—货币资金　　　　　　　　　800 000

【例2-19】　20×2年3月，某医院人事部门开展入职培训，需支付院外人员劳务费2 000元，代扣个人所得税240元。当月用银行存款支付税后劳务费1 760元；4月代缴个人所得税240元。

3月份发放劳务费时：

财务会计分录

借：单位管理费用　　　　　　　　　　　　2 000

　　贷：银行存款　　　　　　　　　　　　　　1 760

　　　　其他应交税费—应交个人所得税　　　　240

预算会计分录

借：事业支出　　　　　　　　　　　　　　1 760

　　贷：资金结存—货币资金　　　　　　　　　1 760

4月份代缴个人所得税时：

财务会计分录

借：其他应交税费—应交个人所得税　　　　240

　　贷：银行存款　　　　　　　　　　　　　　240

预算会计分录

借：事业支出　　　　　　　　　　　　　　240

　　贷：资金结存—货币资金　　　　　　　　　240

【例2-20】　20×2年3月，某医院院办张某出差报销差旅费600元，付给其现金。

财务会计分录

借：单位管理费用　　　　　　　　　　　　600

　　贷：库存现金　　　　　　　　　　　　　　600

预算会计分录

借：事业支出　　　　　　　　　　　　　　600

　　贷：资金结存—货币资金　　　　　　　　　600

【例2-21】　20×2年3月，某医院临床科室发生呼吸机维修费用共计5 000元。款项通过银行存款支付。

财务会计分录

借：业务活动费用　　　　　　　　　　　　5 000

　　贷：银行存款　　　　　　　　　　　　　　5 000

预算会计分录

借：事业支出　　　　　　　　　　　　　　5 000

　　贷：资金结存—货币资金　　　　　　　　　5 000

【例2-22】　20×2年3月，某医院根据规定提取医疗风险基金，共计15 000元。

财务会计分录

借：业务活动费用　　　　　　　　　　　　15 000

　　贷：专用基金—医疗风险基金　　　　　　　15 000

预算会计分录

无

四、盈余结余结转及分配核算业务

盈余结余结转及分配业务是指医疗卫生机构在期末将财务会计收入与费用科目余额结转到本期盈余,年末从本期盈余结转到本年盈余分配并按规定计提专用基金和结转累计盈余,以及将预算收入和预算支出在年末结转分配、形成预算结转结余资金并将其留存、上缴或调配的经济业务。本部分内容较为复杂,可以参考推荐阅读材料。

本章小结

政府举办医疗卫生机构执行政府会计制度和编制政府会计报告的核算原理包括基本概述、会计核算方法、会计循环和工具、会计核算应用,重点掌握知识点:一是政府会计记账基础"权责发生制"和"收付实现制",二是政府会计要素"财务会计要素"和"预算会计要素",三是"借贷记账法"及应用。

思考题

1. 请思考原始凭证和记账凭证的主要区别。
2. 请思考复式记账法中账户的特点。
3. 请思考政府会计的具体目标。

(张 媚)

第三章　政府会计报告

政府会计报告是反映政府会计主体财务状况、运行情况、现金流量和净资产变动及预算收支执行情况等会计信息的总结性书面文件。会计报告能够为会计信息使用者提供全面、综合、完整的会计信息，对会计主体的运营管理起到非常重要的作用。本章详细阐述医疗卫生机构会计报告的概念、作用及构成，以及各类报表的概念、作用、结构和内容及编制方法，并列示了报表实例。

第一节　会计报告概述

一、会计报告的概念和作用

（一）会计报告的概念

会计报告（accounting report）是指医疗卫生机构对外提供的反映其某一特定日期的财务状况和某一会计期间的运行情况、净资产变动、现金流量、预算收支执行等情况的书面文件。它是医疗卫生机构根据日常会计核算资料归集、加工、汇总形成的一个完整的会计报告系统，是会计核算的最终成果。

（二）会计报告的作用

医疗卫生机构日常的会计核算虽然能够记录和反映其经济业务的发生情况，但反映在会计凭证和账簿上的会计信息是分散的，不便于读者理解和利用。为了满足资金提供者、债权人、社会有关方面以及机构管理者加强内部运营管理的需要，有必要在日常会计核算的基础上，根据会计信息使用者的需要，定期对日常记录的会计信息资料按照统一的格式和规则进行加工处理，形成会计报告，从而全面、综合、清晰地揭示或反映医疗卫生机构的运行情况、净资产变动、现金流量、预算收支执行情况等。医疗卫生机构会计报告的种类、格式、编报要求，均由《政府会计制度》作出统一的规定，并要求医疗卫生机构定期编报。

1. 全面、综合地反映医疗卫生机构的财务状况、收支盈余、净资产变动、现金流量、预算收支年度执行情况等　医疗卫生机构会计报告包括财务报告和决算报告两个体系，两者互为补充，有机衔接。医疗卫生机构通过财务报告，可以真实、完整地反映医疗卫生机构某一特定日期的财务状况和某一会计期间的运行情况（含运行成本）、净资产项目变动以及现金流量等情况；通过决算报告，可以反映医疗卫生机构预算收支情况、某一会计期间内的预算结转结余变动情况和财政拨款预算资金收入、支出及相关变动等具体情况。通过对会计报告信息进一步分析和评价，会计信息使用者可以全面掌握机构的预算管理、财务风险管理、运营能力、收支及结余情况、机构未来的发展能力及内部成本管理等信息，对其决策和管理起着重要的作用。

2. 反映医疗卫生机构受托责任履行情况　由于政府举办的医疗卫生机构资产属于非经营性国有资产，财政、卫生等相关上级管理部门与医疗卫生机构管理者之间形成了委托与受托之间的关系，即医疗卫生机构管理者主要是受上级管理部门之托从事日常业务活动的运营和管理，管理者必须通过定期编制并对外提供会计信息，准确及时地反映政府会计主体公共受托责任履行情况。从而有助于委托管理部门作出决策或进行监督和管理，并为编制后续年度预算提供参考和依据。

3.能够向各医疗卫生机构的财务关系者提供决策信息　医疗卫生机构定期编制会计报告不仅可以满足财政、卫生等相关主管部门及审计、税务等其他监督部门的信息需要,还可以满足债权人、机构管理者、捐赠人、机构自身及其他利益相关者的信息需要,为这些会计信息使用者提供与其决策有关的信息。这些会计信息使用者通过全面解读和综合分析评价医疗卫生机构的会计报告,可以了解和掌握机构过去和当前的状况,预测机构的未来发展趋势,从而作出积极的决策。

4.有助于提高医疗卫生机构的透明度,增强其社会公信力　政府对医疗卫生机构一般要求其建立会计信息公开制度,定期向社会公开信息。医疗卫生机构要按照规定权限和程序向社会披露相关财务信息,做到公开内容真实、程序规范。公开的信息应以经过专业机构审计核实后的会计报告为基础,重点公开医疗卫生机构的收支情况等社会公众较为关心的信息。通过会计报告编制与公开发布,可以有效提高其社会透明度,增强其社会公信力,从而有利于医疗卫生机构在社会公众中树立良好、可信的形象,促进其长远发展。

二、会计报告的构成

医疗卫生机构的会计报告分为财务报告和决算报告两个报告体系。

(一)财务报告

医疗卫生机构财务报告由财务报表、报表附注和情况说明书构成。

1.财务报表　财务报表是财务报告的主体和核心,反映了医疗卫生机构基本的财务状况、运营业绩、现金流量情况、净资产变动等情况的报表。主要包括"四主表一附表",即由资产负债表、收入费用表、净资产变动表和现金流量表四张主表。此外附表分别是,医院收入费用表的附表医疗活动收入费用明细表、基层医疗卫生机构及公共卫生机构收入费用的附表医疗及公共卫生收入费用明细表。

2.报表附注　报表附注是对财务会计报表中列示的项目所作的进一步说明,以及对未能在会计报表中列示项目的说明。附注是财务报表的重要组成部分。凡对报表使用者的决策有重要影响的会计信息,不论会计制度是否有明确规定,医疗卫生机构均应当充分披露。某些项目的重要程度不足以在资产负债表、收入费用表等报表中单独列示,但对理解报表具有重要性的,应当在附注中单独披露。

报表附注需要披露的内容主要包括:

(1)医疗卫生机构的基本情况:医疗卫生机构应当简要披露其基本情况,包括本单位主要职能、主要业务活动、所在地、预算管理关系等。

(2)会计报表编制基础。

(3)遵循政府会计准则、制度的声明。

(4)重要会计政策和会计估计:医疗卫生机构应当采用与业务特点相适应的具体会计政策,并充分披露报告期内采用的重要会计政策和会计估计。主要包括以下内容:

1)会计期间。

2)记账本位币,外币折算汇率。

3)坏账准备的计提方法。

4)存货类别、发出存货的计价方法、存货的盘存制度,以及低值易耗品和包装物的摊销方法。

5)长期股权投资的核算方法。

6)固定资产分类、折旧方法、折旧年限和年折旧率;融资租入固定资产的计价和折旧方法。

7)无形资产的计价方法:使用寿命有限的无形资产,其使用寿命估计情况;使用寿命不确定的无形资产,其使用寿命不确定的判断依据;医疗卫生机构内部研究开发项目划分研究阶段和开发阶段的具体标准。

8）政府储备物资分类，以及确定其发出成本所采用的方法。

9）其他重要的会计政策和会计估计。

10）本期发生重要会计政策和会计估计变更的，变更的内容和原因、受其重要影响的报表项目名称和金额、相关审批程序，以及会计估计变更开始适用的时点。

3. 财务情况说明书 财务情况说明书是对医疗卫生机构一定会计期间业务活动以及财务状况、收入费用、成本核算、预算执行等情况进行分析说明的书面文字报告。财务情况说明书主要说明医疗卫生机构的业务开展情况、预算执行情况、财务收支状况、成本控制情况、负债管理情况、资产变动及利用情况、基本建设情况、绩效考评情况、对本期或下期财务状况发生重大影响的事项、专用资金的使用情况以及其他需要说明的事项。财务情况说明书可以全面扼要地提供医疗卫生机构财务、运营等活动的全貌，分析总结其业绩和不足，是财务报告使用者了解和考核其业务活动开展情况的重要资料。财务情况说明书至少应当对医疗卫生机构的下列情况作出说明：

（1）业务开展情况。

（2）年度预算执行情况。

（3）资产利用、负债管理情况。

（4）成本核算及控制情况。

（5）绩效考评情况。

（6）需要说明的其他事项。

（7）会计报表重要项目说明：医疗卫生机构应当按照资产负债表和收入费用表项目列示顺序，采用文字和数据描述相结合的方式披露重要项目的明细信息。报表重要项目的明细金额合计，应当与报表项目金额相衔接。《政府会计制度》详细列举了报表的重要项目，并且提供了报表重要项目的披露格式。下面以固定资产项目为例来说明重点项目的披露格式（表3-1）。

表3-1　固定资产项目的披露格式

项目	年初余额	本期增加额	本期减少额	期末余额
一、原值合计				
其中：房屋及构筑物				
通用设备				
专用设备				
文物和陈列品				
图书、档案				
家具、用具、装具及动植物				
二、累计折旧合计				
其中：房屋及构筑物				
通用设备				
专用设备				
家具、用具、装具				
三、账面价值合计				
其中：房屋及构筑物				
通用设备				
专用设备				
文物和陈列品				
图书、档案				
家具、用具、装具及动植物				

（二）决算报告

决算报告是综合反映医疗卫生机构预算收支年度执行结果的文件，由预算收入支出表、预算结转结余变动表和财政拨款预算收入支出表及其他相关信息资料组成，是编制部门决算报表的基础。

三、会计报表的分类及编制要求

（一）会计报表的分类

医疗卫生机构的会计报表可以按照不同的标准进行分类：

1. 按照会计报表反映的经济内容　可以分为静态报表和动态报表。静态报表是指反映资产、负债和净资产的财务报告，如医院的"资产负债表"反映一定时点医院资产、负债和净资产的构成和来源渠道，即从总量上反映医院的财务状况。动态报表是指反映机构一定时期内资金耗费和资金收回的报表，如医院的"收入费用表"。

2. 按照会计报表报送的对象　可以分为对外报送的会计报表和内部使用的会计报表。对外报送的会计报表是指医疗卫生机构根据政府会计制度的要求向外报送的会计报表。例如"资产负债表""收入费用表""净资产变动表""现金流量表""预算收入支出表""预算结转结余变动表""财政拨款预算收入支出表"等。内部使用的会计报表，是指医疗卫生机构根据内部管理需要和主管部门的要求自行设计编报的会计报表，如医院的"管理费用明细表""其他收支明细表"等。

3. 按照会计报表编制的时间　会计报表分为中期会计报表和年度会计报表。其中，中期会计报表是以短于一个完整会计年度的期间（如季度、月度）编制的会计报表；年度会计报表则是以整个会计年度为基础编制的会计报表。

4. 按照会计报表的编制主体　单位报表、合并报表和汇总报表。

5. 按照会计制度下的会计报表组成内容　可以分为财务会计报表和预算会计报表。《政府会计制度》要求医疗卫生机构报送的会计报表名称及编制期如下（表3-2、表3-3）。

表3-2　财务会计报表名称及编制期

编号	会计报表名称	编制期
会政财01表	资产负债表	月度、年度
会政财02表	收入费用表	月度、年度
会政财03表	净资产变动表	年度
会政财04表	现金流量表	年度
	附注	年度

表3-3　预算会计报表名称及编制期

编号	会计报表名称	编制期
会政预01表	预算收入支出表	年度
会政预02表	预算结转结余变动表	年度
会政预03表	财政拨款预算收入支出表	年度

按照新制度规定公立医院除了编制财务会计报表和预算会计报表外，还应当按月度和年度编制"收入费用表"的附表"医疗活动收入费用明细表"；基层医疗卫生机构应当按月度和年度编制"收入费用表"的附表"医疗及公共卫生收入费用明细表"；实行"收支两条线"管理的基层医疗卫生机构还要编制"待结算医疗款明细表"。制度还规定，基层医疗卫生机构可根据自身实际情况自行选择编制"现金流量表"。

（二）会计报表的编制要求

医疗卫生机构应当按照下列规定编制财务会计报表和预算会计报表。

（1）财务会计报表的编制以权责发生制为基础，以财务会计核算生成的数据为准。预算会计报表的编制以收付实现制为基础，以预算会计核算生成的数据为准。

（2）财务会计报表由资产负债表、收入费用表、净资产变动表和现金流量表组成，单位可根据实际情况自行选择编制现金流量表。

（3）预算会计报表至少包括预算收入支出表、预算结转结余变动表和财政拨款预算收入支出表。

（4）单位应当至少按照年度编制财务会计报表和预算会计报表。

（5）单位应当根据《政府会计制度》的规定编制真实、完整的财务会计报表和预算会计报表，不得违反制度的规定随意改变财务会计报表和预算会计报表的编制基础、编制依据、编制原则和方法，不得随便改变《政府会计制度》规定的报表有关数据的会计口径。

（6）财务会计报表和预算会计报表应当根据登记完整、核对无误的账簿记录和其他有关资料编制，做到数字真实、计算准确、内容完整、编报及时。

（7）财务会计报表和预算会计报表应当由单位负责人、主管会计工作的负责人和会计机构负责人（会计主管人员）签名并盖章。

四、会计报表的基本编制方法

会计报表是会计信息的沟通手段，均以绝对数表示，这些绝对数来自医疗卫生机构会计分类账各个账户的实际数，并在会计循环中与机构分类账各个账户相衔接。会计报表的编制，主要采用以下两种基本方法。

1.直接填列法　即根据有关总账（或明细账）的期末余额直接填列报表项目的方法。

2.间接填列法　即根据总分类账户、明细分类账户的期末余额、本期发生额以及有关报表的数据，经过分析、计算、整理后填列报表项目的方法。

第二节　资产负债表

一、资产负债表的概念和作用

资产负债表（balance sheet）是反映医疗卫生机构某一特定日期财务状况的报表，即医疗卫生机构在某一特定日期所拥有或控制的经济资源、所承担的现时义务和净资产的构成情况。

资产负债表是会计报表的重要组成部分，通过资产负债表可以提供某一日期医疗卫生机构资产、负债、净资产的总额及其结构，反映医疗卫生机构拥有和控制的资源及其分布情况、未来需要用多少资产或劳务偿还债务，以及通过净资产衡量医疗卫生机构的发展情况。资产负债表是进行财务分析所需的基本资料，利用相关指标可以对医疗卫生机构的变现能力、偿债能力、资金周转情况等进行分析，为医疗卫生机构的运营管理提供财务信息和决策支持。

二、资产负债表的结构和内容

资产负债表的编制是以"资产＝负债＋净资产"这一会计恒等式为理论基础，公立医院、基层医疗卫生机构以及专业公共卫生机构的资产负债表在理论基础、项目排列原则、核算内容以及报表结构上基本相同，均采用账户式结构。报表左方列示资产项目，右方列示负债和净资产项目，报表由表首标题和报表主体构成。各类医疗卫生机构资产负债表的具体格式及内容分别参见 A 医院、B 社区卫生服务中心、C 疾病预防控制中心报表（表3-4、表3-5、表3-6）。

会政财 01 表
单位：元

表3-4　资产负债表

编制单位：A 医院　　20×2 年 12 月 31 日

资产	期末余额	年初余额	负债和净资产	期末余额	年初余额
流动资产：			**流动负债：**		
货币资金	719 437 118.40	659 484 025.20	短期借款	3 684 596.52	3 377 546.80
短期投资	1 320 000.00	1 210 000.00	应交增值税	79 200.00	72 600.00
财政应返还额度	0.00	0.00	其他应交税费	2 456.36	2 251.67
应收票据	0.00	0.00	应缴财政款	6 072 000.00	5 566 000.00
应收账款净额	218 093 545.87	199 919 083.71	应付职工薪酬	1 134 012.00	1 039 511.00
预付账款	39 204 000.00	35 937 000.00	应付票据	396 000.00	363 000.00
应收股利	1 320 000.00	1 210 000.00	应付账款	351 120 000.00	321 860 000.00
应收利息	0.00	0.00	应付政府补贴款	0.00	0.00
其他应收款净额	7 774 354.52	7 126 491.65	应付利息	133 487.64	122 363.67
存货	54 156 326.40	49 643 299.20	预收账款	53 500 683.72	49 042 293.41
待摊费用	860 403.73	788 703.42	其他应付款	26 962 098.11	24 715 256.60
一年内到期的非流动资产	0.00	0.00	预提费用	10 874.16	9 967.98
其他流动资产	0.00	0.00	一年内到期的非流动负债	1 200 000.00	1 100 000.00
			其他流动负债	0.00	0.00
流动资产合计	1 042 165 748.92	955 318 603.18	**流动负债合计**	444 295 408.51	407 270 791.13
非流动资产：			**非流动负债：**		
长期股权投资	18 000 000.00	16 500 000.00	长期借款	1 704 000.00	1 562 000.00
长期债券投资	0.00	0.00	长期应付款	3 300 000.00	3 025 000.00
固定资产原值	1 625 942 525.29	1 490 447 314.85	预计负债	66 000.00	60 500.00
减：固定资产累计折旧	822 369 042.10	753 838 288.59			

续表

资产	期末余额	年初余额	负债和净资产	期末余额	年初余额
固定资产净值	803 573 483.19	736 609 026.26	其他非流动负债	0.00	0.00
工程物资	5 567 158.93	5 103 229.01	非流动负债合计	5 070 000.00	4 647 500.00
在建工程	2 640 000.00	2 420 000.00	受托代理负债	698 878.39	640 638.53
无形资产原值	2 640 000.00	2 420 000.00	负债合计	450 064 286.90	412 558 929.66
减：无形资产累计摊销	474 254.88	434 733.64			
无形资产净值	2 165 745.12	1 985 266.36			
研发支出	0.00	0.00			
公共基础设施原值	0.00	0.00			
减：公共基础设施累计折旧	0.00	0.00			
公共基础设施净值	0.00	0.00	净资产：		
政府储备物资	0.00	0.00	累计盈余	1 081 730 285.71	991 586 095.24
文物文化资产	0.00	0.00	其中：财政项目盈余	66 241 228.78	60 721 126.38
保障性住房原值	0.00	0.00	医疗盈余	71 571 740.17	65 607 428.49
减：保障性住房累计折旧	0.00	0.00	科教盈余	52 516 588.08	48 140 205.74
保障性住房净值	0.00	0.00	新旧转换盈余	891 400 728.68	817 117 334.63
长期待摊费用	0.00	0.00	专用基金	343 016 441.94	314 431 738.45
待处理财产损溢	0.00	0.00	权益法调整	0.00	0.00
其他非流动资产	0.00	0.00			
非流动资产合计	831 946 387.24	762 617 521.63			
受托代理资产	698 878.40	640 638.53	净资产合计	1 424 746 727.65	1 306 017 833.68
资产总计	1 874 811 014.56	1 718 576 763.34	负债和净资产总计	1 874 811 014.56	1 718 576 763.34

表3-5 资产负债表

编制单位：B社区卫生服务中心　20×2年12月31日

会政财01表
单位：元

资产	期末余额	年初余额	负债和净资产	期末余额	年初余额
流动资产：			**流动负债：**		
货币资金	2 942 734.00	2 296 395.13	短期借款	0.00	0.00
短期投资	0.00	0.00	应交增值税	0.00	0.00
财政应返还额度	0.00	2 819 678.21	其他应交税费	56 363.04	56 363.04
应收票据	0.00	0.00	应缴财政款	0.00	0.00
应收账款净额	412 519.76	412 512.66	待结算医疗款	0.00	0.00
预付账款	0.00	0.00	应付职工薪酬	0.00	0.00
应收股利	0.00	0.00	应付票据	0.00	0.00
应收利息	0.00	0.00	应付账款	1 500 749.63	1 792 899.00
其他应收款净额	17 074.70	4 800.00	应付政府补贴款		
存货	1 368 569.70	1 827 378.06	应付利息	0.00	0.00
待摊费用	0.00	0.00	预收账款	0.00	0.00
一年内到期的非流动资产	0.00	0.00	其他应付款	426 284.89	653 332.84
其他流动资产	0.00	0.00	预提费用	0.00	0.00
流动资产合计	4 740 898.16	7 360 764.06	一年内到期的非流动负债	0.00	0.00
			其他流动负债	0.00	0.00
非流动资产：			**流动负债合计**	1 983 397.56	2 502 594.88
长期股权投资	0.00	0.00	**非流动负债：**		
长期债券投资	0.00	0.00	长期借款	0.00	0.00
固定资产原值	3 207 258.98	2 477 109.87	长期应付款	0.00	0.00
减：固定资产累计折旧	1 709 517.54	1 222 318.54			

资产	期末余额	年初余额	负债和净资产	期末余额	年初余额
固定资产净值	1 497 741.44	1 254 791.33	预计负债	0.00	0.00
工程物资	0.00	0.00	其他非流动负债	0.00	0.00
在建工程	0.00	0.00	非流动负债合计	0.00	0.00
无形资产原值	0.00	0.00	受托代理负债	0.00	0.00
减：无形资产累计摊销	0.00	0.00	负债合计	1 983 397.56	2 502 594.88
无形资产净值	0.00	0.00			
研发支出	0.00	0.00			
公共基础设施原值	0.00	0.00	净资产：		
减：公共基础设施累计折旧（摊销）	0.00	0.00	累计盈余	3 502 623.90	5 360 342.38
公共基础设施净值	0.00	0.00	其中：医疗盈余	3 502 623.90	2 768 664.17
政府储备物资	0.00	0.00	公共卫生盈余	0.00	2 591 678.21
文物文化资产	0.00		科教盈余	0.00	0.00
保障性住房原值	0.00		新旧转换盈余	0.00	0.00
减：保障性住房累计折旧	0.00		专用基金	752 618.14	752 618.14
保障性住房净值	0.00		其中：医疗风险基金	0.00	
长期待摊费用	0.00		奖励基金	0.00	
待处理财产损溢	0.00		权益法调整	0.00	0.00
其他非流动资产	0.00				
非流动资产合计	1 497 741.44	1 254 791.33	净资产合计	4 255 242.04	6 112 960.51
受托代理资产	0.00	0.00			
资产总计	6 238 639.60	8 615 555.39	负债和净资产总计	6 238 639.60	8 615 555.39

表3-6 资产负债表

编制单位：C疾病预防控制中心

20×2年12月31日

会政财01表
单位：元

资产	期末余额	年初余额	负债和净资产	期末余额	年初余额
流动资产：			**流动负债：**		
货币资金	11 332 279.06	6 062 252.46	短期借款	0.00	0.00
短期投资	0.00	0.00	应交增值税	0.00	0.00
财政应返还额度	0.00	152 097 025.22	其他应交税费	33 822.79	19 503.38
应收票据	0.00	0.00	应缴财政款	0.00	0.00
应收账款净额	774 198.10	774 198.10	应付职工薪酬	0.00	0.00
预付账款	0.00	1 575 810.00	应付票据	0.00	0.00
应收股利	0.00	0.00	应付账款	1 105 591.73	1 878 337.73
应收利息	0.00	0.00	应付政府补贴款	0.00	0.00
其他应收款净额	1 087 600.11	940 025.87	应付利息	0.00	0
存货	3 356 640.66	3 066 097.25	预收账款	3 423.54	0.00
待摊费用	0.00	0.00	其他应付款	8 562 917.76	3 696 944.77
一年内到期的非流动资产	0.00	0.00	预提费用	0.00	0.00
其他流动资产	0.00	0.00	一年内到期的非流动负债	0.00	0.00
			其他流动负债	0.00	0.00
流动资产合计	16 550 717.93	164 515 408.90	**流动负债合计**	9 705 755.82	5 594 785.88
非流动资产：			**非流动负债：**		
长期股权投资	0.00	0.00	长期借款	0.00	0
长期债券投资	0.00	0.00	长期应付款	0.00	0.00
固定资产原值	327 775 025.82	243 677 426.71	预计负债	0.00	0.00
减：固定资产累计折旧	146 719 438.90	127 203 479.90			

续表

资产	期末余额	年初余额	负债和净资产	期末余额	年初余额
固定资产净值	181 055 586.92	116 473 946.81	其他非流动负债	0.00	0.00
工程物资	0.00	0.00	非流动负债	0.00	0.00
在建工程	0.00	0.00	受托代理负债	0.00	0.00
无形资产原值	1 922 400.00	0.00	负债合计	9 705 755.82	5 594 785.88
减：无形资产累计摊销	299 548.94	0.00	净资产：		
无形资产净值	1 622 851.06	0.00	累计盈余	266 571 683.17	295 310 672.69
研发支出	0.00	0.00	专用基金	0.00	0.00
公共基础设施原值	0.00	0.00	权益法调整	0.00	0.00
减：公共基础设施累计折旧（摊销）	0.00	0.00			
公共基础设施净值	0.00	0.00			
政府储备物资	77 048 283.08	19 916 102.86			
文物文化资产	0.00	0.00			
保障性住房原值	0.00	0.00			
减：保障性住房累计折旧	0.00	0.00			
保障性住房净值	0.00	0.00			
长期待摊费用	0.00	0.00			
待处理财产损溢	0.00	0.00			
其他非流动资产	0.00	0.00			
非流动资产合计	259 726 721.06	136 390 049.67	净资产合计	266 571 683.17	295 310 672.69
受托代理资产	0.00	0.00			
资产总计	276 277 438.99	300 905 458.57	负债和净资产总计	276 277 438.99	300 905 458.57

（一）表首标题

资产负债表的表首标题包括报表名称、编号（会政财01表）、编制单位、编制日期、金额单位等内容。根据填报时间的不同，资产负债表分为月报和年报。

（二）报表主体

资产负债表的报表主体由资产类项目、负债类项目、净资产类项目三部分构成。资产类项目按其流动性由强到弱顺序排列，包括流动资产和非流动资产；负债类项目按其到期日的远近或者偿付时间的长短，由强到弱顺序排列，包括流动负债和非流动负债；受托代理资产、受托代理负债项目单独列示。净资产项目根据编报时间的不同，表内项目存在差异，其中"本期盈余""无偿调拨净资产"项目仅在月度资产负债表中填报。资产负债表中的资产总计等于负债和净资产总计。

资产负债表中各项目应按"期末余额""年初余额"两栏分别填列。各项目的期末余额应根据本期各账户的期末余额直接填列或经过分析、计算后填列，年初余额一般应为上一年度期末余额。

三、资产负债表的编制

资产负债表的编制是以日常会计核算记录的数据为基础进行归类、整理和汇总，加工成报表项目的过程。资产负债表主体部分的各项目都列有"年初余额"和"期末余额"两个栏目，是一种比较资产负债表。主要项目的填列方法如下：

（一）"年初余额"的填列方法

"年初余额"栏内各项数字，应当根据上年年末资产负债表"期末余额"栏内数字填列。

如果本年度资产负债表规定的各个项目的名称和内容同上年度不相一致，应对上年年末资产负债表各项目的名称和数字按照本年度的制度规定进行调整，将调整后的数字填入本表"年初余额"栏内。

如果本年度发生了因前期差错更正、会计政策变更等调整以前年度盈余的事项，还应当对"年初余额"栏中的有关项目金额进行相应调整。

（二）"期末余额"的内容和填列方法

1.资产类项目

（1）"货币资金"项目，反映医疗卫生机构期末库存现金、银行存款、零余额账户用款额度、其他货币资金的合计数。本项目应当根据"库存现金""银行存款""零余额账户用款额度""其他货币资金"科目的期末余额的合计数填列；如果医疗卫生机构存在通过"库存现金""银行存款"科目核算的受托代理资产，还应当按照前述合计数扣减"库存现金"和"银行存款"科目下"受托代理资产"明细科目的期末余额后的金额填列。

（2）"短期投资"项目，反映医疗卫生机构期末持有的短期投资账面余额。本项目应当根据"短期投资"科目的期末余额填列。

（3）"财政应返还额度"项目，反映医疗卫生机构期末财政应返还额度的金额。本项目应当根据"财政应返还额度"科目的期末余额填列。

（4）"应收票据"项目，反映医疗卫生机构期末持有的应收票据的票面金额。本项目应当根据"应收票据"科目的期末余额填列。

（5）"应收账款净额"项目，反映医疗卫生机构期末尚未收回的应收账款减去已计提的坏账准备后的净额。本项目应当根据"应收账款"科目的期末余额，减去"坏账准备"科目中对应收账款计提的坏账准备的期末余额后的金额填列。

（6）"预付账款"项目，反映医疗卫生机构期末预付给商品或者劳务供应单位的款项。本项目应当根据"预付账款"科目的期末余额填列。

（7）"应收股利"项目，反映医疗卫生机构期末因为股权投资而应收取的现金股利或应当分得的利润。本项目应当根据"应收股利"科目的期末余额填列。

(8)"应收利息"项目，反映医疗卫生机构期末因为债券投资等而应收取的利息。医疗卫生机构购入的到期一次还本付息的长期债券投资持有期间应收的利息，不包括在本项目内。本项目应当根据"应收利息"科目的期末余额填列。

(9)"其他应收款净额"项目，反映医疗卫生机构期末尚未收回的其他应收款减去已计提的坏账准备后的净额。本项目应当根据"其他应收款"科目的期末余额减去"坏账准备"科目中对其他应收款计提的坏账准备的期末余额后的金额填列。

(10)"存货"项目，反映医疗卫生机构期末存储的存货的实际成本。本项目应当根据"在途物品""库存物品""加工物品"科目的期末余额的合计数填列。

(11)"待摊费用"项目，反映医疗卫生机构期末已经支出，但应当由本期和以后各期负担的分摊期在1年以内（含1年）的各项费用。本项目应当根据"待摊费用"科目的期末余额填列。

(12)"一年内到期的非流动资产"项目，反映医疗卫生机构期末非流动资产项目中将在1年内（含1年）到期的金额，如医疗卫生机构将在1年内（含1年）到期的长期债券投资金额。本项目应当根据"长期债券投资"等科目的明细科目的期末余额分析填列。

(13)"其他流动资产"项目，反映医疗卫生机构期末除本表中上述各项之外的其他流动资产的合计金额。本项目应当根据有关科目期末余额的合计数填列。

(14)"流动资产合计"项目，反映医疗卫生机构期末流动资产的合计数。本项目应当根据本表中"货币资金""短期投资""财政应返还额度""应收票据""应收账款净额""预付账款""应收股利""应收利息""其他应收款净额""存货""待摊费用""一年内到期的非流动资产""其他流动资产"项目金额的合计数填列。

(15)"长期股权投资"项目，反映医疗卫生机构期末持有的长期股权投资的账面余额。本项目应当根据"长期股权投资"科目的期末余额填列。

(16)"长期债券投资"项目，反映医疗卫生机构期末持有的长期债券投资的账面余额。本项目应当根据"长期债券投资"科目的期末余额减去其中将于1年内（含1年）到期的长期债券投资余额后的金额填列。

(17)"固定资产原值"项目，反映医疗卫生机构期末固定资产的原值。本项目应当根据"固定资产"科目的期末余额填列。

"固定资产累计折旧"项目，反映医疗卫生机构期末固定资产已计提的累计折旧金额。本项目应当根据"固定资产累计折旧"科目的期末余额填列。

"固定资产净值"项目，反映医疗卫生机构期末固定资产的账面价值。本项目应当根据"固定资产"科目期末余额减去"固定资产累计折旧"科目期末余额后的金额填列。

(18)"工程物资"项目，反映医疗卫生机构期末为在建工程准备的各种物资的实际成本。本项目应当根据"工程物资"科目的期末余额填列。

(19)"在建工程"项目，反映医疗卫生机构期末所有的建设项目工程的实际成本。本项目应当根据"在建工程"科目的期末余额填列。

(20)"无形资产原值"项目，反映医疗卫生机构期末无形资产的原值。本项目应当根据"无形资产"科目的期末余额填列。

"无形资产累计摊销"项目，反映医疗卫生机构期末无形资产已计提的累计摊销金额。本项目应当根据"无形资产累计摊销"科目的期末余额填列。

"无形资产净值"项目，反映医疗卫生机构期末无形资产的账面价值。本项目应当根据"无形资产"科目期末余额减去"无形资产累计摊销"科目期末余额后的金额填列。

(21)"研发支出"项目，反映医疗卫生机构期末正在进行的无形资产开发项目开发阶段发生的累计支出数。本项目应当根据"研发支出"科目的期末余额填列。

（22）"政府储备物资"项目，反映医疗卫生机构期末控制的政府储备物资的实际成本。本项目应当根据"政府储备物资"科目的期末余额填列。

（23）"长期待摊费用"项目，反映医疗卫生机构期末已经支出，但应由本期和以后各期负担的分摊期限在 1 年以上（不含 1 年）的各项费用。本项目应当根据"长期待摊费用"科目的期末余额填列。

（24）"待处理财产损溢"项目，反映医疗卫生机构期末尚未处理完毕的各种资产的净损失或净溢余。本项目应当根据"待处理财产损溢"科目的期末借方余额填列；如"待处理财产损溢"科目期末有贷方余额，以"-"号填列。

（25）"其他非流动资产"项目，反映医疗卫生机构期末除本表中上述各项之外的其他非流动资产的合计数。本项目应当根据有关科目的期末余额合计数填列。

（26）《政府会计制度》规定非流动资产还应包含对"公共基础设施""文物文化资产""保障性住房"等相关项目的列示，但以上项目不适用于医疗卫生机构。因此，医疗卫生机构资产负债表中以上项目的期末余额通常以"0"列示。

（27）"非流动资产合计"项目，反映医疗卫生机构期末非流动资产的合计数。本项目应当根据本表中"长期股权投资""长期债券投资""固定资产净值""工程物资""在建工程""无形资产净值""研发支出""长期待摊费用""政府储备物资""待处理财产损溢""其他非流动资产"项目金额的合计数填列。

（28）"受托代理资产"项目，反映医疗卫生机构期末受托代理资产的价值。本项目应当根据"受托代理资产"科目的期末余额与"库存现金"和"银行存款"科目下"受托代理资产"明细科目的期末余额的合计数填列。

（29）"资产总计"项目，反映医疗卫生机构期末资产的合计数。本项目应当根据本表中"流动资产合计""非流动资产合计""受托代理资产"项目金额的合计数填列。

2. 负债类项目

（1）"短期借款"项目，反映医疗卫生机构期末短期借款的余额。本项目应当根据"短期借款"科目的期末余额填列。

（2）"应交增值税"项目，反映医疗卫生机构期末应缴未缴的增值税税额。本项目应当根据"应交增值税"科目的期末余额填列；如"应交增值税"科目期末为借方余额，以"-"号填列。

（3）"其他应交税费"项目，反映医疗卫生机构期末应缴未缴的除增值税以外的税费金额。本项目应当根据"其他应交税费"科目的期末余额填列；如"其他应交税费"科目期末为借方余额，以"-"号填列。

（4）"应缴财政款"项目，反映医疗卫生机构期末应当上缴财政但尚未缴纳的款项。本项目应当根据"应缴财政款"科目的期末余额填列。

（5）"应付职工薪酬"项目，反映医疗卫生机构期末按有关规定应付给职工及为职工支付的各种薪酬。本项目应当根据"应付职工薪酬"科目的期末余额填列。

（6）"应付票据"项目，反映医疗卫生机构期末应付票据的金额。本项目应当根据"应付票据"科目的期末余额填列。

（7）"应付账款"项目，反映医疗卫生机构期末应当支付但尚未支付的偿还期限在 1 年以内（含 1 年）的应付账款的金额。本项目应当根据"应付账款"科目的期末余额填列。

（8）"应付政府补贴款"项目，反映负责发放政府补贴的行政单位期末按照规定应当支付给政府补贴接受者的各种政府补贴款余额。本项目应当根据"应付政府补贴款"科目的期末余额填列。

（9）"应付利息"项目，反映医疗卫生机构期末按照合同约定应支付的借款利息。医疗卫生机构到期一次还本付息的长期借款利息不包括在本项目内。本项目应当根据"应付利息"科目的期末余额填列。

（10）"预收账款"项目，反映医疗卫生机构期末预先收取但尚未确认收入和实际结算的款项余额。本项目应当根据"预收账款"科目的期末余额填列。

（11）"其他应付款"项目，反映医疗卫生机构期末其他各项偿还期限在 1 年内（含 1 年）的应付及暂收款项余额。本项目应当根据"其他应付款"科目的期末余额填列。

（12）"预提费用"项目，反映医疗卫生机构期末已经预先提取的已经发生但尚未支付的各项费用。本项目应当根据"预提费用"科目的期末余额填列。

（13）"一年内到期的非流动负债"项目，反映医疗卫生机构期末将于 1 年内（含 1 年）偿还的非流动负债的余额。本项目应当根据"长期应付款""长期借款"等科目的明细科目的期末余额分析填列。

（14）"其他流动负债"项目，反映医疗卫生机构期末除本表中上述各项之外的其他流动负债的合计数。本项目应当根据有关科目的期末余额的合计数填列。

（15）"流动负债合计"项目，反映医疗卫生机构期末流动负债合计数。本项目应当根据本表"短期借款""应交增值税""其他应交税费""应缴财政款""应付职工薪酬""应付票据""应付账款""应付政府补贴款""应付利息""预收账款""其他应付款""预提费用""一年内到期的非流动负债""其他流动负债"项目金额的合计数填列。

（16）"长期借款"项目，反映医疗卫生机构期末长期借款的余额。本项目应当根据"长期借款"科目的期末余额减去其中将于 1 年内（含 1 年）到期的长期借款余额后的金额填列。

（17）"长期应付款"项目，反映医疗卫生机构期末长期应付款的余额。本项目应当根据"长期应付款"科目的期末余额减去其中将于 1 年内（含 1 年）到期的长期应付款余额后的金额填列。

（18）"预计负债"项目，反映医疗卫生机构期末已经确认但尚未偿付的预计负债的余额。本项目应当根据"预计负债"科目的期末余额填列。

（19）"其他非流动负债"项目，反映医疗卫生机构期末除本表中上述各项之外的其他非流动负债的合计数。本项目应当根据有关科目的期末余额合计数填列。

（20）"非流动负债合计"项目，反映医疗卫生机构期末非流动负债合计数。本项目应当根据本表中"长期借款""长期应付款""预计负债""其他非流动负债"项目金额的合计数填列。

（21）"受托代理负债"项目，反映医疗卫生机构期末受托代理负债的金额。本项目应当根据"受托代理负债"科目的期末余额填列。

（22）"负债合计"项目，反映医疗卫生机构期末负债的合计数。本项目应当根据本表中"流动负债合计""非流动负债合计""受托代理负债"项目金额的合计数填列。

3. 净资产类项目

（1）"累计盈余"项目，反映医疗卫生机构期末未分配盈余（或未弥补亏损）以及无偿调拨净资产变动的累计数。本项目应当根据"累计盈余"科目的期末余额填列。

（2）"专用基金"项目，反映医疗卫生机构期末累计提取或设置但尚未使用的专用基金余额。本项目应当根据"专用基金"科目的期末余额填列。

（3）"权益法调整"项目，反映医疗卫生机构期末在被投资医疗卫生机构除净损益和利润分配以外的所有者权益变动中累积享有的份额。本项目应当根据"权益法调整"科目的期末余额填列。如"权益法调整"科目期末余额为借方余额，以"-"号填列。

（4）"无偿调拨净资产"项目，反映医疗卫生机构本年度截至报告期期末无偿调入的非现金资产价值扣减无偿调出的非现金资产价值后的净值。本项目仅在月度报表中列示，年度报表中不列示。月度报表中本项目应当根据"无偿调拨净资产"科目的期末余额填列；"无偿调拨净资产"科目期末余额为借方余额时，以"-"号填列。

（5）"本期盈余"项目，反映医疗卫生机构本年度截至报告期的期末实现的累计盈余或亏损。

本项目仅在月度报表中列示,年度报表中不列示。月度报表中本项目应当根据"本期盈余"科目的期末余额填列;"本期盈余"科目期末为借方余额时,以"-"号填列。

(6)"净资产合计"项目,反映医疗卫生机构期末净资产合计数。本项目应当根据本表中"累计盈余""专用基金""权益法调整""无偿调拨净资产(月度报表)""本期盈余(月度报表)"项目金额的合计数填列。

(7)"负债和净资产总计"项目,应当按照本表中"负债合计""净资产合计"项目金额的合计数填列。

第三节 收入费用表

一、收入费用表的概念和作用

收入费用表(statement of income and expenses)是反映医疗卫生机构在一定会计期间运行情况的报表,即具体反映机构在某一会计期间内发生的收入、费用及当期盈余的情况。

收入费用表的列报可以反映一定会计期间医疗卫生机构收入的实现情况,充分反映机构收入的主要来源和构成,有助于报表使用者作出决策;可以反映医疗卫生机构在一定会计期间的费用耗费情况,有助于其完善成本管理;可以反映医疗卫生机构一定会计期间的医疗活动成果,有助于判断其资产保值增值情况。

收入费用表是医疗卫生机构财务分析的基本资料,可以反映医疗卫生机构的收支结构和结余情况,为医疗卫生机构的决策者进行战略决策提供财务支持;同时,可以结合资产负债表相关信息,通过指标分析,反映医疗卫生机构的资金周转情况和资产收益情况,为医疗卫生机构的决策者判断机构未来发展趋势提供财务信息支持。

二、收入费用表的结构与内容

收入费用表的基本结构是以"收入－费用＝盈余"这一动态会计等式为理论基础进行编制,医疗卫生机构的收入费用表按"本期收入""本期费用"及"本期盈余"分别列示。收入费用表由表首标题和报表主体构成,报表主体采用单步式结构。其中,基层医疗卫生机构的报表中,因其业务内容和特点,与公立医院报表相比,在"财政拨款收入"和"事业收入""非同级财政拨款收入"项目下增设"公共卫生收入"项目;在"业务活动费用"项目下增设"公共卫生费用"项目;在"本期盈余"项目下增设"公共卫生盈余"项目。在专业公共卫生机构的报表中,根据其业务的内容及特点,在"财政拨款收入"项目下设置"财政项目拨款收入""非税收入返还"项目;在"事业收入"项目下设置"行政事业性收费""医疗服务收入"和"对外技术服务收入"等项目。此外,专业公共卫生机构的收入费用表采用的是本期盈余计算、盈余分配及累计盈余年末余额合为一体的编报形式,既反映机构在一定期间的业务活动成果及来龙去脉,又反映业务活动成果的分配过程和期末的累计盈余。各类医疗卫生机构收入费用表的具体格式及内容分别参见 A 医院、B 社区卫生服务中心、C 疾病预防控制中心报表(表 3-7、表 3-8、表 3-9)。

(一)表首标题

收入费用表的表首标题包括报表名称、编号(会政财 02 表)、编制单位、报表所属期间、金额单位等内容。根据填报时间的不同,收入费用表分为月报和年报。

(二)报表主体

收入费用表是按照当期收入、费用、盈余情况分别列示。表中各项目按"本月数""本年累计数"两栏分别填列。若为收入费用表的年度报表,表中可以按照"本年数""上年数"两栏分别填列。各项目的金额应根据相关科目本期发生额直接填列或经过分析、计算后填列。

表3-7 收入费用表

会政财02表

编制单位:A医院　　　　　　　　　　20×2年　　　　　　　　　　单位:元

项目	本年数	上年数
一、本期收入	3 090 560 400.00	2 833 013 700.00
（一）财政拨款收入	199 200 000.00	182 600 000.00
其中:财政基本拨款收入	69 720 000.00	63 910 000.00
财政项目拨款收入	129 480 000.00	118 690 000.00
（二）事业收入	2 812 305 600.00	2 577 946 800.00
其中:医疗收入	2 788 800 000.00	2 556 400 000.00
科教收入	23 505 600.00	21 546 800.00
（三）上级补助收入	2 400 000.00	2 200 000.00
（四）附属单位上缴收入	1 200 000.00	1 100 000.00
（五）经营收入	0.00	0.00
（六）非同级财政拨款收入	39 840 000.00	36 520 000.00
（七）投资收益	792 000.00	726 000.00
（八）捐赠收入	1 494 000.00	1 369 500.00
（九）利息收入	660 000.00	605 000.00
（十）租金收入	3 984 000.00	3 652 000.00
（十一）其他收入	28 684 800.00	26 294 400.00
二、本期费用	2 991 513 452.57	2 742 220 664.85
（一）业务活动费用	2 735 625 452.57	2 507 656 664.85
其中:财政基本拨款经费	61 256 516.40	56 151 806.70
财政项目拨款经费	103 108 647.60	94 516 260.30
科教经费	16 739 364.72	15 344 417.66
其他经费	2 554 520 923.85	2 341 644 180.19
（二）单位管理费用	231 840 000.00	212 520 000.00
其中:财政基本拨款经费	9 960 000.00	9 130 000.00
财政项目拨款经费	9 960 000.00	9 130 000.00
科教经费	1 992 000.00	1 826 000.00
其他经费	209 928 000.00	192 434 000.00
（三）经营费用	0.00	0.00
（四）资产处置费用	96 000.00	88 000.00
（五）上缴上级费用	0.00	0.00
（六）对附属单位补助费用	0.00	0.00
（七）所得税费用	0.00	0.00
（八）其他费用	23 952 000.00	21 956 000.00
三、本期盈余	99 046 947.43	90 793 035.15
其中:财政项目盈余	16 411 352.40	15 043 739.70
医疗盈余	77 861 359.75	71 372 913.11
科教盈余	4 774 235.28	4 376 382.34

表3-8　收入费用表

会政财02表

编制单位：B社区卫生服务中心　　　　　20×2年　　　　　单位：元

项目	本年数	上年数
一、本期收入	25 847 069.15	25 536 184.85
（一）财政拨款收入	9 656 921.16	11 699 679.00
1．财政基本拨款收入	4 361 352.41	4 577 716.28
医疗收入	4 361 352.41	4 577 716.28
公共卫生收入	0.00	0.00
2．财政项目拨款收入	5 295 568.75	7 121 962.72
医疗收入	0.00	0.00
公共卫生收入	5 295 568.75	7 121 962.72
科教收入	0.00	0.00
（二）事业收入	14 548 236.96	13 756 121.96
1．医疗收入	14 548 236.96	13 756 121.96
2．公共卫生收入	0.00	0.00
3．科教收入	0.00	0.00
科研收入	0.00	0.00
教学收入	0.00	0.00
4．非同级财政拨款	0.00	0.00
医疗收入	0.00	0.00
公共卫生收入	0.00	0.00
（三）上级补助收入	0.00	0.00
（四）附属单位上缴收入	0.00	0.00
（五）经营收入	0.00	0.00
（六）非同级财政拨款收入	0.00	0.00
医疗收入	0.00	0.00
公共卫生收入	0.00	0.00
（七）投资收益	0.00	0.00
（八）捐赠收入	0.00	72 625.44
（九）利息收入	9 756.06	7 758.45
（十）租金收入	0.00	0.00
（十一）其他收入	1 632 154.97	0.00
二、本期费用	28 426 305.75	24 007 444.33
（一）业务活动费用	27 472 091.83	23 144 369.27
1．医疗费用	19 655 864.84	16 792 473.28
2．公共卫生费用	7 816 226.99	6 351 895.99
3．科教费用	0.00	0.00
科研费用	0.00	0.00
教学费用	0.00	0.00
（二）单位管理费用	954 213.92	863 075.06
1．人员费用	476 394.94	462 863.98
工资福利费用	0.00	0.00
对个人和家庭的补助费用	476 394.94	462 863.98
其中：离休费	0.00	0.00
退休费	476 394.94	462 863.98
2．商品和服务费用	0.00	0.00
3．固定资产折旧	477 818.98	400 211.09

项目	本年数	上年数
4. 无形资产摊销	0.00	0.00
5. 其他医疗费用	0.00	0.00
（三）经营费用	0.00	0.00
（四）资产处置费用	0.00	0.00
（五）上缴上级费用	0.00	0.00
（六）对附属单位补助费用	0.00	0.00
（七）所得税费用	0.00	0.00
（八）其他费用	0.00	0.00
三、本期盈余	−2 579 236.60	1 528 740.52
（一）医疗盈余	−58 578.36	758 673.79
财政项目盈余	0.00	228 000.00
医疗业务盈余	−58 578.36	530 673.79
其他盈余	0.00	0.00
（二）公共卫生盈余	−2 520 658.24	770 066.72
（三）科教盈余	0.00	0.00

表3-9　收入费用表

编制单位：C疾病预防控制中心　　　20×2年　　　会政财02表　单位：元

项目	本年数	上年数
一、累计盈余上年年末余额	295 310 672.69	129 216 530.56
二、以前年度盈余调整	0.00	0.00
三、本期收入	402 013 077.79	380 095 079.56
（一）财政拨款收入	400 987 184.53	326 441 684.99
其中：财政项目拨款收入	285 490 510.61	326 441 684.99
非税收入返还	0.00	0.00
（二）事业收入	312 943.26	0.00
其中：行政事业性收费	0.00	0.00
医疗服务收入	0.00	0.00
对外技术服务收入	0.00	0.00
（三）上级补助收入	0.00	0.00
（四）附属单位上缴收入	0.00	0.00
（五）经营收入	0.00	0.00
（六）非同级财政拨款收入	0.00	0.00
（七）投资收益	0.00	0.00
（八）捐赠收入	712 950.00	52 741 758.10
（九）利息收入	0.00	0.00
（十）租金收入	0.00	0.00
（十一）其他收入	0.00	911 636.47
四、本期费用	362 665 325.70	206 013 233.19
（一）业务活动费用	257 664 593.39	78 334 908.52
（二）单位管理费用	38 423 428.61	26 729 388.60
（三）经营费用	0.00	0.00
（四）资产处置费用	66 577 303.70	92 938 245.47
（五）上缴上级费用	0.00	0.00

续表

项目	本年数	上年数
（六）对附属单位补助费用	0.00	0.00
（七）所得税费用	0.00	0.00
（八）其他费用	0.00	8 010 690.60
五、本期盈余	39 347 752.09	174 081 846.37
六、本期盈余分配	39 347 752.09	174 081 846.37
提取专用基金	0.00	0.00
转入累计盈余	39 347 752.09	174 081 846.37
七、无偿调拨净资产	1 394 120.20	5 282 117.80
八、归集调整预算结转结余	−69 480 861.80	−13 269 822.04
九、累计盈余年末余额	266 571 683.17	295 310 672.69

三、收入费用表的编制

（一）收入费用表的编制原则

表中"本年数"反映本年度各项目的实际发生数，报表中"上年数"，反映上年度各项目的实际发生数，"上年数"栏目应当根据上年年度收入费用表中"本年数"栏内所列数字填列。

编制月度收入费用表时，应当将"本年数"栏改为"本月数"栏，反映各项目的本月实际发生数。月度报表中除了"本月数"栏目，还有"本年累计数"栏目，反映各项目自年初起始至报告期末止的累计实际发生数，可以根据各月数据累计加总填列。

如果本年度收入费用表规定的各个项目的名称和内容同上年度不相一致，应对上年年末的收入费用表各项目的名称和数字按照本年度的制度规定进行调整，将调整后的数字填入本表"上年数"栏内。如果本年度发生因前期差错更正、会计政策变更等调整以前年度盈余的事项，还应当对"上年数"栏中的有关项目金额进行相应调整。

（二）收入费用表"本年数（本月数）"主要项目的填列方法

1．本期收入

（1）"本期收入"项目，反映医疗卫生机构本期收入总额。本项目应当根据本表中"财政拨款收入""事业收入""上级补助收入""附属单位上缴收入""经营收入""非同级财政拨款收入""投资收益""捐赠收入""利息收入""租金收入""其他收入"项目金额的合计数填列。

（2）"财政拨款收入"项目，反映医疗卫生机构本期从同级政府财政部门取得的各类财政拨款。本项目应当根据"财政拨款收入"科目的本期发生额填列。

（3）"事业收入"项目，反映医疗卫生机构本期开展专业业务活动及其辅助活动实现的收入。本项目应当根据"事业收入"科目的本期发生额填列。

（4）"上级补助收入"项目，反映医疗卫生机构本期从主管部门和上级单位收到或应收的非财政拨款收入。本项目应当根据"上级补助收入"科目的本期发生额填列。

（5）"附属单位上缴收入"项目，反映医疗卫生机构本期收到或应收的独立核算的附属单位按照有关规定上缴的收入。本项目应当根据"附属单位上缴收入"科目的本期发生额填列。

（6）"经营收入"项目，反映医疗卫生机构本期在专业业务活动及其辅助活动之外开展非独立核算经营活动实现的收入。本项目应当根据"经营收入"科目的本期发生额填列。

（7）"非同级财政拨款收入"项目，反映医疗卫生机构本期从非同级政府财政部门取得的财政拨款以及从政府非财政其他管理部门取得的转拨财政拨款，不包括医疗卫生机构因开展科研及其辅助活动从非同级财政部门取得的经费拨款。本项目应当根据"非同级财政拨款收入"科目的本期发生额填列。

（8）"投资收益"项目，反映医疗卫生机构本期股权投资和债券投资所实现的收益或发生的损失。本项目应当根据"投资收益"科目的本期发生额填列；如为投资净损失，以"-"号填列。

（9）"捐赠收入"项目，反映医疗卫生机构本期接受捐赠取得的收入。本项目应当根据"捐赠收入"科目的本期发生额填列。

（10）"利息收入"项目，反映医疗卫生机构本期取得的银行存款利息收入。本项目应当根据"利息收入"科目的本期发生额填列。

（11）"租金收入"项目，反映医疗卫生机构本期经批准利用国有资产出租取得并按规定纳入医疗卫生机构预算管理的租金收入。本项目应当根据"租金收入"科目的本期发生额填列。

（12）"其他收入"项目，反映医疗卫生机构本期取得的除以上收入项目外的其他收入的总额。本项目应当根据"其他收入"科目的本期发生额填列。

2．本期费用

（1）"本期费用"项目，反映医疗卫生机构本期费用总额。本项目应当根据本表中"业务活动费用""单位管理费用""经营费用""资产处置费用""上缴上级费用""对附属单位补助费用""所得税费用"和"其他费用"项目金额的合计数填列。

（2）"业务活动费用"项目，反映医疗卫生机构本期为实现其职能目标，依法履职或开展专业业务活动及其辅助活动所发生的各项费用。本项目应当根据"业务活动费用"科目本期发生额填列。

（3）"单位管理费用"项目，反映医疗卫生机构本期开展管理活动发生的各项费用，以及由医疗卫生机构统一负担的离退休人员经费、工会经费、诉讼费、中介费等。本项目应当根据"单位管理费用"科目的本期发生额填列。

（4）"经营费用"项目，反映医疗卫生机构本期在专业业务活动及其辅助活动之外开展非独立核算经营活动发生的各项费用。本项目应当根据"经营费用"科目的本期发生额填列。

（5）"资产处置费用"项目，反映医疗卫生机构本期经批准处置资产时转销的资产价值以及在处置过程中发生的相关费用或者处置收入小于处置费用形成的净支出。本项目应当根据"资产处置费用"科目的本期发生额填列。

（6）"上缴上级费用"项目，反映医疗卫生机构按照规定上缴上级单位款项发生的费用。本项目应当根据"上缴上级费用"科目的本期发生额填列。

（7）"对附属单位补助费用"项目，反映医疗卫生机构用财政拨款收入之外的收入对附属单位补助发生的费用。本项目应当根据"对附属单位补助费用"科目的本期发生额填列。

（8）"所得税费用"项目，反映有企业所得税缴纳义务的医疗卫生机构本期计算应交纳的企业所得税。本项目应当根据"所得税费用"科目的本期发生额填列。

（9）"其他费用"项目，反映医疗卫生机构本期发生的除以上费用项目外的其他费用的总额。本项目应当根据"其他费用"科目的本期发生额填列。

3．本期盈余 "本期盈余"项目，反映医疗卫生机构本期收入扣除本期费用后的净额。本项目应当根据本表中"本期收入"项目金额减去"本期费用"项目金额后的金额填列；如为负数，以"-"号填列。

四、收入费用表附表的结构和内容

（一）医院的医疗活动收入费用明细表

医疗活动收入费用明细表（detailed statement of medical income and expenses）是公立医院收入费用表的附表，反映医院在某一会计期间内医疗活动相关收入、费用及其所属明细项目的详细情况。医疗活动收入费用明细表的具体格式及内容参见 A 医院报表（表 3-10）。

表 3-10 医疗活动收入费用明细表

编制单位：A 医院

20×2 年

会政财 02 表附表 01

单位：元

项目	本年数	上年数	项目	本年数	上年数
医疗活动收入合计	2 937 574 800.00	2 692 776 900.00	**医疗活动费用合计**	2 991 513 452.57	2 742 220 664.85
财政基本拨款收入	69 720 000.00	63 910 000.00	业务活动费用	2 735 625 452.57	2 507 656 664.85
医疗收入	2 788 800 000.00	2 556 400 000.00	人员经费	687 655 320.68	630 350 710.63
门急诊收入	563 659 784.34	516 688 135.65	其中:工资福利费用	642 247 155.08	588 726 558.83
挂号收入	3 150 391.31	2 887 858.70	对个人和家庭的补助费用	45 408 165.60	41 624 151.80
诊察收入	12 597 234.78	11 547 465.22	商品和服务费用	1 884 154 297.46	1 727 141 439.34
检查收入	186 041 540.86	170 538 079.12	固定资产折旧费	153 472 175.99	140 682 827.99
化验收入	63 501 495.65	58 209 704.34	无形资产摊销费	1 385 753.28	1 270 273.84
治疗收入	82 581 391.31	75 699 608.70	计提专用基金	8 957 905.15	8 211 413.06
手术收入	8 126 060.87	7 448 889.13	单位管理费用	231 840 000.00	212 520 000.00
卫生材料收入	31 215 939.13	28 614 610.87	人员经费	142 949 859.16	131 037 370.89
药品收入	176 309 321.75	161 616 878.27	其中:工资福利费用	83 175 774.65	76 244 460.09
其他门急诊收入	136 408.69	125 041.30	对个人和家庭的补助费用	59 774 084.51	54 792 910.80
住院收入	2 225 140 215.66	2 039 711 864.36	商品和服务费用	40 635 492.96	37 249 201.88
床位收入	68 280 130.44	62 590 119.57	固定资产折旧费	46 531 267.61	42 653 661.97
诊察收入	0.00	0.00	无形资产摊销费	1 723 380.28	1 579 765.25
检查收入	173 367 224.36	158 919 955.67	经营费用	0.00	0.00
化验收入	132 799 278.25	121 732 671.73	资产处置费用	96 000.00	88 000.00

续表

项目	本年数	上年数	项目	本年数	上年数
治疗收入	261 612 391.31	239 811 358.70	上缴上级费用	0.00	0.00
手术收入	138 216 652.18	126 698 597.83	对附属单位补助费用	0.00	0.00
护理收入	19 757 608.69	18 111 141.30	所得税费用	0.00	0.00
卫生材料收入	607 943 243.47	557 281 306.52	其他费用	23 952 000.00	21 956 000.00
药品收入	819 071 426.09	750 815 473.91			
其他住院收入	4 092 260.87	3 751 239.13			
结算差额	0.00	0.00			
上级补助收入	2 400 000.00	2 200 000.00			
附属单位上缴收入	1 200 000.00	1 100 000.00			
经营收入	0.00	0.00			
非同级财政拨款收入	39 840 000.00	36 520 000.00			
投资收益	792 000.00	726 000.00			
捐赠收入	1 494 000.00	1 369 500.00			
利息收入	660 000.00	605 000.00			
租金收入	3 984 000.00	3 652 000.00			
其他收入	28 684 800.00	26 294 400.00			

1. 表首标题 医疗活动收入费用明细表的表首标题包括报表名称、编号(会政财 02 表附表 01)、编制单位、报表所属期间、金额单位等内容。根据填报时间的不同,医疗活动收入费用明细表分为月报和年报。

2. 报表主体 医疗活动收入费用明细表应当按照医疗活动收入及费用明细情况分别列示。年度报表中各项目应按"本年数""上年数"栏目分别填列,月度报表按"本月数""本年累计数"两栏分别填列。各项目的数额应根据相关科目本期发生额直接填列或经过分析、计算后填列。

(二)基层医疗卫生机构的医疗及公共卫生收入费用明细表

医疗及公共卫生收入费用明细表(detailed statement of medical and public health income and expenses)是基层医疗卫生机构收入费用表的附表。根据基层医疗卫生机构的业务特点,此表在医院医疗活动收入费用明细表基础上增加了公共卫生活动收入和费用的明细信息。反映的是基层医疗卫生机构在某一会计期间内发生的医疗和公共卫生活动相关的收入、费用的详细情况。

基层医疗卫生机构医疗及公共卫生收入费用明细表由表首标题和报表主体构成,报表主体采用单步式样结构。本表按医疗及公共卫生收入、医疗及公共卫生费用、单位管理费用三部分分别列示基层医疗卫生机构明细收支情况,详细反映基层医疗卫生机构的经济运行情况,是对收入费用表的扩展和补充,有助于报表使用者全面掌握基层医疗卫生机构医疗及公共卫生活动的具体收入及费用,为深层次加强收支管理和绩效管理提供决策依据。医疗及公共卫生收入费用表的具体格式及内容参见 B 社区卫生服务中心报表(表 3-11)。

表 3-11 医疗及公共卫生收入费用明细表

会政财 02 表附表 01

编制单位:B 社区卫生服务中心	20×2 年	单位:元
项目	本年数	上年数
一、医疗及公共卫生收入	14 548 236.96	13 756 121.96
(一)医疗收入	14 548 236.96	13 756 121.96
1. 门急诊收入	14 548 236.96	13 756 121.96
挂号收入	11 205.60	9 700.20
诊察收入	56 408.40	48 261.00
检查收入	334 744.80	233 698.80
化验收入	3 333 920.56	3 204 084.78
治疗收入	1 928 268.96	1 417 555.32
手术收入	0.00	0.00
卫生材料收入	107 620.01	110 262.70
药品收入	8 623 466.12	8 661 309.41
西药	7 563 226.58	7 603 082.93
其中:疫苗	5 413 245.60	5 233 503.84
中成药	640 283.98	639 816.17
中药饮片	419 955.56	418 410.31
一般诊疗费收入	0.00	9 216.00
其他门急诊收入	152 602.51	62 033.76
门急诊结算差额	0.00	0.00
2. 住院收入	0.00	0.00
床位收入	0.00	0.00
诊察收入	0.00	0.00
检查收入	0.00	0.00
化验收入	0.00	0.00

续表

项目	本年数	上年数
治疗收入	0.00	0.00
手术收入	0.00	0.00
护理收入	0.00	0.00
卫生材料收入	0.00	0.00
药品收入	0.00	0.00
西药	0.00	0.00
其中：疫苗	0.00	0.00
中成药	0.00	0.00
中药饮片	0.00	0.00
一般诊疗费收入	0.00	0.00
其他住院收入	0.00	0.00
住院结算差额	0.00	0.00
（二）公共卫生收入	0.00	0.00
二、医疗及公共卫生费用	27 472 091.83	23 144 369.27
（一）医疗费用	19 655 864.84	16 792 473.28
（1）人员费用	3 733 409.47	3 099 521.51
工资福利费用	3 733 409.47	3 099 521.51
对个人和家庭的补助费用	0.00	0.00
（2）药品费	8 565 956.08	8 625 309.41
西药	7 589 706.94	7 603 082.93
其中：疫苗	5 413 245.60	5 233 503.84
中成药	640 283.98	639 816.17
中药饮片	335 965.16	382 410.31
（3）专用材料费	2 183 622.16	1 390 926.74
卫生材料费	0.00	0.00
血库材料	0.00	0.00
医用气体	0.00	0.00
影像材料	0.00	0.00
化验材料	0.00	0.00
其他卫生材料	0.00	0.00
低值易耗品	0.00	0.00
其他材料费	2 183 622.16	1 390 926.74
（4）维修费	0.00	454 596.84
（5）计提专用基金	0.00	0.00
（6）固定资产折旧	0.00	0.00
（7）无形资产摊销	0.00	0.00
（8）其他医疗费用	5 172 877.14	3 222 118.78
（二）公共卫生费用	7 816 226.99	6 351 895.99
（1）人员费用	0.00	9 120.00
工资福利费用	0.00	9 120.00
对个人和家庭的补助费用	0.00	0.00
（2）药品费	0.00	0.00
西药	0.00	0.00
其中：疫苗	0.00	0.00

续表

项目	本年数	上年数
中成药	0.00	0.00
中药饮片	0.00	0.00
（3）专用材料费	1 941 590.03	1 427 378.99
卫生材料费	1 055 390.03	573 746.99
血库材料	0.00	0.00
医用气体	0.00	0.00
影像材料	0.00	0.00
化验材料	343 042.80	278 200.80
其他卫生材料	712 347.23	295 546.19
低值易耗品	0.00	0.00
其他材料费	886 200.00	853 632.00
（4）维修费	9 380.03	0.00
（5）其他公共卫生费用	5 865 256.93	4 915 397.00
三、单位管理费用	954 213.91	863 075.06
1. 人员费用	476 394.94	462 863.98
工资福利费用	0.00	0.00
对个人和家庭的补助费用	476 394.94	462 863.98
其中：离休费	0.00	0.00
退休费	476 394.94	462 863.98
2. 商品和服务费用	0.00	0.00
3. 固定资产折旧	477 818.98	400 211.09
4. 无形资产摊销	0.00	0.00
5. 其他医疗费用	0.00	0.00

1. 表首标题 医疗及公共卫生收入费用明细表的表首标题包括报表名称、编号（会政财02表附表01）、编制单位、报表所属期间、金额单位等内容。根据填报时间的不同分为月报和年报。

2. 报表主体 医疗及公共卫生收入费用明细表也应当按照收入、费用明细情况分别列示。年度报表中各项目应按"本年数""上年数"栏目分别填列，月度报表按"本月数""本年累计数"两栏分别填列。各项目的数额应根据相关科目本期发生额直接填列或经过分析、计算后填列。

五、收入费用表附表的编制

（一）医疗活动收入费用明细表的编制

本表"本年数"反映本年度各项目的实际发生数。编制月度报表时，应当将本栏改为"本月数"栏，反映各项目的本月实际发生数。本表"上年数"，反映上年度各项目的实际发生数，"上年数"栏应当根据上年年度医疗活动收入费用明细表中"本年累计数"栏内所列数字填列。编制月度报表时，应当将本栏改为"本年累计数"栏内所列数字填列。月度报表中的"本年累计数"栏反映各项目自年初至报告期期末的累计实际发生数。

如果本年度医疗活动收入费用明细表规定的各个项目的名称和内容同上年度不相一致，应对上年医疗活动收入费用明细表各项目的名称和数字按照本年度的规定进行调整，将调整后的金额填入本表"上年度"栏内。医疗活动收入费用明细表主要项目的填列方法如下：

（1）医疗活动收入

"医疗活动收入合计"项目，反映医院本期医疗活动收入总额。本项目应当根据本表中"财政基本拨款收入""医疗收入""上级补助收入""附属单位上缴收入""经营收入""非同级财政拨款收入""投资收益""捐赠收入""利息收入""租金收入""其他收入"项目金额的合计数填列。

"财政基本拨款收入"项目应根据"财政拨款收入—基本支出"明细科目本期发生额填列。

"医疗收入"项目及其所属明细项目应根据"事业收入—医疗收入"科目及其所属明细科目的本期发生额填列。

"上级补助收入""附属单位上缴收入""经营收入""非同级财政拨款收入""投资收益""捐赠收入""利息收入""租金收入""其他收入"项目应根据所对应科目的本期发生额填列。

（2）医疗活动费用

"医疗活动费用合计"项目，反映医院本期医疗活动费用总额。本项目应当根据本表中"业务活动费用""单位管理费用""经营费用""资产处置费用""上缴上级费用""对附属单位补助费用""所得税费用""其他费用"项目金额的合计数填列。

"业务活动费用""单位管理费用"项目及其所属明细项目应根据"业务活动费用""单位管理费用"科目及其所属明细科目中经费性质为财政基本拨款经费和其他经费的本期发生额填列。

"经营费用""资产处置费用""上缴上级费用""对附属单位补助费用""所得税费用""其他费用"项目应根据所对应科目的本期发生额填列。

（二）医疗及公共卫生收入费用明细表的编制

本表"本年数"反映本年度各项目的实际发生数。编制月度医疗及公共卫生收入费用明细表时，应当将本栏改为"本月数"栏，反映各项目的本月实际发生数。本表"上年数"反映上年度各项目的实际发生数，"上年数"栏应当根据上年度医疗及公共卫生收入费用明细表中年末"本年累计数"栏内所列数字填列。编制月度医疗及公共卫生收入费用明细表时，应当将"上年数"改为"本年累计数"栏内所列数字填列。月度报表中的"本年累计数"栏反映各项目自年初至报告期末的累计实际发生数。

如果本年度医疗及公共卫生收入费用明细表规定的各个项目的名称和内容同上年度不相一致，应对上年医疗及公共卫生收入费用明细表各项目的名称和数字按照本年度的制度规定进行调整，将调整后的金额填入本表"上年数"栏内。医疗及公共卫生收入费用明细表主要项目的填列方法如下：

1. 本表"医疗收入"项目及所属明细项目应当根据"事业收入—医疗收入"科目及相关明细科目的本期发生额填列；"公共卫生收入"项目应当根据"事业收入—公共卫生收入"科目的本期发生额填列。

2. 本表"医疗费用"项目及所属明细项目应当根据"业务活动费用—医疗费用"科目及相关明细科目的本期发生额填列；"公共卫生费用"项目及所属明细项目应当根据"业务活动费用—公共卫生费用"科目及相关明细科目的本期发生额填列。

3. 本表"单位管理费用"项目及所属明细项目应当根据"单位管理费用"科目及相关明细科目的本期发生额填列。

第四节　净资产变动表

一、净资产变动表的概念和作用

净资产变动表（net assets alteration statement）是指反映医疗卫生机构在某一会计年度内净资产项目增减变动情况的报表。净资产变动表不仅包括净资产总量的增减变动，还包括净资产各项目的增减变动信息，让报表使用者全面了解净资产变动的原因。

二、净资产变动表的结构和内容

医疗卫生机构的净资产变动表由表首标题和报表主体构成,报表主体采用矩阵式结构。一方面列示引起净资产变动的交易或事项,另一方面按照净资产各部分及其总额列示发生的相关交易或事项对净资产的影响。净资产变动表的具体格式及内容分别参见 A 医院、B 社区卫生服务中心、C 疾病控制中心报表(表 3-12、表 3-13、表 3-14)。

(一)表首标题

净资产变动表的表首标题包括报表名称、编号(会政财 03 表)、编制单位、报表所属年度、金额单位等内容。净资产变动表为年度报表,填列时应以某一会计年度为编报期间。

(二)报表主体

在公立医院的净资产变动表中,各项净资产是按"本年数""上年数"两栏为主线,分层次以矩阵形式分别列示"上年年末余额""以前年度盈余调整""本年年初余额""本年变动余额""本年年末余额",以此来反映净资产的变动情况。而基层医疗卫生机构和专业公共卫生机构是以净资产各组成部分和净资产总量为主线,在各项目下设置"上年年末余额""以前年度盈余调整""本年年初余额""本年变动余额""本年年末余额"等项目来反映净资产的变动。两种格式在具体项目排列的形式上有差异,但是反映的内容是一致的。

三、净资产变动表的编制

(一)净资产变动表编制原则

净资产变动表"本年数"栏反映本年度各项目的实际变动数。本表"上年数"栏反映上年度各项目的实际变动数,应当根据上年度净资产变动表中"本年数"栏内所列数字填列。如果上年度净资产变动表规定的项目名称和内容与本年度不一致,应对上年度净资产变动表的项目名称和数字按照本年度制度的规定进行调整,将调整后金额填入本年度净资产变动表"上年数"栏内。

(二)净资产变动表的填列方法

净资产变动表主要项目的填列方法如下。

(1)"上年年末余额"行,反映医疗卫生机构净资产各项目上年年末的余额。本行各项目应根据"累计盈余""专用基金""权益法调整"科目上年年末余额列。

(2)"以前年度盈余调整"行,反映医疗卫生机构本年度调整以前年度盈余的事项对累计盈余进行调整的金额。本行"累计盈余"项目应当根据本年度"以前年度盈余调整"科目转入"累计盈余"科目的金额填列;如调整减少累计盈余,以"-"号填列。

(3)"本年年初余额"行,反映以前年度盈余调整后,医疗卫生机构净资产各项目的本年年初余额。本行"累计盈余""专用基金""权益法调整"项目应当根据其各自在"上年年末余额"和"以前年度盈余调整"行对应项目金额的合计数填列。

(4)"本年变动金额"行,反映医疗卫生机构净资产各项目本年变动的总金额。本行"累计盈余""专用基金""权益法调整"项目应当根据其各自在"本年盈余""无偿调拨净资产""归集调整预算结转结余""提取或设置专用基金""使用专用基金""权益法调整"行对应项目金额的合计数填列。

(5)"本期盈余"行,反映医疗卫生机构本年发生的收入、费用对净资产的影响。本行"累计盈余"项目应当根据年末由"本期盈余"科目转入"本年盈余分配"科目的余额填列;如转入时借记"本年盈余分配"科目,则以"-"号填列。

会政财03表

单位：元

表3-12 净资产变动表

20×2年

编制单位：A医院

项目	本年数				上年数			
	累计盈余	专用基金	权益法调整	净资产合计	累计盈余	专用基金	权益法调整	净资产合计
一、上年年末余额	990 469 474.26	304 754 823.60	—	1 295 224 297.86	907 930 351.41	279 358 588.30	—	1 187 288 939.71
二、以前年度盈余调整（减少以"-"号填列）	0.00	0.00	—	0.00	0.00	0.00	—	0.00
三、本年年初余额	990 469 474.26	304 754 823.60	—	1 295 224 297.86	907 930 351.41	279 358 588.30	—	1 187 288 939.71
四、本年变动金额（减少以"-"号填列）	91 260 811.45	38 261 618.34	—	129 522 429.79	83 655 743.83	35 073 150.15	—	118 728 893.98
（一）本年盈余	99 046 947.43	0.00	—	99 046 947.43	90 793 035.15	0.00	—	90 793 035.15
（二）无偿调拨净资产	0.00	0.00	—	0.00	0.00	0.00	—	0.00
（三）归集调整预算结转结余	0.00	0.00	—	0.00	0.00	0.00	—	0.00
（四）提取或设置专用基金	0.00	44 952 535.98	—	44 952 535.98	0.00	41 206 491.32	—	41 206 491.32
其中：从财务会计相关收入中提取	0.00	8 366 400.00	—	8 366 400.00	0.00	7 669 200.00	—	7 669 200.00
从本期盈余中提取	-7 786 135.98	7 786 135.98	—	0.00	-7 137 291.32	7 137 291.32	—	0.00
设置的专用基金	0.00	28 800 000.00	—	28 800 000.00	0.00	26 400 000.00	—	26 400 000.00
（五）使用专用基金	0.00	6 690 917.64	—	6 690 917.64	0.00	6 133 341.17	—	6 133 341.17
（六）权益法调整	0.00	0.00	—	0.00	0.00	0.00	—	0.00
五、本年年末余额	1 081 730 285.71	343 016 441.94	—	1 424 746 727.65	991 586 095.24	314 431 738.45	—	1 306 017 833.68

表3-13 净资产变动表

会政财 03 表

编制单位：B 社区卫生服务中心   20×2 年   单位：元

项目	本年数				上年数（略）			
	累计盈余	专用基金	权益法调整	净资产合计	累计盈余	专用基金	权益法调整	净资产合计
一、上年年末余额	5 360 342.38	752 618.14	0.00	6 112 960.51				
二、以前年度盈余调整（减少以"－"号填列）	0.00	0.00	0.00	0.00				
三、本年年初余额	5 360 342.38	0.00	0.00	6 112 960.51				
四、本年变动金额（减少以"－"号填列）	−1 857 718.48	0.00	0.00	−1 857 718.48				
（一）本年盈余	−2 579 236.60	0.00	0.00	−2 579 236.60				
（二）无偿调拨净资产	721 518.12			721 518.12				
（三）归集调整预算结转结余	0.00	0.00	0.00	0.00				
（四）提取或设置专用基金	0.00	0.00	0.00	0.00				
其中：从财务会计相关收入中提取	0.00	0.00	0.00	0.00				
从本期盈余中提取	0.00	0.00	0.00	0.00				
设置的专用基金	0.00	0.00	0.00	0.00				
（五）使用专用基金	0.00	0.00	0.00	0.00				
（六）权益法调整	0.00	0.00	0.00	0.00				
五、本年年末余额	3 502 623.90	752 618.14	0.00	4 255 242.04				

表3-14 净资产变动表

会政财 03 表

编制单位：C 疾病预防控制中心   20×2 年   单位：元

项目	本年数				上年数（略）			
	累计盈余	专用基金	权益法调整	净资产合计	累计盈余	专用基金	权益法调整	净资产合计
一、上年年末余额	295 310 672.69	0.00	0.00	295 310 672.69				
二、以前年度盈余调整（减少以"－"号填列）	0.00	0.00	0.00	0.00				
三、本年年初余额	295 310 672.69	0.00	0.00	295 310 672.69				
四、本年变动金额（减少以"－"号填列）	−28 738 989.52	0.00	0.00	−28 738 989.52				
（一）本年盈余	39 347 752.09	0.00	0.00	39 347 752.09				
（二）无偿调拨净资产	1 394 120.20	0.00	0.00	1 394 120.20				
（三）归集调整预算结转结余	−69 480 861.80	0.00	0.00	−69 480 861.80				
（四）提取或设置专用基金	0.00	0.00	0.00	0.00				
其中：从财务会计相关收入中提取	0.00	0.00	0.00	0.00				
从本期盈余中提取	0.00	0.00	0.00	0.00				
设置的专用基金	0.00	0.00	0.00	0.00				
（五）使用专用基金	0.00	0.00	0.00	0.00				
（六）权益法调整	0.00	0.00	0.00	0.00				
五、本年年末余额	266 571 683.17	0.00	0.00	266 571 683.17				

（6）"无偿调拨净资产"行，反映医疗卫生机构本年无偿调入、调出非现金资产事项对净资产的影响。本行"累计盈余"项目应当根据年末由"无偿调拨净资产"科目转入"累计盈余"科目的金额填列；如转入时借记"累计盈余"科目，则以"-"填列。

（7）"归集整预算结转结余"行，反映医疗卫生机构本年财政拨款结转结余资金调入、归集上缴或调出，以及非财政拨款结转资金缴回对净资产的影响。本行"累计盈余"项目应当根据"累计盈余"科目明细账记录分析填列；如归集调整减少预算结转结余，则以"-"号填列。

（8）"提取或设置专用基金"行，反映医疗卫生机构本年提取或设置专用基金对净资产影响。本行"累计盈余"项目应当根据"从本期盈余中提取"行"累计盈余"项目的金额填列。本行"专用基金"项目应当根据"从财务会计相关收入中提取""从本期盈余中提取""设置的专用基金"行"专用基金"项目金额的合计数填列。

"从财务会计相关收入中提取"行，反映医疗卫生机构本年从财务会计相关收入中提取专用基金对净资产的影响。本行"专用基金"项目应当通过对"专用基金"科目明细账记录的分析，根据本年按有关规定从财务会计相关的收入中提取专用基金的金额填列。

"从本期盈余中提取"行，反映医疗卫生机构本年根据有关规定从本年度盈余中提取专用金对净资产的影响。本行"累计盈余""专用基金"项目应当通过对"专用基金"科目明细账记录的分析，根据本年按有关规定从本期盈余中提取专用基金的金额填列；本行"累计盈余"项目以"-"号填列。

"设置的专用基金"行，反映医疗卫生机构本年根据有关规定设置的其他专用基金对净资产的影响。本行"专用基金"项目应当通过对"专用基金"科目明细账记录的分析，根据本年按有关规定设置的其他专用基金的金额填列。

（9）"使用专用基金"行，反映医疗卫生机构本年按规定使用专用基金对净资产的影响。本行"累计盈余""专用基金"项目应当通过对"专用基金"科目明细账记录的分析，根据本年按规定使用专用基金的金额填列；本行"专用基金"项目以"-"号填列。

（10）"权益法调整"行，反映医疗卫生机构本年按照被投资单位除净损益和利润分配以外的所有者权益变动份额而调整长期股权投资账面余额对净资产的影响。本行"权益法"项目应当根据"权益法调整"科目本年发生额填列；若本年净发生额为借方时，以"-"号填列。

（11）"本年年末余额"行，反映医疗卫生机构本年各净资产项目的年末余额。本行"累计盈余""专用基金""权益法调整"项目应当根据其各自在"本年年初余额""本年变动金额"行对应项目金额的合计数填列。

（12）本表各行"净资产合计"项目，应当据所在行"累计盈余""专用基金""权益法调整"项目金额的合计数填列。

第五节　现金流量表

一、现金流量表的概念和作用

现金流量表（cash flow statement）是反映医疗卫生机构在一定会计期间现金及现金等价物流入和流出情况的报表。现金流量表从日常活动、投资活动、筹资活动三个角度反映医院在某一会计年度内现金流入和现金流出的信息。

这里的"现金及现金等价物"是指医疗卫生机构的库存现金以及可以随时用于支付的款项。包括库存现金、银行存款、零余额账户用款额度、财政应返还额度，以及通过财政直接支付方式支付的款项。

编制现金流量表有助于会计报表使用者了解和评价医疗卫生机构现金获取能力、支付能力、偿债能力和周转能力，有助于预测医疗卫生机构未来现金流量，分析判断医疗卫生机构的财务前景，为医疗卫生机构决策提供支持。根据《政府会计制度》要求，公立医院应当在每年年末编制现金流量表，基层医疗卫生机构和公共卫生机构根据自身情况自行选择编制。

二、现金流量表的结构和内容

医院的现金流量表由表首标题和报表主体构成，本表按日常活动产生的现金流量、投资活动产生的现金流量及筹资活动产生的现金流量三部分分别列示医院现金流量情况，并充分考虑汇率变动对现金的影响额。现金流量表的具体格式及内容参见 A 医院报表（表 3-15）。

表 3-15　现金流量表

会政财 04 表

编制单位：A 医院	20×2 年	单位：元
项目	本年金额	上年金额
一、日常活动产生的现金		
财政基本支出拨款收到的现金	420 000	385 000
财政非资本性项目拨款收到的现金	240 000	220 000
事业活动收到的除财政拨款以外现金	360 000	330 000
收到的其他与日常活动有关的现金	12 360	11 330
日常活动的现金流入小计	1 032 360	946 330
购买商品、接受劳务支付的现金	127 200	116 600
支付给职工以及为职工支付的现金	264 000	242 000
支付的各项税费	5 040	4 620
支付的其他与日常活动有关的现金	60 000	55 000
日常活动的现金流出小计	456 240	418 220
日常活动产生的现金流量净额	576 120	528 110
二、投资活动产生的现金		
收回投资收到的现金	0	0
取得投资收益收到的现金	36 000	33 000
处置固定资产、无形资产、公共基础设施等收回的现金净额	2 400	2 200
收到的其他与投资活动有关的现金	0	0
投资活动的现金流入小计	38 400	35 200
购建固定资产、无形资产、公共基础设施等支付的现金	36 000	33 000
对外投资支付的现金	753 804	690 987
上缴处置固定资产、无形资产、公共基础设施等净收入支付的现金	2 400	2 200
支付的其他与投资活动有关的现金	0	0
投资活动的现金流出小计	792 204	726 187
投资活动产生的现金流量净额	−753 804	−690 987
三、筹资活动产生的现金		
财政资本性项目拨款收到的现金	360 000	330 000
取得借款收到的现金	551 532	505 571
收到的其他与筹资活动有关的现金	0	0
筹资活动的现金流入小计	911 532	835 571
偿还借款支付的现金	180 000	165 000
偿还利息支付的现金	0	0

项目	本年金额	上年金额
支付的其他与投资活动有关的现金	0	0
筹资活动的现金流出小计	180 000	165 000
筹资活动产生的现金流量净额	731 532	670 571
四、汇率变动对现金的影响额	0	0
五、现金净增加额	553 848	507 694

（一）表首标题

现金流量表的表首标题包括报表名称、编号（会政财 04 表）、编制单位、报表所属年度、金额单位等内容。现金流量表为年度报表，填列时应以某一会计年度为编报期间。

（二）报表主体

现金流量表应当按照本年金额、上年金额等情况分项列示，报表主体采用报告式按日常活动、投资活动和筹资活动产生的现金流量、汇率变动对现金的影响额及现金净增加额分层次列示。本表中的现金流量是指现金的流入和流出。表中各项目应按"本年金额""上年金额"两栏分别填列，各项目的数额应根据相关科目本期发生额直接填列或经过分析、计算后填列。

三、现金流量表的编制原理

现金流量表是以收付实现制原则为基础编制，将权责发生制下的运营结果调整为收付实现制下的现金流量信息，以便于报表使用者及时了解医疗卫生机构盈余的质量。各项目的金额应根据相关科目本期发生额直接填列或经过分析、计算后填列。

现金流量表编制的理论公式为：

$$本期现金流入 - 本期现金流出 = 现金期末结存 - 现金期初结存 \qquad 公式 3\text{-}1$$

现金净增加额=（日常活动产生的现金流入量－日常活动产生的现金流出量）+（投资活动产生的现金流入量－投资活动产生的现金流出量）+（筹资活动产生的现金流入量－筹资活动产生的现金流出量）± 汇率变动对现金的影响额 \qquad 公式 3-2

第六节　预算会计报表

预算会计报表由预算收入支出表、预算结转结余变动表和财政拨款预算收入支出表组成，是编制部门决算报表的基础。预算会计报表的编制主要以收付实现制为基础，以单位预算会计核算生成的数据为准。

一、预算收入支出表

（一）预算收入支出表概念和作用

预算收入支出表（statement of budget income and expenditure）是反映医疗卫生机构在某一会计年度各项预算收入、预算支出和预算收支差额情况的会计报表。预算收入支出表是医疗卫生机构会计报表的重要组成部分，可以提供一定时期医疗卫生机构预算收入总额及构成情况、预算支出总额及构成情况，以及预算收支差额的会计信息。医疗卫生机构应当定期编制预算收入支出表，披露其在一定会计期间的预算收支情况，为医疗卫生机构的管理者和政府有关部门了解医疗卫生机构的运营状况提供可靠有效的决策依据。医疗卫生机构预算收入支出表的作用主要表现在以下几个方面。

1. 补充反映医疗卫生机构的持续运营状况。

2. 为分析预测医疗卫生机构未来的现金流动状况提供数据。

3. 为分析预测医疗卫生机构的资金支付能力提供依据。

4. 有利于医疗卫生机构管理者作出正确决策。

5. 可以为制定卫生政策提供依据。

（二）预算收入支出表结构和内容

医疗卫生机构的预算收入支出表由表首标题和报表主体构成。报表主体部分包括编报项目、栏目及金额。公立医院、基层医疗卫生机构和专业公共卫生机构预算收入支出表的结构和内容基本相同。预算收入支出表的具体格式和内容及编制分别参见 A 医院、B 社区卫生服务中心、C 疾病控制中心报表，详见数字化教材。

1. 表首标题　预算收入支出表的表首标题包括报表名称、编号（会政预 01 表）、编制单位、编表时间和金额单位等内容。由于预算收入支出表反映医疗卫生机构在某一时间的预算收支情况，属于动态报表，因此需要注明报表所属的期间，如 20×2 年度。

2. 报表主体　预算收入支出表应当按照"本年预算收入""本年预算支出"和"本年预算收支差额"情况分别列示，其中"本年预算收入""本年预算支出"和"本年预算差额"的构成项目要分层次排列。预算收入支出表由"本年数"和"上年数"两栏组成。预算收入支出表的各栏数额，应当根据相关收支账户的"上年预算数"和"本年预算数"的发生额填列，或经过计算、分析后填列。

二、预算结转结余变动表

（一）预算结转结余变动表概念和作用

预算结转结余变动表（statement of changes in budget carry forward balance）是反映医疗卫生机构在某一会计年度内的预算结转结余变动情况的报表。预算结转结余变动表是医疗卫生机构会计报表的重要组成部分，可以提供一定时期医疗卫生机构预算结转结余各个组成项目金额的变动情况。

（二）预算结转结余变动表结构和内容

预算结转结余变动表由表首标题和报表主体构成。报表主体部分包括编报项目、栏目及金额，公立医院、基层医疗卫生机构和专业公共卫生机构预算结转结余变动表的结构和内容基本相同。预算结转结余变动表具体格式和内容及编制分别参见 A 医院、B 社区卫生服务中心、C 疾病控制中心报表，详见数字化教材。

1. 表首标题　预算结转结余变动表的表首标题包括报表名称、编号（会政预 02 表）、编制单位、编表时间和金额单位等内容。由于预算结转结余变动表反映医疗卫生机构在某一时间的资产情况，属于动态报表，因此需要注明报表所属的期间，如 20×2 年度。

2. 报表主体　预算结转结余变动表应当按照"本年数""上年数"等情况分项列示，按年初预算结转结余、年初余额调整、本年变动金额、年末预算结转结余等项目分层次排列。年报的预算结转结余变动表由"本年数"和"上年数"两栏组成。预算结转结余变动表的各栏数额，应当根据相关账户的"上年数"和"本年数"的发生额填列，或经过计算、分析后填列。

三、财政拨款预算收入支出表

（一）财政拨款预算收入支出表概念和作用

财政拨款预算收入支出表（statement of financial appropriation budget income and expenditure）

是反映医疗卫生机构本年财政拨款预算资金收入、支出及相关变动的具体情况的报表。财政拨款预算收入支出表是医疗卫生机构会计报表的重要组成部分，可以提供一定时期医疗卫生机构财政拨款收入支出各个组成项目金额的变动情况。

（二）财政拨款预算收入支出表结构和内容

医疗卫生机构的财政拨款预算收入支出表由表首标题和报表主体构成。报表主体部分包括编报项目、栏目及金额。公立医院、基层医疗卫生机构和专业公共卫生机构财政拨款预算收入支出表的结构和内容基本相同，均属矩阵式结构，按照一般公共预算财政拨款和政府性基金预算财政拨款分层次来列示对应的财政预算收入支出结转结余情况。财政拨款预算收入支出表具体格式和内容及编制分别参见 A 医院、B 社区卫生服务中心、C 疾病控制中心报表，详见数字化教材。

1. 表首标题 财政拨款预算收入支出表的表首标题包括报表名称、编号（会政预 03 表）、编制单位、编报时间和金额单位等内容。由于财政拨款预算收入支出表反映医疗卫生机构在某一时期的资产情况，属于动态报表，因此需要注明报表所属的期间，如 20×2 年度。

2. 报表主体 财政拨款预算收入支出表应当对"年初财政拨款结转结余""调整年初财政拨款结转结余""本年归集调入""本年归集上缴或调出""单位内部调剂""本年财政拨款收入""本年财政拨款支出""年末财政拨款结转结余"等情况分项列示，按一般公共预算财政拨款、政府性基金预算财政拨款等项目分层次排列。财政拨款预算收入支出表的年报表由"本年数"和"上年数"两栏组成。财政拨款预算收入支出表的各栏数额，应当根据相关账户的"上年数"和"本年数"的发生额填列，或经过计算、分析后填列。

本章小结

政府会计制度构建了财务会计和预算会计"适度分离并相互衔接"的会计核算模式，财务会计以权责发生制为基础，对医疗卫生机构发生的各项经济业务或者事项进行会计核算，编制财务报告，主要反映和监督政府会计主体财务状况、运行情况和现金流量等，财务报告包括"四主表一附表"、报表附注、财务情况说明书；预算会计以收付实现制为基础，对医疗卫生机构预算执行过程中发生的全部收入和全部支出进行会计核算，编制决算报告，主要反映和监督预算收支执行情况，决算报告包括预算收入支出表、预算结转结余变动表和财政拨款预算收入支出表及其他相关信息资料组成。本章内容包括会计报告的概念、作用及组成，会计报表的分类及基本编制方法，医疗卫生机构各报表的具体结构、内容及主要项目的编制方法。本章重点掌握知识点：一是政府会计报告的概念、作用及构成；二是各报表的编制原则和填列方法、各报表的格式和各项目内容，三是不同医疗卫生机构各报表的特点和差异。

思考题

1. 请思考医疗卫生机构财务报告和企业财务报告的主要区别。
2. 请思考我国政府会计改革中，政府会计报告体系构建上的创新性。
3. 请结合报表实例思考政府财务报告与决算报告的编制基础有何不同。

（陈玺亦）

第四章 财务分析

财务分析是以财务报告和决算报告为基础,采用一定的财务分析技术方法,对医疗卫生机构的财务状况、运行情况和预算执行情况进行评价和剖析的一项财务活动。财务分析是医疗卫生机构财务管理的一项重要内容。本章介绍财务分析的概念、目的和意义、医疗卫生机构财务分析的基本思路、财务分析的基本步骤、财务分析所需的资料;阐述比较分析法、趋势分析法、结构分析法、因素分析法、比率分析法等财务分析的基本方法;讲解医疗卫生机构的预算管理分析、财务风险管理分析、运营能力分析、收入费用及盈余分析、发展能力分析、成本管理分析以及杜邦财务分析在医院财务管理中的应用。

第一节　财务分析概述

一、财务分析的概念

医疗卫生机构财务分析是以医疗卫生机构财务报告和决算报告为基础,采用一定的技术方法,对医疗卫生机构的财务状况、运行情况和预算执行情况进行分析和评价的一项财务活动,以反映医疗卫生机构在运营过程中的财务状况、运行情况和发展趋势。财务分析以医疗卫生机构财务报告反映的财务指标为主要依据,为改进医疗卫生机构的管理工作和优化经济决策提供重要的财务信息。

二、财务分析的目的和意义

财务分析是医疗卫生机构科学管理的重要组成部分,也是提高机构管理水平的重要手段。财务分析的目的就是帮助医疗卫生机构准确查找其业务开展过程中存在的利弊,及时掌握机构的财务状况及其发展趋势,并将重要的财务信息应用到机构管理决策中,从而加强医疗卫生机构的宏观及微观管理。财务分析的意义体现在:

（一）评价财务状况和衡量工作业绩的重要依据

医疗卫生机构在持续运营中,工作业绩以及财务成果都将以不同的财务指标表现出来,评价这种业绩和成果的前提就是对这些财务指标进行分析。通过财务分析,医疗卫生机构可以准确地了解和掌握其抗财务风险能力、运营能力和发展能力等,也便于管理者及报表使用者了解医疗卫生机构的财务状况和运营成果,并通过分析将影响财务状况和运营成果的主客观因素区分开来,明确经济责任,从而对医疗卫生机构的运营状况作出较为客观的综合评价。

（二）有利于投资者和债权人作出正确的投资决策

投资者和债权人是医疗卫生机构经济资源的提供者,他们十分关心医疗卫生机构的财务状况。投资者关注资金的使用效果以及保值增值能力,债权人则关注资金的偿还能力及抗风险能力。通过财务分析,便于投资者和债权人更加深入地了解医疗卫生机构的财务状况、运营成果和现金流量等情况,从而把握医疗卫生机构的收益水平和财务风险水平,据此作出正确的投资决策。

（三）有利于加强预算管理，提高资金使用效率

医疗卫生机构管理层通过对机构预算执行情况的分析，及时发现预算执行中存在的差异，针对差异查找原因并提出整改措施，确保预算整体目标的顺利完成。此外，严格按照预算执行资金的收付、规范财务行为还可以引导和促进医疗卫生机构开展合理的融资活动和理财活动，提高资金的使用效率。

（四）有利于医疗卫生机构加强和改善内部管理

财务分析既能揭示医疗卫生机构的业绩，也能揭示其运营过程中存在的矛盾和问题。通过财务分析机构管理者可以清晰发现各项财务指标的优劣，以此查找机构管理中的薄弱环节，分析原因及时采取改进措施。与此同时，通过财务分析总结经验教训，还可以提升管理层预测、决策和管理控制的能力，从而加强和改善内部管理，全面提高机构的管理水平。

（五）有利于国家进行宏观经济管理和调控

医疗卫生体制改革背景下，财政成为医疗卫生机构投资的主体。卫生行政管理部门通过对医疗卫生机构财务报表等会计信息的汇总分析，可以了解和掌握医疗卫生机构整体运行情况，有利于国家制定正确、合理、有效的宏观管理方法和调控措施。同时，也有利于促进医疗卫生机构认真贯彻执行我国医疗卫生体制改革的路线、方针和政策，确保医疗卫生机构的健康发展。

三、财务分析的基本思路

（一）公立医院财务分析基本思路

公立医院是指政府举办的纳入财政预算管理的医院，主要分为综合医院、专科医院等。公立医院是我国医疗卫生服务体系的主体，集医疗、教学、科研、预防于一体，在保障国民健康、处置重大疫情防控和突发公共卫生事件的紧急医学救援等任务中发挥着重要作用。我国多数公立医院属于公益二类事业单位，政府财政根据医院财务收支状况给予经费补助，政府也可通过购买服务等方式予以支持。

公立医院财务管理是为了更好地履行政府规定的业务活动宗旨目标和工作内容，并保证其可持续发展。公立医院财务分析既要注重财务会计的分析，也要注重预算会计的分析。通过财务会计分析及时掌握医院经济运行过程中的财务状况和运行情况，准确评价和剖析，发现利弊得失和发展趋势，改进并优化医院的经济管理工作，为公立医院健康可持续发展保驾护航。根据《政府会计准则——基本准则》，公立医院的经济活动应纳入部门预算管理。医院的预算包括预算收入、预算支出和预算结余。为及时掌握预算资金的执行和使用情况，医院还应加强预算会计分析。

（二）政府办基层医疗卫生机构财务分析基本思路

基层医疗卫生机构是指政府举办的独立核算的城市社区卫生服务中心（站）、乡镇卫生院等基层医疗卫生机构，主要提供基本公共卫生服务和基本医疗服务，是我国医疗卫生服务体系的网底，属于公益一类事业单位。政府举办的基层医疗卫生机构由政府财政给予经费保障，较多采用收支两条线管理。因此，基层医疗卫生机构财务分析重点包括预算资金执行情况分析、财政专项资金使用及绩效分析等。

（三）专业公共卫生机构财务分析基本思路

专业公共卫生机构是指具有独立法人资格并财务独立核算，完成政府指定的工作任务的卫生机构，主要包括：急救中心（站）、采供血机构、妇幼保健院（所、站）、专科疾病防治院（所、站）、疾病预防控制中心、卫生监督、卫生检验（监测、检测）机构、卫生科研机构、医学在职培训机构、健康教育所（站）以及其他卫生事业单位等。在这类机构中，某些单位在保证完成政府规定的工

作任务之外,政府允许其可根据实际情况,利用已有的资源和技术适当开展经营活动。因此,专业公共卫生机构财务分析的重点除了预算会计分析和专项资金分析,还应对具有经营性质的业务活动开展财务会计分析。

四、财务分析的基本步骤

财务分析的过程一般按照以下几个步骤进行。

(一)明确财务分析的目的

如何进行财务分析,首先取决于分析的目的。医疗卫生机构开展财务分析的根本目标是保证其可持续发展,具体目标是利用医疗卫生机构财务分析,寻找机构各种资金利用状况和存在的问题,指明开展财务管理的方向,为医疗卫生机构的运营决策服务。医疗卫生机构管理者只有通过经常性的分析来对医疗卫生机构提供的各项医疗卫生服务和资金使用效果等进行评价,才能洞察医疗服务中的风险性、资产运行中的安全性和效益性,把握机构的未来发展趋势,为医疗卫生机构管理决策和风险控制提供依据。

(二)收集财务分析所需要的资料

一般来讲,财务报告是财务分析的主要资料来源。此外,根据不同的分析目的,还要收集其他资料。如卫生统计报表、本单位历年的运营状况、人员结构及薪酬等。

(三)选择财务分析指标和分析方法

财务分析方法服从于财务分析目的,应当根据不同的分析目的,采用适当的指标,采取不同的分析方法,这是财务分析中最重要的环节。如果指标选择不当,将影响到财务决策的正确性。例如,对未来发展趋势的预测,一般采用趋势分析法;对资产流动性的分析,通常采用比率分析法;对计划执行情况的分析,则采用因素分析法等。

(四)进行财务分析计算

根据所掌握的数据资料和分析目的,选择适当的方法,采用合适的指标,进行分析计算。如分析医院资产流动性时,应计算其流动比率、速动比率等指标;分析其收益能力时,则要计算其净资产收益率、收支盈余率等指标。

(五)撰写财务分析报告

在撰写财务分析报告时,需要对财务分析的过程、财务指标的选取、财务分析方法的应用及财务分析的依据等作出明确清晰的说明和解释;对分析结果作出总结和概括。同时还应当对分析资料、分析方法的局限性作出说明和解释。

五、财务分析的资料

医疗卫生机构财务分析是以财务报告为基础,采用一定的技术方法,对医疗卫生机构的财务状况和运行情况进行评价和剖析的一项财务活动。不同的主体对财务分析的内容和重点略有不同。因此,开展财务分析过程中,针对不同的主体所应具备的财务分析资料也不同。

(一)财务分析的主体

1. 债权人 债权人(金融机构等)对其投入资金的安全性高度重视。最关注的是医疗卫生机构是否有足够的支付能力,偿还本息的可靠性与及时性,分析重点是偿债能力、盈余能力和产生现金的能力。

2. 管理者 医疗卫生机构管理者要对本单位资金的运营能力、偿债能力以及对社会贡献能力的全部信息予以详尽的了解和掌握,并要综合分析医疗卫生机构的运营情况。

3. 政府管理部门 医疗卫生机构的资金来源于政府财政预算资金,作为医疗卫生机构的投资人和管理者,政府管理部门除关注其投入资金所产生的经济效益外,还要关心资金的社会效益。因此,政府管理部门不仅需要了解其资金的使用效率,而且还要借助财务分析,检查资金接收单位是否存在违法违纪、浪费国有财产的问题。最后通过综合分析,对医疗卫生机构的发展以及其对社会的贡献程度进行分析考察。因此,政府的关注目标在于医疗卫生机构的可持续发展能力、工作绩效、社会贡献能力等。

(二)财务分析的资料

针对不同的财务分析主体,由于分析的目的不同,所需要的财务资料也不完全相同。主要应该包括以下资料。

1. 财务分析的基本资料 财务分析的基本资料是医疗卫生机构的会计报表。

医院和基层医疗卫生机构的会计报表包括资产负债表、收入费用表、净资产变动表、现金流量表。此外医院财务报表还包括医疗活动收入费用明细表、成本报表、预算收入支出表、预算结转结余变动表、财政拨款预算收入支出表。基层医疗卫生机构的会计报表还包括医疗及公共卫生收入费用明细表、待结算医疗款明细表。

专业公共卫生机构的会计报表包括:资产负债表、预算收入支出表、财政拨款预算收入支出表、预算支出明细表、收入费用表、净资产变动表、预算结转结余变动表等。

会计报表的用途、具体内容、指标含义等请参考第三章财务报告。

2. 财务分析的辅助资料 除了财务报表以外,医疗卫生机构在开展财务分析时,还需要一些辅助资料,主要包括以下几个方面。

(1)会计报表附注:对会计报表的内容、编制基础、编制依据、编制原则、编制方法以及主要项目的变化、计算口径的变化等所作的说明,确保开展财务分析时各项指标之间的可比性。

(2)财务情况说明书:该说明书对以往情况进行分析,为当前的财务分析提供基础数据和参考资料,所以也是财务分析过程中的辅助资料。

(3)基本数字表:在开展财务比率分析时,经常要利用职工人员数、床位数等资料。这些资料来源于医疗卫生机构的基本数字表,这张报表并不是会计报表,而是统计报表,该报表是分析医疗卫生机构承担服务量、资产利用等情况的主要报表,是医疗卫生机构主管部门财务分析过程中所关心的,也是体现医疗卫生机构公益性的重要指标,所以也是财务分析中不可缺少的基本数据之一。

(4)基本建设支出报表:该报表反映了医疗卫生机构基本建设的收支情况和资金占用情况。开展现金流量分析时,需要利用该报表的部分相关数据。

此外,医疗卫生机构在进行财务分析时,还需要根据分析的具体情况,关注一些与其相关的社会指标及社会经济指标等。

第二节 财务分析的基本方法

财务分析是一项技术性很强的工作,其重点在于选择合适的方法进行计算与分析。通常采用的财务分析方法包括比较分析法、趋势分析法、结构分析法、因素分析法、比率分析法等。

一、比较分析法

比较分析法(comparative analysis)是将两个或两个以上相关指标(可比指标)进行对比,测算出相互间的差异,从中进行分析比较,找出产生差异主要原因的一种分析方法。比较分析法是实际工作中最常用的一种方法。主要用于以下几个方面。

1. 本期的实际指标与本期计划指标比较 用以说明本期计划的完成情况和完成进度情况，并为进一步分析产生差异的原因指明方向。

2. 本期的实际指标与上期实际指标比较 用以了解指标的发展变化情况，预测发展变化的规律和趋势，评价本期与上期财务管理状况的优劣。

3. 本单位的实际指标与本地区的先进水平比较 用以说明医疗卫生机构的差距与不足，促进单位进一步提高财务管理水平。

4. 本单位的实际指标与其他地区同类机构相同指标比较 以说明地域差异。

5. 本期实际指标与本单位历史上最高水平比较 找出和分析存在差距的原因。

6. 本单位内部各个部门、科室之间的指标比较 了解掌握单位内部各部门的管理情况，查找原因，鼓励先进，鞭策落后。

采用比较分析法时，应注意指标的统一性和可比性。进行对比的各项指标，在指标口径、经济内容、计算方法等方面，应具有可比的共同基础。如果相比较的指标之间存在不可比因素，应先按照统一的口径进行调整，然后再进行比较。

二、趋势分析法

趋势分析法（trend analysis）是通过比较医疗卫生机构连续几期的会计报表或财务指标，来分析财务指标的变化情况，并以此预测医疗卫生机构未来发展趋势的一种分析方法。采用这种方法可以从医疗卫生机构的财务状况和运行情况的发展变化中寻求其变动的原因、性质、速度等，并以此来判断医疗卫生机构未来的发展趋势。

（一）定基分析法

定基分析法（fixed base analysis）是指连续在几期的会计数据中，以某期为固定时期（一般为第一期），指数定为 100，分别计算其他各期对固定基期的变动情况，以判断其发展趋势。其中，要分析的时期称为报告期，要对比的时期称为基期。采用定基指标分析时，可以将报告期与基期进行直接对比，便于挖掘潜力，改进工作方法。

$$定基发展速度＝报告期金额／基期金额×100\% \qquad 公式4-1$$
$$定基增长速度＝定基发展速度－1 \qquad 公式4-2$$

（二）环比分析法

环比分析法（ring ratio analysis）是指在连续几期的会计数据中，每一期分别与上期进行对比，分析计算各期的变动情况，以判断发展趋势。采用环比指标分析，可以看出指标的连续变化趋势。

$$环比发展速度＝报告期金额／上期金额×100\% \qquad 公式4-3$$
$$环比增长速度＝环比发展速度－1 \qquad 公式4-4$$

【例 4-1】 表 4-1 是某医院 20×1—20×3 年连续三年的资产负债表。以 20×1 年为基期，计算定基百分比，并作简要分析（表 4-1）。

表 4-1 资产负债简表结构分析

项目	20×1年/万元	20×2年/万元	20×3年/万元	定基百分比/% 20×2年	定基百分比/% 20×3年	环比百分比/% 20×2年	环比百分比/% 20×3年
流动资产							
速动资产	2 670	2 700	4 080	101.12	152.81	101.12	151.11
应收账款	2 300	2 600	1 700	113.04	73.91	113.04	65.39
存货	130	190	300	146.15	230.77	146.15	157.89

续表

项目	20×1年/万元	20×2年/万元	20×3年/万元	定基百分比/%		环比百分比/%	
				20×2年	20×3年	20×2年	20×3年
非流动资产							
固定资产净值	5 400	5 660	5 900	104.81	109.26	104.81	104.24
资产总计	10 500	11 200	12 100	106.67	115.24	106.67	108.04
流动负债	2 500	2 800	3 000	112.00	120.00	112.00	107.14
非流动负债	2 000	2 178	2 378	108.90	118.90	108.90	109.18
净资产合计	6 000	6 222	6 722	103.70	112.03	103.70	108.04
负债与净资产总计	10 500	11 200	12 100	106.67	115.24	106.67	108.04

注：①定基比的计算均以20×1年为基期。

②速动资产＝流动资产－存货。

根据表4-1的数据简要分析如下：①总资产稳定增长；②速动资产（即货币资金、应收款项等）增长较快，是总资产增长的主要原因；③存货持续上升且幅度很大，一方面说明需要提高服务量，一方面要分析哪些存货较多，应适当加以控制；④应收账款下降，说明应收账款回款速度有所提高；⑤固定资产稳定增长；⑥流动负债和非流动负债均有小幅增长，如果增长过多，医院偿还债务的压力会加大；⑦净资产增长较快，表明医院发展前景良好。

由此可见，该医院总资产稳定增长，净资产稳步增加，医院具有发展潜力。

（三）在运用趋势分析法时应注意的几个问题

1. 选择合适的基期 基期必须具有代表性、正常性和可比性；当出现重大政策调整以后，应该根据政策调整的年份来调整基期。例如，2020年新型冠状病毒的大流行，导致多数医院不能正常开展医疗服务，医疗收入大幅度减少，因此不适宜将2020年作为基期进行分析。

2. 趋势分析法所需要的期数 从理论上讲，趋势分析法所需要的期数应在三期以上。一般而言，选择的期数越多，分析结果的准确性越高。从实际工作来看，采用趋势分析法分析的期数以不少于五期为宜。

3. 分析过程应排除不可比因素 趋势分析法所采用的指标一般是不同时间的同一个指标。但要注意在指标计算口径上力求一致，当会计政策、财务制度等发生变化时，应对相关因素作适当的调整，并注意偶然事件的影响。例如，某三级医院分析事业收入发展趋势时，其中2020年的医疗收入呈现明显的下降趋势，这并不完全是医院自身的运营问题，而是一定程度上受到当年新型冠状病毒暴发的影响。又如：财会〔2018〕24号文件执行后，新制度中的"应付职工薪酬"科目，包含原制度"应付职工薪酬"和"应付社会保障费"两个科目的金额。应付职工薪酬的口径发生了变化。因此，首先要将应付职工薪酬的口径进行调整，保持其口径一致之后才能够采用趋势分析法进行分析。

三、结构分析法

结构分析法（structure analysis）是指某一项财务数据在全部该类财务数据中所占的百分比。例如将医疗卫生机构的总收入作为总体，计算财政拨款收入占总收入的比重，可以反映政府对医疗卫生机构的支持程度。这是一种非常简单但很实用的方法，也是一种便于掌握的分析方法。但是在分析中要注意总体和部分之间的构成关系。

1. 筹资结构 是指医疗卫生机构某类筹资形式或渠道所筹集的资金在所筹全部资金中所占的比重。筹资结构的计算公式为：

$$某类（类型）筹资形式（渠道）所占比重 = \frac{某类筹资形式所筹资金}{全部筹资总额} \times 100\% \qquad 公式4-5$$

2. 资产结构　是指医疗卫生机构某类资产在资产总额中所占的比重。它可以分析资产占用的合理性和有效性。计算公式为：

$$某类（项）资产所占比重 = \frac{某类资产金额}{资产总额} \times 100\% \qquad 公式4-6$$

3. 负债结构　负债包括流动负债和非流动负债，流动负债和非流动负债占负债总额的比重称为负债结构。由于流动负债要求在一年之内偿还，如果流动负债所占比例较高，说明医疗卫生机构的还款压力比较大；如果流动负债比例较小，说明医疗卫生机构还款压力不大，可以通过医疗活动增加收入以偿还负债。计算公式为：

$$某类（项）负债所占比重 = \frac{某类（项）负债金额}{负债总额} \times 100\% \qquad 公式4-7$$

4. 收入结构　是指各个不同项目的收入额占全部收入的比重。计算公式为：

$$某类（项）收入所占比重 = \frac{某类（项）收入金额}{总收入金额} \times 100\% \qquad 公式4-8$$

例如本年财政拨款收入占总收入的比例反映出政府对医疗卫生机构的支持力度；药品收入占医疗收入的比例反映出医疗卫生机构对药品收入的依赖程度，从另一个侧面也反映出就诊者的医疗费用负担情况。

5. 费用结构　是指各个不同项目的费用占全部费用的比重，计算公式为：

$$某类（项）费用所占比重 = \frac{某类（项）费用}{总费用} \times 100\% \qquad 公式4-9$$

例如人员经费占比 = 人员经费 / 医疗活动费用 × 100%，可以了解医疗机构医务人员收入水平是否合理，是否调动员工积极性，是否建立起动态调整机制，做到多劳多得、优绩优酬，临床一线、业务骨干、关键岗位以及支援基层和有突出贡献的人员是否得到应有的报酬。

【例4-2】　以A医院为例，对该医院的收入费用进行结构分析（表4-2）。

表4-2　20×2年A医院收入费用简表结构分析

项目	本年数 / 万元	结构 /%
一、本期收入	30 905.60	100.00
（一）财政拨款收入	1 992.00	6.45
（二）事业收入	28 123.05	91.00
（三）上级补助收入	24.00	0.08
（四）附属单位上缴收入	12.00	0.04
（五）经营收入	0.00	0.00
（六）非同级财政拨款收入	398.40	1.28
（七）投资收益	7.92	0.03
（八）捐赠收入	14.94	0.05
（九）利息收入	6.60	0.02
（十）租金收入	39.84	0.13
（十一）其他收入	286.84	0.92
二、本期费用	29 915.13	100.00
（一）业务活动费用	27 356.25	91.45
（二）单位管理费用	2 318.40	7.75
（三）经营费用	0.00	0.00

项目	本年数 / 万元	结构 /%
(四)资产处置费用	0.96	0.00
(五)上缴上级费用	0.00	0.00
(六)对附属单位补助费用	0.00	0.00
(七)所得税费用	0.00	0.00
(八)其他费用	239.52	0.80

从上面结构分析的结果可以看出 20×2 年 A 医院的收入主要来自事业收入,事业收入占总收入的 91%,其次是财政拨款收入,占总收入的 6.45%,非同级财政拨款收入占 1.28%,除以上收入外其余收入占总收入比重为 1.27%。20×2 年 A 医院业本期费用主要以业务活动费用为主,占总费用的 91.45%,其次为单位管理费用占总费用的 7.75%。为进一步了解 A 医院的收入费用情况,A 医院还应根据 20×2 年医疗活动收入费用明细表中的数据对占比较大的事业收入、业务活动费用和单位管理费用展开进一步的结构分析,详细分析 A 医院收入和费用构成的全部情况,准确掌握医院经济运行及执行国家政策情况,发现问题及时整改。

四、因素分析法

因素分析法(factor analysis)是依据分析指标与其影响因素之间的关系,从数量上来确定几种相互联系的因素对分析对象影响程度的一种分析方法。一项指标的变动一般来讲受到多种因素的影响,因素分析法就是研究各项因素变动对指标影响程度的大小,以便了解原因,分清责任,评价医疗卫生机构的运营管理工作;同时也可以通过因素分析,找出问题之所在,抓住主要矛盾,有的放矢地解决问题。

(一)因素分析法的种类

常见的因素分析法包括连环替代法和差额分析法。

1. 连环替代法 连环替代法(chain replacement method)是最基本的因素分析方法。它是根据财务指标与其影响因素的依存关系,从数值上测定各因素对分析指标差异影响程度的方法。连环替代法通过利用各个因素的实际数与计划数的连环替代来计算分析各因素的影响程度。

连环替代法的计算步骤包括:①比较分析财务指标的实际数和计划数,确定分析对象;②确定影响分析对象变动的各项因素;③对影响这项经济指标的各项因素进行分析,决定每一项因素的排列顺序;④逐项进行连环替代,计算替代结果;⑤比较各因素的替代结果,确定各因素对分析指标的影响程度;⑥对各项因素影响程度验证,检验分析结果。

假定某一财务指标 S 受 A、B 两个因素的影响,且 $S = A \times B$,其实际数指标与计划数指标分别为:

实际数:$S_n = A_n \times B_n$

计划数:$S_0 = A_0 \times B_0$

实际数与计划数的总差异 $S(S_n - S_0)$ 同时受 A、B 两个因素的影响。

计划数指标　　$S_0 = A_0 \times B_0$

第一次替代　　$S_1 = A_1 \times B_0$

第二次替代　　$S_2 = A_1 \times B_1$

$S_1 - S_0$　　　　　　　　　　　　　即 A 因素变动对 S 的影响

$S_2 - S_1$　　　　　　　　　　　　　即 B 因素变动对 S 的影响

将这两个因素各自的影响程度相加,即为总差异($S_n - S_0$)。

【例4-3】 某医院20×1年、20×2年门急诊人次及每门急诊人次费用（表4-3），门急诊收入20×2年比20×1年增加了1 850万元，为什么？采用因素分析法开展分析。

表4-3 门急诊收入、费用及人次情况

年度	门急诊人次/万人	次均费用/元	门急诊收入/万元
20×1年	60	150	9 000
20×2年	70	155	10 850

注：门急诊收入＝门急诊人次×次均费用。

第一步，20×1年门急诊收入＝60×150＝9 000（万元）　　　　　　　　①
第二步，逐项替代：
替换门急诊人次（数量因素）：70×150＝10 500（万元）　　　　　　　②
门急诊人次变动对门急诊收入的影响＝②－①＝1 500（万元）
替换次均费用（价格因素）：70×155＝10 850（万元）　　　　　　　③
次均费用变动对门急诊收入的影响＝③－②＝350（万元）
结论：由于门急诊人次的增加，使门急诊收入增加了1 500万元；由于次均费用的增加，使门急诊收入增加了350万元。两个因素综合作用的结果，导致20×2年比20×1年的门急诊收入增加了1 850万元。

2. 差额分析法 差额分析法（difference analysis）是利用各个因素的实际数与计划数的差额来计算各因素对指标变动的影响程度，它实际上是连环替代法的简化形式，在实际工作中一般都采用这种因素分析法。

假定某一财务指标S受A、B两个因素的影响，且$S=A\times B$，其实际数指标与计划数指标分别为：

实际数：$S_n=A_n\times B_n$
计划数：$S_0=A_0\times B_0$
实际数与计划数的总差异$S(S_n-S_0)$同时受A、B两个因素的影响。

$(A_1-A_0)\times B_0$　　　　　　　　　即A因素变动对S的影响
$A_1\times(B_1-B_0)$　　　　　　　　　即B因素变动对S的影响

将这两个因素各自的影响程度相加，即为总差异(S_n-S_0)。

【例4-4】 仍以表4-2财务数据为例，采用差额分析法开展分析。

门急诊收入＝门急诊人次×次均费用

20×1年门急诊收入＝60×150＝9 000（万元）

门急诊人次变动对门急诊收入的影响＝（70－60）×150＝1 500（万元）

次均费用变动对门急诊收入的影响＝70×（155－150）＝350（万元）

两个因素共同影响：1 500＋350＝1 850（万元）

（二）因素分析中应注意的问题

因素分析法既可以全面分析各个因素对某项经济指标的影响，又可以单独分析某个因素对某一经济指标的影响，在财务分析中应用较为广泛。但在应用因素分析法中时，应注意以下几个问题。

1. 因素的关联性 即被分解的各个因素必须与总体指标存在着因果关系，客观上构成指标差异的制约因素。

2. 计算结果的假定性 采用因素分析法计算某个因素变动的影响程度时，需假定其他因素不变，并且需假定前面的因素已变动，而后面因素未变动。连环替代顺序不同将导致计算分析结果不同。为此,在开展财务分析时应力求这种假定是合乎逻辑的,应具有实际经济意义的。

3. 因素替代的顺序性 替代因素时,必须遵循各因素的主次依存关系,排列成一定的顺序并依次替代,不可颠倒,否则会得出不同的结果。应按照事物的发展规律和各因素的相互依存关系合理排列各因素的顺序。确定各因素排列顺序的一般原则是:先数量因素后质量因素;先实物因素后价格因素;先主要因素后次要因素。

4. 顺序替代的连环性 因素分析法所确定的每一因素变动对总指标的影响,都是在前一次计算的基础上进行的,并采取连环比较的形式确定所有因素变化影响结果。只有保持计算过程的连环性,才能使各个因素影响数之和等于分析指标变动的差异,以全面说明分析指标变动的原因。

五、比率分析法

比率分析法(ratio analysis)就是通过某些彼此存在关联的会计项目之间数据进行对比,计算出各种财务比率,并用来揭示各相关会计项目之间逻辑关系的一种分析方法。比率是相对数,采用这种方法,能够把某些条件下的不可比指标变成可以比较的指标,以利于进行分析。财务比率分析方法是财务分析中经常使用的一种重要方法。医疗卫生机构财务比率分析一般包括预算管理、财务风险管理、运营能力、收入费用及盈余、发展能力、成本管理等六个方面分析的指标(以下第三节详细阐述)。而企业财务比率分析一般包括偿债能力、运营能力、营利能力、发展能力等四个方面的分析。

第三节 财务分析内容

医疗卫生机构财务分析的主要内容包括预算管理分析、财务风险管理分析、运营能力分析、收入费用及盈余分析、发展能力分析、成本管理分析等。一系列财务指标用于分析医疗卫生机构的运行情况和资金使用效率,财务分析指标的确定取决于分析的目的。此外,不同利益主体进行财务分析时,也有着各自不同的侧重点。

一、预算管理分析

预算管理分析主要通过医疗卫生机构的预算执行情况和财政拨款执行情况,反映出医疗卫生机构预算的管理水平和财政拨款执行的进度(可参见第九章第三节中的预算分析)。

(一)预算编制分析
反映医疗机构业务预算、收入费用预算、筹资投资预算等预算编制情况。

(二)预算执行情况分析
反映医疗卫生机构当期收支预算执行进度,分析预算执行出现差异的原因。预算执行情况包括预算收入执行情况和预算支出执行情况两个方面。主要指标包括:预算收入执行率、预算支出执行率、财政拨款执行率等指标。指标越大,说明预算管理水平越高。否则,预算管理水平越低。这些指标是公立医院、政府办基层医疗卫生机构以及专业公共卫生机构的管理者都必须关注的重要指标。

此外,政府办基层医疗卫生机构以及专业公共卫生机构的管理者还应关注反映公共卫生预算执行情况的公共卫生预算支出执行率和衡量财政资金使用效率的财政拨款预算收入结转结余率。

预算收入执行率=预算收入发生额/本年预算总收入×100%   公式4-10

$$预算支出执行率=预算支出发生额/本年预算总支出\times100\% \qquad 公式4-11$$

$$财政拨款执行率=财政拨款预算支出/本年财政拨款预算收入\times100\% \qquad 公式4-12$$

$$公共卫生预算支出执行率=公共卫生预算支出/本年公共卫生预算收入\times100\% \qquad 公式4-13$$

$$财政拨款预算收入结转结余率=\frac{财政拨款结转和结余}{本年财政拨款预算收入+上年财政拨款结转}\times100\% \qquad 公式4-14$$

【例4-5】 某医院20×2年预算总收入为8 500万元，20×2年医院实际总收入8 300万元（预算执行情况），则该医院20×2年的预算收入执行率为：

$$预算收入执行率=\frac{8\,300万元}{8\,500万元}=97.65\%$$

二、财务风险管理分析

反映财务风险的主要指标为偿债能力（solvency ability）指标，偿债能力是医疗卫生机构偿还各种到期债务的能力，是衡量医疗机构财务状况的一项重要指标，分为长期偿债能力和短期偿债能力。

（一）短期偿债能力

短期偿债能力（short-term solvency）指医疗卫生机构偿还一年内（含一年）到期债务的能力，主要是通过流动资产的变现偿还到期债务的能力。衡量短期偿债能力的主要指标有流动比率、速动比率和现金比率。

1. 流动比率 流动比率（current ratio）是指流动资产与流动负债的比率，表示每一元的流动负债，有多少流动资产作为偿还保证。该指标衡量医疗机构流动资产在短期负债到期以前可以变为现金、用于偿还债务的能力。流动比率越高，说明机构流动资产周转越快，偿还流动负债的能力越强。但是流动比率过高，表明资金利用效率比较低下，反映机构没有将多余的资金用作投资和其他经营业务上。根据国际上通常采用的经验指标判断，其流动比率一般大于2时，说明机构偿还短期负债的能力较强。其计算公式为：

$$流动比率=流动资产/流动负债 \qquad 公式4-15$$

医疗机构流动比率多少为宜，只有和同行业平均水平、本单位历史水平进行比较，才能够综合判断这个比率是高还是低。如果想进一步找出过高或过低的原因，还必须分析流动资产和流动负债的结构以及运营的影响因素。

虽然流动比率越高，偿还短期债务的流动资产保证程度越强，但这并不说明医疗卫生机构已经有足够的现金用来偿债。流动比率高也可能是存货积压，应收账款增多且收账期延长，以及待摊费用和待处理财产损失增加所致，而真正可用来偿债的现金有可能短缺。所以，在分析流动比率的基础上，还应进一步对现金流量加以分析和考察。值得注意的是，流动比率指标计算所需要的报表数据的真实性和可靠性是至关重要的，分析流动比率时应剔除虚假或不实的因素，以免得出错误的结论。

2. 速动比率 速动比率（quick ratio）是医疗卫生机构速动资产与流动负债的比率。它表示每一元流动负债中有多少速动资产作为偿还债务的保证。所谓速动资产，是指流动资产减去变现能力较差且不稳定的存货，待摊费用，待处理流动资产损失等后的余额。速动比率是流动比率的补充，流动比率只能反映流动资产与流动负债之间的关系，并没有揭示出流动资产构成的质量如何，而速动比率是在剔除了流动资产中变现能力较差的存货后反映机构偿债能力的指标。因此，速动比率比流动比率更准确、可靠地评价医疗机构资产的流动性及其偿还短期债务的能力。该指标越高，表明偿还债务的能力越强。一般正常的速动比率以1为适宜，表明既有好的债务偿还能力，又有合理的流动资产结构。其简易计算公式为：

$$速动比率 = \frac{速动资产}{流动负债} = \frac{流动资产 - 存货}{流动负债}$$ 公式4-16

需要说明的是,用流动资产扣除存货来计算速动资产只是一种粗略的计算。严格意义上流动资产不仅要扣除存货,还应扣除预付账款、一年内到期的非流动负债以及流动资产中变现能力较差的项目,所以,速动资产只包括货币资金、应收票据、应收账款、应收股利、应收利息和其他应收款等。

相对于医院来说,医院的应收账款包括医院提供医疗服务而应向患者、医疗保险机构等收取的款项,以及医院因开展科研、教学等以及因出租资产、出售物资等应收取的款项,在医院的流动资产中占有较大比例。医院不仅要注意经济效益更要注重社会效益,医院收治的病人中有一部分资源消耗是难以回收的,从而形成了一些呆账或者死账。因此,账面上的应收账款不一定都能变成现金,实际坏账可能比计提的坏账准备更多;季节性的变化,可能使报表的应收账款数额不能反映平均水平。这些情况,外部使用人不易了解,而财务人员却有可能作出估计。

3. 现金比率 现金比率(cash ratio)是现金类流动资产占流动负债的比重,反映机构短期偿债可能性的大小。现金类资产包括医疗机构所拥有的货币资金和所持有的易于变现的有价证券,它是衡量机构到期偿还债务能力的比率。这个比率越大,机构偿还短期债务的可能性就越大。公式为:

$$现金比率 = \frac{货币资金 + 可变现的有价证券}{流动负债}$$ 公式4-17

由于速动资产中的应收账款存在着发生坏账的可能性,某些到期的账款不一定能够及时收回,这势必影响到短缺偿债能力的准确判断。现金比率是债权人特别关心的一个指标。

现金比率越高,反映短期偿债能力越强。但是如果这个比率太高,说明机构保留过多的现金类资产,意味着医疗卫生机构所筹集的资金未能得到实质性的应用,存在着资金闲置的情况。按照一般经验,现金比率应在0.2左右为宜。

【例4-6】 A医院20×2年年末流动资产104 216万元,流动负债44 429万元,存货5 415万元,货币资金71 943万元,则:

$$流动比率 = 104\ 216/44\ 429 = 2.35 > 2$$
$$速动比率 = (104\ 216 - 5\ 415)/44\ 429 = 2.22 > 1$$
$$现金比率 = 71\ 943/44\ 429 = 1.62$$

A医院流动比率大于2;速动比率不仅大于1,而且超过2;现金比率较高,超过1,说明该医院资金流动性较好,短期偿债能力较强。但应注意资金的使用效率。

(二)长期偿债能力

长期偿债能力(long-term solvency)是对医疗机构偿还长期负债能力大小的分析评价。常用的评价指标有资产负债率、权益乘数等。

1. 资产负债率 资产负债率(debt ratio)是医疗机构负债总额与资产总额的比率,反映机构的资产中借债筹资的比重,是衡量其负债水平及其风险程度重要的判断标准。该指标不论对投资人还是债权人都十分重要。适度的资产负债率既能表明投资人、债权人的投资风险较小,又表明经营安全、稳健、有效,具有较强的筹资能力。反映负债合理性,引导医疗卫生机构避免盲目负债扩张或经营,降低其运行潜在的风险。计算公式为:

$$资产负债率 = 负债总额 / 资产总额 × 100\%$$ 公式4-18

【例4-7】 A医院20×2年年末资产总额187 481万元,负债总额45 006万元,则:

$$资产负债率 = \frac{45\ 006}{187\ 481} × 100\% = 24\%$$

资产负债率多少为宜,不同经营者对这个指标的看法不同。从债权人的立场看,资产负债率越低越好,机构偿债能力越有保证,贷款不会有太大的风险;从机构所有者的角度看,由于机构是通过举债筹措资金,所有者最关心的是全部资本盈余率是否超过借入款项的利率。当全部资金盈余率高于借款利率时,负债比例越大越好,否则反之;从运营者的角度看,机构在持续运营的过程中必须根据需要和可能,审时度势地利用负债资金,要充分估计预期的运营风险和财务风险,作出恰当的资金结构决策,维持机构恰当的资产负债比率。

2. 权益乘数 权益乘数(equity multiplier)是医疗卫生机构的资产总额除以净资产,它反映了医疗机构的资产总额相当于股东权益的倍数。权益乘数越大表明医疗卫生机构所拥有的资本占全部资产的比重越小,其负债的程度越高;反之,该比率越小,表明医疗卫生机构所拥有的资本占全部资产的比重越大,其负债程度越低,债权人权益受保护的程度越高。

$$权益乘数 = 资产总额/净资产 = 1/(1-资产负债率) \qquad 公式4-19$$

【例4-8】 A医院20×2年末资产总额187 481万元,净资产总额142 474万元,则:

$$权益乘数 = 187\,481/142\,474 = 1.32$$

三、运营能力分析

运营能力分析(operational capability analysis)主要是反映医疗卫生机构资本利用的情况和效果,反映机构的运营能力和运营水平。运营能力的指标主要包括总资产周转率、应收账款周转率、存货周转率、固定资产周转率等。对于医院该指标是管理者、投资人、债权人均比较关注的指标。而基层医疗卫生机构及专业公共卫生机构因其资金主要来源于财政投入,因此,更关注于机构业务收支活动的预算管控和绩效考核,以及社会效益,一般不涉及资产运营能力分析。

1. 总资产周转率 总资产周转率(assets turnover)是指一定时期内医疗卫生机构的业务收入(包括医疗收入和其他收入)与平均资产的比率。总资产周转率可以综合反映医疗卫生机构总资产价值回收、转移与利用的效果。总资产周转率越高,说明总资产利用效率越高,周转次数越多,表明运营能力越强;反之,运营能力较差。计算公式为:

$$总资产周转率 = (医疗收入+其他收入)/平均资产 \qquad 公式4-20$$
$$平均资产 = (期初资产总额+期末资产总额)/2 \qquad 公式4-21$$

【例4-9】 A医院20×2年年初资产总额171 857万元,20×2年年末资产总额187 481万元,医疗收入为278 880万元,其他收入为2 868万元,则:

$$总资产周转率 = \frac{278\,880+2\,868}{(171\,857+187\,481)/2} = \frac{281\,748}{179\,669} = 1.57(次)$$

2. 应收账款周转率 应收账款周转率(receivables turnover)是一定时期内(通常为一年,按360天计算)医疗卫生机构的医疗收入与平均应收账款净额之比,反映机构在一定时期内应收账款的平均回收速度。此外,还可以计算应收账款周转天数,即一定时期内应收账款收回的平均天数。

$$应收账款周转率(次) = 医疗收入/平均应收账款净额 \qquad 公式4-22$$
$$平均应收账款净额 = (期初应收账款净额+期末应收账款净额)/2 \qquad 公式4-23$$
$$应收账款周转天数(天) = 日历天数(360天)/应收账款周转率 \qquad 公式4-24$$

【例4-10】 A医院20×2年年初应收账款净额19 991万元,20×2年年末应收账款净额21 809万元,医疗收入为278 880万元,则:

$$应收账款周转率 = \frac{278\,880}{(19\,991+21\,809)/2} = \frac{278\,880}{20\,900} = 13.34(次)$$

$$应收账款周转天数 = \frac{360}{13.34} \approx 27(天)$$

一般来说，应收账款周转率越高，天数越短，反映医疗卫生机构收回货款的速度越快，资产流动性越强，可以减少或避免坏账损失，机构的短期偿债能力也能得到增强，在一定程度上可以弥补流动比率低的不利影响。反之，周转次数越少，天数越长，说明收回货款的速度越慢，产生坏账的可能性越大。

3.存货周转率 存货周转率（inventory turnover）是一定时期内医疗卫生机构消耗的药品、卫生材料、其他材料以及低值易耗品等物品与存货的比值。反映医疗机构向病人提供的药品、卫生材料、其他材料以及低值易耗品等的流动速度以及存货资金占用是否合理，是用来反映存货流转速度的指标。通过存货周转率还可以计算出存货周转天数，表示存货周转一次所需要的时间。平均存货是指机构期初和期末存货的平均值。

$$存货周转率 = \frac{药品支出 + 卫生材料支出 + 其他材料支出 + 低值易耗品支出}{平均存货} \qquad 公式4-25$$

$$平均存货 = (期初存货 + 期末存货)/2 \qquad 公式4-26$$

$$存货周转天数 = 日历天数（360天）/ 存货周转率 \qquad 公式4-27$$

一般来讲，存货周转速度越快，存货的占用水平越低，流动性越强，存货转换为现金或应收账款的速度越快。提高存货周转率可以提高机构的变现能力，而存货周转速度越慢，则变现能力越差。

4.固定资产周转率 固定资产周转率（turnover of fixed assets）是一定时期内医疗卫生机构医疗收入与固定资产平均净值的比率，用来反映固定资产的价值转移、回收速度和利用效果的指标。其计算公式为：

$$固定资产周转率 = 医疗收入 / 平均固定资产净值 \qquad 公式4-28$$

$$平均固定资产净值 = (期初固定资产净值 + 期末固定资产净值)/2 \qquad 公式4-29$$

【例4-11】 A医院20×2年年初固定资产净值73 661万元，20×2年年末固定资产净值80 357万元，医疗收入为278 880万元，则：

$$平均固定资产净值 = \frac{73\ 661 + 80\ 357}{2} = 77\ 009（万元）$$

$$固定资产周转率 = \frac{278\ 880}{77\ 009} = 3.62（次）$$

固定资产周转率高，表明固定资产利用充分，同时也能说明固定资产投资得当，结构合理，能够发挥其应有的效率；相反，如果固定资产周转率不高，则揭示了固定资产运用效率不高，机构运营能力不强。

运用和计算固定资产周转率时应注意，在利用固定资产的净值（即原值减去累计折旧后的余额）这一指标进行比较时，一般适宜自身纵向比较，如果与其他机构横向比较，则要注意不同机构所采用的折旧方法是否一致。

四、收入费用及盈余分析

收入费用及盈余分析，既可以采用比率分析法，如医疗盈余率、资产报酬率、净资产收益率等指标，也可以采用结构分析法，分析某一项收入、费用、盈余分别在全部或某类收入、费用、盈余中所占的比重。

（一）公立医院收入费用及盈余分析

1.公立医院收入结构分析 收入结构主要反映公立医院各项收入的构成情况。公立医院收入构成明细，请参见第三章、第八章内容。

医院收入的结构分析，可以进行医院总收入的结构分析、事业收入的结构分析、门急诊收入的结构分析、住院收入的结构分析等。此外,门诊收入占医疗收入的比例、住院收入占医疗收入的比例、医疗服务收入(不含药品、耗材收入)占医疗收入比例、医疗服务收入(不含药品、耗材、检查、化验收入)占医疗收入比例、药品收入占医疗收入比例、药品收入(不含中药饮片)占医疗收入比例、卫生材料收入占医疗收入比例等都是医院收入分析的重要指标。

以下列举几个常用的收入分析指标:

$$门诊收入占医疗收入比例 = 门诊收入 / 医疗收入 \times 100\%$$ 公式 4-30

$$住院收入占医疗收入比例 = 住院收入 / 医疗收入 \times 100\%$$ 公式 4-31

$$医疗服务收入占医疗收入比例 = 医疗服务收入 / 医疗收入 \times 100\%$$ 公式 4-32

$$药品收入占医疗收入比例 = 药品收入 / 医疗收入 \times 100\%$$ 公式 4-33

$$卫生材料收入占医疗收入比例 = 卫生材料收入 / 医疗收入 \times 100\%$$ 公式 4-34

【例 4-12】 A 医院 20×2 年总收入结构情况分析(表 4-4)。

表 4-4 20×2 年 A 医院收入结构分析

项目	本年累计数 / 万元	构成比 /%
本期收入	309 056.04	100.00
财政补助收入	19 920.00	6.44
事业收入	281 230.56	90.99
上级补助收入	240.00	0.08
附属单位上缴收入	120.00	0.04
经营收入	0.00	0.00
非同级财政拨款收入	3 984.00	1.29
投资收益	79.20	0.03
捐赠收入	149.40	0.05
利息收入	66.00	0.02
租金收入	398.40	0.13
其他收入	2 868.48	0.93

从表中可以看出 20×2 年 A 医院收入结构中以事业收入为主,占总收入的 90.99% 但为了进一步了解 A 医院的收入结构,还应对占比较大的事业收入作进一步的结构分析。

《国务院办公厅关于城市公立医院综合改革试点的指导意见》(国办发〔2015〕38 号)要求,规范临床检查、诊断、治疗、使用药物和植(介)入类医疗器械行为。在降低药品、医用耗材费用和取消药品加成的同时,降低大型医用设备检查治疗价格,合理调整体现医务人员技术劳务价值的医疗服务价格。医疗服务收入占比可以从侧面反映医院所在地医疗服务价格合理性,尤其是取消药品和医用耗材加成后调整医疗服务价格的情况。

2. 公立医院费用结构分析 费用结构主要反映公立医院各项费用的构成情况,反映医疗卫生机构使用资金的合理性。医院的费用按照资金耗费或损失的方向即费用的功能分为:业务活动费用、单位管理费用、经营费用、资产处置费用、上缴上级费用、对附属单位补助费用、所得税费用和其他费用八大类。

医院费用的结构分析,可以进行医院总费用的结构分析、业务活动费用的结构分析、单位管理费用的结构分析等。以下列举几个常用的费用分析指标:

$$人员经费占比 = 人员经费 / 医疗活动费用 \times 100\%$$ 公式 4-35

$$业务活动费用占比 = 业务活动费用 / 本期费用$$ 公式 4-36

$$单位管理费用占比 = 单位管理费用 / 本期费用$$ 公式 4-37

$$卫生材料费占比 = 卫生材料费 / 业务活动费用$$ 公式 4-38

$$药品费占比＝药品费／业务活动费 \qquad 公式4\text{-}39$$

公式中的本期费用即为医院本期总费用,人员经费包括医院全部人员发生的费用(不含财政项目拨款经费和科教经费中人员发生的费用)。医疗活动费用包括业务活动费用(不含财政项目拨款经费和科教经费)、单位管理费用(不含财政项目拨款经费和科教经费)、经营费用、资产处置费用、上缴上级费用、对附属单位补助费用、所得税费用、其他费用。财政项目拨款经费和科教项目经费支付的人员劳务费、专家咨询费等人员经费不在本指标计算范围内。该指标可以掌握医院人员工资水平是否合理。

【例4-13】 A医院20×2年费用结构分析(表4-5)。

表4-5 20×2年A医院费用结构分析

项目	本年累计数／万元	构成比／%
本期费用	299 151.35	100.00
业务活动费用	273 562.55	91.45
单位管理费用	23 184.00	7.75
经营费用	0.00	0.00
资产处置费用	9.60	0.00
上缴上级费用	0.00	0.00
对附属单位补助费用	0.00	0.00
所得税费用	0.00	0.00
其他费用	2 395.20	0.80

从表中可以看出20×2年A医院的费用以业务活动费用为主,占总本期费用的91.45%,其次为管理费用占7.75%。为了进一步了解A医院的费用结构,还应对占比较大的业务活动费用、单位管理费以及其他费用做进一步的结构分析。

除以上的收入费用结构分析外,医院还应进行预算收入和支出的结构分析,掌握预算收入和支出的结构是否合理。

3.公立医院盈余分析 盈余是医疗卫生机构一定时期内的总收入扣除总费用后的余额。盈余分析可以采用结构分析法和比率分析法对盈余进行分析。因基层医疗卫生机构和专业公共卫生机构的总收入中财政补助收入占比较大,部分单位实行收支两条线管理,故本章节仅阐述公立医院的盈余分析。

医院的本期盈余包括财政项目盈余、医疗盈余和科教盈余,医院盈余的结构分析,可以分别计算某一项盈余占本期盈余的比重,以便详细掌握医院的盈余结构。此外,还可以采用比率分析法进行分析,主要指标如下。

(1)医疗盈余率(medical surplus ratio):反映医院除财政项目收支和科教项目收支之外的收支盈余水平,能够体现医院业务活动的管理水平。

$$医疗盈余率＝医疗盈余／医疗活动收入×100\% \qquad 公式4\text{-}40$$

医疗盈余＝"财政拨款收入"下"财政基本拨款收入"+"事业收入"下"医疗收入"+"上级补助收入"+"附属单位上缴收入"+"经营收入"+"非同级财政拨款收入"+"投资收益"+"捐赠收入"+"利息收入"+"租金收入"+"其他收入"-"业务活动费用"下"财政基本拨款经费"和"其他经费"-"单位管理费用"项目下"财政基本拨款经费"和"其他经费"-"经营费用"-"资产处置费用"-"上缴上级费用"-"对附属单位补助费用"-"所得税费用"-"其他费用"。

医疗活动收入＝"财政拨款收入"下"财政基本拨款收入"+"事业收入"下"医疗收入"+"上级补助收入"+"附属单位上缴收入"+"经营收入"+"非同级财政拨款收入"+"投资收益"+"捐赠收入"+"利息收入"+"租金收入"+"其他收入"。

通过分析医院医疗盈余率，可以了解医院运营状况，引导医院坚持公益性，提高医院可持续发展能力。

（2）资产报酬率（rate of return on assets）：是医院在一定时期内盈余与平均资产的比值，又称资产收益率。该项指标越高，说明医院资产利用效益越好，管理水平越高。该指标作为揭示医院资产综合利用效果的指标，无论对于投资人、债权人还是管理者都具有重要意义。计算公式为：

$$资产报酬率 = 本期盈余 / 平均资产 \times 100\% \qquad 公式 4\text{-}41$$

$$平均资产 = (期初资产 + 期末资产)/2 \qquad 公式 4\text{-}42$$

【例 4-14】 A 医院 20×2 年年初资产总额 171 857 万元，20×2 年年末资产总额 187 481 万元，本期盈余 9 904 万元则：

$$资产报酬率 = \frac{9\ 904}{(171\ 857 + 187\ 481)/2} \times 100\% = 5.51\%$$

根据计算结果，该医院的资产报酬率较为合理，符合公立医疗的特点，有利于医院保持良性可持续发展。

（3）净资产收益率（return on net assets）：是在一定时期内盈余与平均净资产的比值。该项指标是评价医院财务业绩的核心指标，也是反映公立医院自有资本保值增值的一项重要指标。尽管公立医院不以营利为目的，但适当的净资产报酬率有益于医院的良性发展，计算公式为：

$$净资产收益率 = 本期盈余 / 平均净资产 \qquad 公式 4\text{-}43$$

$$平均净资产 = (期初净资产 + 期末净资产)/2 \qquad 公式 4\text{-}44$$

【例 4-15】 A 医院 20×2 年年初净资产 130 602 万元，20×2 年年末净资产 142 474 万元，本期盈余 9 904 万元则：

$$净资产报酬率 = \frac{9\ 904}{(130\ 602 + 142\ 474)/2} \times 100\% = 7.25\%$$

（二）基层医疗机构收入费用分析

1. 收入结构分析 基层医疗卫生机构收入包括：财政拨款收入、事业收入、上级补助收入、附属单位上缴收入、经营收入、非同级财政拨款收入、投资收益、捐赠收入、利息收入、租金收入和其他收入，共 11 项收入总账科目。

基层医疗机构收入的结构分析，可以分别进行总收入的结构分析、事业收入的结构分析、事业收入中的医疗收入的结构分析等。

2. 费用结构分析 基层医疗机构费用包括：业务活动费用、单位管理费用、经营费用、资产处置费用、上缴上级费用、对附属单位补助费用、所得税费用和其他费用八大类。

基层医疗机构费用的结构分析，可以进行总费用的结构分析、业务活动费用的结构分析、单位管理费用的结构分析以及业务活动费用中的医疗费用的结构分析等。

除以上的收入费用结构分析外，作为基层医疗卫生机构，公共卫生服务在其工作职责中占有较大比重，因此，基层医疗卫生机构还应开展公共卫生收支的分析，以及预算及专项资金使用情况的分析。比如：

$$医疗支出比重 = \frac{医疗支出}{医疗卫生支出} \times 100\% \qquad 公式 4\text{-}45$$

$$公共卫生支出比重 = \frac{公共卫生支出}{医疗卫生支出} \times 100\% \qquad 公式 4\text{-}46$$

（三）专业公共卫生机构收入费用分析

1. 收入结构分析 专业公共卫生机构收入包括：财政拨款收入、事业收入、上级补助收入、附属单位上缴收入、经营收入、非同级财政拨款收入、投资收益、捐赠收入、利息收入、租金收入和其他收入，共 11 项收入总账科目。专业医疗卫生机构收入的结构分析，可以分别进行总收入的结构分析，此外还可以对占比较大的收入，作进一步的收入构成分析。

2. 费用结构分析 专业公共卫生机构费用包括：业务活动费用、单位管理费用、经营费用、资产处置费用、上缴上级费用、对附属单位补助费用、所得税费用和其他费用八大类。专业医疗卫生机构费用的结构分析，可以进行总费用的结构分析、业务活动费用的结构分析、单位管理费用的结构分析、业务活动费用中的医疗费用的结构分析，以及公共卫生费用的结构分析和专项资金的使用情况分析。

五、发展能力分析

发展能力分析可以反映医疗卫生机构的发展潜力，是评价医疗卫生机构发展潜力和趋势的重要指标。主要包括总资产增长率、净资产增长率、固定资产增长率、固定资产净值率、盈余增长率、人均收入增长率等。

1. 总资产增长率 总资产增长率（growth rate of total assets）是医疗卫生机构一定时期内总资产增长额同期初资产总额的比率，它从资产总量方面反映医疗卫生机构的发展能力，可以衡量机构本期资产规模的增长情况，评价机构运营规模总量上的扩张程度。其计算公式为：

$$总资产增长率 = \frac{期末总资产 - 期初总资产}{期初总资产} \times 100\% \qquad 公式4\text{-}47$$

该指标表明医疗卫生机构规模增长水平对发展后劲的影响。但应注意规模扩张的质量，避免资产盲目扩张。

【例4-16】 A医院20×2年年初资产总额171 857万元，20×2年年末资产总额187 481万元，则总资产增长率为9.09%。

$$总资产增长率 = \frac{187\,481 - 171\,857}{171\,857} \times 100\% = 9.09\%$$

2. 净资产增长率 净资产增长率（growth rate of net assets）是医疗卫生机构一定时期内期末与期初净资产的增加额与期初净资产的比率。反映医疗卫生机构净资产的增值情况和发展能力；净资产增长率越高，说明发展能力越强。其计算公式为：

$$净资产增长率 = (期末净资产 - 期初净资产)/期初净资产 \times 100\% \qquad 公式4\text{-}48$$

3. 固定资产增长率 固定资产增长率（growth rate of fixed assets）是医疗卫生机构一定时期内固定资产增加值与期初固定资产原值的比率。它是用来反映固定资产规模扩大程度的指标，其计算公式为：

$$固定资产增长率 = 本期净增固定资产原值/期初固定资产原值 \times 100\% \qquad 公式4\text{-}49$$

4. 固定资产净值率 固定资产净值率（net value ratio of fixed assets）反映一定时期内医疗卫生机构固定资产的新旧程度，体现了医疗卫生机构固定资产更新的快慢和持续发展的能力，其计算公式为：

$$固定资产净值率 = 固定资产净值/固定资产原值 \times 100\% \qquad 公式4\text{-}50$$

5. 盈余增长率 盈余增长率（growth rate of surplus）是医疗卫生机构本期盈余增加额与上期盈余比率。它是反映医疗卫生机构运营成果增长情况的指标，其计算公式为：

$$盈余增长率 = (本期盈余/上期盈余 - 1) \times 100\% \qquad 公式4\text{-}51$$

6. 人均收入增长率 人均收入增长率（growth rate of per capita income）是医疗卫生机构在职职工人均收入增长的比率，其中总收入包括医疗卫生机构的全部收入，它是反映医疗卫生机构在现有人力资源规模下收益扩张能力的指标。其计算公式为：

$$人均收入增长率 = \left(\frac{本期在职职工人均收入}{上期在职职工人均收入} - 1 \right) \times 100\% \qquad 公式4\text{-}52$$

在职职工人均收入＝本期总收入/平均在职职工人数 　　　公式 4-53

平均在职职工＝（期初在职职工人数＋期末在职职工人数）/2 　　　公式 4-54

六、成本管理分析

成本管理分析是通过门诊收入成本率、住院收入成本率、百元收入药品、卫生材料消耗等指标反映医疗卫生机构提供医疗服务过程中的成本管理水平。（成本管理与分析将在第十章进一步详细阐述）

1.门诊收入成本率 门诊收入成本率反映医疗卫生机构每门诊收入耗费的成本水平。主要包括每门诊人次收入、每门诊人次成本及门诊收入成本率。

每门诊人次收入＝门诊收入/门诊人次 　　　公式 4-55

每门诊人次成本＝门诊成本/门诊人次 　　　公式 4-56

门诊收入成本率＝每门诊人次成本/每门诊人次收入×100% 　　　公式 4-57

【例 4-17】 某医院 20×2 年门诊收入 1 850 万元，门诊人次 86 000 人次，住院收入 7 860 万元，住院人次 9 880 人次。则：

每门诊人次收入＝1 850 万元/86 000 人次＝215 元

每住院人次收入＝7 860 万元/9 880 人次＝7 955 元

2.住院收入成本率 住院收入成本率反映医疗卫生机构每住院病人收入耗费的成本水平，主要包括每住院人次收入、每住院人次成本及住院收入成本率。

每住院人次收入＝住院收入/出院人次 　　　公式 4-58

每住院人次成本＝住院成本/出院人次 　　　公式 4-59

住院收入成本率＝每住院人次成本/每住院人次收入×100% 　　　公式 4-60

3.百元收入药品、卫生材料消耗 反映医疗卫生机构的药品、卫生材料消耗程度，以及药品、卫生材料的管理水平。

百元收入药品消耗＝药品消耗/（医疗收入＋其他收入）×100% 　　　公式 4-61

百元收入卫生材料消耗＝卫生材料消耗/（医疗收入＋其他收入）×100% 　　　公式 4-62

第四节　综合财务分析与评价

以上医疗卫生机构分析分别从预算管理、财务风险管理、运营能力、收入费用及盈余、发展能力及成本管理分析等方面介绍了医疗卫生机构相关的财务分析指标。每一个财务分析指标都是从某一特定的角度对医疗机构的财务状况及运营成果进行的分析，却无法揭示各种财务指标之间存在的内在关系，不能全面地评价医疗机构的总体财务状况及其运营成果。只有通过综合财务分析将各种财务分析指标结合起来，进行系统的、综合的分析，才能揭示出有关指标之间的内在联系，并对医疗机构的财务状况作出全面、合理的评价，这就需要进行综合财务分析。企业中常用的综合财务分析方法是杜邦财务分析体系，该方法被引入到医疗系统，可以为医疗卫生机构开展财务分析提供借鉴和参考。

一、杜邦财务分析的含义

杜邦财务分析体系（the Du Pont system）是常用的综合财务分析的一种方法，该方法主要是利用财务指标之间的关系来综合分析企业的财务状况。由于这种方法是由美国杜邦公司创造并首先采用的,故称杜邦财务分析。

杜邦财务分析的基本思想是将净资产收益率作为核心指标并将其逐级分解为多项财务指标的乘积,进而深入分析比较企业的经营业绩及其影响因素。杜邦财务分析一般用杜邦系统图来表示(图4-1)。

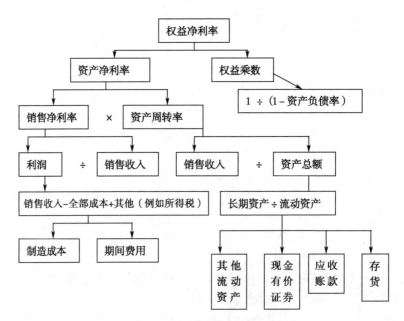

图4-1　企业杜邦财务分析图

$$净资产收益率 = \frac{净收益}{净资产} = \frac{净收益}{总资产} \times \frac{总资产}{净资产} = \frac{净收益}{销售收入} \times \frac{销售收入}{总资产} \times \frac{总资产}{净资产}$$

$$= \frac{利润}{销售收入} \times \frac{销售收入}{总资产} \times \frac{总资产}{净资产}$$ 　　公式4-63

$$= 利润率 \times 资产周转率 \times 权益乘数$$

通过以上的分解可以看出,净资产收益率受三类因素影响:利润率、资产周转率、权益乘数。利润率反映企业的营运效率(operation efficiency),资产周转率反映资产使用效率,权益乘数反映了企业的负债情况。因此净资产收益率是一个综合反映企业经营状况的财务指标。

二、杜邦分析法的特点

杜邦财务分析体系是一种分解财务比率的方法,从评价企业绩效最具综合性和代表性的净资产收益率指标出发,利用各主要财务比率指标间的内在有机联系,对企业财务状况及经济效益进行综合系统的分析评价。该体系以净资产收益率为龙头,以资产净利率和权益乘数为核心,重点揭示企业获利能力及权益乘数对净资产收益率的影响,以及各相关指标间的相互影响作用关系。该体系层层分解至企业最基本生产要素的使用、成本与费用的构成和企业风险,揭示指标变动的原因和趋势,满足经营者通过财务分析进行绩效评价,在经营目标发生异动时能及时查明原因并加以修正,为企业经营决策和投资决策指明方向。

三、杜邦分析法的基本指标

杜邦财务分析体系为进行企业综合分析提供了极具价值的财务信息。

1. 净资产收益率 是综合性最强的财务指标,是企业综合财务分析的核心。这一指标反映了投资者投入资本获利能力的高低。从企业财务活动和经营活动的相互关系上看,净资产收益率的变动取决于企业资本经营、资产经营和商品经营。所以净资产收益率是企业财务活动效率和经营活动效率的综合体现。

2. 利润率 是反映企业商品经营盈利能力最重要的指标,是企业商品经营的结果,是实现净资产收益率最大化的保证。企业从事商品经营,目的在于获利,其途径只有两条:一是扩大营业收入;二是降低成本费用。

3. 资产周转率 是反映企业营运能力最重要的指标,是企业资产经营的结果,是实现净资产收益率最大化的基础。企业总资产由流动资产和非流动资产组成,流动资产体现企业的偿债能力和变现能力,非流动资产则体现企业的经营规模、发展潜力和盈利能力。各类资产的收益性又有较大区别,如现金、应收账款几乎没有收益。所以,资产结构是否合理、营运效率的高低是企业资产经营的核心,并最终影响到企业的经营业绩。

4. 权益乘数 既是反映企业资本结构的指标,也是反映企业偿债能力的指标,是企业资本经营即筹资活动的结果,它对提高净资产收益率起到杠杆作用。适度开展负债经营,合理安排企业资本结构,可以提高净资产收益率。资产负债率高,权益乘数就大,说明企业负债程度高,企业会有较多的杠杆利益,但风险也高;反之,资产负债率低,权益乘数就小,这说明企业负债程度低,企业会有较少的杠杆利益,但相应所承担的风险也低。

四、杜邦财务分析在医院财务管理中的应用

根据杜邦财务分析的基本思想,医院可以应用该方法进行综合财务分析,具体分析过程如下:

$$
\begin{aligned}
净资产收益率 &= \frac{本期盈余}{平均净资产} = \frac{本期盈余}{平均资产} \times \frac{平均资产}{平均净资产} \\
&= \frac{本期盈余}{本期收入} \times \frac{本期收入}{平均资产} \times \frac{平均资产}{平均净资产} \qquad \text{公式4-64} \\
&= \frac{本期盈余}{本期收入} \times \frac{本期收入}{平均资产} \times \frac{1}{1-资产负债率} \\
&= 盈余率 \times 总资产周转率 \times 权益乘数
\end{aligned}
$$

净资产收益率经过层层分解,最终受三个指标影响。

1. 盈余率 盈余率(surplus ratio)的高低反映了医院运营状况的好坏,盈余率越高,说明医院运营管理的水平和效果越好。

2. 总资产周转率 总资产周转率反映了医院资产利用现状,总资产周转率越高,说明医院对资产管理的水平和利用效果越好。

3. 权益系数 权益系数反映了医院负债的状况,负债率越高,权益系数越高,说明医院负债程度越高,医院负债压力越大,风险越高。反之,负债率越低,权益系数越低,说明医院负债压力越小,风险越小。

净资产收益率是三者之间的乘积所得,该指标的变化,既能反映出医院的运营情况,又能反映出医院资产利用情况,同时还反映出医院的负债情况。因此,净资产收益率是一个综合指标,它可以总括地反映出医院管理水平的高低。

【例4-18】 根据 A 医院资产负债表和收入费用表所提供的数据分析,杜邦综合财务分析见表4-6。

表4-6　A医院杜邦综合财务分析指标数据　　　　　　单位：万元

指标	20×2年
本期收入	309 056
本期盈余	9 904
期初资产	171 857
期末资产	187 481
平均资产	179 669
期初负债	41 255
期末负债	45 006
平均负债	43 131
资产负债率	24%

$$净资产收益率 = \frac{本期盈余}{本期收入} \times \frac{本期收入}{资产平均总额} \times \frac{1}{1-资产负债率}$$

$$= \frac{9\ 904}{309\ 056} \times \frac{309\ 056}{179\ 669} \times \frac{1}{1-24\%} = 7.24\%$$

　　净资产收益率为7.24。如果有该行业的平均指标，可以作为一个参考数据进行比较。另外，如果该医院能够连续计算该指标，可以进行动态对比分析，以判断医院的总体运营情况。

　　杜邦财务分析体系可以综合反映医院的运营情况，但它在医院管理中也存在着一定的局限性。从绩效评价的角度来看，杜邦分析法只包括财务方面的信息，对短期财务结果过分重视，忽略了医院长期的价值创造，有可能助长管理层的短期行为，但它应不失为一种综合的评价方法，值得借助它的思想开展医院的财务分析。

本章小结

　　医疗卫生机构财务分析是以医疗卫生机构财务报告为基础，采用一定的技术方法，对机构的财务状况和运营成果进行评价和剖析的一项财务活动。财务分析是医疗卫生机构财务管理的一项重要内容，其目的就是获取和使用财务信息，以利于加强医疗卫生机构的宏观及微观管理。财务分析的主要方法包括比较分析法、趋势分析方法、结构分析法、因素分析法和比率分析法。重点掌握知识点：医疗卫生机构的预算管理分析、财务风险管理分析、运营能力分析、收入费用及盈余分析、发展能力分析、成本管理分析以及杜邦财务分析在医院财务管理中的应用。

思考题

1. 请思考公立医院财务分析的主要内容有哪些？
2. 为什么公立医院的财务分析既要有财务会计分析，又要有预算会计分析？
3. 财务分析的主要方法有哪些？
4. 如何运用杜邦财务分析方法开展医院财务会计分析？

（赵晓雯　车　飞）

第五章　资产管理与控制

资产是医疗卫生机构拥有和控制的经济资源,资产管理与控制是医疗卫生机构财务管理的重要内容,也是医疗卫生机构实行科学化、精细化管理,提高资产使用效果的必要手段。本章介绍资产的概念、特点以及资产管理的原则,阐述国家政策中有关医疗卫生机构资产管理的职责、资产配置及使用、资产处置、资产评估与清查的规定,讲解医疗卫生机构流动资产、固定资产、建设项目、对外投资以及无形资产管理与控制的主要内容与环节。

第一节　资产管理概述

一、资产的特点及管理原则

资产(assets)是指会计主体过去的经济业务或者事项形成的,由会计主体控制的,预期能够产生服务潜力或者带来经济利益流入的经济资源。医疗卫生机构资产,是指医疗卫生机构占有、使用的,依法确认为国家所有,能以货币计量的各种经济资源的总称。主要包括流动资产、固定资产、无形资产和对外投资等。

(一)资产的特点

1.资产预期会给医疗卫生机构带来经济利益或者服务潜力　资产预期会给机构带来经济利益或服务潜力,是资产的本质特征。经济利益是指资产预期会直接或间接导致现金或现金等价物流入会计主体。服务潜力是指医疗卫生机构利用资产提供公共产品和服务以履行职能的潜在能力。

2.资产是由医疗卫生机构拥有或控制的资源　机构只有控制了资源,才能获得和支配资产,主要风险和报酬才会转移。判别一项资产是否属于机构资产核算范围,主要了解该项资产是否为机构拥有或控制。

3.资产是由医疗卫生机构过去的经济业务或事项形成的　资产是医疗卫生机构现时拥有的资源,是由过去已经发生的交易或事项产生的结果,不是机构预期或者计划的资产。

4.资产必须是以货币计量的　不能用货币计量的资产暂时无法统计的,不能计入机构的资产中。

只有同时具备以上条件的,才能作为资产加以确认。

(二)医疗卫生机构资产管理的原则

医疗卫生机构国有资产管理活动,应当坚持:

(1)资产管理与预算管理相结合的原则,推行实物费用定额制度,促进事业资产整合与共享共用,实现资产管理和预算管理的紧密统一。

(2)坚持所有权和使用权相分离的原则。

(3)坚持资产管理与财务管理、实物管理与价值管理相结合的原则。

国有资产实行国家统一所有,政府分级监管,单位占有、使用的管理体制。

二、医疗卫生机构资产管理的职责

医疗卫生机构负责对本单位占有、使用的国有资产实施具体管理，其主要职责是：

（1）根据事业单位国有资产管理的有关规定，制定本单位国有资产管理的具体办法并组织实施。

（2）负责本单位资产购置、验收入库、维护保管等日常管理，负责本单位资产的账卡管理、清查登记、统计报告及日常监督检查工作。

（3）办理本单位国有资产配置、处置和对外投资、出租、出借和担保等事项的报批手续。

（4）负责本单位用于对外投资、出租、出借和担保的资产的保值增值，按照规定及时、足额缴纳国有资产收益。

（5）负责本单位存量资产的有效利用，参与大型仪器、设备等资产的共享、共用和公共研究平台建设工作。

（6）接受主管部门和同级财政部门的监督、指导并向其报告有关国有资产管理工作。

三、资产配置及使用的相关规定

资产配置是指医疗卫生机构根据本单位履行职能的需要，按照国家有关法律、法规和规章制度规定的程序，通过购置或者调剂等方式为单位配备资产的行为。

医疗卫生机构国有资产配置应当符合以下条件：

（1）现有资产无法满足事业单位履行职能的需要。

（2）难以与其他单位共享、共用相关资产。

（3）难以通过市场购买产品或者服务的方式代替资产配置，或者采取市场购买方式的成本过高。

国有资产配置应当符合规定的配置标准；没有规定配置标准的，应当从严控制，合理配置。对于单位长期闲置、低效运转或者超标准配置的资产，原则上由主管部门进行调剂，并报同级财政部门备案；跨部门、跨地区的资产调剂应当报同级或者共同上一级的财政部门批准。法律、行政法规另有规定的，依照其规定。事业单位向财政部门申请用财政性资金购置规定限额以上资产的须严格履行相关程序报批。

医疗卫生机构国有资产的使用包括单位自用和对外投资、出租、出借、担保等方式，并且应当建立健全资产购置、验收、保管、使用等内部管理制度。

医疗卫生机构利用国有资产对外投资、出租、出借和担保等应当进行必要的可行性论证，并提出申请，经主管部门审核同意后，报同级财政部门审批。对本单位用于对外投资、出租和出借的资产实行专项管理，并在单位财务会计报告中对相关信息进行充分披露。对外投资收益以及利用国有资产出租、出借和担保等取得的收入应当纳入单位预算，统一核算，统一管理。

四、资产处置的相关规定

资产处置是指医疗卫生机构对其依法占有、使用的国有资产进行产权转移及核销的行为。处置方式包括无偿划转、对外捐赠、转让、置换、报废、损失核销等。医疗卫生机构对国有资产处置的合法性、真实性、规范性负有主体责任。处置国有资产应当严格履行审批手续，未经批准不得自行处置。

医疗卫生机构符合下列情形的国有资产应当予以处置：

（1）因技术原因确需淘汰或者无法维修、无维修价值的。

（2）涉及盘亏等非正常损失的。

（3）已超过使用年限且无法满足现有工作需要的。

（4）因自然灾害等不可抗力因素造成毁损、灭失的。

（5）因单位分立、合并、改制、撤销、隶属关系改变，或者部分职能、业务调整等而需要移交的。

（6）发生产权变动的。

（7）依照国家有关规定需要处置的其他情形。

医疗卫生机构国有资产处置应当履行单位领导班子集体决策程序，遵循公开、公正、公平和竞争择优的原则，按照规定权限履行审批手续，未经批准不得擅自处置。

医疗卫生机构拟处置的国有资产应当权属清晰，来源合法合规。权属关系不明或者存在纠纷的，应当按照有关规定界定权属后方可处置。

医疗卫生机构占有、使用的房屋建筑物、土地和车辆的处置以及单位价值或者批量价值在规定限额以上的资产的处置，经主管部门审核后报同级财政部门审批；规定限额以下的资产的处置报主管部门审批。

除国家另有规定外，医疗卫生机构国有资产处置收入，应当在扣除相关税金、资产评估费、拍卖佣金等费用后，按照政府非税收入和国库集中收缴管理有关规定及时上缴中央国库。土地使用权转让收益以及占地补偿收益，按照财政部有关规定上缴中央国库。

医疗卫生机构在突发公共卫生事件或者国家重大自然灾害等应急情况下，可本着急事急办、特事特办的原则，履行单位内部程序后处置国有资产，待应急事件结束后报国家卫生健康委备案。

五、资产评估与资产清查的相关规定

（一）资产评估

医疗卫生机构有下列情形之一的，应当对相关国有资产进行评估：

（1）整体或者部分改制为企业。

（2）以非货币性资产对外投资。

（3）合并、分立、清算。

（4）资产拍卖、转让、置换。

（5）整体或者部分资产租赁给非国有单位。

（6）确定涉讼资产价值。

（7）法律、行政法规规定的其他需要进行评估的事项。

医疗卫生机构国有资产评估工作应当委托具有资产评估资质的评估机构进行，并如实向资产评估机构提供有关情况和资料，并对所提供的情况和资料的客观性、真实性和合法性负责。机构不得以任何形式干预资产评估机构独立执业。

（二）资产清查

医疗卫生机构有下列情形之一的，应当进行资产清查：

（1）根据国家专项工作要求或者本级政府实际工作需要，被纳入统一组织的资产清查范围的。

（2）进行重大改革或者整体、部分改制为企业的。

（3）遭受重大自然灾害等不可抗力造成资产严重损失的。

（4）会计信息严重失真或者国有资产出现重大流失的。

（5）会计政策发生重大更改，涉及资产核算方法发生重要变化的。

（6）同级财政部门认为应当进行资产清查的其他情形。

医疗卫生机构进行资产清查，应当向主管部门提出申请，并按照规定程序报同级财政部门批准立项后组织实施,但根据国家专项工作要求或者本级政府工作需要进行的资产清查除外。

医疗卫生机构资产清查工作的主要内容包括基本情况清理、账务清理、财产清查、损益认定、资产核实和完善制度等。

医疗卫生机构应当依法维护国有资产的安全完整,提高国有资产使用效益。建立健全科学合理的国有资产监督管理责任制,将资产监督、管理的责任落实到具体部门、单位和个人。坚持内部监督与财政监督、审计监督、社会监督相结合,事前监督与事中监督、事后监督相结合,日常监督与专项检查相结合。

医疗卫生机构及其工作人员在国有资产配置、使用、处置等管理工作中,存在违反相关规定的行为,以及其他滥用职权、玩忽职守、徇私舞弊等违法违纪行为的,依照国家有关规定追究相应责任;涉嫌犯罪的,依法移送司法机关处理。

六、资产管理的主要内容

按资产管理的对象不同分为:流动资产管理和非流动资产管理。流动资产管理包括货币资金管理、应收款项管理、存货管理;非流动资产管理包括固定资产管理、无形资产管理、建设项目管理和对外投资管理(图5-1)。

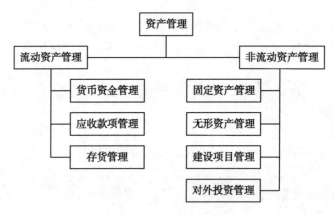

图 5-1　资产管理框架图

第二节　流动资产管理与控制

一、货币资金的管理与控制

(一)货币资金的概念

货币资金(money funds)是指医疗卫生机构在运营过程中,处于货币形态的那部分资金。它是医疗卫生机构重要的支付和流通手段,医疗卫生机构要进行医疗服务活动,必须具有一定数量的货币资金。医疗卫生机构的货币资金包括:库存现金、银行存款、零余额账户用款额度和其他货币资金。

(二)货币资金的日常管理

医疗卫生机构应在保证日常业务活动货币资金需求量的前提下,加强货币资金管理,加速货币资金运转,提高资金使用效率。

1.库存现金管理　库存现金管理,必须遵守国家规定的现金管理原则。

(1)钱账分管:做到会计和出纳岗位分离,管钱的不管账,管账的不管钱;出纳和会计互相牵制、互相配合、互相监督，避免差错、堵塞漏洞、防止舞弊。

（2）日清月结：建立现金日记账，逐笔登记现金收支，账目要求日清月结，建立库存现金盘点制度，每日结账后进行盘点，库存现金当日结存与现金日记账当日余额必须一致，做到账实相符，如有长短款，应查明原因及时处理。

（3）遵守现金使用范围规定：按照规定，现金可以在下列范围内使用：①支付职工工资、津贴；②支付个人劳务报酬；③根据国家规定颁发给个人的科学技术、文化艺术、体育等各类奖金；④支付各种劳保、福利费用以及国家规定的对个人的其他支出；⑤向个人收购农副产品和其他物资的价款；⑥出差人员的必须随身携带的差旅费；⑦结算起点以下的零星支出。

（4）核定库存现金限额：为了控制现金使用，有计划地组织货币流通，医疗卫生机构库存现金限额，由开户银行根据医疗卫生机构规模大小，每日现金收付金额实际需要以及距离银行的远近核定限额。超过限额的现金，出纳人员要及时送存银行。

（5）不得坐支现金：所谓坐支是指医疗卫生机构从本单位的现金收入中直接用于现金支出。医疗卫生机构全部收入都应及时送存银行，现金支出应按规定向银行提取。因特殊情况需要坐支现金的，应当事先报经开户银行审批，由开户银行核定坐支的范围和金额，坐支单位应当定期向开户银行报告坐支现金金额和使用情况。

2. 银行存款管理　银行存款管理主要包括以下几个方面。

（1）开立账户：医疗卫生机构必须在经正式批准的银行和其他金融机构开立账户。一个医疗卫生机构只能选择一家银行的一个营业网点开立一个基本账户，不得在多家银行开立基本存款户，不得在同一银行的几个分支网点开立一般存款账户，专项存款账户和临时存款账户的设立要符合规定。

（2）规定现金结算范围：按照现金管理办法和结算制度的规定，单位除按照银行核定的限额保存备用金外，其余现金都必须存入银行，单位之间发生的经济往来，除按规定使用现金结算范围外，都必须通过银行转账结算。

（3）遵守银行结算办法：单位办理结算必须严格遵守银行结算办法的规定，不得出租、出借银行账户，不得签发空头支票和远期支票，不得套用银行信用。

（4）银行日记账：财务部门要随时掌握银行存款的结存数额，在办理银行存款收付业务时，按照会计手续填制或取得各种银行结算凭证作为原始凭证，经审核据以编制银行存款收付的记账凭证，每日终了出纳员要如实填报银行存款日报表。

（5）定期核对账目：财务部门要确定专人负责办理银行存款的收付业务，设置银行存款日记账，逐笔顺序记账。要定期与银行的对账单进行核对，编制银行余额调节表，如果不符，要及时查清原因并纠正。

（6）加强支票管理：支票签发必须由财务部门签发，不准开具空白支票；如有特殊情况，不能确定余额时，财务部门必须在支票上填写日期、收款单位名称、款项用途和限制金额等；建立健全领取支票登记簿，详细登记领取支票人的姓名、支票号码、用途等，交回时予以注销。银行印鉴的保管，要有两人以上保管。

此外，随着电子支付、第三方支付以及数字人民币的使用，医疗卫生机构应及时调整与之相应的货币资金的管理环节。

（三）最佳货币资金持有量的确定

最佳货币资金持有量（the best cash holdings）是指货币资金满足医疗服务需要的同时，又使其使用的效率和效益达到最高时的现金持有量，又称最佳货币资金余额。即能够使资金管理的机会成本与转换成本之和保持最低的资金持有量。最佳货币资金持有量确定的模式主要有成本分析模式、货币资金周转模式。

1. 成本分析模式　成本分析模式（cost analysis model）是根据货币资金有关成本，分析预测其总成本最低时货币持有量的一种方法。运用成本分析模式确定最佳货币资金持有量时，一般只考虑因持有一定量的货币资金而产生的机会成本、管理成本和短缺成本，即三种成本之和达到最小值时，医疗卫生机构持有的现金水平为最佳持有量。

（1）机会成本（opportunity cost）：医疗卫生机构保持一定数额的货币资金，势必会放弃将这些资产用于其他投资所获得的收益，这是持有货币资金的代价，这种代价就是它的机会成本。

（2）管理成本（management cost）：为组织和管理货币资金而发生的各项费用支出。

（3）短缺成本（shortage cost）：是指因缺乏必要的货币资金，不能应对业务开支所需，而使医疗卫生机构蒙受损失或为此付出的代价。

【例5-1】 某医疗卫生机构有五种货币资金持有方案，各方案的机会成本、管理成本和短缺成本如下（表5-1）。

表5-1 最佳货币资金持有量测算表　　　　　　　　　　　　　单位：万元

方案	A	B	C	D	E
现金持有量	1 000	2 000	5 000	10 000	20 000
机会成本（i=10%）	100	200	500	1 000	2 000
管理成本	80	80	80	80	80
短缺成本	1 000	500	30	1	0
总成本	1 180	780	610	1 081	2 080

根据表5-1可知：C方案的货币资金持有总成本最低。因此，该医疗卫生机构的货币资金最佳持有量为5 000万元。

2. 货币资金周转模式　货币资金周转模式（cash turnover model）是根据全年货币资金需要量与货币资金周转期（天数）来确定最佳货币资金持有量的方法。具体计算步骤如下。

（1）计算货币资金周转期（monetary capital period）：货币资金周转期是指货币资金从投入医疗服务活动开始，到最终转化为货币资金的全过程（图5-2）。

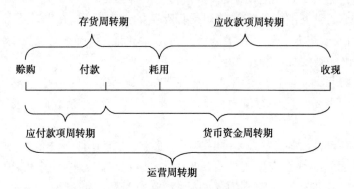

图5-2 货币资金周转期示意图

从图5-2中可以看出，医疗卫生机构的运营周期等于存货周转期加上应收款项周转期，运营周期减去应付款项周转期即为货币资金周转期，用公式表示为：

货币资金周转期（天数）＝存货周转期＋应收款项周转期－应付款项周转期　公式5-1

（2）计算最佳货币资金持有量：假设医疗卫生机构一定时期的货币资金需求量已知，且该医疗卫生机构经营是持续均衡的，即存货、应收款项与应付账款的周转速度能够保持相对稳定。则该医疗卫生机构的最佳货币资金持有量可通过下式求得：

$$最佳货币资金余额 = \frac{预计年货币资金需求总额}{货币资金周转次数}　　公式5-2$$

【例5-2】　某医疗卫生机构预计全年需要货币资金1 000万元，已知存货周转期为80天，应收款项周转期为50天，应付账款周转期为30天，求最佳货币资金持有量（假设一年按360天计算）。

解：货币资金周转天数 = 80 + 50 − 30 = 100（天）

$$货币资金周转次数 = \frac{360}{100} = 3.6（天）$$

$$最佳货币资金余额 = \frac{1\ 000}{3.6} = 278（万元）$$

货币资金周转模式操作比较简单，但该模式要满足一定的前提条件：①必须能够根据往年的历史资料准确测算出货币资金周转次数，并且假定未来年度与历史年度周转次数基本一致；②未来年度的货币资金总需求可以准确预计。

如果未来年度的资金周转效率与历史年度相比较发生变化，但变化是可以预计的，模式仍然可以采用。

（四）货币资金内部控制

1. 岗位分工控制

（1）岗位责任制：建立健全货币资金管理的岗位责任制，合理设置岗位，明确相关岗位的职责权限。

（2）工作内容限制：出纳人员不得兼任稽核、会计档案保管和收入、支出、费用、债权债务账目的登记工作。

（3）岗位轮换：配备合格人员，进行岗位轮换。办理货币资金业务的人员，要有计划地进行岗位轮换。医疗卫生机构门诊和住院收费人员要具备会计基础知识和熟练操作计算机的能力。

（4）回避制度：单位负责人的直系亲属不得担任本单位会计机构负责人，会计机构负责人的直系亲属不得担任本单位出纳人员，建立回避制度。

（5）岗位分离：医疗卫生机构不得由一人办理货币资金业务的全过程，确保不相容岗位相互分离。

2. 授权批准控制

（1）限定权限：明确审批人对货币资金业务的授权批准方式、权限、程序、责任和相关控制措施，审批人不得超越审批权限。

（2）明确职责：明确经办人办理货币资金业务的职责范围和工作要求。

（3）履行程序：严格按照申请、审批、复核、支付结算的程序办理货币资金的支付业务，并及时准确入账。

（4）重要资金集体决策：重要货币资金支付业务，实行集体决策和审批。

3. 按照规定的程序办理　货币资金收入必须开具收款票据，保证货币资金及时、完整入账。货币资金支付也必须按规定程序办理。

（1）支付申请：用款时应当提交支付申请，注明款项的用途、金额、预算、支付方式等内容，并附有有效经济合同或相关证明及计算依据。

（2）支付审批：审批人根据其职责、权限和相应程序对支付申请进行审批。对不符合规定的货币资金支付申请，审批人应当拒绝批准。

（3）支付审核：财务审核人员负责对批准的货币资金支付申请进行审核，审核批准范围、权限、程序是否合规；手续及相关单证是否齐备；金额计算是否准确；支付方式、收款单位是否妥当等，经审核无误后签章。

（4）支付结算：出纳人员根据签章齐全的支付申请，按规定办理货币资金支付手续，并及时登记现金日记账和银行存款日记账。签发的支票应进行备查登记。

4. 现金控制　按照《现金管理暂行条例》的规定办理现金的收支业务。

（1）不属于现金开支范围的业务应当通过银行办理转账结算。

（2）实行现金库存限额管理，超过限额的部分，必须当日送存银行并及时入账，不得坐支，严禁擅自挪用。

（3）明确现金开支范围并严格执行。

（4）现金收入及时入账，不得私设"小金库"，不得设立账外账，严禁收款不入账。

（5）定期盘点现金，做到账实相符。

（6）加强对现金业务的管理与控制，出纳人员每日要登记日记账、核对库存现金、编制货币资金日报表，做到日清月结。

5.银行存款控制

（1）加强银行账户的管理，严格按照规定开立账户、办理存款、取款和结算；定期检查、清理银行账户的开立及使用情况。加强对银行结算凭证的填制、传递及保管等环节的管理与控制。严禁出借银行账户。

（2）严格遵守银行支付结算纪律。

（3）定期获取银行对账单，查实银行存款余额，编制银行存款余额调节表，对调节不符、长期未达的账项应及时向有关负责人报告。

6.票据控制

（1）明确各种票据的购买、保管、领用、背书转让、注销等环节的职责权限和程序。

（2）专设登记簿进行记录，防止空白票据遗失和被盗用。

7.印章控制

（1）加强银行预留印鉴的管理，财务专用章应由专人保管，个人印章应由本人或其授权人员保管。

（2）因特殊原因需他人暂时保管的必须有登记记录。

（3）严禁一人保管支付款项所需的全部印章。

（4）负责保管印章的人员要配置单独的保管设备，并做到人走柜锁。

（5）严格履行签字或盖章手续。

8.监督检查

（1）定期检查货币资金业务相关岗位及人员的设置情况。

（2）定期检查货币资金授权批准制度的执行情况。

（3）定期检查使用印章及印章保管情况。

（4）定期检查票据保管情况。

（5）单位应当加强货币资金的核查控制。

医疗卫生机构应指定不办理货币资金业务的会计人员定期和不定期抽查盘点库存现金，核对银行存款余额，抽查银行对账单、银行日记账及银行存款余额调节表，核对是否账实相符、账账相符。对调节不符、可能存在重大问题的未达账项应当及时查明原因，并按照相关规定处理。

二、应收款项的管理与控制

（一）应收款项概念

应收款项（receivables）是指医疗卫生机构因提供医疗服务、销售库存药品等拥有的取得货款的权利。它是医疗卫生机构在日常医疗服务过程中发生的各种债权，是医疗卫生机构重要的流动资产。

应收款项主要包括财政应返还额度、应收账款、应收票据、预付账款、应收利息、其他应收款等。

（二）应收款项的日常管理

医疗卫生机构主要涉及应收账款中的应收在院病人医疗款、应收医疗款、其他应收账款、预付账款及其他应收款的日常管理。

1.应收在院病人医疗款管理 应收在院病人医疗款是指医疗卫生机构因提供医疗服务，而应向住院病人收取的医疗费用。病人住院先预交住院金，预交款不足时，病人应及时补交，病人出院办理出院手续时，一次结算。

为了减少病人出院时欠费较多的情况，医疗卫生机构要加强对应收在院病人医疗款的管理。

（1）按规定收取病人预交金：按日登记住院病人住院费用分户账，每日结出病人预交金余额，减少病人欠费发生。病人预交金不足时，应及时通知病人补交。

（2）急、危重病人住院及时汇报：应先抢救，后收费，不能因费用问题延误抢救，同时需立即向医疗卫生机构有关部门汇报。若涉及公安、司法、交警等部门，应立即与相关部门取得联系，及时汇报。

2.应收医疗款管理 应收医疗款是指医疗卫生机构应该收取而尚未收回的门诊病人和出院病人医药费。为减少欠费的发生，医疗卫生机构要加强对应收医疗款的管理，应当控制医药费用的额度和收回时间，积极采取有效措施，及时组织结算和催收，使应收医药费用及时、足额收回，减少损失，提高资金使用效率。

（1）加强医保资金的报销管理：进一步完善医保费用结算办法，加强医疗卫生机构与医保部门的协调沟通，建立科学合理的医保结算办法，最大限度地保障医保资金回笼，确保医保费用及时拨付，增强医疗卫生机构资金周转能力。

（2）加强住院病人预交金的管理：预交金不足时应及时催收补交，控制和减少病人欠费。

（3）加强出院病人欠费管理：病区或科室应高度重视，在不影响基本医疗的情况下，针对具体情况及时催款，控制欠费金额；加强出院病人欠费催收工作。财务部门指定专人负责，及时向病区或科室收集出院欠费病人信息，以电话、函证、上门催收等形式向相关部门或个人进行催收。按月清理汇总出院病人欠费情况，配合医务科定期进行考核。

3.其他应收账款管理 其他应收账款涉及教学、科研等服务以及房屋出租等，要避免资金被过长和过多占用，导致坏账和影响资金的使用效率。

（1）以实际发生额入账：要认真审查核实，不能盲目增大其他应收账款，已形成的其他应收账款应按单位、项目或个人设明细账，及时清理结算。

（2）严格核销制度：各种其他应收账款项要及时清理结算，不得长期挂账，不得随意作坏账损失核销。确实无法收回的其他应收账款，按规定程序和方法，报有关部门批准予以核销，已核销的其他应收账款若后期收回，需及时进行账务处理。

（3）建立审批制度：建立健全其他应收账款审批制度，并要注明收回时间，定期、不定期检查其他应收账款项目，查实原因清理催收结算。

4.预付账款管理 预付账款是指医疗卫生机构按照购货、服务合同或协议规定预付给供应单位（或个人）的款项，以及按照合同规定向承包工程的施工企业预付的备料款和工程款。是流动资产的重要组成部分，对医疗卫生机构资金的周转、运营起到至关重要的作用。

（1）严格合同管理：发生预付款项时必须签订合同，合同经各有关部门会签后，上交一份财务部备查，严格控制各种预付款项的额度，未签订购货合同的业务不得发生预付账款，对外委托工程不得发生预付账款。

（2）加强预付账款台账管理：财务部门应与客户协商，要求客户建立预付账款台账，详细反映各客户预付账款的增减变动、余额、发生时间、对方负责人、经办人、目前对方的经营状况、预付账款的清理情况、清收负责人和经办人等信息。对各种预付款项，应按照购货协议或合同的规定，按单位或个人名称、债务单位、个人或供应单位名称设置有关的明细账并详细记载。同时将购货合同、签证单和台账一同保管,形成完整的档案。

5. 其他应收款管理 其他应收款主要反映医疗卫生机构发生的非购销活动的债权,涉及医疗卫生机构内部有关部门和外部单位,要严格加强管理。

其他应收款管理类似于其他应收账款管理,按实际发生额入账、严格核销制度、建立健全审批制度。

(三)坏账计提方法及管理

坏账(bad debt)是指无法收回或收回的可能性极小的应收款项。为避免坏账在某一时间集中冲销给医疗卫生机构财务带来的波动,遵循谨慎性原则,从财务角度采取预提坏账准备加以防范和管理。

《政府会计制度》规定:"坏账准备科目核算事业单位对收回后不需上缴财政的应收账款和其他应收款提取的坏账准备,分别按应收账款和其他应收款进行明细核算。"根据医院经济业务和事项的特点,《医院执行政府会计制度的补充规定》对坏账准备计提范围进行了调整,考虑到应收在院病人医疗款年末数额都比较大,形成坏账的概率非常小,如果计提坏账准备,会影响当年医疗盈余的真实性,所以,应收账款中应收在院病人医疗款不计提坏账准备;医院只需要对收回后不需要上缴财政的应收账款中的应收医疗款、其他应收账款和其他应收款计提坏账准备。

1. 计提方法 坏账准备的计提方法主要有"余额百分比法""账龄分析法"和"个别认定法"。

(1)余额百分比法(the percentage of balance):是按照期末应收款项余额的一定百分比估计坏账损失的方法。在余额百分比法下,医疗卫生机构应在每个会计期末根据本期末应收医疗款、其他应收账款和其他应收款的坏账率计算出期末坏账准备账户应有的余额,再与坏账准备账户已有的余额比较,计算出差额,就是当期应计提的坏账准备金额。

【例5-3】 某医疗卫生机构年末应收账款(应收在院病人医疗款除外,按规定不计提坏账准备)4 250万元,其他应收款1 830万元,已计提坏账准备198万元。该医疗卫生机构采用余额百分比法计提坏账准备,坏账率为3.5%。年末应计提的坏账准备为:

$$应计提坏账准备 = (4\,250 + 1\,830) \times 3.5\% - 198 = 14.8(万元)$$

(2)账龄分析法(the analysis of the account age):是根据应收款项账龄的长短来估计坏账损失的方法。通常而言,应收款项的账龄越长,发生坏账的可能性越大。为此,将医疗卫生机构的应收款项按账龄长短进行分组,分别确定不同的计提百分比估算坏账损失,使坏账损失的计算结果更符合客观情况。

(3)个别认定法(the specific identification):是针对每项应收款项的实际情况分别估计坏账损失的方法。

根据相关规定,医院可采用余额百分比法、账龄分析法、个别认定法等方法计提坏账准备。坏账准备提取方法一经确定,不得随意变更。如需变更,应当按照规定权限报经批准,并在会计报表附注中予以说明。计提比例为2%~4%,计提坏账准备的具体办法由省(自治区、直辖市)财政、主管部门确定。

对账龄超过三年,确认无法收回的应收医疗款、其他应收账款和其他应收款可作为坏账损失处理。坏账损失经过清查,按照国有资产管理的有关规定报批后,在坏账准备中核销。收回已经核销的坏账,则转回坏账准备。

2. 坏账管理 由于各种的不确定性,医疗卫生机构的应收款项很可能最终不能够全部收回,即可能发生部分或者全部的坏账。一般认为如果债务人死亡或者破产,以其剩余财产、遗产抵偿后仍然不能够收回的部分;欠账时间超过三年的应收款项都可以确认为坏账。从医疗卫生机构内部业务流程角度,坏账可从事前加强管理,主要体现在预交金管理及合同管理。

(1)预交金管理:例如:医院住院处根据病人病情收足住院预交金,及时结算住院病人医药费;一经发现预交金不足,要及时通知病人或家属补交住院预交金。

（2）合同管理：医疗卫生机构要与医疗保险机构、合同记账单位等签订合同协议，明确付款形式、账期和延期付款的违约责任等。

（四）应收款项及坏账的内部控制

1. 应收款项的内部控制 应收款项内部控制的主要内容包括以下几个方面。

（1）建立健全应收款项管理制度和岗位责任制：明确相关岗位的职责和权限，加强制约与监督，不得由一人办理债权和债务业务的全过程。确保业务经办与会计记录、出纳与会计记录、业务经办与审批、总账与明细账核算、审查与记录等不相容职务相互分离，合理设置岗位，加强制约和监督。

（2）明确债权审批权限：健全审批手续，实行责任追究制度，对发生的大额债权必须要有保全措施。建立清欠核对报告制度，定期清理，并进行债权账龄分析，采取函证、对账等形式加强催收管理和会计核算，定期将债权情况编制报表向单位领导报告。

（3）建立健全相关制度：应收款项催收、清理制度，严格审批，及时清理。①健全应收在院病人医药费、医疗欠费、其他应收款管理控制制度。住院结算凭证、住院结算日报表和在院病人医药费明细账卡核对。②每月核对在院、出院病人及医保单位医疗款结算情况、其他应收款占用情况。③健全催收款机制，欠费核销按规定报批。

2. 坏账的内部控制 坏账内部控制的主要内容包括以下几个方面。

（1）成立清收小组催讨应收款项：医疗卫生机构对已经到期的应收款项应交由应收款项清理小组进行催收。对于清收小组的组织管理要注意两个方面：①原款项经办人、部门领导或单位领导应为某项应收款项的当然责任人，参加清收小组，在清收小组负责人的调配下参加工作；②严格考核奖惩分明，提高催收人员的积极性和催收效果。

（2）完善和健全医疗卫生机构的内控环境：对拒付款应责任到人，分析拒付原因，制定控制措施建立畅通开放的医疗卫生机构内部沟通渠道，尽量用有形的载体来传递信息，培养职工畅所欲言反映问题和消除疑虑的氛围。医疗卫生机构信息管理部门与财务部门保持密切联系，建立信息安全与维护制度、信息传递制度、信息管理人员岗位责任制度、每月坏账的书面报告制度，对发现的问题和薄弱环节，要采取有效措施，改进和完善坏账内部控制制度。

三、存货的管理与控制

（一）存货的概念

存货（inventory）是指医疗卫生机构在开展业务活动及其他活动中为耗用或出售而储存的资产，如卫生材料、药品、包装物和低值易耗品等，以及未达到固定资产标准的用具、装具、动植物等。存货区别于固定资产等非流动资产的最基本的特征是，医疗卫生机构持有存货的最终目的是耗用，不论是可供直接耗用，如医疗卫生机构的药品，还是需经过进一步加工后才能出售，如在加工材料或制剂药品等。

（二）存货的分类

1. 药品（pharmaceuticals） 是指医疗卫生机构为了开展医疗业务活动，用于诊断治疗疾病的特殊商品。

2. 卫生材料（hygiene materials） 是指医疗卫生机构向患者提供医疗服务过程中，经一次使用即转化为费用的医用物资。包括医疗用血、用氧、放射材料、化验材料、消毒材料、一次性用品等。

3. 其他材料（other materials） 是指为了满足医疗卫生机构工作需要而储备的除低值易耗品、医用卫生材料以外的其他公用物品，包括印刷材料、办公用品、清洁用品、燃料、维修材料及其他用品。

4. 低值易耗品（low value consumption goods） 是指单位价值低或使用期限相对固定资产较

短,在使用过程中保持其原有实物形态基本不变,不能作为固定资产核算,易于损坏,需要经常补充和更新的物品。包括医疗用品、办公用品、文娱体育用品、炊具用品及其他用品等。

5.加工物品(materials processing)　是指医疗卫生机构因自身技术、设备条件的限制或者节约成本等原因,将一些物品(原材料、半成品)委托外单位或自己进行再加工,形成具有另一种性能和用途的物品。

(三)储备存货的相关成本

1.取得成本(acquisition cost)　是指为取得某种存货而支出的成本,通常用 TC_a 来表示。分为订货成本和购置成本。

(1)订货成本(ordering cost):是指取得订单的成本,如办公费、差旅费、邮资、电报电话费等支出。订货成本中有一部分与订货次数无关,如常设机构的基本开支等,称为订货的固定成本,通常用 F_1 表示。另一部分与订货次数有关,如差旅费、邮资等,称为订货的变动成本。每次订货的变动成本用 K 表示,订货次数等于存货年需要量 D 与每次进货批量 Q 之比。订货成本的计算公式为:

$$订货成本 = F_1 + \frac{D}{Q}K \qquad 公式5-3$$

(2)购置成本(purchase cost):是指存货本身的价值,通常用数量与单价的乘积来确定。

存货的取得成本 TC_a 等于订货成本加上购置成本,其计算公式为:

$$取得成本 = 订货成本 + 购置成本 = 订货固定成本 + 订货变动成本 + 购置成本$$

$$取得成本(TC_a) = F_1 + \frac{D}{Q}K + DU \qquad 公式5-4$$

D:年需要量;U:单价;DU:购置成本

2.储存成本(purchase cost)　是指因储存存货而发生的成本,包括存货占用资金应计的利息、仓库费用、保险费用、存货破损和贬值损失等,通常用 TC_C 表示。储存成本也可分为固定成本和变动成本。

固定成本与存货数量的多少无关,如仓库折旧、仓库职工的固定工资等,通常用 F_2 表示;变动成本与存货的数量有关,如存货资金的应计利息,存货的破损和变质损失、存货的保险费用等,其单位变动成本可用 K_C 表示。计算公式为:

$$储存成本 = 固定储存成本 + 变动储存成本$$

$$TC_a = F_2 + K_C\frac{Q}{2} \qquad 公式5-5$$

3.缺货成本(shortage cost)　是指由于存货供应中断而造成的损失,包括材料供应中断造成的停工损失、库存缺货造成的拖欠发货损失及由此带来无法开展医疗服务而造成的损失。如果紧急采购代用材料解决库存材料中断之急,那么缺货成本表现为紧急采购代用材料多增加的购入成本。缺货成本用 TC_S 表示:

如果以 TC 来表示储备存货的总成本,它的计算公式为:

$$TC = TC_a + TC_C + TC_S = F_1 + \frac{D}{Q}K + DU + F_2 + K_C\frac{Q}{2} + TC_S \qquad 公式5-6$$

医疗卫生机构存货的最优化,即是使上式 TC 值最小。

(四)存货的日常管理

1.存货采购决策　存货采购决策(inventory purchase decision)是决定进货项目、选择供应单位,决定进货时间和决定进货批量,涉及存货决策的基本思路。医疗卫生机构要做的是决定进货时间和决定进货批量(分别用 T 和 Q 表示)。按照存货管理的目的,需要通过合理的进货时间和进货批量,使存货的总成本最低。最低储备存货总成本时的订货量叫作经济订货批量(economic order quantity）。有了经济订货批量，就可以很容易找出最适宜的订货时间。

经济订货批量基本模型需要设立的假设有：

（1）医疗卫生机构能够及时补充存货，即需要订货时便可立即取得存货。

（2）能集中到货，而不是陆续入库。

（3）没有缺货，即无缺货成本，TC_S 为零，这是因为良好的存货管理本来就不应该出现缺货成本。

（4）年需求量固定不变，即 D 为已知常量。

（5）日需求量是固定不变的。

（6）没有数量折扣，即 U 为已知常量。

（7）医疗卫生机构现金充足，不会因现金短缺而影响进货。

（8）所需存货市场供应充足，不会因买不到需要的存货而影响其他。

在上述假设前提条件下，存货总成本的公式可以简化为：

$$TC = TC_a + TC_c = F_1 + \frac{D}{Q}K + DU + F_2 + K_C\frac{Q}{2} \qquad \text{公式 5-7}$$

当 F_1, K, D, U, F_2, K_C 为常数时，TC 的大小取决于 Q。为了求出 TC 的极小值，对其进行求导，可得出下列公式：

$$Q^* = \sqrt{\frac{2DK}{K_C}} \qquad \text{公式 5-8}$$

上式称为经济订货量的基本模型。

存货的年订货成本、年储存成本、年总成本之间的关系（图5-3）。

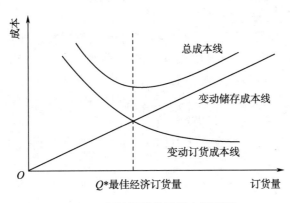

图5-3 经济订货批量基本模型图

根据这个公式还可以求出与经济订货批量有关的其他指标，即：

$$N^* = \frac{D}{Q} \qquad \text{公式 5-9}$$

N^*：最佳订货次数

$$TC(Q^*) = \sqrt{2KDK_C} \qquad \text{公式 5-10}$$

$TC(Q^*)$：存货总成本

$$t^* = \frac{1年}{N^*} \qquad \text{公式 5-11}$$

t^*：最佳订货周期

$$I^* = \frac{Q^*}{2}U \qquad \text{公式 5-12}$$

I^*：经济订货量占用资金

【例5-4】 某医疗卫生机构每年耗用某种材料 3 600kg，该材料单位成本 10 元，单位储备成本为 2 元，一次订货成本 25 元。则：

$$Q^* = \sqrt{\frac{2DK}{K_C}} = \sqrt{\frac{2 \times 3\ 600 \times 25}{2}} = 300(\text{kg})$$

$$N^* = \frac{D}{Q} = \frac{3\ 600}{300} = 12(\text{次})$$

$$TC(Q^*) = \sqrt{2KDK_C} = \sqrt{2 \times 25 \times 3\ 600 \times 2} = 600(\text{元})$$

$$t^* = \frac{1\text{年}}{N^*} = \frac{12\text{个月}}{12} = 1\text{个月}$$

$$I^* = \frac{Q^*}{2}U = \frac{300}{2} \times 10 = 1\ 500(\text{元})$$

2．存货储存管理 存货储存是指存货入库至使用之前在仓库的储备和保管，对存货储存的管理主要做好以下几方面的工作。

（1）严格验收入库制度：库房验收人员必须按照采购合同的约定，对物资品种、规格、数量、质量和其他相关内容进行验收并及时入库。如发现问题要及时报告，尽量将进货中发现的问题解决在货款承付之前，以避免采购资金的不必要积压。所有药品及库存物品必须经过验收入库后方能领用。不经验收入库，不得办理资金结算。会计核算期末时，对物品已到而发票未到的，可暂估入账，待次月收到票据时据实调整。

（2）制定库存定额：按分级管理的要求，把药品和物品的定额分别落实到仓库、科室及相应责任人员，层层落实。对药品和物品要逐一计算其库存的最高储备量、最低储备量、采购时点储备量和资金定额，具体计算公式如下：

库存最高储备量＝平均每日耗用量×（供应间隔日数＋整理准备日数＋保险日数）　公式 5-13

库存最低储备量＝平均每日耗用量×（整理准备日数＋保险日数）　公式 5-14

采购时点储备量＝平均每日耗用量×（在途资金日数＋整理准备日数＋保险日数）　公式 5-15

资金定额＝平均每日耗用量×单价×（在途资金日数＋整理准备日数＋供应间隔日数×供应间隔日数系数＋保险日数）　公式 5-16

在上述公式中在途日数是指医疗卫生机构从支付货款之日起到药品和物品运到医疗卫生机构为止所需的天数。

供应间隔日数，是指先后两次存货到货相隔的时间。由于医疗卫生机构中有多种不同的存货，在不同时间里交替地投入医疗服务过程中去，这就会形成存货储备资金占用量始终处于一个平均水平上，这个平均占用额给医疗卫生机构储备资金占用创造了相互调剂的条件。所以在计算存货资金定额时，需要乘上一个系数。供应间隔系数，是指先后两次供应的间隔日数内，药品和物品的平均库存储备额与最高库存储备额的比例。

整理准备日数是指药品和物品自运抵医疗卫生机构后，医疗卫生机构验收、挑选整理及各种技术加工所需时间。

保险日数是指为了防止某些药品和物品因特殊原因造成中断或延误供应而须加以储备所占用的日数。

【例5-5】 某医疗卫生机构甲种材料的耗用量为全年 360kg，每日平均 1kg，计划单价为 100 元，在途资金日数为 1 天，整理准备日数为 5 天，供应间隔日数为 30 天，系数为 50%，保险日数为 4 天。则：

甲种库存最高储备量＝1×（30＋5＋4）＝30（kg）

甲种库存最低储备量＝1×（5＋4）＝9（kg）

采购时点储备量＝1×（1＋5＋4）＝10（kg）

$$资金定额 = 1 \times 100 \times (1 + 5 + 30 \times 50\% + 4) = 2\,500（元）$$

计算出的几个储备量要填列在材料明细账和材料标签上以便进行比较，以保证医疗服务的顺利进行和防止积压。

（3）定期清查处理超储积压物资：仓库管理员要按永续盘存制要求，做好材料收发及登记工作；定期组织有关人员对材料进行清查。财务、审计等相关部门应派人员监盘，保证账卡相符、账实相符。对于产生的超储积压物资要积极处理，以减少资金占用。所有存货以年底最后一天为基准日进行全面盘点。

（4）建立控制制度和责任追究制度：建立存货物资的缺损、报废、失效的控制制度和责任追究制度，库存物资缺损、报废、失效的，应填列详细清单，说明报废原因，报主管领导审批。对由于人为原因（如保管不当、积压重复、霉烂等）造成损失的，应追究保管人员的责任。

3. 存货领（耗）用管理 存货领（耗）用管理主要包括材料的管理、加工物品的管理、低值易耗品的管理和药品的管理。

（1）材料的管理：管理材料的耗用有利于降低资金占用和产品成本。材料消耗的管理要做好以下几方面工作。

1）制订和修订材料消耗定额：医疗卫生机构应根据医疗服务过程制定每一消耗材料的定额。根据本期医疗服务任务和材料消耗定额确定材料消耗量计划。当医疗服务过程发生变化时要及时修订定额，修改消耗量计划，控制医疗服务部门按消耗定额领用材料。

2）严格领料制度：要按内部控制的要求严格材料领用手续，供应部门要按定额消耗量控制领用部门的领用。如需超额领料，要办理追加手续，经批准方可领用。

（2）加工物品的管理：主要包括炮制药品、制剂生产和委托或自制品管理。

1）炮制药品管理：医疗卫生机构购进的中草药，有的需要自己炮制或由其他部门炮制，要加强对炮制药品的管理。领用出库时，要准确计量和计价，炮制过程中，要计算合理的损耗，炮制材料的使用要合理地进行分摊，努力控制炮制药品的成本，控制炮制药品运转过程中的流失。

2）制剂生产管理：医疗卫生机构进行制剂加工，要正确计算制剂成本，努力控制制剂成本，要建立健全制剂药品的领入、生产、完工入库管理制度，严格按成本核算，合理确定制剂药品的入库价格，正确分摊制剂成本，定期不定期对正在加工的制剂材料进行盘点，并与制剂生产明细账进行核对。

3）委托或自制品管理：在加工材料管理中对委托加工或自制的材料物资要正确核算成本，加强管理，完工及时入库，并清理账目。

（3）低值易耗品的管理：低值易耗品领用时实行一次性摊销，个别价值较高或领用报废相对集中的可采用五五分摊法。对在用低值易耗品采用"定量配置，以旧换新"等管理办法。

1）物资部门管理：物资管理部门要建立辅助账，对各类物资进行数量、金额管理，反映在用低值易耗品分布、使用以及消耗情况。

2）使用部门管理：使用科室应建立资产明细账和明细卡，领用低值易耗品后，应及时登记入账、登记入卡，并标明领用时间、保修年限、维护方式、预计使用年限。明细账、出库单和信誉卡等重要资料由科室负责人保管，明细卡作为科室人员交接班清点时使用。

3）科室注销管理：使用科室应根据实际情况定期编制低值易耗品报损和过期不能使用物品清单，并上报各归口物资管理部门审批同意，办理领购和换购手续（小型器械应交回报损物），并据此调整科室明细账、明细卡，物资管理部门应根据科室上报的报损或过期物品清单给科室办理领购、注销手续，并根据其调整购买计划，上报财务主管部门审批，以便及时购买，补充余缺。低值易耗品报废收回的残余价值，按照国有资产管理有关规定处理。

（4）药品的管理：药品的管理要严格执行《药品管理办法》、药品价格政策和职工基本医疗保险制度的有关规定。

1）药品管理做到"金额管理、数量或重点统计、实耗实销"的管理办法：药房要正确计算处方销售额并与药品收款额核对相符。使用计算机进行药品管理的，对药品购进入库、出库、领用、销售、库存都应做到数量统计；若没有实行计算机管理的，必须做到"重点统计"；实际报销消耗的药品销售额向财务部门报销、结算，不能以领代销或以存代销，必须做到实耗实销，药房药品实际销售额，要有药房会计人员按处方金额核算。

2）自制药品应进行成本核算：医疗卫生机构要建立健全自制药品制度，按类别、品种进行成本核算。自制药品按成本价入库。

3）健全验收及盘点制度：医疗卫生机构药品必须建立健全出入库验收制度，例如医院的药库和药房应定期盘点，对盘盈盘亏情况要查明原因，按规定报批后处理。

4）跟踪药品调价信息：药品价格变动，要及时组织清点，按实存药品调价前后的差价金额调整药品进销差价。

5）计算药品储备：定额药品储备以保证供应为原则，既要防止储备过少影响医疗服务，又要防止储备过多，造成资金占用过多，医疗卫生机构要根据近几年实际耗用量确定药品的储备定额。一般可按 2～3 个月药品的平均消耗量核定储备定额。

（五）存货的综合管理

存货的综合管理是医疗服务过程中，按照存货计划要求，对存货的使用和周转情况进行组织、调节和监督。存货综合管理的主要方法如下。

1. 挂签制度（hang label system）　其基本思路是：针对库存的商品材料物资的每一项目，均挂上一张带有编号的标签。当存货发出时，即将标签取下，记入"永续盘存记录"上，以便控制。在这种情况下，为了保证不至于临时无货供应，必须在"永续盘存记录"上注明最低储存量（即保险储存量），一旦实际结存余额达到最低水平，应立即提出购货申请。如果没有使用"永续盘存记录"，则应将每次取下的存货标签集中存放，到规定的订购日期，再将汇集存放的标签分类统计其发出数量，并据以作为申请订购的依据。

2. 归口分级管理（classification management）　其基本思路是：在医疗卫生机构主管人员的领导下，以财务部门作为管理医疗卫生机构流动资金的专职部门，进行集中管理；与此同时，根据核定的存货资金定额，把各项存货资金按照它们的用途，归口给各有关部门负责管理。如将材料储备资金的库存储备资金，下放到各类材料仓库管理，采购资金下放到采购中心管理。各归口管理部门再根据具体情况，将资金定额分配给所属单位和个人，实行分级管理。各归口管理部门在分配的资金定额范围内，一方面有权根据当期医疗业务需要，安排使用资金；另一方面负责保证物资完整无损，采取各种有效措施，合理组织物资供应，压缩占用货币资金，及时处理积压多余物资。

3. ABC 控制法（ABC analysis）　其基本思路是：①收集数据，列出相关元素统计表；②统计汇总和整理；③进行分类，编制 ABC 分析表；④绘制 ABC 分析图；⑤根据分类，确定分类管理方式，并组织实施。

ABC 控制法又称巴雷托分析法、主次因分析法、ABC 分析法、分类管理法、重点管理法。它以某一具体事项为对象，进行数量分析，以该对象各个组成部分与总体的比重为依据，按比重大小的顺序排列，并根据一定的比重或累计比重标准，将各组成部分分为 ABC 三类，A 类是管理的重点，B 类是次重点，C 类是一般。它的特点是既能集中精力抓住重点问题进行管理，又能兼顾一般问题，从而做到用最少的人力、物力、财力实现最好的经济效益。

【例 5-6】　假设某医疗卫生机构卫生材料共计 12 种，均系从院外购入，其单位购入成本及全年平均领用量（表 5-2），各类卫生材料数量和成本占用关系（图 5-4）。

表 5-2 是根据全年总成本金额的大小，划分为 ABC 三类，凡 40 000 元以上属于 A 类，凡 40 000 元以下 15 000 元以上属于 B 类，15 000 元以下属于 C 类。图 5-4 中可以看出，A 类领用量

占总领用量的约 10%，但占总领用成本的约 70%，因而集中主要力量，对其收入、发出进行严格控制和管理；C 类领用量占总领用量的 70%，但仅占总领用成本的约 10%，对这类存货不必花费大量时间和精力去规划和管理；B 类领用量占总领用量的约 20%，占总领用成本的约 20%，应给予重视。

表5-2　卫生材料占用分类情况表

编号	单位购入成本 / 元	全年平均领用量 / 元	领用成本 / 元	ABC 分类
101	1.00	12 500	12 500	C
102	8.00	2 000	16 000	B
103	25.00	3 000	75 000	A
104	22.00	5 000	110 000	A
105	2.00	11 000	22 000	B
106	3.00	10 000	30 000	B
107	0.50	28 000	14 000	C
108	12.50	8 000	100 000	A
109	15.00	5 000	75 000	A
110	0.10	60 000	6 000	C
111	2.00	18 000	36 000	B
112	0.42	45 000	18 900	B

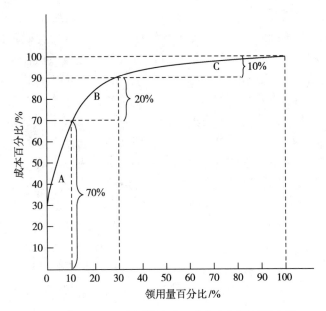

图 5-4　各类卫生材料数量和成本占用关系示意图

4. SPD 管理模式（supply processing distribution，简称 SPD）　即医用物资供应链物流管理模式，目前是医疗卫生机构较为推崇的一种供应链管理模式，是以医疗卫生机构医用物资管理部门为主导、以物流信息技术手段为工具，通过合理使用社会资源，对医用物资在机构内的供应、加工、推送等过程进行集中管理的方法。

SPD 将医用物资的院内物流管理工作，转移到专业的物流管理平台上进行运营，由第三方服务商提供物流管理的整体方案。通过信息系统的标准化建设和机构内物流管理流程再造，以及条码识别等技术的应用，使物流作业规范化、简洁化，从而有效提高作业效率，降低差错和管理难度。

SPD 模式为医疗卫生机构的医用物资管理工作带来了服务理念的新变化。通过专业化分工与 SPD 服务模式的构建，能够帮助医疗卫生机构在"医用物资零资金占用"的情况下，保障医用物资供应的及时与安全，并显著降低管理成本，提升运营效率。在 SPD 模式下，SPD 运营商承担了医用物资的采购、入出库等业务，卫生机构是医用物资的使用者。

此外，目前在 SPD 管理模式的基础上，人们又引入了"第四方物流"的概念，即指专门为第一方、第二方和第三方提供物流规划、咨询、物流信息系统、供应链管理等活动的服务方。第四方物流属于供应链集成商，由于其不参与第一方、第二方及第三方的业务过程，与各方均没有利益关系，因此具备开放性、共享性和安全性等特征。

在"两票制"、集中配送制的大环境下，医疗卫生机构外部的物流配送产业即将面临较大的变革；在医疗卫生机构内部，机构管理者必须合理管控运营成本。随着医疗体制改革的不断深入，从提升内部效率、降低成本的角度出发，外购 SPD 服务也必然成为越来越多医疗卫生机构的选择，从而会快速推动 SPD 模式的发展，专业从事 SPD 运营服务的第四方物流企业也将逐渐诞生和发展。

（六）存货的内部控制

存货的内部控制是医疗卫生机构为管理好存货，针对存货收、发、存各环节的特点，事先制定的一套相互牵制、相互验证的内部监控制度。制订存货内部控制的目的在于保障存货资产的安全完整，加速存货资金周转，提高存货资金使用效益。医疗卫生机构应当加强存货管理，明确相关部门和岗位的职责权限，强化对存货配置、使用和处置等关键环节的管控。

1. 建立健全存货管理体系 建立健全存货管理体系的主要内容包括以下几个方面。

（1）合理设置岗位：合理设置岗位，确保不相容岗位和职务相互分离。建立健全存货物资管理制度和岗位责任制。明确岗位职责、权限，确保请购与审批、询价与确定供应商、合同订立与审核、采购与验收、采购验收与会计记录、付款审批与付款执行等不相容职务相互分离，合理设置岗位，加强制约和监督。医疗卫生机构不得由同一部门或一人办理存货业务的全过程。

（2）实施归口管理：明确资产使用和保管责任人，落实资产使用人在资产管理中的责任。贵重资产、危险资产、有保密等特殊要求的资产，应当指定专人保管、专人使用，并规定严格的接触限制条件和审批程序。医疗卫生机构内部除存货管理部门及仓储人员外，其余部门和人员接触存货时，应由相关部门特别授权。对于贵重物品、危险品或保密物品等，应当规定更严格的接触限制条件，必要时，存货管理部门内部也应当执行授权接触。

（3）制定规范的管理流程：制定科学规范的存货管理流程，明确计划编制、审批、取得、验收入库、付款、仓储保管、领用发出与处置等环节的控制要求，设置相应凭证，完备请购手续、采购合同、验收证明、入库凭证、发票等文件和凭证的核对工作，确保全过程得到有效控制。

2. 请购与采购控制 请购与采购控制的主要内容包括以下几个方面。

（1）建立存货请购审批制度：授予归口管理部门相应的请购权，明确其职责权限及相应的请购审批程序。

（2）加强存货采购业务的预算管理：具有请购权的部门按照预算执行进度办理请购手续。应当根据预算的有关规定，结合本系统的业务特点编制存货年度、季度和月份的采购、存储、销售预算，并按照预算对实际执行情况予以考核。

（3）健全存货采购管理制度：存货物资由单位统一采购。对采购方式确定、供应商选择、验收程序等作出明确规定。纳入政府采购和药品集中招标采购范围的，必须按照有关规定执行。

（4）合理确定采购日期和数量：医疗卫生机构应当根据各种存货采购间隔期和当前库存，综合考虑医疗服务计划、市场供求等因素，充分利用信息系统，合理确定存货采购日期和数量，确保存货处于最佳库存状态。

根据存货物资的用量和性质，加强安全库存量与储备定额管理，根据供应情况及业务需求确

定批量采购或零星采购:

1)确定安全存量,实行储备定额计划控制。

2)加强采购量的控制与监督,确定经济采购量。

3)批量采购由采购部门、归口管理部门、财务部门、审计监督部门、专业委员会及使用部门共同参与,确保采购过程公开透明,切实降低采购成本。

4)小额零星采购由经授权的部门对价格、质量、供应商等有关内容进行审查、筛选,按规定审批。

3.验收与保管控制 验收与保管控制的主要内容包括以下几个方面。

(1)存货的验收:医疗卫生机构应当建立存货验收制度,加强存货物资验收入库管理。根据验收入库制度和经批准的合同等采购文件,组织验收人员对品种、规格、数量、质量和其他相关内容进行验收并及时入库;所有物资必须经过验收入库才能领用;不经验收入库,一律不准办理资金结算。

1)外购存货的验收:应当重点关注合同、发票等原始单据与存货的数量、质量、规格等是否一致。涉及技术含量较高的货物,必要时可委托具有检验资质的机构或聘请外部专家协助验收。

2)自制存货的验收:应当重点关注产品质量,通过检验合格的半成品、产成品才能办理入库手续,不合格品应及时查明原因、落实责任、报告处理。

3)明确各部门分工:采购部门应验收材料的品种、数量,填制验收单;质量检验部门检验质量,签署验收单;仓库保管部门根据验收单验收存货,填制入库单,登记存货台账,将发票、运单连同收料单送回采购部门。

4)加强存货的核对管理:财务部门要根据审核无误的验收入库手续、批准的计划、合同协议、发票等相关证明及时记账。每月与归口管理部门核对账目,保证账账、账实相符。

(2)存货的保管:医疗卫生机构应当建立存货保管制度,存货物资的储存与保管要实行限制接触控制。指定专人负责领用,制定领用限额或定额;建立高值耗材的领、用、存辅助账。定期对存货进行检查,重点关注下列事项。

1)存货在不同仓库之间流动时应当办理出入库手续。

2)应当按仓储物资所要求的储存条件贮存,并健全防火、防洪、防盗、防潮、防病虫害和防变质等管理规范。

3)加强生产现场的材料、周转材料、半成品等物资的管理,防止浪费、被盗和流失。

4)代管、代销、暂存、受托加工的存货,应单独存放和记录,避免与本单位存货混淆。

5)结合医疗卫生机构实际情况,加强存货的保险投保,保证存货安全,合理降低存货意外损失风险。

4.领用与发出控制 医疗卫生机构应当明确存货发出和领用的审批权限,大批存货、贵重商品或危险品的发出应当实行特别授权。仓储部门应当根据经审批的出库通知单发出货物。

5.盘点与处置控制 健全存货缺损、报废、失效的控制制度和责任追究制度。制定并选择适当的存货盘点制度,明确盘点范围、方法、人员、频率、时间等。库房每年盘点不得少于一次。存货盘点时,财务、审计等相关部门要派员监盘。制订详细的盘点计划、合理安排人员、有序摆放存货、保持盘点记录的完整、及时处理盘盈、盘亏。对于特殊存货,可以聘请专家采用特定方法进行盘点。

存货盘点应当及时编制盘点表,盘盈、盘亏情况要分析原因,提出处理意见,经相关部门批准后,在期末结账前处理完毕。

由于医疗卫生机构的存货种类和规格繁多、数量大、管理难度大。管理者应根据机构业务的不断发展,及时发现风险点,及时采取应对措施。例如,以领代支,资产归口管理部门发出材料后即列支出，但科室领用后并未使用，这时若没有二级库的管理无法追踪材料的使用去向，尤其是对于手术室、急诊科这种平台科室更为重要。对于高值耗材要与收费项目相对应，一物一码，避免重收、套收、收支不匹配比等情况。

近年来，为降低虚高药价，减轻群众药费负担，国家持续推进药品集中带量采购制度改革，近期更是将集中带量采购的范围扩大到耗材。医疗卫生机构应根据采购方式的改变及时完善与之相应的存货管理。

第三节　固定资产管理与控制

一、固定资产的概念和特点

（一）固定资产的概念

根据《政府会计准则第3号——固定资产》的规定，固定资产（fixed assets）是指政府会计主体为满足自身开展业务活动或其他活动需要而控制的，使用年限超过1年（不含1年）、单位价值在规定标准以上，并在使用过程中基本保持原有物质形态的资产，一般包括房屋及构筑物、专用设备、通用设备等。单位价值虽未达到规定标准，但是使用年限超过1年（不含1年）的大批同类物资，如图书、家具、用具、装具等，应当确认为固定资产。

固定资产是医疗卫生机构在提供医疗卫生服务过程中的重要劳动资料。它能够在若干个经营周期中发挥作用，并保持其原有的实物形态；但其价值则由于损耗而逐渐减少。这部分减少的价值以折旧的形式分期转移到业务活动费用和单位管理费用，并获得相应的收入补偿。

（二）固定资产的特点

1. 投资金额大，资金占用时间长，风险较高　固定资产是医疗卫生机构的主要物质设备，也是医疗卫生机构的物质基础。它的数量和技术状况，标志着医疗卫生机构的物质技术力量。一般来说，医疗卫生机构投资于固定资产上的资金数额都比较大，尤其是一些三级医院，其某一项专业设备投资有时就高达数百万元，甚至上千万元。并且固定资产投资所占用的资金时间较长，需要经过几年至几十年才能收回，这就决定了固定资产投资的风险较高。所以医疗卫生机构在对固定资产立项投资时，必须经过周密的市场调查，严格的审批程序和科学的投资决策。固定资产投资一旦出现失误，会给医疗卫生机构带来重大的经济损失，影响医疗卫生机构的长远发展。

2. 固定资产价值的双重存在　在医疗卫生机构的经营过程中，固定资产的价值随着固定资产的使用而损耗，逐渐地、部分地转移，脱离固定资产的实物形态，转化为累计折旧形式，而未转移部分则仍然存在于固定资产的实物形态中，直到固定资产丧失其全部功能。这样，固定资产的价值就获得双重存在，一部分转化为折旧形态，另一部分继续存在于固定资产实物形态中。固定资产在全部使用年限内，束缚在实物形态中的价值逐渐减少，而转移为累计折旧的价值逐渐增加；直到固定资产报废时，垫支在固定资产上的资金才实现全部价值的补偿，并需要更新固定资产的实物形态。这样，固定资产的价值就完成了一次循环，重新开始另一个周期的循环。

3. 投资的集中性和回收的分散性　医疗卫生机构进行固定资产投资，需要一次全部投入资金，具有投资的集中性；但是，固定资产投资的回收是通过提供医疗服务逐渐地、部分地得到价值补偿的，因而具有分散性。这种投资的集中性和回收的分散性，要求医疗卫生机构在进行固定资产投资时，不仅要科学慎重决策，还要结合其回收情况合理规划固定资产的现金流量。

4．固定资产价值补偿和实物更新是分别进行的　固定资产的价值补偿是在平时使用固定资产通过折旧的方式实现的，它是逐渐地完成的；但是，实物更新则是在固定资产已经报废时进行的，是一次性的。因此，固定资产的价值补偿和实物更新在时间上是分别进行的。这就要求在固定资产管理中，要统筹规划，合理安排固定资产的更新时间，保证固定资产实物更新的资金来源。

二、固定资产的分类

医疗卫生机构固定资产分为：房屋及构筑物、通用设备、专用设备、家具用具及装具。

1．房屋及构筑物　指医疗卫生机构拥有占有权和使用权的房屋、构筑物及其附属设施。其中房屋包括办公用房、业务用房、库房、职工宿舍用房、职工食堂、锅炉房等，构筑物包括道路、围墙、水塔等，附属设施包括房屋、建筑物内的采暖设施、供水系统、供电系统等。

2．通用设备　指医疗卫生机构用于业务工作的通用性设备，如交通设备、电子设备等。

3．专用设备　指医疗卫生机构根据业务工作的实际需要购置的各种具有专门性能和专门用途的设备，如医用电子仪器、光学仪器、医用超声仪器、激光仪器等。

4．家具用具及装具　指医疗卫生机构具有占有权和使用权的家具、用具、装具等。

三、固定资产的折旧

（一）固定资产的损耗和折旧

1．固定资产的损耗　医疗卫生机构固定资产在使用过程中会发生损耗，包括有形损耗和无形损耗。

（1）有形损耗（tangible loss/physical depreciation）：指固定资产在使用过程中由于使用和自然力的影响在使用价值和价值上的损耗，如固定资产在长期使用中的磨损，或受风吹雨淋等自然力的影响，而造成固定资产实际的物质损耗的那部分价值。固定资产有形损耗包括：①使用损耗，其大小取决于固定资产的质量、用途和使用条件等；②自然损耗，是由于自然力的侵蚀而造成的损耗，如医疗设备的氧化生锈、房屋、设备的风吹雨淋的侵蚀等。自然损耗取决于固定资产本身的结构、抗侵蚀性以及维护状况等。

（2）无形损耗（intangible loss/moral depreciation）：指由于科学技术进步而引起固定资产价值上的贬值，如医疗专用的电子设备，使用时间不长，因科学技术的进步而迫使医疗卫生机构提前更新固定资产，使现有固定资产被新设备替代淘汰等。这种被淘汰的固定资产，其价值损失就是一种无形损耗。再如随着科学技术的进步，由于劳动生产率的提高，使生产该种设备的劳动时间减少，其价值也随之降低，造成现有固定资产的贬值，这也是固定资产的无形损耗。

2．固定资产折旧（depreciation of fixed assets）　以固定资产在使用中的损耗为理论基础，指固定资产在使用期限内因不断地发生损耗，而逐渐转移到医疗服务成本中去的那部分价值。折旧是指在固定资产的预计使用年限内，按照确定的方法对应计的折旧额进行系统分摊。政府会计主体应当对暂估入账的固定资产计提折旧，实际成本确定后不需调整原已计提的折旧额。

固定资产的价值不是一次转移计入业务活动费用和单位管理费用，而是在长期使用过程中，随着损耗程度、以折旧费项目分期计入业务活动费用和单位管理费，并通过取得相应的收入而得到补偿。固定资产应计的折旧额为其成本，计提固定资产折旧时不考虑预计净残值。根据《政府会计准则第 3 号——固定资产》第二十条的规定，固定资产应当按月计提折旧，并根据用途计入当期费用或者相关资产成本。

（二）固定资产提取折旧应考虑的因素

正确计算固定资产的折旧额,对于正确计算医疗服务成本、保证医疗卫生机构固定资产更新改造资金的来源具有重要意义。提取固定资产折旧时应考虑的因素有:

1. 固定资产应计提折旧总额　指固定资产从开始使用至报废清理的全部使用年限内应计提的折旧总额。根据《政府会计准则第3号——固定资产》规定,医疗卫生机构固定资产应计的折旧额为其成本,计提固定资产折旧时不考虑预计净残值。

固定资产在取得时应当按照成本进行初始计量:

（1）外购固定资产:其成本包括购买价款、相关税费以及固定资产交付使用前所发生的可归属于该项资产的运输费、装卸费、安装费和专业人员服务费等。以一笔款项购入多项没有单独标价的固定资产,应当按照各项固定资产同类或类似资产市场价格的比例对总成本进行分配,分别确定各项固定资产的成本。

（2）自行建造的固定资产:其成本包括该项资产至交付使用前所发生的全部必要支出。在原有固定资产基础上进行改建、扩建、修缮后的固定资产,其成本按照原固定资产账面价值加上改建、扩建、修缮发生的支出,再扣除固定资产被替换部分的账面价值后的金额确定。为建造固定资产借入的专门借款的利息,属于建设期间发生的,计入在建工程成本;不属于建设期间发生的,计入当期费用。已交付使用但尚未办理竣工决算手续的固定资产,应当按照估计价值入账,待办理竣工决算后再按实际成本调整原来的暂估价值。

（3）通过置换取得的固定资产:其成本按照换出资产的评估价值加上支付的补价或减去收到的补价,加上换入固定资产发生的其他相关支出确定。

（4）接受捐赠的固定资产:其成本按照有关凭据注明的金额加上相关税费、运输费等确定;没有相关凭据可供取得,但按规定经过资产评估的、其成本按照评估价值加上相关税费、运输费等确定;没有相关凭据可供取得、也未经资产评估的,其成本比照同类或类似资产的市场价格加上相关税费、运输费等确定;没有相关凭据且未经资产评估、同类或类似资产的市场价格也无法可靠取得的,按照名义金额入账,相关税费、运输费等计入当期费用。如受赠的系旧的固定资产,在确定其初始入账成本时应当考虑该项资产的新旧程度。

（5）无偿调入的固定资产:其成本按照调出方账面价值加上相关税费、运输费等确定。

（6）盘盈的固定资产:按规定经过资产评估的,其成本按照评估价值确定;未经资产评估的,其成本按照重置成本确定。

（7）融资租赁取得的固定资产:其成本按照其他相关政府会计准则确定。

$$固定资产的应计提折旧总额 = 某项固定资产的原值 \qquad 公式 5\text{-}17$$

2. 固定资产的使用年限　指固定资产的经济使用年限,医疗卫生机构应当根据相关规定以及固定资产的性质和使用情况,合理确定固定资产的使用年限。确定固定资产使用年限,应当考虑下列因素:

（1）预计实现服务潜力或提供经济利益的期限。

（2）预计有形损耗和无形损耗。

（3）法律或者类似规定对资产使用的限制。

固定资产的使用年限一经确定,不得随意变更。因改建、扩建等原因而延长固定资产使用年限的,应当重新确定固定资产的折旧年限。另外,医疗卫生机构盘盈、无偿调入、接受捐赠以及置换的固定资产,应当考虑该项资产的新旧程度,按照其尚可使用的年限计提折旧。《政府会计准则第3号——固定资产》应用指南和《医院执行政府会计制度的补充规定》对各类固定资产折旧年限进行了规定(表5-3、表5-4)。

3. 固定资产预计工作总量　指固定资产从开始使用至报废清理的全部使用年限内预计完成的工作总量。固定资产预计工作总量由各单位根据本单位各项固定资产的具体情况自行确定。

表5-3　医院固定资产折旧年限表

固定资产类别	折旧年限/年	固定资产类别	折旧年限/年
一、房屋及构筑物		医用电子仪器	5
业务及管理用房		医用超声仪器	6
钢结构	50	医用高频仪器设备	5
钢筋混凝土结构	50	物理治疗及体疗设备	5
砖混结构	30	高压氧舱	6
砖木结构	30	中医仪器设备	5
简易房	8	医用磁共振设备	6
房屋附属设施	8	医用X线设备	6
构筑物	8	高能射线设备	8
二、通用设备		医用核素设备	6
计算机设备	6	临床检验分析仪器	5
通信设备	5	体外循环设备	5
办公设备	6	手术急救设备	5
车辆	10	口腔设备	6
图书档案设备	5	病房护理设备	5
机械设备	10	消毒设备	6
电气设备	5	其他	5
雷达、无线电和卫星导航设备	10	光学仪器及窥镜	6
广播、电视、电影设备	5	激光仪器设备	5
仪器仪表	5	**四、家具、用具及装具**	
电子和通信测量设备	5	家具	15
计量标准器具及量具、衡器	5	用具、装具	5
三、专用设备			

表5-4　基层医疗卫生机构固定资产折旧年限表

固定资产类别	折旧年限/年	固定资产类别	折旧年限/年
一、房屋及构筑物		医用电子仪器	5～10
业务及管理用房		医用超声仪器	6～10
钢结构	50	医用高频仪器设备	5～10
钢筋混凝土结构	50	物理治疗及体疗设备	5～10
砖混结构	30	高压氧舱	6～10
砖木结构	30	中医仪器设备	5～10
简易房	8	医用磁共振设备	6～10
房屋附属设施	8	医用X线设备	6～10
构筑物	8	高能射线设备	8～10
二、通用设备		医用核素设备	6～10
计算机设备	6	临床检验分析仪器	5～10
通信设备	5	体外循环设备	5～10
办公设备	6	手术急救设备	5～10
车辆	10	口腔设备	6～10
图书档案设备	5	病房护理设备	5～10
机械设备	10	消毒设备	6～10
电气设备	5	其他	5～10
雷达、无线电和卫星导航设备	10	光学仪器及窥镜	6～10
广播、电视、电影设备	5	激光仪器设备	5～10
仪器仪表	5	**四、家具、用具及装具**	
电子和通信测量设备	5	家具	15
计量标准器具及量具、衡器	5	用具、装具	5
三、专用设备			

（三）固定资产折旧方法

固定资产折旧方法分为两大类，即：直线法（straight-line depreciation）和加速折旧法（accelerated depreciation）。①直线法包括平均年限法（average life depreciation）和工作量法（workload depreciation），采用直线法计提折旧时，固定资产的转移价值平均摊配于其使用的各个会计期间或完成的工作量，优点是使用方便、易于理解。但这类方法没有考虑固定资产使用过程中相关支出摊配于各个会计期间或完成的工作量的均衡性。②加速折旧法包括双倍余额递减法（double-declining balance depreciation）、年数总和法（annual sum depreciation）等，这类方法克服了直线法的不足，即前期计提的折旧费较多、后期计提的折旧费较少，保持了各个会计期间负担的固定资产使用成本的均衡性。但在固定资产各期工作量不均衡的情况下，这类方法可能导致单位工作量负担的固定资产使用成本不够均衡。此外，由于这类方法不适宜采用分类折旧方式，在固定资产数量较多的情况下，计提折旧的工作量较大。按照可比性原则，某种折旧方法一经选定，不应随意改变，以保证会计核算方法的前后期一致。

根据政府会计准则，在确定固定资产的折旧方法时，应当考虑与固定资产相关的服务潜力或经济利益的预期实现方式。政府会计主体一般应当采用平均年限法或者工作量法计提固定资产折旧。计提折旧的具体办法由各省（自治区、直辖市）主管部门会同财政部门规定或审批。

1. 平均年限法（average life depreciation）　年限平均法又称为使用年限法、定额折旧法，指按照固定资产的预计使用年限平均计提折旧的方法，其累计折旧额为使用时间的线性函数。采用这种方法，假定固定资产的服务潜力随着时间的推移而逐渐递减，其效能与固定资产的新旧程度无关。因此，固定资产的应计提折旧总额可以均匀摊配于预计使用年限内的各个会计期间。医疗卫生机构固定资产折旧额计算公式为：

$$固定资产年折旧额 = \frac{固定资产原值}{预计使用年限} \qquad 公式5\text{-}18$$

$$固定资产月折旧额 = \frac{固定资产年折旧额}{12} \qquad 公式5\text{-}19$$

采用年限平均法计提折旧，其折旧方式分为个别折旧和分类折旧两种方式：①个别折旧法：按照各项固定资产分别计提折旧。这种方式计算的折旧额准确性较高，但计算工作量较大，一般只适用于固定资产数量不多或数量虽多但有完善的资产管理信息系统支持的单位。②分类折旧法：按照固定资产类别计提折旧的方式。在我国，平均分类折旧率一般是在单位新建时按投入固定资产的类别平均计算确定的。在单位持续经营期间内，如果没有调整各类固定资产的预计净残值率和预计平均使用年限，各类固定资产的分类折旧率一般不予调整。分类折旧法计算的折旧额准确性相对差些，但可以减少计提折旧的工作量。

【例5-7】　某医院一台医疗设备的原始价值为300 000元，预计残值为10 000元，使用年限为10年。

答：由于不考虑残值，因此该医疗设备的应计提折旧总额为300 000元。

$$年折旧额 = 300\,000 \div 10 = 30\,000（元）$$

$$月折旧额 = 30\,000 \div 12 = 2\,500（元）$$

2. 工作量法（workload depreciation）　指按照固定资产预计完成的工作总量平均计提折旧的方法，其累计折旧额为完成工作量的线性函数。这种方法假定固定资产的服务潜力随着完成工作量的增加而逐渐递减，其效能与固定资产的新旧程度无关。因此，固定资产的应计提折旧总额可以均匀摊配于预计的每一单位工作量。医疗卫生机构固定资产折旧额计算公式为：

$$某项固定资产单位工作量折旧额 = \frac{固定资产原值}{该项固定资产预计完成的工作总量} \qquad 公式5\text{-}20$$

$$某项固定资产月折旧额＝该项固定资产单位工作量折旧额×$$
$$该项固定资产该月实际完成的工作总量 \quad 公式5-21$$

不同的固定资产，其工作量有不同的表现形式。对于运输设备来说，其工作量表现为运输里程；对于机器设备来说，其工作量表现为机器工时和机器台班。工作量法一般适用于价值较高的大型精密机床以及运输设备等固定资产的折旧计算。这些固定资产的价值较高，各月的工作量一般不很均衡，采用平均年限法计提折旧，会使各月成本费用的负担不够合理。需要注意当月计提折旧后的累计折旧不能超过原值。

【例5-8】 一辆120救护车，原始价值为400 000元，预计总行驶里程为200 000km。本年度行驶里程为20 000km。计算本年该辆汽车的折旧额。

$$每公里折旧额＝\frac{400\,000}{200\,000}=2(元/km)$$

$$本年折旧额=2×20\,000=40\,000(元)$$

【例5-9】 某台专用设备原始价值为1 200 000元，预计可以使用20 000小时。本年度的工作小时为3 000小时。计算该设备的年折旧额。

$$每小时折旧额＝\frac{1\,200\,000}{20\,000}=60(元/h)$$

$$本年折旧额=60×3\,000=180\,000(元)$$

（四）固定资产折旧计提的范围

医疗卫生机构应对固定资产计提折旧，并根据用途计入当期费用或者相关资产成本。固定资产因改建、扩建或修缮等原因而延长其使用年限的，应当按照重新确定的固定资产的成本以及重新确定的折旧年限计算折旧额。

根据《政府会计准则第3号——固定资产》的规定，下列各项固定资产不计提折旧：

（1）文物和陈列品。

（2）动植物。

（3）图书、档案。

（4）单独计价入账的土地。

（5）以名义金额计量的固定资产。

（五）关于固定资产折旧计提时点

固定资产应当按月计提折旧，当月增加的固定资产，当月开始计提折旧；当月减少的固定资产，当月不再计提折旧。固定资产提足折旧后，无论能否继续使用，均不再计提折旧；提前报废的固定资产，也不再补提折旧。已提足折旧的固定资产，可以继续使用的，应当继续使用，规范实物管理。

（六）关于固定资产的后续支出

为增加固定资产的使用效能或延长其使用寿命而发生的改建、扩建或大型修缮等后续支出，应当记入固定资产及其他相关资产；为维护固定资产的正常使用而发生的修理费等后续支出，应当计入当期支出。大型修缮确认标准由各省（自治区、直辖市）财政部门会同主管部门（或举办单位）根据当地实际情况确定。

四、固定资产的管理

固定资产是医疗卫生机构的主要物质设备，也是医疗卫生机构的物质基础。它的数量和技术状况，标志着医疗卫生机构的物质技术力量。因此，加强医疗卫生机构固定资产的管理，保护固定资产完整无缺，提高固定资产的利用效果，可以充分挖掘固定资产使用方面的潜力，使固定资产发挥最大的经济效益。所以,医疗卫生机构用好、管好固定资产,不仅有利于扩大服务项目,提高服务质量,更好地完成社会公益事业,而且还可以不断地降低医疗成本、节约投资、保护国家财产。

固定资产的管理是有关固定资产方面的一切管理工作总称。固定资产的管理应遵循明晰责任,健全制度,加强内控的原则。明晰责任,切实履行固定资产监督管理职责,建立健全固定资产管理机制,组织落实固定资产管理各项工作。各级医疗卫生机构对固定资产管理承担主体责任,并将责任落实到人。固定资产使用人员要切实负起责任,爱护和使用好固定资产,确保固定资产安全完整,高效利用。健全制度,针对固定资产验收登记、核算入账、领用移交、维修保管、清查盘点、出租出借、对外投资、回收处置、绩效管理等重点环节,查漏补缺,明确操作规程,确保流程清晰、管理规范、责任可查。加强内控,强化固定资产配置、使用、处置等关键环节的管控。加强固定资产管理部门与政府采购、财务、人事等部门的沟通协作,形成管理合力。

(一)固定资产的管理体制机制

1.固定资产的管理机构　医疗卫生机构可以根据单位的实际情况设置独立的国有资产管理处或设置国有资产管理办公室,以明确资产管理的牵头部门。

2.固定资产的归口分级管理　医疗卫生机构的固定资产种类多、数量大、使用地点分散,管好固定资产不能仅靠职能部门,而应当根据管用结合的原则把固定资产管理权限和责任落实到有关部门和使用单位,实行固定资产归口管理,把固定资产的经济管理和技术管理结合起来。

固定资产的归口管理,就是按照固定资产的类别,按职能部门负责归口管理,如专用设备属于药械或医装部门,其余各类属于后勤、财务、信息或总务部门。然后再按使用地点,由各级使用单位负责具体管理,使用单位要对职能部门负责,建立固定资产管理使用责任制,进一步落实到科室、班、组或个人,实行谁用谁管。这样就可以做到层层负责,物物有人管,使固定资产的安全和有效利用得到可靠的保证。

【例 5-10】　某医疗卫生机构对固定资产实行三级管理体制:第一级是国有资产管理领导小组,负责机构资产管理重大决策、组织领导等;第二级是装备处、总务后勤处、信息管理处等资产归口管理部门,分别负责医疗设备、家具家电、房屋、车辆、办公设备等固定资产的配置、验收、维护、盘点、处置等工作;第三级是资产使用部门,负责本部门资产的日常保管、使用、盘点等,确保资产安全完整。机构法人及部门负责人为资产管理对应职责的第一责任人,每个使用部门均设置资产联络员,形成"统一领导、归口管理、分级负责、责任到人"的管理机制。

(二)财务部门对固定资产的管理

财务部门要负责建立和健全医疗卫生机构固定资产的管理制度,对各单位固定资产管理实行监督,组织和推动医疗卫生机构固定资产管理,提高固定资产的使用效率。具体来说,财务部门对固定资产的管理主要包括如下内容。

1.建立固定资产账卡和记录　对于医疗卫生机构新增的固定资产,相关部门应当参加固定资产的验收工作,办理固定资产的交接手续,并及时为新增固定资产建立账簿、卡片,作好记录,为管好、用好固定资产提供准确、详细的资料。即"建立健全三账一卡制度":财务部门负责总账和一级明细分类账,固定资产管理部门负责二级明细分类账,使用部门负责建卡(台账)。大型医疗设备实行责任制,指定专人管理,制定操作规程,建立大型医用设备技术管理档案和使用情况报告制度。另外,医院和基层医疗卫生机构应当提高资产使用效率,建立资产共享、共用制度。

2.监控固定资产的维修费用　固定资产管理部门负责资产的维修保养,同时加强固定资产维修的监督与管理,财务部门对维修费用进行监控,保证固定资产的正常使用,提高使用效率。

3.参与固定资产清查盘点　除其他部门的分工协作外,清查固定资产也是财务部门应当做好的一项重要工作。通过固定资产的清查,可以发现固定资产管理中存在的问题,以便及时改进。同时,固定资产管理部门要对固定资产采取电子信息化管理,定期与财务部门核对,做到账账相符、账卡相符、账实相符。医疗卫生机构每年度至少组织一次固定资产全面盘点,可由资产管理部门牵头,财务、审计参与监督盘点。

4. 参与固定资产处置　财务部门要严格掌握固定资产的报废标准。认真履行固定资产报废审批手续,查明固定资产报废的原因,并做好报废固定资产残值的估价和处理工作。处置国有资产应当遵循公开、公正、公平和竞争择优的原则,按照规定权限履行审批手续,未经批准不得自行处置。

5. 权属管理　切实做好固定资产产权管理,及时办理土地、房屋、车辆等固定资产权属证书,资产变动应办理权证变更登记,避免权属不清。涉及产权纠纷或不清晰的固定资产,应按照产权管理规定,厘清产权关系。

五、固定资产的内部控制

固定资产内部控制是医疗卫生机构为了提高固定资产管理效率,保证会计核算真实可靠,防范固定资产流失,促进法律法规有效遵循,实现对固定资产管理目标而制定和实施的一系列内部控制方法、措施和程序。加强固定资产内部控制,有利于保证固定资产的真实性、安全性和完整性,有利于保证固定资产购建的合法性,有利于保证固定资产使用的效率性,有利于保证会计信息的准确性,有利于保证医疗卫生事业的可持续发展。

固定资产控制的范围与其业务流程有紧密相关,可以划分为购建、使用和处置三个环节,每个阶段都有细化的业务过程。固定资产控制过程中要对申请、审批、购建、验收、使用、维修保养、计提折旧、盘点和处置等关键环节进行控制,防范固定资产的盲目购置、不当使用、被盗、损毁等(图 5-5)。

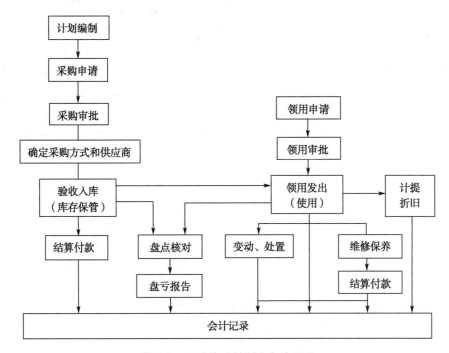

图 5-5　固定资产控制业务流程图

(一)固定资产购建控制

医疗卫生机构应建立固定资产购建论证制度,按照规模适度、科学决策的原则,加强立项、预算、调整、审批、执行等环节控制。固定资产购建要由归口管理部门、使用部门、财务部门、审计监督部门及专业人员等共同参与,确保购建过程公开透明,降低购建成本。落实"过紧日子"

要求,在摸清固定资产存量基础上,合理提出配置需求,从严控制。固定资产配置能通过调剂、收回出租出借等方式解决的,原则上不得重新购置、建设、租用。严格按规定标准配置固定资产,没有配置标准的,结合本单位履职需要和事业发展需求,厉行节约,合理配备。固定资产原则上不得一边出租出借、一边新增配置。通过加强固定资产购建控制,对于保证投资资金的充分发挥和利用,降低购建成本,确保购建过程公开透明,提高经济效益具有重大意义。

1. 投资规划　医疗卫生机构要根据业务发展的实际需要和资源条件,对固定资产建设或购置进行可行性研究,编制投资规划并通过集体讨论决策。对于符合政府发展改革部门立项要求的固定资产购建,还要事先进行立项申请。大型医疗设备等固定资产的购建和租赁,要符合医疗卫生服务体系规划,经过科学论证,并按国家有关规定报经主管部门会同有关部门批准。由于固定资产投资往往具有一定风险性,为了防止盲目购建和决策失误所造成的损失,必须进行可行性论证控制、预算控制和审批控制。

(1)可行性论证控制:对使用部门提出的购置申请,必须由可行性论证小组进行可行性、必要性、科学性和实用性论证。论证小组的成员由分管领导及使用、归口管理、财务、审计、纪检监察等部门组成,必要时可以外聘专家参加。①可行性指医疗卫生机构是否有足够的资金、技术人员是否配套、是否具备安装设备的环境条件等;②必要性指固定资产配置应当符合规定的配置标准,从严控制、合理配置;③科学性指配置的固定资产是否具有经济价值,能否为医疗卫生机构带来社会效益和经济效益;④实用性指配置的固定资产是否具有规模适度、成本回收快、社会评价好、群众易接受等特点。

(2)预算控制:医疗卫生机构对经过可行性论证的固定资产购置计划要编制资产配置相关支出预算,并严格按照预算管理规定和财政部门批复的预算配置资产。预算要确保符合单位总体规划,并与单位资本预算相匹配。有些原先预算(计划)购置的固定资产,由于某种原因不购置或原先没有预算(计划)、而根据业务发展需要购置的,应通过一定的申请批准手续,实事求是地进行调整。任何人和部门不得不经预算和不经审批盲目购置、购建固定资产。

(3)审批控制:医疗卫生机构应当严格办理固定资产业务的授权审批制度,明确相关人员的审批权限及职责范围,各管理部门及经办人员应在被授权范围内行使职权、承担责任,不得越权审批。任何采购均应有预算指标和申购计划单,并经被授权部门(人员)的审批后方能采购。

【例5-11】　某医疗卫生机构伽马刀设备投资可行性分析

伽玛刀(立体定向伽玛射线放射治疗系统,简写γ刀)是一种融合现代计算机技术、立体定向技术和外科技术于一体的治疗性设备。自20世纪50年代以来,经过四代产品的不断完善,伽马刀技术已经十分成熟,成为放射神经外科首选专业设备,在北京、上海、广州等地均有多家大型综合医疗卫生机构配有该设备。伽马刀具有神经外科专机专用和MRI定位特点,治疗环节比光子刀(X刀)更优化,精确度和效率更高,误差更小。目前医疗卫生机构已经停用光子刀,引入伽马刀技术具有以下优势:①增加医疗卫生机构医疗服务项目,吸引更多的病人;②增加医疗服务资源,缓解相关手术资源紧张情况;③降低医疗风险,通过设备治疗方式减少手术风险;④增加医疗卫生机构医疗收入。

2. 采购执行控制　医疗卫生机构的采购活动应当严格遵守《中华人民共和国采购法》以及政府采购、部门集中采购的有关规定。在政府采购招标活动中,招标采购单位要认真做好与供应商有利益关系的回避工作,应向参加投标的供应商申明回避制度。固定资产采购由单位指定的采购部门统一采购,其他任何部门不得私自采购。

(1)采购方式控制

1)购置属于纳入政府采购范围的固定资产,要按照国家关于政府采购的规定,根据固定资产计划采购数量和市场供应情况,遵守固定资产采购管理制度,明确采购方式(如公开招标、邀请招标、竞争性谈判、询价等),真正做到以最合乎要求的质量和最有利的价格等条件采购固定资产。

2）不属于政府采购目录的或者在目录内限额以下的固定资产可委托中介机构或由采购机构执行采购。

（2）供应商控制：包括资质控制、合同控制、采购订单控制、付款控制、会计记录控制和准入控制。

1）资质控制：应核实供应商的各种资信证明，包括生产许可证、卫生许可证、医疗器械注册证、工商营业执照、税务登记证、银行存款余额证明、委托书等。选择诚信可靠的供应商，以最合理的价格购得价格质量合格的产品，并通过其他单位进一步证实确认。

2）合同控制：合同条款应包括当事人名称或姓名、标的、数量、质量、价款或者报酬、履行期限、地点方式、违约责任、解决争议的办法。签订的合同应符合《合同法》以及国家有关法规制度规定，确保合同的条款有效。对需要安装调试的设备、应予以明确。在大型仪器设备的合同书上应详细注明各项技术参数指标等有关内容，签订的合同应有固定资产归口管理部门、财务和审计部门参与，并经授权人签字。该合同作为验收和办理财务结算手续时的重要依据。

3）采购订单控制：为了所有采购业务能被准确地记录和审核（审批），任何采购要约的发出，都应由有采购权的部门上报，按审批权限报有审批权的领导审批后方可发出。批量采购由采购部门、归口管理部门、财务部门、审计监察部门、使用部门等组成医疗卫生机构采购委员会按规定程序执行，确保采购过程公开透明。采购结果应进行公示，接受职工的监督。小额零星采购由被授权的部门对价格、质量、供应商等有关内容进行审查、筛选，按规定审批。

4）付款控制：付款凭证应齐全，付款凭证后要附有立项批文、可行性论证报告、采购申请单、采购合同、发票、验收报告、入库单、付款审批单等原始凭证。特别应注意对合同中的付款条款的核对工作，有保质期的，应留足够的质量保证金。

5）会计记录控制：固定资产应及时入账，由于发票未收到等原因，合同有明确金额的按合同规定金额入账；合同没有明确金额的应暂估入账，以保证固定资产的真实性与完整性。

6）准入控制：大型医用设备采用配置许可证管理，遵守《大型医用设备配置与使用管理办法》以及《全国乙类大型医用设备配置规划指导意见》等规定。甲类大型医用设备由国家卫生健康委员会负责配置管理并核发《大型医用设备配置许可证》；乙类大型医用设备由省级卫生健康行政部门负责配置管理并核发《乙类大型医用设备配置许可证》。

3．验收控制　医疗卫生机构加强固定资产验收控制，是保证固定资产的真实性和完整性，保证购置资产质量达到预期目的的必要手段。单位应设立独立的验收机构（人员）、建立验收规范。单位购置的固定资产应由验收部门检验签章，并由仓储保管部门办理入库；对需要安装的固定资产，在安装完毕后组织专家进行鉴定和验收，并办理安装设备移交单。验收过程若发现固定资产与采购合同有出入、不符，应及时告知财务部门，以便拒付货款。

（1）验收入库控制：批准购置的固定资产到货时，应由验收部门根据有关合同协议进行检查，确认并签注意见，再由仓储保管人员接收、办理、填制有关凭证，办理入库手续。对需要安装调试的专用设备，待安装完毕后请专业人员检验技术参数合格后，办理验收入库有关手续。

（2）会计记录控制：按规定设置固定资产账簿，对固定资产增减变动及时进行会计处理，并定期与固定资产卡片进行核对，确保账卡相符。对已投入使用但尚未办理竣工决算的在建工程，应当按规定及时转入固定资产。对于验收合格的固定资产，填制固定资产交接单，登记固定资产账簿。租入、借用、代管的固定资产应设立备查登记簿专门登记。

加强固定资产卡片管理，做到有物必登、登记到人、一物一卡、不重不漏。对于权证手续不全、但长期占有使用并实际控制的固定资产，应当建立并登记固定资产卡片；对于租入固定资产，应当单独登记备查，并做好维护和管理。固定资产卡片应当符合规定格式，载明固定资产基本信息、财务信息以及使用信息，并随资产全生命周期管理动态更新，在行政事业单位国有资产年度报告中如实反映。

（3）付款控制：单位财务部门应根据有关验收单据办理固定资产增加手续和付款手续，所有发票应与采购入库单相符，否则应拒付货款。支付外购、自行建造的固定资产款项，应符合预算控制、建设项目控制、货币资金控制等内部会计控制的有关规定。

（二）固定资产使用控制

医疗卫生机构固定资产的使用包括单位自用和对外投资、出租、出借、担保等方式。固定资产出租、出借、对外投资要严格履行管理程序。医疗卫生机构的设备只能在规定的工作场所、工作范围和工作时间内使用；要制定专门的操作规程，严格按照操作规程使用；特别对大型仪器设备应规定专人操作，其他人员未经许可不得操作使用，并且每次开机检查治疗都有详细记录。另外，为了发挥固定资产最大效用还应建立固定资产的日常保养、维护和维修制度，建立岗位责任制，保证固定资产正常使用。

1. 保管控制　医疗卫生机构应设置专门管理组织或专人，使用部门应指定人员对固定资产实施专人管理，对其安全、完整负责；并建立健全各项管理制度。落实固定资产内部领用和离岗归还制度，领用人要合理使用、妥善保管，出现损坏及时报修，避免闲置浪费或是公物私用。发生岗位变动应当按规定及时办理资产移交，移交或归还后方可办理相关手续。

2. 记录控制　设备归口管理部门应建立大型设备的维修记录档案。对固定资产进行定期检查、维修和保养，并做好详细记录，包括维修时间、维修部件、维修金额、维修后保养情况等。

3. 维修保养控制　固定资产的修理，尤其是大修理，必须经过检验、确认、审批手续；提请修理部门或个人与实施修理部门或个人应相互分离；修理完工应办理验收交接手续；修理费用应严格控制在预算之内，对明显超出预算的不合理之处，由单位审计部门予以审查、核实。

4. 对外投资、出租、出借控制　医疗卫生机构对固定资产的对外投资、出租、出借必须按照国有资产管理的有关规定进行可行性论证、风险评估，并按照管理权限逐级报批执行。经审批用于对外投资、出租、出借的固定资产要进行专项管理，并在单位财务会计报告中对相关信息进行充分披露。固定资产对外投资收益和利用固定资产出租、出借和担保取得的收入应当纳入单位预算，统一核算，统一管理。

5. 变动控制　建立固定资产归口分级管理制度，明确固定资产管理部门、使用部门和财务部门的职责权限。健全"购建入库""启用入库""盈亏调整"的审批报告制度。对于启封使用固定资产或将固定资产由使用状态转入封存状态的固定资产要严格审批手续。

医疗卫生机构对内部调拨的固定资产，要明确办理固定资产交接手续，固定资产使用部门或存放地点变动，应按审批程序进行逐级报批，由归口管理部门及时填制变动通知单，并注明变动原因；对调拨给外单位的固定资产，要按照管理权限逐级审批。

（三）固定资产处置控制

医疗卫生机构要加强固定资产处置管理制度，明确固定资产处置（包括无偿划转、对外捐赠、转让、置换、报废、损失核销等）的标准和程序，按照管理权限逐级审批报批后执行。加强固定资产处置控制，对于提高固定资产的利用率，增强固定资产的使用效率，提高管理水平，防止国有资产的流失等具有重大意义。

1. 处置控制　固定资产处置应遵循公开、公平和竞争的原则。出售、出让、转让固定资产应依法依规进行资产评估，数量较多或者价值较高的，通过进场交易、拍卖等公开方式处置。确实不具备使用价值的处置资产，鼓励通过网络拍卖等方式公开处置。处置收入扣除相关税金、评估费、拍卖佣金等费用后，按照政府非税收入收缴管理有关规定及时缴入国库，实行"收支两条线"管理。

（1）制度控制：建立固定资产处置控制制度，明确固定资产处置的范围、标准、程序、审批权限和责任。根据固定资产的实际使用情况和不同类别，区分使用期满正常报废固定资产、未使用、不需用固定资产及拟出售或投资转出固定资产等，采取相应的处置控制程序和措施。处置固定资产,应当严格履行审批手续,未经批准不得自行处置。

（2）申请控制:固定资产处置应由使用部门提出申请,注明处置理由并经部门负责人签字后报归口管理部门。固定资产处置应当履行单位领导班子集体决策程序,遵循公开、公正、公平和竞争择优的原则,按照规定权限履行审批手续,未经批准不得擅自处置。

（3）评估鉴定控制:医疗卫生机构要成立固定资产处置小组,处置小组由使用部门、归口管理部门、财务部门、审计纪检部门、专业技术专家等成员组成。固定资产处置小组应及时对拟处置的固定资产进行技术鉴定。鉴定时应核对拟处置设备的名称、品牌、型号规格、购置使用日期等内容。核对提前报废、损失核销、转让、无偿划转、对外捐赠、置换等固定资产处置事项,应当加强专家论证及可行性研究,必要时可聘请第三方中介机构开展相关工作,强化风险防控。对发生的提前报废、损失核销等事项,应当及时查明原因,对造成国有资产流失的,严肃追究责任。

（4）审批控制:医疗卫生机构处置国有资产,应当严格履行审批手续。审批人应对处置原因、技术鉴定进行确认,并签注意见。医疗卫生机构不得越权处置和越权审批,确保固定资产处置的合规性和合法性。重大固定资产处置实行集体审议联签,并按规定经上级部门审批通过后方可进行处置。上级部门对医疗卫生机构固定资产处置事项的批复是上级部门重新安排医疗卫生机构有关资产配置预算项目的参考依据,是医疗卫生机构调整相关会计账目的凭证。未履行报批手续、未按规定审批权限或未按批复意见的,医疗卫生机构不得擅自对固定资产进行处置。医疗卫生机构占有、使用的房屋建筑物、土地和车辆的处置,以及单位价值或者批量价值在规定限额以上的资产的处置,经主管部门审核后报同级财政部门审批;规定限额以下的固定资产处置报主管部门审批。

（5）报废管理控制:固定资产报废后所形成的废品应集中管理,具有放射性的废品,应由专门的机构回收处理。具有回收价值的废品,应收回残值。

2. 盘点核对控制 建立健全固定资产的清查盘点制度,明确固定资产清查范围、期限和组织程序。健全固定资产损坏、报废、流失的控制制度和责任追究制度,健全核算总账、分类账和明细账三级账务核算体系。

定期对固定资产进行清查盘点,每年至少盘点一次,全面掌握并真实反映固定资产的数量、价值和使用状况,确保账账相符、账卡相符、账实相符。盘盈固定资产,应当按照政府会计准则制度等规定合理确定资产价值,按权限报批后登记入账。出现固定资产盘亏,应当查明原因、及时规范处理。

3. 损失追责 应当建立健全固定资产损失追责机制,落实损失赔偿责任。对因使用、保管不善等造成的固定资产丢失、损毁等情形,按照规定进行责任认定,由责任人承担相应责任。

第四节 建设项目管理与控制

一、建设项目管理

（一）建设项目管理的概念

建设项目（construction project）是指医疗卫生机构根据医疗卫生事业发展或业务工作需要进行的新建、续建、改扩建、迁建各类工程（土木工程、建筑工程及安装工程等）和修缮、修理的特定过程。建设项目范围包括医疗、教学、科研、办公等业务用房;职工食堂、职工活动场所、职工浴室等用房;道路、围墙、水塔和污水处理等公用设施。一般而言,建设项目管理流程根据工程类型有所差异,大致可以划分为项目决策、项目实施、价款结算、工程竣工结算和移交五大环节,图5-6展示了各个环节的工作步骤和内容。

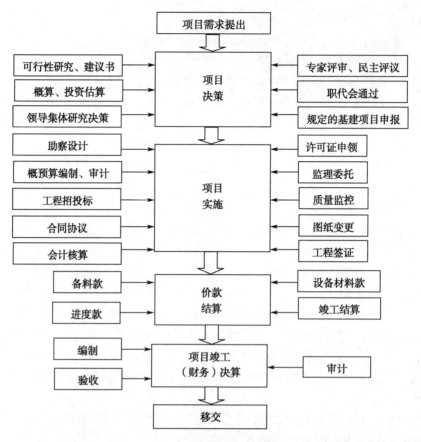

图 5-6　建设项目流程图

建设项目管理是一项系统性工作,是运用系统理论和方法对项目及其资源进行计划、组织、协调、控制,旨在实现项目的特定目标的管理方法体系。建设项目目标分为成果性(功效)目标和约束性(时间、费用)目标,而建设项目管理是要保证工程功效与时间、费用的均衡性和合理性,力求到达到目标系统的整体优化。医疗卫生机构在建设项目中扮演业主方角色,有必要建立健全建设项目管理制度,特别是通过财务管理对建设项目进行有效的内部控制,适时检查与监督。医疗卫生机构负责人对建设项目内部控制制度的建立和有效实施负责(图 5-7)。

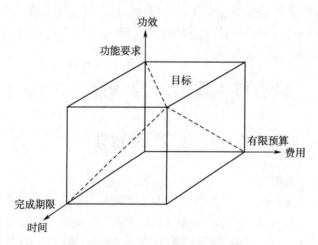

图 5-7　建设项目管理的多目标属性

(二)建设项目财务管理的主要任务

财务管理应当严格执行国家有关法律、行政法规和财务规章制度,坚持勤俭节约、量力而行、讲求实效,正确处理资金使用效益与资金供给的关系。

根据财政部《基本建设财务规则》的规定,基本建设财务管理的主要任务是:

(1)依法筹集和使用基本建设项目建设资金,防范财务风险。

(2)合理编制项目资金预算,加强预算审核,严格预算执行。

(3)加强项目核算管理,规范和控制建设成本。

(4)及时准确编制项目竣工财务决算,全面反映基本建设财务状况。

(5)加强对基本建设活动的财务控制和监督,实施绩效评价。

二、建设项目控制

(一)建设项目控制环节

医疗卫生机构建设项目控制是建设项目管理的主要手段之一,根据建设项目流程图,项目控制环节大致分为:

1. 建设项目决策环节控制 包括对拟建项目必要性、可行性进行技术评价,对不同建设方案进行比较选择,对拟建项目的技术经济指标作出判断以及集体决策等过程的控制。

2. 建设项目实施环节控制 建设项目实施环节控制包括:

(1)建设项目勘探设计控制:包括对勘探设计单位的选定、勘察设计协议或合同的签订、设计单位推行限额设计和标准设计的监督及勘察设计分阶段的审核等过程的控制。

(2)建设项目招标、评标、定标和商签合同环节:包括对投标人资格的审查、评标委员会的组建、书面合同的订立、合同履行情况的监察等过程的控制。

(3)工程施工与监理环节:包括对施工全过程中资金的筹集、到位、使用、支付、核算与报告,建设项目质量、进度、安全的监督与管理,建设项目变更的提出、论证及决策、合同履行等过程的控制。

(4)核算工程成本及控制费用支出环节:指对工程成本的准确估算,并有效控制和降低工程成本的过程,具体可以通过建立工程成本管理责任制、严格领料和各项费用开支、按质量体系和相关规范施工等方法进行有效控制。

3. 建设项目竣工环节控制 建设项目竣工环节控制包括:

(1)建设项目竣工验收环节:包括对各项会计资料的清理,报送竣工材料真实性、完整性的审查,竣工项目的及时组织验收,验收合格建设项目的固定资产转增等过程的控制。

(2)建设项目竣工决算环节:指对施工单位提交竣工决算书的审核、竣工决算的编制与审计、竣工决算后的分析考评及成本效益分析等过程的控制。

(二)建设项目控制的主要形式及方法

1. 制度机制控制 应当建立健全医疗卫生机构基本建设项目管理制度,建设项目议事决策机制、项目工作机制、项目审核机制和项目考核监督机制。明确建设项目决策机构、归口管理部门、财务部门、审计部门、资产管理部门等内部相关部门在建设项目管理中的职责权限。

2. 岗位控制 明确相关部门和岗位的职责权限,实行不相容职务相互分离的办法,规定各个岗位工作的内容与方式。按照《医疗卫生机构财务会计内部控制规定》要求"医疗卫生机构不得由同一部门或一人办理建设项目业务的全过程"。岗位控制的内容包括岗位设置和不相容职务分离。

(1)会计的具体职责:设立基本建设会计岗位,实行独立会计核算。依法管理和使用基建资金,按立项文件规定及时筹集资金,做好资金预算编制并认真执行。严格执行基本建设财务管理办法,依据工程预算、合同、监理报告、审计意见和权限规定的审批金额支付工程费用。控制建设成本,做好项目建设会计核算,参与工程验收,协助办理工程竣工决算,按时完成建设项目竣工财务决算,并根据审计意见调整相关账务。同时也要及时办理固定资产移交手续,修缮项目涉及固定资产变动的，也要及时办理固定资产账务调整手续。

（2）不相容职务相互分离：不相容职务分离是岗位控制的关键控制点。

1）项目建议和可行性研究与项目决策分离：医疗卫生机构应根据项目建议书与可行性研究报告，在考虑项目的科学性、先进性和可操作性的基础上，分析评价项目未来的社会效益和经济效益，由集体讨论决定项目的立项。对大中型的建设项目还应经过职工代表大会通过。建设项目应按规定向上级有关部门申报批准。建设项目建议、可行性研究岗位应由业务部门和管理部门担任，与单位法人和集体决定职责相互分离。

2）概预算编制与审核分离：医疗卫生机构的基本建设项目和较大型修缮项目概预算应当委托具有相应资质的专门机构编制，并报上级部门和中介机构审计。小型修缮和修理项目由业务部门技术人员编制，并由医疗卫生机构内部审计部门审计。建设项目会计人员、业务人员不能兼任概预算的审计工作。

3）项目实施与价款支付分离：建设项目应由医疗卫生机构专门部门（如基建办）组织实施，具体由具有一定相关专业知识的专职业务人员负责。主要办理项目招标或发包、图纸会审、审查施工方资质、施工管理、组织验收等。项目实施业务人员不能兼任会计、审计工作和授权批准工程价款支付。

4）竣工决算与竣工审计分离：所有建设项目竣工或设备修理、改造完成后，都必须编制竣工决算和财务决算，并由具备资质的审计部门进行审计。建设项目竣工决算由施工单位编制，建设项目竣工财务决算由会计编制，工程业务人员与会计均不得兼任竣工决算和竣工财务决算的审计工作。

3. 授权批准控制 明确被授权人的批准方式、权限、程序、责任及相关的控制措施，规定经办人员的职责范围和工作要求。

不同岗位和部门的权限主要有：

（1）领导审批权限：建设项目的领导审批权限由医疗卫生机构的负责人承担或授权主管领导承担。包括按照审批权限和审批程序的项目立项、项目概预算、项目合同、项目价款支付和项目竣工财务决算的审批。

（2）经办人员权限：由领导授权专门机构和人员办理项目业务。经办人员在授权范围内组织编写概预算、订立合同、发包各种工程业务，采购、保管、发放设备和材料，审核和申请支付工程价款，竣工决算送审和组织完工验收。

（3）会计权限：由医疗卫生机构财务部门根据项目工程核算量，设置专职或兼职的基建会计人员。其主要权限是按建设项目概预算和有关文件筹集建设项目的专项资金，参与有关合同的订立，并落实和监督执行合同规定，办理支付经审批后的工程价款和建设项目竣工决算后的结算价款，严格执行建设项目预算，拒付没有按规定经有关部门审批的超预算项目价款，编制和送审工程竣工财务决算，按财务决算审核或审计意见调整账目，按规定办理资料归档和移交工作。

（4）审计权限：所有建设项目概预算、工程竣工决算、竣工财务决算都必须进行审计。医疗卫生机构应根据自身规模大小对基建建设项目、修缮和修理项目作出审计权限规定。所有基建项目必须送交上级部门或社会中介机构进行审计，一般修缮、修理项目可由内部审计机构或委托社会中介机构进行审计。

综上所述，医疗卫生机构建设项目授权批准控制主要是由领导层负责项目决策、工程价款支付和重大事项的审批，不参与业务经办、会计核算和审计；建设项目业务人员承办具体实施业务工作，不能参与授权审批、会计核算和审计；建设项目财务会计人员按照制度进行财务管理和会计核算，不参与授权审批、工程业务工作和审计。严禁一个部门或一个人负责建设项目全过程的批准权限，严禁未经授权的机构或人员办理建设项目业务，严禁超越权限审批工程价款支付、项目预算追加、变更和竣工决算价款支付。

4. 建设项目决策控制 加强决策控制是医疗卫生机构开展建设项目的关键,应当建立与建设项目相关的议事决策机制。在确立建设项目之前,医疗卫生机构必须对该项目的建设规模、投资资金来源、实施时间等进行充分论证、研究和评审,最后集体决策。建设项目决策控制要按照决策科学化、民主化要求,采取专家评审、民主评议、结果公示等多种方式,广泛征求有关各方意见,实行集体决策。决策过程各方面意见应当形成书面文件,与相关资料一同妥善归档保管。控制的内容包括:项目立项可行性研究、概算或投资估算、集体决策,控制的关键点是决策程序,严禁任何个人单独决策建设项目或擅自改变集体决策意见(图5-8)。

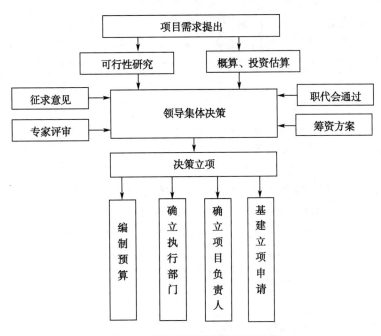

图5-8 建设项目决策程序示意图

(1)项目立项可行性研究:首先对项目的先进性、科学性、环保性、服务性和可操作性等进行深入调查、研究、分析、论证,形成可行性研究报告;其次在可行性研究的基础上编制项目工程概算或投资估算,提出项目资金总体需求,并提出资金筹集方案。研究内容包括:项目的背景和发展情况、社会调查与需求预测、建设规模和地点。

步骤为:项目策划→调查研究→方案比较与择优→财务分析→分析项目所需资源和供给的可能→设计的方案→验证环境保护→供电、给排水、供气容量→项目实施的进度计划和编写报告等。

(2)概算或投资估算:对经过可行性研究的建设项目要估算投资总额,落实资金筹措的渠道,分析投资所形成的社会效益和经济效益。大的建设项目还要对建设项目投资估算进行综合评价和作出结论性的意见。

(3)集体决策:可行性研究报告应由医疗卫生机构职工和工程专业人士进行民主评议,邀请外部专家对项目进行评审,将评审方案进行公示。然后由医疗卫生机构领导集体研究决定,重大项目需提交职代会审议通过。严禁任何个人单独决策建设项目或擅自改变集体决策意见。

属于国家基本建设管理范围的项目,须向上级有关部门提出立项申请,取得立项相关批复资料。

5. 建设项目概预算控制 建设项目的概预算是项目决策和实施的主要依据。所有建设项目必须编制概预算,并按规定报送审计。未经审计和审批的概预算各部门均不得执行,实施过程中严禁建设项目擅自超预算、扩大范围和提高标准。概预算控制的内容包括建立概预算控制制度,概预算的编写、概预算的审计和执行;控制的关键点是概预算的编写依据、编制和执行。

(1)建立概预算控制制度:基建工程概预算环节包括:投资估算、设计概预算、施工图预算和竣工决算。建设项目概预算是指施工图预算，是根据施工图纸、预算定额、施工合同和有关取费文件编制。按照相关规定，投资估算控制设计概预算，设计概预算不应突破投资估算的10%；施工图预算应在设计概预算控制下完成。建立项目预算追加审批制度，任何部门和个人不得任意批准追加项目内容和预算，不得擅自改变集体决策。

（2）概预算的编制：项目建设单位编制项目预算应当以批准的概算为基础，按照项目实际建设资金需求编制，并控制在批准的概算总投资规模、范围和标准以内。

（3）概预算的审计和执行

1）建设项目预算必须经过审计，财政投资立项的基本建设项目需报送财政部门审核，其他基本建设项目需经过具有资质的审计机构审计，小型项目需经过医疗卫生机构内部审计部门审计。

2）支付工程进度款、备料款、材料设备款要按照工程预算和工程监理报告执行。

3）严格按照批准的预算内容和标准进行支付，任何部门和个人不得任意批准追加项目内容和预算，不得擅自改变集体决策。

6. 建设项目价款支付控制 医疗卫生机构要建立工程价款支付控制制度，应当按照审批单位下达的投资计划和预算对建设项目资金实行专款专用，严禁截留、挪用和超批复内容使用资金。严格按照工程进度或合同约定支付价款。实行国库集中支付的建设项目，单位应当按照财政国库管理制度相关规定支付资金。明确价款支付的审批权限、支付条件、支付方式和会计核算程序。对工程变更等原因造成价款支付和金额发生变动的，相关部门必须提供完整的书面文件和资料，经财务、审计部门审核并按审批程序报批后支付价款。

根据财政部《基本建设项目竣工财务决算管理暂行办法》（财建〔2016〕503号）规定：建设项目完工可投入使用或者试运行合格后，应当在3个月内编报竣工财务决算，特殊情况确需延长的，中小型项目不得超过2个月，大型项目不得超过6个月。

第五节 对外投资管理与控制

一、对外投资管理

（一）投资的概念与分类

投资通常是指会计主体在一定时期投入一定的资金，以期望未来获得更大收益的行为。根据《政府会计准则2号——投资》，投资是指政府会计主体按规定以货币资金、实物资产、无形资产等方式形成的债权或股权投资。

1. 按照投资与医疗卫生机构经营关系可以分为直接投资和间接投资 ①直接投资是指将资金投放于医疗卫生机构的经营性资产，参与经营管理并分红的投资；②间接投资是指将资金投放于证券等金融资产，以便获取股利或利息收入的投资，因此也称为证券投资。

2. 按照资金回收时间长短分为长期投资和短期投资 ①长期投资是指1年以上才能回收的投资，如长期有价证券等；②短期投资是指1年（含1年）回收的投资。

3. 按照投资的时间分为初创投资和后续投资 ①初创投资指投资项目开始时的资金投入；②后续投资指投资项目建设过程中追加的资金投入。

4. 按照投资方向分为对内投资和对外投资 ①对内投资是指把资金投放在医疗卫生机构内部，购置各种医疗服务和运营管理所用资产的投资；②对外投资是指医疗卫生机构以货币现金、实物资产、无形资产或有价证券等方式向其他单位的投资。

（二）对外投资的原则

根据《政府会计准则第2号——投资》以及《事业单位财务规则》有条件地允许事业单位以货

币资金购买国家债券或以实物、无形资产等开展的投资活动。事业单位应当严格控制对外投资。利用国有资产对外投资应当有利于事业发展和实现国有资产保值增值。事业单位应当明确对外投资形成的股权及其相关权益管理责任,按照国家有关规定将对外投资形成的股权纳入经营性国有资产集中统一监管体系。

医疗卫生机构应遵循投资回报、风险控制和跟踪管理等原则,对投资效益、收益与分配等情况进行监督管理,确保国有资产保值增效。主要体现在以下几方面。

1. 投资领域 在保证医疗卫生机构正常运转和事业发展的前提下严格控制对外投资,投资范围仅限于医疗服务相关领域。

2. 投资资金和投资方式 医疗卫生机构不得使用财政拨款、财政拨款结余对外投资,不得从事股票、期货、基金、企业债券等投资,国家另有规定的除外。

3. 投资程序 投资必须经过充分的可行性论证和集体决策,并报主管部门(或举办单位)和财政部门批准。

4. 投资估价 医疗卫生机构投资应按照国家有关规定进行资产评估,并按评估确定的价格作为投资成本;医疗卫生机构认购的国家债券,按实际支付的金额作价。

二、对外投资控制

对外投资控制是指医疗卫生机构为了保证对外投资业务活动的规范进行,保护对外投资资产的安全、完整,防止、发现、纠正错误与舞弊,确保对外投资控制目标的实现,对涉及对外投资的各个工作岗位在责任分工明确的前提下,采用一系列具有控制职能的方法、措施和程序,从而实现对其业务活动进行有效的组织、制约、考核和调节,以明确其职责和权限,使之保持相互联系、相互制约关系,并予以系统化、规范化,从而形成一个严密控制管理体系的管理制度。合理设置岗位,明确相关岗位的职责权限,确保对外投资的可行性研究与评估、对外投资决策与执行、对外投资处置的审批与执行等不相容岗位相互分离(图5-9)。

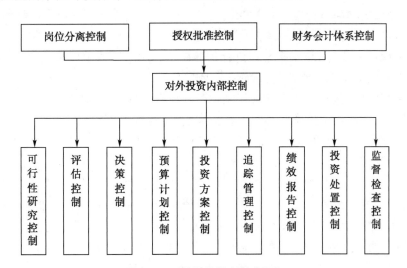

图5-9 对外投资控制基本框架

(一)立项控制

医疗卫生机构所有对外投资项目必须先立项,建立适当的审批程序,严格投资项目立项控制。按照要求实行职务分离制度,规定对外投资活动的负责人级别、各种具体的报告和审批手续,保证对外投资活动在初期得到严格控制。按照立项程序,对投资建议项目进行分析论证,并对投资单位的资信情况进行了解和调查。科学预测投资项目现金流量,综合考虑各种因素,掌握合理预测方法,编制对外投资建议书。投资立项要考虑医疗卫生机构内部投资环境,对投资能力、投资意向进行分析,选择投资范围;分析医疗卫生机构外部环境,对产业政策、市场需求等进行分析。

(二)项目评估控制

对外投资要事先立项,组织由财务、审计、纪检等职能部门和有关专家或由有资质的中介机构进行风险性、收益性论证评估。重点考察投资项目的目标、规模、投资方式、投资风险与收益等,形成独立评估报告,全面反映评估人员意见并由所有评估人员进行签章。

(三)项目决策控制

对外投资项目从立项到分析论证,直到作出投资决策,必须符合国家有关规定,符合医疗卫生机构投资总体战略规划。有效地利用人力、物力、财力,有利于合理、科学地组织配置医疗卫生机构的各种资源。经过论证的投资项目由单位领导班子集体研究决定,按照规定报送相关主管及财政部门审核审批。集体决策过程应该有完整的书面记录和决策人员签字。严禁个人自行决定对外投资或者擅自改变集体决策意见。同时要建立对外投资责任追究制度,保证对外投资的安全性。因集体决策对外投资造成重大决策失误,按照决策人员在医疗卫生机构的工作岗位职责,追究相应的行政责任和经济责任。未履行集体审批程序,因个人决策对外投资造成的失误或损失的,个人承担主要责任。

(四)项目实施控制

医疗卫生机构要根据不同的对外投资业务制定相应的业务执行流程,明确各环节的控制要求,设置相应的记录或凭证,如实记载各个环节业务的开展情况,确保对外投资全过程得到有效控制。

1. 计划预算控制 医疗卫生机构对投资业务实行计划预算控制,每年度开始之前,授权具体部门或人员编制对外投资计划和预算,对下一年度的对外投资业务进行事前控制。编制投资预算时要充分考虑资金来源、资金的机会成本及投资风险等因素。编制对外投资计划应以可行性分析为依据,详细说明投资对象、投资理由、投资性质和目的、影响投资收益的潜在因素,重大投资可聘请中介投资顾问参与投资计划的编制。严格对外投资计划的审查,审查投资估计是否合理、投资收益估算是否正确、投资理由是否合理以及对医疗卫生机构的影响等。投资预算执行中,根据实际情况的变化,可按审批程序进行预算调整。对医疗卫生机构年度预算执行情况、结果进行分析,为确定下一年投资方向、编制投资预算做准备。

2. 合同签订控制 医疗卫生机构应当制定对外投资实施方案,明确出资时间、金额、出资方式及责任人员等内容。对外投资实施方案及方案的变更,应当经医疗卫生决策机构或其授权人员审查审批。对外投资业务需要签订合同的,应当征询法律顾问或相关专家的意见,并经授权部门或人员批准后签订。

3. 投出环节控制 医疗卫生机构要加强资产投出环节的控制。用货币资金对外投资的,投出时按照货币资金内部控制办法办理。用非货币资金对外投资的,按照非货币资金的内部控制办法办理。以委托投资方式进行对外投资,应当对委托单位的资信情况和履约能力进行调查,签订委托投资合同,明确双方权利、义务和责任,并建立相应的风险防范措施。

4. 追踪管理控制 医疗卫生机构要建立对外投资项目的追踪管理制度,对出现的问题和风险及时采取应对措施,保证资产的安全性和完整性。有专门的部门或人员对投资项目进行追踪管理,及时、全面、准确地记录对外投资的价值变动和投资收益情况。掌握被投资单位的财务会计状况和经营状况,定期组织对外投资质量分析,发现异常情况,应及时向有关部门和人员报告,并采取相应措施。医疗卫生机构的重大投资项目可根据需求和有关规定向被投资单位派出董事、监事、财务或其他管理人员。对派出到被投资单位的有关人员建立适时报告、业绩考评和轮岗制度。

5. 会计核算控制　建立对外投资账务控制系统,设置对外投资总账和明细账。建立完整的明细记录,按规定对对外投资的增减变动及投资收益的实现情况等进行明细核算。应当加强投资收益的控制,对外投资获取的利息、股利以及其他收益,均应纳入单位预算、统一核算、统一管理,严禁设置账外账,并在单位财务会计报告中对相关信息进行充分披露。

6. 权益证书管理控制　加强对外投资有关权益证书的管理,指定专门部门或人员保管权益证书,建立详细的记录。未经授权人员同意不得接触权益证书。财会部门应定期或不定期地与相关管理部门和人员清查核对有关权益证书。

7. 清查核对控制　医疗卫生机构应建立定期清查核对制度,财会部门应定期或不定期地与相关管理部门和人员清查核对对外投资的相关凭证,并定期或不定期进行总账和明细账核对、与被投资单位核对有关投资账目,保证对外投资的安全与完整。

（五）投资资产处置控制

医疗卫生机构要加强对外投资的回收、转让和核销处置控制,对外投资的收回、转让、核销应当实行集体决策,须履行评估、报批手续,经授权批准机构批准后方可办理。

1. 对外投资处置决策和授权批准控制　医疗卫生机构应当加强对外投资处置环节的控制,对投资收回、转让、核销等的决策和授权审批程序作出明确规定。一般先由经办人员提出建议和意见,提交对外投资评估组织分析后,按程序逐级上报。

2. 处置审批控制　对外投资的收回、转让与核销应当实行集体决策,并按照规定的审批程序履行相关审批手续。①对外投资的收回须建立评估制度,履行评估和报批手续,经授权批准机构批准后方可办理。要防范对外投资回收过程中资产的流失,保证对外投资资产的安全与完整。对应收回的对外投资资产要及时足额收回。②转让对外投资应由相关机构或人员合理确定转让价格,并报授权部门批准;必要时,可委托具有资质的专门机构进行评估。③核销对外投资时,应取得被投资单位不能收回投资的法律文书和证明文件。

3. 审核控制　医疗卫生机构财务部门应当认真审核与对外投资处置有关的审批文件、会计记录、资产回收情况等相关资料,并按照规定及时进行对外投资处置的会计记录,确保资产处置真实、合法。

第六节　无形资产管理与控制

一、无形资产管理

（一）无形资产的内容

无形资产（intangible assets）《政府会计准则第4号——无形资产》的规定:无形资产是指政府会计主体控制的没有实物形态的可辨认非货币资产,如专利权、商标权、著作权、土地使用权、非专利技术等。还包括医疗卫生机构购入的不构成相关硬件不可缺少组成部分并单独计价的应用软件。

无形资产同时满足下列条件的,应当予以确认:①与该无形资产相关的服务潜力很可能实现或者经济利益很可能流入医疗卫生机构;②该无形资产的成本或者价值能够可靠地计量。医疗卫生机构在判断无形资产的服务潜力或经济利益是否很可能实现或流入时,应当对无形资产在预计使用年限内可能存在的各种社会、经济、科技因素作出合理估计,并且应当有确凿的证据支持。

无形资产属于资产范畴,但具有不同于有形资产的特点:没有实物形态、变现能力差、需要与有形资产结合发挥服务功效、具有排他性。按照形成来源划分为自行研发的无形资产、外购无形资产、置换取得的无形资产、接受捐赠的和无偿调入的无形资产。自行研发的是由医疗卫生机构创造、形成的无形资产;外购的无形资产是指医疗卫生机构通过购买行为持有的无形资产等。医疗卫生机构自创商誉及内部产生的品牌报刊名等,不应确认为无形资产。

1. 专利权 专利权是国家专利机构依照有关法律规定批准的发明人或其权利受让人对其发明创造成果,在一定期限内享有的专有权或独占权;他人如果要利用该项专利权进行产品生产或出售使用该项专利生产的产品,必须事前征得专利权所有人的同意并支付报酬。专利权可以转让所有权和使用权。专利权作为技术成果是既有价值、又有使用价值的商品。

2. 商标权 是指商标所有人对其商标所享有的独占的、排他的权利。在我国由于商标权的取得实行注册原则,因此,商标权实际上是由商标所有人申请、经国家商标局确认的专有权利,即因商标注册而产生的专有权。需要注意的是,医疗卫生机构自创商誉及内部产生的品牌、报刊名等,不应确认为无形资产。

3. 著作权 是对著述或出版的某一专门著作或创作的某一艺术品所提供的专属权利。著作权是一种知识产权,是国家通过法律规定,赋予书籍作者、艺术品的创造者以及出版者对其作品拥有的独占权。

4. 土地使用权 我国的土地所有权属于国有产权,任何单位对土地仅有使用权而无所有权。医疗卫生机构由于划拨方式拥有的土地属于无偿使用,会计上未对这部分土地使用权确认价值,不得转让、出租或抵押。如确有需要对划拨的土地使用权进行转让,转让收入(包括土地出让金和土地收益金)要全部上缴国家。医疗卫生机构一般对土地使用权以名义金额"1 元"入账。

5. 非专利技术 指医疗卫生机构在用的、未公开的和未申请专利的知识和技巧,包括各项设计图纸、数据资料、技术范围、工艺流程和化学配方等。非专利技术不是工业产权,法律上没有保护规定,但具有保密性,它只是在技术贸易的合同中作出相应的规定予以保护。

(二)无形资产的初始计量与后续计量

1. 无形资产的初始计量 无形资产的收益期长,取得无形资产的支出属于资本性支出。无形资产在取得时应当按照成本进行初始计量。

(1)外购的无形资产:其成本包括购买价款、相关税费以及可归属于该项资产达到预定用途前所发生的其他支出。医疗卫生机构委托软件公司开发的软件,视同外购无形资产确定其成本。

(2)自行开发的无形资产:其成本包括自该项目进入开发阶段后至达到预定用途前所发生的支出总额。

(3)通过置换取得的无形资产:其成本按照换出资产的评估价值加上支付的补价或减去收到的补价,加上换入无形资产发生的其他相关支出确定。

(4)接受捐赠的无形资产:①其成本按照有关凭据注明的金额加上相关税费确定;②没有相关凭据可供取得,但按规定经过资产评估的,其成本按照评估价值加上相关税费确定;③没有相关凭据可供取得、也未经资产评估的,其成本比照同类或类似资产的市场价格加上相关税费确定;④没有相关凭据且未经资产评估、同类或类似资产的市场价格也无法可靠取得的,按照名义金额入账,相关税费计入当期费用。

确定接受捐赠无形资产的初始入账成本时,应当考虑该项资产尚可为医疗卫生机构带来服务潜力或经济利益的能力。

(5)无偿调入的无形资产:其成本照调出方账面价值加上相关税费确定。

2. 无形资产的摊销 摊销是指在无形资产使用年限内,按照确定的方法对应摊销金额进行系统分摊。医疗卫生机构应当于取得或形成无形资产时合理确定其使用年限。无法预见无形资产为医疗卫生机构提供服务潜力或者带来经济利益期限的,应当视为使用年限不确定的无形资产。医疗卫生机构应当按月对使用年限有限的无形资产进行摊销,并根据用途计入当期费用或者相关资产成本。

对于使用年限有限的无形资产,医疗卫生机构应当按照以下原则确定无形资产的摊销年限。

(1)法律规定了有效年限的,按照法律规定的有效年限作为摊销年限。

(2)法律没有规定有效年限的,按照相关合同或单位申请书中的受益年限作为摊销年限。

(3)法律没有规定有效年限、相关合同或单位申请书也没有规定受益年限的,应当根据无形资产为医疗卫生机构带来服务潜力或经济利益的实际情况,预计其使用年限,按照不少于10年的期限摊销。

(4)非大批量购入、单价小于1 000元的无形资产,可以于购买的当期将其成本一次性全部转销。

每月应摊销金额应当采用年限平均法或者工作量法进行计算,应摊销金额为其成本,不考虑预计残值。因发生后续支出而增加无形资产成本的,对于使用年限有限的无形资产,应当按照重新确定的无形资产成本以及重新确定的摊销年限计算摊销额。使用年限不确定的无形资产不应摊销。

3.无形资产的处置　医疗卫生机构无形资产处置的相关规定。

(1)医疗卫生机构按规定报经批准出售无形资产,应当将无形资产账面价值转销计入当期费用,并将处置收入大于相关处置税费后的差额按规定计入当期收入或者作应缴款项处理,将处置收入小于相关处置税费后的差额计入当期费用。

(2)医疗卫生机构按规定报经批准对外捐赠、无偿调出无形资产的,应当将无形资产的账面价值予以转销,对外捐赠、无偿调出中发生的归属于捐出方、调出方的相关费用应当计入当期费用。

(3)医疗卫生机构按规定报经批准以无形资产对外投资的,应当将该无形资产的账面价值予以转销,并将无形资产在对外投资时的评估价值与其账面价值的差额计入当期收入或费用。

(4)无形资产预期不能为医疗卫生机构带来服务潜力或者经济利益的,应当在报经批准后将该无形资产的账面价值予以转销。

二、无形资产控制

由于无形资产在提升卫生机构服务能力和竞争力方面的独特作用,医疗卫生机构应加强对无形资产的管理,建立健全无形资产分类管理制度,保护无形资产的安全,提高无形资产的使用效率。

(一)无形资产取得与验收

无形资产取得与验收过程中面临的主要风险是:一旦取得的无形资产不具先进性或权属不清,可能导致医疗卫生机构资源浪费或引发法律诉讼。采取的主要控制措施包括:①应当建立严格的无形资产交付使用验收制度,明确无形资产的权属关系,及时办理产权登记手续。②外购无形资产必须仔细审核有关合同协议等法律文件,及时取得无形资产所有权的有效证明文件,同时特别关注外购无形资产的技术先进性。③自行开发的无形资产,应由研发部门、无形资产管理部门、使用部门共同填制无形资产移交使用验收单,移交使用部门使用。自行研发的无形资产需要合理归集研发成本,避免入账价值偏离实际价值。④购入或者以支付土地出让金方式取得的土地使用权,必须取得土地使用权的有效证明文件。⑤当无形资产权属关系发生变动时,应当按照规定及时办理权证转移手续。

(二)无形资产的使用与保全

无形资产的使用与保全环节面临的主要风险是:无形资产使用效率低下,效能发挥不到位;缺乏严格的保密制度,致使体现在无形资产中的核心技术泄露;由于疏于无形资产管理,导致其他单位侵权。采取的主要控制措施包括：①应当强化无形资产使用过程的风险管控，充分发挥无形资产对提升医疗卫生机构服务质量和市场影响力的重要作用；②建立健全无形资产核心技术保密制度，严格限制未经授权人员直接接触技术资料，对技术资料等无形资产的保管及接触应保有记录，实行责任追究，保证无形资产的安全与完整；③对侵害本单位无形资产的行为，要积极取证并形成书面调查记录，提出维权对策，按规定程序审核并上报。

（三）无形资产的技术升级与更新换代

无形资产的技术升级与更新换代环节面临的主要风险是：无形资产内含的技术未能及时升级换代，导致技术落后或存在重大技术安全隐患。采取的主要控制措施包括：①医疗卫生机构应当定期对专利、专有技术等无形资产的先进性进行评估。发现某项无形资产给机构带来经济利益的能力受到重大不利影响时，应当考虑淘汰落后技术。②医疗卫生机构应加大研发投入，不断推动自主创新与技术升级，确保本单位拥有无形资产的技术优势。

（四）无形资产的处置

无形资产处置环节面临的主要风险是：无形资产长期闲置或低效使用，会逐渐失去其使用价值；无形资产处置不当，往往造成卫生机构的资产流失。采取的主要控制措施包括：①应当建立无形资产处置的相关管理制度，明确无形资产处置的范围、标准、程序和审批权限等要求；②无形资产的处置要由无形资产使用部门和管理部门共同按照规定的权限和程序办理；③应当选择合理的方式确定无形资产处置价格，并报经授权部门或人员审批；④重大的无形资产处置，应当委托具有资质的中介机构进行资产评估。

在会计处理方面，医疗卫生机构按规定报经批准出售无形资产，应当将无形资产账面价值转销计入当期费用，并将处置收入大于相关处置税费后的差额按规定计入当期收入或者作应缴款项处理，将处置收入小于相关处置税费后的差额计入当期费用；按规定报经批准对外捐赠、无偿调出的无形资产，应当将无形资产的账面价值予以转销，对外捐赠、无偿调出中发生的归属于捐出方、调出方的相关费用应当计入当期费用；以无形资产对外投资的，应当将该无形资产的账面价值予以转销，并将无形资产在对外投资时的评估价值与其账面价值的差额计入当期收入或费用；无形资产预期不能为医疗卫生机构带来服务潜力或者经济利益的，应当在报经批准后将该无形资产的账面价值予以转销。

（五）无形资产的披露

医疗卫生机构应当按照无形资产的类别在附注中披露与无形资产有关的下列信息：①无形资产账面余额、累计摊销额、账面价值的期初、期末数及本期变动情况。②自行开发无形资产的名称、数量，以及账面余额和累计摊销额的变动情况。③以名义金额计量的无形资产名称、数量，以及以名义金额计量的理由。④接受捐赠、无偿调入无形资产的名称、数量等情况。⑤使用年限有限的无形资产，其使用年限的估计情况；使用年限不确定的无形资产，其使用年限不确定的确定依据。⑥无形资产出售、对外投资等重要资产处置的情况。

本章小结

医疗卫生机构资产管理的内容包括医疗卫生机构资产管理的职责、资产配置及使用、资产处置、资产评估与清查的相关规定，资产的日常管理及控制。重点掌握知识点：一是流动资产中的货币资金、应收款项、存货的日常管理及内部控制的环节；二是固定资产的概念、特点、固定资产折旧的方法，医疗卫生机构固定资产管理的内容及内部控制的关键环节；三是建设项目财务管理的主要任务及主要控制环节；四是医疗卫生机构对外投资的原则及控制环节；五是无形资产的概念和管理的主要内容及控制要点。

思考题

1. 请思考医疗卫生机构资产管理应遵循哪些原则？医疗卫生机构资产管理的职责有哪些？
2. 请思考医疗卫生机构货币资金内部控制的主要环节有哪些？
3. 请思考固定资产控制有哪三个环节？
4. 请思考医疗卫生机构建设项目财务管理的主要任务有哪些？
5. 请思考医疗卫生机构对外投资应遵循哪些原则？
6. 什么是无形资产？如何看待医疗卫生机构商誉？

（周成红　张开翼）

第六章 固定资产投资评价

固定资产投资评价是运用专门方法对固定资产投资方案的经济可行性进行评价。本章将在学习货币时间价值、风险报酬和成本效益等财务知识基础上,介绍现金流量、非贴现投资评价指标、贴现投资评价指标的概念、决策原则、优缺点;同时,以政府举办医疗卫生机构的固定资产投资项目为例,讨论固定资产投资评价方法的应用。

第一节 财务管理的价值观念

一、货币时间价值

今天的一元钱会比明天的一元钱更多,这是财务学中时间价值的观念。任何经济组织的财务活动,都是在特定的时空中进行的。离开了时间价值因素,就无法正确比较不同时点的货币资金。时间价值原理解释了不同时间点上的资金之间的换算关系,是财务决策的基本依据。

(一)货币时间价值的概念

货币时间价值(time value of money)也称资金时间价值,是指货币经历一定时间的投资和再投资所增加的价值,表现为同一数量的货币在不同的时点上的差额。

在商品经济条件下,即使不存在风险和通货膨胀的情况,等量货币在不同时点上的价值也是不相等。今天的 1 元钱其经济价值往往大于将来的 1 元钱,因为现在的 1 元钱可以用于投资,如将其存入银行,若银行存款年利率为10%,一年以后可得到1.10 元。可见,经过 1 年的时间,这 1 元钱发生了 0.10 元的增值,今天的 1 元钱和一年后的 1.10 元钱等值。人们将货币在使用过程中随着时间的推移而发生增值的现象,称为货币具有时间价值的属性。

货币只有投入再生产过程后才能增值,劳动者借以生产新的产品,创造新的价值。货币周转使用的时间越长,速度越快,所获得的利润就越多,实现的增值额就越大。因此,货币时间价值的实质,是货币周转使用后的增值额,是货币所有者让渡货币使用权而参与社会财富分配的一种形式。通常情况下,货币时间价值相当于在没有风险和没有通货膨胀情况下的社会平均利润率,这是利润平均化规律作用的结果。为便于分层次、由易到难地解决问题,在讲述货币时间价值时,不考虑风险价值和通货膨胀因素,以利率代表时间价值。

在短期经营决策中,由于所涉及的时间比较短,货币的时间价值可以忽略不计。但是,在长期投资决策中,应当充分考虑这一因素,否则会作出错误决策。

(二)货币时间价值的计算

货币时间价值的计算主要包括单利、复利及年金的现值和终值的计算。

1. 单利终值和现值的计算 终值(future value)又称将来值,是现在一定量现金在未来某一时点上的价值,俗称本利和。现值(present value)又称本金,是指未来某一时点上的一定量现金折合为现在的价值。终值与现值的计算涉及利息计算方式的选择。目前,利息计算方式主要有两种,即单利和复利。单利计息方式下,每期都按初始本金计算利息,当期利息即使不取出也不计入下期本金,计算基础不变。

【例 6-1】 假如某医院现在将 10 万元存入银行，年利率为 10%，10 万元从第一年至第五年各年年末的终值分别是多少？

$$第一年末 10 万元的终值 = 10 \times (1 + 10\% \times 1) = 11（万元）$$
$$第二年末 10 万元的终值 = 10 \times (1 + 10\% \times 2) = 12（万元）$$
$$第三年末 10 万元的终值 = 10 \times (1 + 10\% \times 3) = 13（万元）$$
$$第四年末 10 万元的终值 = 10 \times (1 + 10\% \times 4) = 14（万元）$$
$$第五年末 10 万元的终值 = 10 \times (1 + 10\% \times 5) = 15（万元）$$

单利终值的一般计算公式为：

$$F_n = P + I = P + P \cdot i \cdot n = P \times (1 + i \times n) \qquad\qquad 公式 6-1$$

式中：P 为单利现值，即 0 年（第一年初）的价值；F_n 为单利终值，即第 n 年末的价值；i 为利息率；n 为计息期数。

单利现值的计算，可用倒求本金的方法计算。由终值求现值，称为贴现（discount）。

【例 6-2】 若银行的年利率为 10%，医院希望从第一年到第五年分别在年末取得 10 万元，求 10 万元在各年初的现值分别是多少？

$$第一年末 10 万元的现值 = \frac{10}{1 + 10\% \times 1} = 9.09（万元）$$

$$第二年末 10 万元的现值 = \frac{10}{1 + 10\% \times 2} = 8.33（万元）$$

$$第三年末 10 万元的现值 = \frac{10}{1 + 10\% \times 3} = 7.69（万元）$$

$$第四年末 10 万元的现值 = \frac{10}{1 + 10\% \times 4} = 7.14（万元）$$

$$第五年末 10 万元的现值 = \frac{10}{1 + 10\% \times 5} = 6.67（万元）$$

单利现值的一般计算公式为：

$$P = \frac{F_n}{1 + i \times n} \qquad\qquad 公式 6-2$$

2. 复利终值和现值的计算　资金的时间价值一般都是按复利方式进行计算的。所谓复利，是指不仅本金要计算利息，利息也要生息，俗称"利滚利"。

【例 6-3】 10 万元存入银行，年利率为 10%，分别从第一年到第五年复利计息，10 万元在各年年末的终值分别是多少？

$$第一年末 10 万元的终值 = 10 \times (1 + 10\%) = 11（万元）$$
$$第二年末 10 万元的终值 = 10 \times (1 + 10\%)^2 = 12.10（万元）$$
$$第三年末 10 万元的终值 = 10 \times (1 + 10\%)^3 = 13.31（万元）$$
$$第四年末 10 万元的终值 = 10 \times (1 + 10\%)^4 = 14.64（万元）$$
$$第五年末 10 万元的终值 = 10 \times (1 + 10\%)^5 = 16.10（万元）$$

以此类推，可以得出复利终值的一般计算公式为：

$$F_n = P(1 + i)^n \qquad\qquad 公式 6-3$$

式中：P 为复利现值，即 0 年（第一年初）的价值；F_n 为复利终值，即第 n 年末的价值；i 为利息率；n 为计息期数。

【例 6-4】 若按年利率 10% 复利计息，医院希望分别从第一年到第五年的各年年末取出 10 万元的本利和，10 万元在各年初的现值分别是多少？

$$第一年末 10 万元的现值 = \frac{10}{(1 + 10\%)^1} = 9.09（万元）$$

$$第二年末10万元的现值 = \frac{10}{(1+10\%)^2} = 8.26（万元）$$

$$第三年末10万元的现值 = \frac{10}{(1+10\%)^3} = 7.51（万元）$$

$$第四年末10万元的现值 = \frac{10}{(1+10\%)^4} = 6.83（万元）$$

$$第五年末10万元的现值 = \frac{10}{(1+10\%)^5} = 6.21（万元）$$

以此类推，可以得出复利现值的一般计算公式为：

$$P = \frac{F_n}{(1+i)^n} \qquad\qquad 公式6\text{-}4$$

式中：$(1+i)^n$ 为复利终值系数，可表示为 $(F/P, i, n)$；$\frac{1}{(1+i)^n}$ 为复利现值系数，可表示为 $(P/F, i, n)$。

可见，在期限和利率相同的情况下，复利终值系数和复利现值系数互为倒数。在实际工作中，复利终值系数和复利现值系数的数值，可以查阅复利终值系数表（见附录1）和复利现值系数表（见附录2）直接求得。

3. 年金终值和现值的计算 年金（annuity，简称A）是指一定时期内每期相等金额的系列收付款项，年金是系列收付款项的特殊形式，具有定期、等额、系列三个特点，如折旧、利息、租金、保险费、养老金等通常都采用年金的形式。年金按收付款发生的时点的不同，可以分为普通年金、预付年金、递延年金和永续年金等。

（1）普通年金（ordinary annuity）：是指每期期末收付等额款项的年金，又称为后付年金。在现实经济生活中，这种年金最为常见。

1）普通年金终值。普通年金终值是一定时期内每期期末等额系列收付款项的复利终值之和。

【例6-5】 某医院连续五年每年年末存入银行10万元，年利率为10%，5年后，年金终值如图6-1所示。

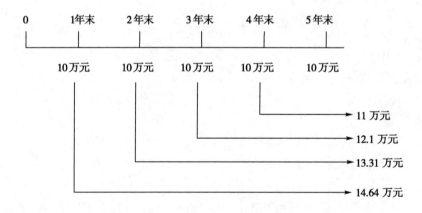

图6-1 10万元年金5年的终值

上例中逐年的复利终值如下：

$$一年后10万元的终值 = 10 \times (1+10\%)^0 = 10（万元）$$

$$两年后10万元的终值 = 10 \times (1+10\%)^1 = 11（万元）$$

$$三年后10万元的终值 = 10 \times (1+10\%)^3 = 12.10（万元）$$

$$四年后10万元的终值 = 10 \times (1+10\%)^4 = 13.31（万元）$$

$$五年后10万元的终值 = 10 \times (1+10\%)^5 = 14.64（万元）$$

连续五年的复利终值之和即为10万元普通年金五年的终值：

　　10万元普通年金五年的终值 = 10 + 11 + 12.10 + 13.31 + 14.64 = 61.05（万元）

因此，普通年金终值的计算公式为：

$$FA_n = A(1+i)^0 + A(1+i)^1 + A(1+i)^2 + \cdots + A(1+i)^{n-2} + A(1+i)^{n-1}$$

$$= A\sum_{t=1}^{n}(1+i)^{t-1} = A\frac{(1+i)^n - 1}{i} \qquad \text{公式 6-5}$$

　　式中：FA_n 为年金终值；A 为每次收付款项的金额，即年金数额；t 为每笔收付款项的计息期数；n 为全部年金的计息期数；i 为利息率。

　　$\dfrac{(1+i)^n - 1}{i}$ 为年金终值系数，通常写作 $(F/A, i, n)$，则年金终值的计算公式可写成：

$$FA_n = A(F/A, i, n) \qquad \text{公式 6-6}$$

　　2）普通年金现值。普通年金现值是一定期间内每期期末等额系列收付款项的现值之和。

　　【例 6-6】　某医院预计今后五年内每年年末取得收益 10 万元，年利率为 10%，年金现值可表示如图 6-2 所示。

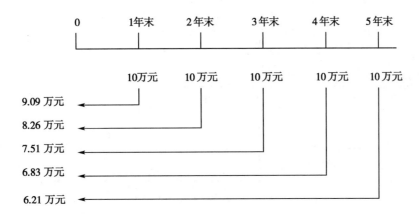

图 6-2　10 万元年金 5 年的终值

上例逐年复利现值如下：

$$\text{一年后 10 万元的现值} = \frac{10}{(1+10\%)^1} = 9.09（万元）$$

$$\text{两年后 10 万元的现值} = \frac{10}{(1+10\%)^2} = 8.26（万元）$$

$$\text{三年后 10 万元的现值} = \frac{10}{(1+10\%)^3} = 7.51（万元）$$

$$\text{四年后 10 万元的现值} = \frac{10}{(1+10\%)^4} = 6.83（万元）$$

$$\text{五年后 10 万元的现值} = \frac{10}{(1+10\%)^5} = 6.21（万元）$$

连续五年的复利现值之和即为 10 万元普通年金五年的现值：

　　10万元普通年金 5 年的现值 = 9.09 + 8.26 + 7.51 + 6.83 + 6.21 = 37.90（万元）

普通年金现值的一般计算公式为：

$$PA_n = A\frac{1}{(1+i)^1} + A\frac{1}{(1+i)^2} + \cdots + A\frac{1}{(1+i)^{n-1}} + A\frac{1}{(1+i)^n}$$

$$= A\sum_{t=1}^{n}\frac{1}{(1+i)^t}$$

$$= A\frac{1-(1+i)^{-n}}{i} \qquad \text{公式 6-7}$$

式中：PA_n 为年金现值。

$\dfrac{1-(1+i)^{-n}}{i}$ 为年金现值系数，可简写为 $(P/A,i,n)$，则普通年金现值的计算公式可写为：

$$PA_n = A \times (P/A,i,n) \qquad\qquad 公式 6\text{-}8$$

以上公式中，年金终值系数和年金现值系数即 $(F/A,i,n)$ 和 $(P/A,i,n)$ 的数值可以查阅年金终值系数表（见附录3）和年金现值系数表（见附录4）直接求得。

（2）预付年金（annuity due）：又称先付年金，是指在一定时期内，每期期初等额的系列收付款项。普通年金和预付年金的区别在于首次和末次收付款时间的不同，普通年金首次收付款时间是在第一期期末，末次首付款时间是在第 n 期期末；预付年金首次收付款时间是在第一期期初，末次首付款时间是在第 n 期期初。由于普通年金是最常见的，因此，年金终值表和年金现值系数表是按照普通年金编制的。利用普通年金系数表计算预付年金的终值和现值时，可在普通年金的基础上用终值和现值的计算公式进行调整。

1）预付年金终值：n 期普通年金终值与 n 期预付年金终值之间的关系可用图6-3加以说明。

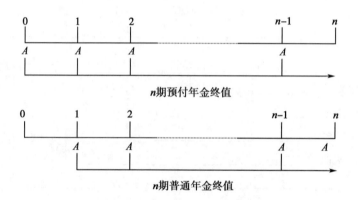

图6-3　预付年金终值计算示意图

从图6-3可以看出，n 期预付年金与 n 期普通年金的收付款次数相同、时期不同，计算终值时，n 期预付年金比 n 期普通年金终值多计算一期利息。所以，n 期普通年金终值乘以 $(1+i)$，便可求出 n 期预付年金的终值。

预付年金终值的计算公式为：

$$FA_n = A(F/A,i,n) \times (1+i) \qquad\qquad 公式 6\text{-}9$$

此外，n 期预付年金终值与 $n+1$ 期普通年金终值的计息期相同，但是比 $n+1$ 期普通年金终值少一次收付款。因此，在 $n+1$ 期的普通年金的终值的基础上，减去一期的收付款 A，便可求出 n 期预付年金的终值。

预付年金终值另一计算公式为：

$$FA_n = A \times (F/A,i,n+1) - A$$
$$= A \times [(F/A,i,n+1) - 1] \qquad\qquad 公式 6\text{-}10$$

【例6-7】　某医院每年年初存入银行10万元，银行存款年利率为8%，第10年末的本利和应为多少？

$$FA_{10} = 10(F/A,8\%,10) \times (1+8\%)$$
$$= 10 \times 14.486\,6 \times 1.08 = 156.46（万元）$$

或

$$FA_{10} = 10 \times [(F/A,8\%,10+1) - 1]$$
$$= 10 \times (16.645\,5 - 1) = 156.45（万元）$$

2）预付年金现值：n 期普通年金现值与 n 期预付年金现值之间的关系可用图6-4加以说明。

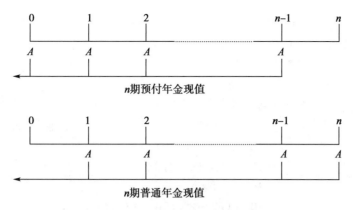

图6-4　预付年金现值计算示意图

从图6-4可以看出，n期普通年金现值与n期预付年金现值的收付款期数相同，但收付时点不同，在计算现值时，n期普通年金现值比n期预付年金现值多贴现一期，所以n期普通年金现值乘以$(1+i)$，便可求出n期预付年金现值，其计算公式为：

$$PA_n = A(P/A, i, n) \times (1+i) \qquad \text{公式6-11}$$

此外，n期预付年金现值与$n-1$期普通年金贴现期数相同，但比$n-1$期普通年金多一期不用贴现的收付款A。因此，在计算$n-1$期普通年金的基础上，加上一期不需要贴现的收付款A，便可求出n期预付年金的现值。

即预付年金现值的另一计算公式为：

$$\begin{aligned}
PA_n &= A \times (P/A, i, n-1) + A \\
&= A \times [(P/A, i, n-1) + 1]
\end{aligned} \qquad \text{公式6-12}$$

【例6-8】　某医院租用一台设备，在10年内每年年初要支付租金5 000元，年利率为8%，这些租金的现值是多少？

$$\begin{aligned}
PA_n &= 5\,000 \times (P/A, 8\%, 10) \times (1+8\%) \\
&= 5\,000 \times 6.710\,1 \times 1.08 = 36\,234.54（元）\\
\text{或} \quad PA_n &= 5\,000 \times [(P/A, 8\%, 10-1) + 1] \\
&= 5\,000 \times (6.246\,9 + 1) = 36\,234.50（元）
\end{aligned}$$

（3）递延年金（deferred annuity）：也称延期年金，是指间隔一段时期（m期，m大于等于1）以后才发生的等额系列收付款项。

1）递延年金终值：递延年金终值的计算方法与普通年金终值的计算方法基本相似。

计算公式为：

$$FA_n = A(F/A, i, n)$$

式中：FA_n为年金终值；A为每次收付款项的金额，即年金数额；n为收付期的计息期数；i为利息率。

2）递延年金现值：第一种方法，假设最初m期没有收付款项，后n期有等额的收付款项，则递延年金的现值为后n期年金贴现至m期第一期期初，再将此现值折算到第一期期初的现值，可用图6-5加以说明。

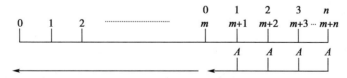

图6-5　递延年金现值计算示意图

计算公式为：

$$PA_n = A(P/A, i, n) \times (P/F, i, m) \qquad \text{公式6-13}$$

第二种方法，先求出 $m+n$ 期普通年金现值，减去没有收付款的前 m 期普通年金现值，二者之差便是收付期 n 期普通年金现值。计算公式为：

$$PA_n = A(P/A, i, m+n) - A \times (P/A, i, m)$$
$$= A[(P/A, i, m+n) - (P/A, i, m)] \qquad 公式 6-14$$

【例 6-9】 某医院向银行借入一笔款项，银行贷款的年利息率为 8%，银行规定前十年不用还本付息，但从第 11 年至第 20 年每年年末偿还本息 10 万元，那么这笔款项的现值应为多少？

$$PA_n = 10 \times (P/A, 8\%, 10) \times (P/F, 8\%, 10)$$
$$= 10 \times 6.710\,1 \times 0.463\,2$$
$$= 31.08（万元）$$

或
$$PA_n = 10 \times [(P/A, 8\%, 20) - (P/A, 8\%, 10)]$$
$$= 10 \times (9.818\,1 - 6.710\,1)$$
$$= 31.08（万元）$$

（4）永续年金（perpetual annuity）：是指无限期支付的年金。西方有些债券为无限期债券，这些债券的利息可视为永续年金。由于永续年金没有终止时间，所以无法计算终值。其现值的计算公式可由普通年金的计算公式推导得出。

$$PA_n = A \sum_{t=1}^{\infty} \frac{1}{(1+i)^t} = A \lim_{n \to \infty} \frac{1-(1+i)^{-n}}{i} = A \cdot \frac{1}{i} \left(当 n \to \infty 时, \frac{1}{(1+i)^n} \to 0 \right) \qquad 公式 6-15$$

【例 6-10】 某医院拟建立一项永久性的科研基金，每年末计划颁发 100 00 元资金。若年利率为 10%，现在应存入多少钱？

$$PA_n = 10\,000 \times \frac{1}{10\%} = 100\,000（元）$$

4. 货币时间价值计算中的几个特殊问题　以上介绍了货币时间价值计算的基本原理，下面对时间价值计算中的几个特殊问题加以说明。

（1）不等额系列收付款现值的计算：年金是收付相等金额的系列款项，而前述单利、复利的终值和现值则是一次性收付款项。在经济活动中，往往要发生每次收付款项不相等的系列款项，这就需要计算不等额的系列款项现值之和。

为求得不等额系列款项现值之和，可先计算每次收付款项的复利现值，然后加总。不等额系列款项现值的计算公式如下：

$$PA_n = A_0 \frac{1}{(1+i)^0} + A_1 \frac{1}{(1+i)^1} + \cdots + A_{n-1} \frac{1}{(1+i)^{n-1}} + A_n \frac{1}{(1+i)^n}$$
$$= \sum_{t=0}^{n} A_t \frac{1}{(1+i)^t} \qquad 公式 6-16$$

式中：A_0 为第 0 年末（第 1 年初）的收付款项；A_1 为第一年年末的收付款项；A_n 为第 n 年末的收付款项。

其现值计算如图 6-6 所示。

【例 6-11】 医院欲购置设备一台，该设备预计未来的现金流量如表 6-1 所示，贴现率为 5%，求这笔不等额现金流量的现值。

这笔不等额系列的现值可按下列公式求得：

$$PA_n = A_0 \frac{1}{(1+i)^0} + A_1 \frac{1}{(1+i)^1} + A_2 \frac{1}{(1+i)^2} + A_3 \frac{1}{(1+i)^3} + A_4 \frac{1}{(1+i)^4}$$
$$= 10\,000 + 20\,000(P/F, 5\%, 1) + 1\,000(P/F, 5\%, 2) + 30\,000(P/F, 5\%, 3) + 40\,000(P/F, 5\%, 4)$$
$$= 10\,000 + 20\,000 \times 0.952\,4 + 1\,000 \times 0.907\,0 + 30\,000 \times 0.863\,8 + 40\,000 \times 0.822\,7$$
$$= 88\,777（元）$$

上式中各复利现值系数可通过查阅复利现值系数表求得。

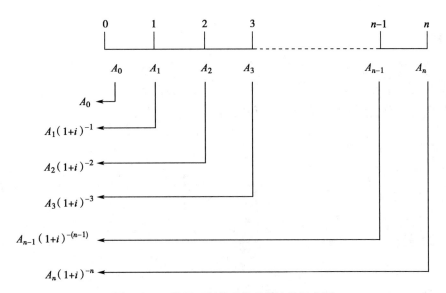

图6-6 不等额系列款项的现值计算示意图

表6-1 医院购置设备的现金流量

年	现金流量 / 元
0	10 000
1	20 000
2	1 000
3	30 000
4	40 000

【例6-12】 某医院第三年末需用 20 000 元，第五年末需用 20 000 元，第六年末需用 40 000 元，银行年利率为10%，为保证按期从银行提出款项满足各年年末的需要，现应向银行存入的款项为多少？

$$PA_n = A_3(P/F, 10\%, 3) + A_5(P/F, 10\%, 5) + A_6(P/F, 10\%, 6)$$
$$= 20\ 000 \times 0.751\ 3 + 20\ 000 \times 0.620\ 9 + 40\ 000 \times 0.564\ 5$$
$$= 50\ 024（元）$$

【例6-13】 某医院新开展项目的预计每年末现金流量如表6-2所示，贴现率为10%，求这一项目的现值。

表6-2 医院新开展项目现金流量   单位：元

年	1	2	3	4	5	6	7	8	9
款项	30 000	30 000	30 000	20 000	20 000	20 000	20 000	20 000	10 000

$$PA_n = 30\ 000 \times (P/A, 10\%, 3) + 20\ 000 \times [(P/A, 10\%, 8) - (P/A, 10\%, 3)] + 10\ 000 \times (P/F, 10\%, 3)$$
$$= 30\ 000 \times 2.486\ 9 + 20\ 000 \times (5.334\ 9 - 2.486\ 9) + 10\ 000 \times 0.751\ 3$$
$$= 139\ 080（元）$$

（2）计息期短于1年的时间价值的计算：一般情况下计算终值和现值时，假设计息期为1年。但是在实际理财过程中，复利的计息期有可能是半年、1个季度、1个月甚至1天。例如，银行借款的利息有时每季支付1次，债券利息每半年支付1次等。所以当计息期短于1年时，原来给定的利率是名义利率（nominal interest rate），需要重新计算实际利率（effective annual rate）。名义利率和实际利率之间的关系是：

$$(1 + i') = \left(1 + \frac{i}{m}\right)^m \qquad 公式6\text{-}17$$

式中：i' 为实际利率；i 为名义利率；m 为 1 年内的计息次数。

在名义利率一定的情况下，年内计息次数越多，实际利率越高。

相应调整后的复利终值和现值的计算公式如下：

$$F_n = P \cdot \left(1 + \frac{i}{m}\right)^{nm} \qquad 公式6\text{-}18$$

$$P = \frac{F_n}{\left(1 + \dfrac{i}{m}\right)^{nm}} \qquad 公式6\text{-}19$$

式中：$\dfrac{i}{m}$ 为期利率；nm 为换算后的计息期数。

【例 6-14】 某医院购买两年期债券 10 万元，年利率 10%，利息每半年支付一次，计算两年后的本利和（按复利计算）。

$$\begin{aligned}
F_2 &= 100\,000 \times \left(1 + \frac{10\%}{2}\right)^{2 \times 2} \\
&= 100\,000 \times 1.215\,5 \\
&= 121\,550（元）
\end{aligned}$$

【例 6-15】 某医院预计第五年末获得 10 万元收入，年利率 8%，若每年计息一次，现在应存入银行多少钱？若每半年计息一次，现在应存入多少钱？

若每年计息一次，则：

$$P = 100\,000(P/F, 8\%, 5) = 100\,000 \times 0.680\,6 = 68\,060（元）$$

若每半年计息一次，则：

$$P = 100\,000(P/F, 4\%, 10) = 100\,000 \times 0.675\,6 = 67\,560（元）$$

二、风险报酬

（一）风险

1. 风险的概念　风险（risk）是指一定条件下可能发生的各种结果的变动程度。预计投资项目的报酬时，必须研究风险、计量风险、并设法控制风险，以求获得更大的收益。

2. 风险的特征　风险主要有以下特征。

（1）客观性：不同的投资对象，获得的收益大小也不相同，收益的不确定性就是风险。这种风险是"一定条件下"的风险，什么时间、如何投资，风险是不一样的。这些问题一旦决定下来，风险大小就无法改变了。这就是说，特定投资的风险大小是客观的，你是否冒险以及冒多大险，是可以选择的，是由主观决定的。

（2）不确定性：风险可能给投资人带来超出预期的收益，也可能带来超出预期的损失。人们的风险态度是会改变的，有着不同的风险偏好。在研究风险时更侧重减少损失，主要是从不利的方面来考察风险，经常把风险看成是不利事件发生的可能性。从财务的角度看，风险主要指无法达到预期报酬的可能性。

（3）可控性：风险的大小随时间延续而变化，是"一定时期"的风险。对于一个投资项目的成本，事先的预计可能很不准确，越接近完工则预计越准确。随着时间延续，事件的不确定性在缩小，事件完成，其结果也就完全肯定了。因此，风险总是"一定时期内"可控制的风险。

（二）风险报酬

医疗卫生机构的投资决策，几乎都是在风险或不确定的情况下作出的。风险是客观存在的，离开了风险，就无法正确评价投资报酬的高低。按风险的程度，可以把医疗卫生机构投资决策分为三种类型。

1. 确定性决策　决策者对未来的情况是完全确定的或已知的决策，称为确定性决策。例如，医院将100万元投资于利息率为10%的国库券，由于国家实力雄厚，到期得到10%的报酬几乎是肯定的，因此，一般认为这种投资为确定性投资。

2. 风险性决策　决策者对未来的情况不能完全确定，但他们出现的可能性——概率的具体分布是已知的或可以估计的，这种情况的决策称为风险性决策。例如，某医院投资300万购买彩超机一台，其检查人次和相应收益的概率（表6-3），估计检查人次为7 000人次的概率为20%；检查人次为5 000人次的概率为50%；检查人次为3 000人次的概率为30%。这种决策便属于风险性决策。

表6-3　医院投资项目收益估计表

检查人次	概率	可能的收益/万元
7 000	20%	140
5 000	50%	100
3 000	30%	60

3. 不确定性决策　决策者对未来的情况不仅不能完全确定，而且对其可能出现的概率也不清楚，这种情况下的决策为不确定性决策。

一般而言，投资者都力求回避风险，之所以有人进行风险性投资，是因为风险投资可以得到额外的报酬——风险报酬。所谓风险报酬（risk reward），就是投资者因冒着风险进行投资而要求的超过货币时间价值的那部分额外报酬。在财务管理中，风险报酬通常用相对数——风险报酬率来加以计量，即额外报酬占原始投资额的比率。

（三）单项资产的风险和报酬

1. 风险的衡量　如何客观地估计和计算财务风险的大小，是财务管理中一个值得研究的重要问题。具体计算步骤如下：

（1）确定概率分布：在经济生活中，某一事件在相同的条件下可能发生也可能不发生，这类事件称为随机事件。概率（probability）就是用来表示随机事件发生可能性大小的数值。例如，某医院拟对某项目进行招标，预期有80%的机会产生中标结果，有20%的可能性会发生废标。如果把所有可能发生的事件或结果都列举出来，并对每一事件或结果都确定其发生的概率，把它们列示在一起，便是概率分布（表6-4）。

表6-4　概率分布表

可能出现的结果（i）	发生的概率（P）
中标	0.8
废标	0.2
合计	1.0

任何概率分布必须符合以下两个要求：

1）所有概率值 P_i 都在0和1之间，即 $0 \leqslant P_i \leqslant 1$。

2）所有结果的概率之和等于1，即 $\sum_{i=1}^{n} P_i = 1$，n 代表可能出现的结果个数。

（2）计算期望报酬率：期望报酬率（expected rate of return）是各种可能的预期报酬率以其各

自的概率为权数加权计算所得的平均报酬率,它是反映集中趋势的一种量度。其计算公式为:

$$\overline{K} = \sum_{i=1}^{n} K_i \cdot P_i \qquad \text{公式6-20}$$

式中:$\overline{K}$ 为期望报酬率;K_i 为第 i 中可能结果的预期报酬率;P_i 为第 i 种可能结果的发生概率;n 为可能结果的个数。

【例6-16】 某医院欲投资两个项目,其报酬率及其概率分布情况(表6-5),试计算两个项目的期望报酬率。

表6-5 投资项目报酬率及概率分布

市场行情	概率(P_i)	报酬率(K_i)	
		A项目	B项目
好	0.2	40%	70%
一般	0.6	20%	20%
差	0.2	0	−30%

两项目的期望报酬率分别为:

A项目:

$$\overline{K} = K_1 \cdot P_1 + K_2 \cdot P_2 + K_3 \cdot P_3$$
$$= 40\% \times 0.2 + 20\% \times 0.6 + 0 \times 0.2 = 20\%$$

B项目:

$$\overline{K} = K_1 \cdot P_1 + K_2 \cdot P_2 + K_3 \cdot P_3$$
$$= 70\% \times 0.2 + 20\% \times 0.6 + (-30\%) \times 0.2 = 20\%$$

从计算结果看,两个项目的期望报酬率相同,是否可以认为两个项目是等同的,还需要进一步了解哪种投资方案的风险程度小,在期望报酬相同条件下风险小的方案才应是最优方案。反映风险程度的指标是标准离差和标准离差率。

(3)计算标准离差:标准离差(standard deviation)是各种可能的报酬率偏离期望报酬率的综合差异,是反映离散程度的指标。其计算公式为:

$$\delta = \sqrt{\sum_{i=1}^{n} (K_i - \overline{K})^2 P_i} \qquad \text{公式6-21}$$

式中:δ 为期望报酬率的标准离差;K 为期望报酬率;K_i 为第 i 种可能结果的报酬率;P_i 为第 i 中可能结果的概率;n 为可能出现结果的个数。

期望值是方案实施引起的各种可能出现结果的平均值。但方案一旦付诸实施,它的结果一般不会恰好等于期望值。标准离差主要是由各种可能值与预期值之间的差距所决定的,它可以用来估量一项投资收益的变动情况,并由此显示出其中的风险程度。一般而言,标准离差越大,表明投资收益变动越大,投资风险也越大;反之,标准离差越小,表明离散程度越小,风险越小。

上例A、B两个项目的标准离差计算如下:

$$\delta_A = \sqrt{(40\% - 20\%)^2 \times 0.2 + (20\% - 20\%)^2 \times 0.6 + (0 - 20\%)^2 \times 0.2}$$
$$= 12.65\%$$
$$\delta_B = \sqrt{(70\% - 20\%)^2 \times 0.2 + (20\% - 20\%)^2 \times 0.6 + (-30\% - 20\%)^2 \times 0.2}$$
$$= 31.62\%$$

由计算结果可见,B项目的风险要大于A项目。

(4)计算标准离差率:标准离差反映的是随机变量离散程度,虽然能表明投资风险的大小,但只能用来比较期望报酬率相同的各项投资的风险程度,无法用于比较期望报酬率不同的各项投资的风险程度。因此,标准离差率(coefficient of variation)是全面反映风险程度的指标,即标准离差与期望报酬率的比值,亦称离散系数。其计算公式为:

$$CV = \frac{\delta}{\overline{K}} \times 100\% \qquad\qquad 公式6-22$$

式中:CV 为标准离差率;$\overline{K}$ 为期望报酬率;δ 为标准离差。

接上例,A 项目的标准离差率为:

$$CV = \frac{12.65\%}{20\%} \times 100\% = 63.25\%$$

B 项目的标准离差率为:

$$CV = \frac{31.62\%}{20\%} \times 100\% = 158.10\%$$

通过计算可以看出,B 项目的投资风险大于 A 项目,这与利用标准离差指标计算的结果一致。

2.风险报酬的计算　为了科学地进行投资决策,投资者除了了解投资的风险大小外,也需要知道投资风险报酬的高低。

(1)风险报酬率:风险报酬的表现形式是风险报酬率(risk reward rate),是指投资者因冒风险进行投资而要求的、超过资金时间价值的那部分额外报酬率。

一般说来,社会平均报酬率分为无风险报酬和风险报酬。其中,货币时间价值加上通货膨胀贴水就是无风险报酬率,一般把 1 年期国库券的报酬率视为无风险报酬率。投资者进行风险投资所要求或期望的投资报酬率包括无风险报酬率与风险报酬率,两者之和即是投资报酬率。

$$投资报酬率 = 无风险报酬率 + 风险报酬率$$
$$= 货币时间价值 + 通货膨胀率 + 风险报酬率$$

其中,风险报酬的大小,应与所冒风险的大小成正比。因此,风险报酬率应与反映风险程度的标准离差率成正比,但是标准离差率并不等于风险报酬率,要把收益标准离差率转换为风险报酬率,还需要借助另外一个参数——风险报酬系数。

风险报酬系数(risk reward profile)是指风险程度变化对风险最低报酬率的影响,通常由投资者以无风险报酬率为基准主观确定。风险报酬系数可以根据以往的同类项目加以确定,也可以由企业领导或企业组织有关专家确定,还可以由国家有关部门组织专家确定。

(2)计算风险报酬率:风险报酬率、风险报酬系数和标准离差率之间的关系,可用公式表示:

$$R_R = b \cdot CV \qquad\qquad 公式6-23$$

式中:R_R 为风险报酬率;b 为风险报酬系数;CV 为标准离差率。

项目的投资报酬率可以表示为:

$$K = R_F + R_R = R_F + b \cdot CV \qquad\qquad 公式6-24$$

式中:K 为投资报酬率;R_F 为无风险报酬率。

上例中,假设 A 项目和 B 项目的风险报酬系数分别为 9% 和 12%,则两个项目的风险报酬率分别为:

A 项目:

$$R_R = b \cdot CV$$
$$= 9\% \times 63.25\%$$
$$= 5.69\%$$

B 项目:

$$R_R = b \cdot CV$$
$$= 12\% \times 158.1\%$$
$$= 18.97\%$$

如果无风险报酬率为10%，则两个项目的投资报酬率分别为：

A项目：

$$K = R_F + R_R$$
$$= 10\% + 5.69\%$$
$$= 15.69\%$$

B项目：

$$K = R_F + R_R$$
$$= 10\% + 18.97\%$$
$$= 28.97\%$$

计算结果表明，A项目的风险报酬率小于B项目的风险报酬率，同时，A项目的投资报酬率也小于B项目的投资报酬率。可见，低收益的方案风险程度也低，反之，投资风险大的项目，其风险报酬率高，投资报酬率也高。医疗卫生机构应根据自身承受风险的能力大小来选择投资项目。

三、成本效益观念

（一）成本效益观念的含义

从经济角度上来说，任何一种行为都有投入与产出。投入就意味着支付一定的代价或称作成本，产出则可获得一定的利益或效益。非营利性医疗卫生机构的管理目标是在政府规定的限制内追求医疗服务对象满意度最大化和达到行业质量标准的服务效率最大化。但无论何种主体，为了实现财务管理目标，即使是公立医疗卫生机构在考虑社会责任的同时也需要兼顾经济效益，加强成本管理、控制费用水平，实现以相对合理成本耗费获得最大化的效益，从而提高自身成本竞争优势，这就是贯穿财务管理工作始终的成本效益观念。

（二）成本效益观念在医疗卫生机构经济管理中的作用

1. 综合考虑重大投资项目的成本和效益，使财务分析结果更加客观全面　公立医疗卫生机构的公益性决定了其要以相对合理的收费水平提供优质服务，不能按照商业化的经营方式开展业务活动。医疗卫生机构的医疗设备可以满足患者的诊治需求，提供新的诊疗方法，提高诊治效率，改进诊疗准确率。在这种情况下，医疗卫生机构可能由于资金不足不能更新设备，则会导致现有设备在数量和技术上不能满足病人的需求，同时也要避免过度追求医疗设备的数量和先进性，增加医疗卫生机构资金投入压力，或者导致设备闲置浪费等。医疗卫生机构需要充分利用现有资金资源，平衡合理配备医疗设备和满足患者诊治需求之间的矛盾，因此，进行经济分析十分重要。

对于设备的引进所带来的直接经济效益显而易见，但还要考虑设备所带来的间接经济效益。先进设备的引进，会推动医疗卫生机构相关人员借助培训掌握新的知识和技能，吸引区域内患者更多就诊该医疗卫生机构、减少异地就医成本，提高医疗卫生机构的美誉度和社会效益。在实践中，间接经济效益的量化相对困难，因此，医疗卫生机构进行成本效益分析时，应重点关注投资成本和直接经济效益。

2. 持续分析医疗卫生机构收支数据，有助于及时了解其经济运营能力　医疗卫生机构经济管理中，财务部门需要对医疗卫生机构的收支数据进行比较和分析，根据每个科室不同的情况，分析收支的影响因素，全面掌握机构的实际经营状况，使各项支出得到一定补偿，从而提高管理工作水平。同时，采用成本效益分析，通过奖惩责任机制，鼓励员工提高工作效率和工作质量，保证机构良好运行。

医疗卫生机构财务管理工作中，成本效益分析可以在投资项目方案之间，根据收益扣除成本之后的净效益进行项目可行性的比较与选择，但是固定资产投资项目发生的频率相对较低，医疗卫生机构财务管理的大量时间都用于日常收支的管理方面。因此,在日常的内部财务管理上,应用成本效益观念既要注重资金的投资成本,更要注意资金的日常运作成本。

第二节　投资评价指标

一、现金流量分析

现金流量(cash flow)是指与长期投资决策有关的现金流入和流出的数量,是评价投资方案是否可行时必须事先计算的一个基础性指标。项目投资决策所使用的现金概念,是广义的现金。它不仅包括各种货币资金,还包括现金等价物。

(一)现金流量的构成

现金流量包括现金流入量、现金流出量、现金净流量(也称净现金流量)。现金流入量是指能够使投资方案的现实货币资金增加的项目,简称现金流入。现金流出量是指能够使投资方案的现实货币资金减少或需要动用现金的项目,简称现金流出。现金净流量(net cash flow,NCF)为现金流入与现金流出之差,如果为正值,表明现金流入大于现金流出;如果为负值,表明现金流出大于现金流入。

固定资产投资评价决策中的现金流量,一般由以下三个部分组成。

1.初始现金流量　指从投资开始到项目投产之前的现金流入量和现金流出量。包括:①固定资产原始投资额,包括固定资产的购入或建造成本、运输成本和安装成本等;②垫付营运资金,包括对卫生材料、低值易耗品等流动资产的投资;③其他资金,包括与长期投资有关的职工培训费、注册费用等;④原有固定资产的变价收入,主要是指固定资产更新时将原有固定资产变卖所得的现金收入。

2.营业现金流量　指投资项目投入使用后,在其寿命周期内由于运营活动给医疗卫生机构带来的现金流入和现金流出的数量。营业现金流量一般按年计算。

$$每年净现金流量=每年现金流入-每年现金流出 \qquad 公式6-25$$

或

$$每年净现金流量=每年(现金流入-付现成本-所得税) \qquad 公式6-26$$

$$每年净现金流量=每年(税后盈余+折旧) \qquad 公式6-27$$

$$每年净现金流量=每年(税后收入-税后付现成本+折旧×税率) \qquad 公式6-28$$

这里的现金流入一般为营业现金收入,现金流出是指营业现金支出和交纳的所得税,付现成本是指用现金支付的营业成本(不包括折旧等非付现成本),所得税是指营利性医疗卫生机构的所得税,非营利性医疗机构按照国家法规的价格取得的医疗服务收入,免征各项税收。

3.终结现金流量　是指固定资产投资项目完结时发生的现金流量。包括:①固定资产报废时的残值收入或变价收入;②垫支营运资金的收回;③其他。

(二)现金流量的计算

【例6-17】　某医院投资方案的有关资料如下:固定资产需投资100万元,3年建成,价款在前5年每年年初等额支付给承包商。固定资产建成使用后,每年可获得盈余10万元。需在项目使用期初垫付营运资金50万元,项目结束后收回。固定资产使用年限为5年,采用直线法计提折旧,到期报废时无残值、无清理费用。

根据以上资料编制A方案现金流量表如表6-6所示。

在投资决策中,我们利用现金流量指标,而不是采用会计盈余对投资项目的经济效益进行评价分析,是因为现金流量指标在投资决策分析中更具科学性、客观性和合理性。

表6-6　A投资方案现金流量表　　　　　　　　　　　　　　　　单位：万元

项目	时期									合计
	0	1	2	3	4	5	6	7	8	
固定资产投资	−20	−20	−20	−20	−20					−100
折旧					20	20	20	20	20	100
会计盈余					10	10	10	10	10	50
营运资金				−50					50	0
现金净流量	−20	−20	−20	−70	10	30	30	30	80	50

注：表中带负号的数字表示现金流出量。

1. 在投资项目有效期内，现金净流量与会计盈余的总量是相等的（如例17所示，项目的会计盈余和现金净流量的合计数均为50万元），但由于现金流量考虑了资金流入的时间差异，使用现金流量指标进行评价投资具有合理性。

2. 采用现金流量更加科学、客观。现金流量是以收付实现制为基础计算建设期、经营期的现金流入与现金流出，现金流量的发生以现金收讫为准，不受主观因素影响，有利于考虑资金的货币时间价值。会计盈余则是以权责发生制为基础计算各会计期间的收支相抵后的余额。由于折旧方法、存货计价方法、间接费用分配方法以及成本计算方法的选择均受主观因素的影响，盈余指标具有较大的调节空间。从这一方面来说，现金流量比盈余更能如实反映医疗卫生机构的经营状况。

3. 现金是保持医疗卫生机构持续经营的资金基础，其作用比盈余更重要。维持医疗卫生机构正常经营活动的资金流是现金而不是盈余，有盈余的会计年度不一定能产生充足的现金。项目的可持续运营关键取决于有没有现金流入用于各种支出。

二、非贴现的投资评价指标

非贴现的投资评价指标，是指计算评价指标时，对现金流入量和现金流出量的计算均不考虑货币时间价值。这类指标易于理解，计算方法较为简单，仅适合对固定资产投资方案进行粗略筛选，不宜作为最终评价指标。

（一）投资回收期

投资回收期（payback period，PP）是指回收初始投资所需要的时间，一般以年为单位。

根据投资项目现金流量的分布不同，回收期计算可分为两种情况。

（1）当每年的营业现金净流量相等时，用原始投资额除以每年的营业现金净流量即可。其数学表达式如下：

$$投资回收期 = \frac{原始投资额}{营业现金净流量} = \frac{\sum_{c=1}^{n} C_0}{NCF_i}　　　　公式6-29$$

（2）当每年的营业现金净流量不等时，需要用营业现金净流量的逐年累加法。其数学表达式如下：

$$\sum 每年的营业现金净流量 = \sum 原始投资额$$

$$\sum_{i=1}^{n} NCF_i = \sum_{c=1}^{t} C_0　　　　公式6-30$$

式中：NCF_i为第i年的营业现金净流量；$\sum_{c=1}^{t} C_0$为固定资产原始投资额。

【例6-18】　有A、B、C三个投资方案，其现金流量状况如表6-7所示。

表6-7 现金流量状况表 单位：万元

项目	时期/年					
	0	1	2	3	4	5
A. 原始投资额	100 000					
会计盈余		5 000	10 000	15 000	20 000	25 000
年折旧		20 000	20 000	20 000	20 000	20 000
B. 原始投资额	100 000					
会计盈余		16 000	17 000	17 000		
年折旧		34 000	33 000	33 000		
C. 原始投资额	100 000					
会计盈余		25 000	20 000	15 000	10 000	5 000
年折旧		20 000	20 000	20 000	20 000	20 000

根据公式6-27可得，其现金流量图如图6-7所示。

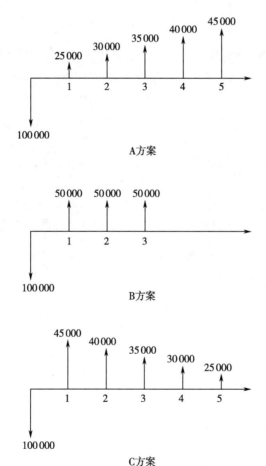

图6-7 各种方案的现金流量图

B方案的营业现金净流量每年均为50 000元，其投资回收期为

$$PP_b = \frac{100\ 000}{50\ 000} = 2（年）$$

A、C两方案的营业现金净流量每年不相等，其投资回收期的计算需逐年累计现金净流量，按照每年末尚未收回的投资额加以确定（表6-8）。

表 6-8　累计的现金流量表　　　　　　　　　　　　　　　　　　单位：万元

时期/年	现金流量					
	A.C_0	A.NCF_i	A.ΣNCF_i	C.C_0	C.NCF_i	C.ΣNCF_i
0	100 000			100 000		
1		25 000	25 000		45 000	45 000
2		30 000	55 000		40 000	85 000
3		35 000	90 000		35 000	120 000
4		40 000	130 000		30 000	
5		45 000			25 000	

A 方案的投资回收期应在 3～4 年间，按照下式计算

$$PP_a = 3 + \frac{100\,000 - 90\,000}{40\,000} = 3.25（年）$$

C 方案的投资回收期应在 2～3 年间，按照下式计算

$$PP_c = 2 + \frac{100\,000 - 85\,000}{35\,000} = 2.43（年）$$

从上述计算可知：方案 B 的回收期最短，其次是方案 C，最后是方案 A。

投资回收期法计算简单，通俗易懂，应用投资回收期指标，不仅可在不同的投资方案之间进行比较，也可以与标准投资回收期相比较，用以淘汰那些不符合标准回收期的投资方案。但是投资回收期法存在严重缺陷，它不仅没有考虑时间价值，而且没有考虑回收期满后的现金流量状况。投资回收期法倾向于优先考虑早期收益较高的项目，事实上，有战略意义的长期投资往往早期收益较低，而中后期收益较高。因此该方法仅适合作为辅助方法使用。

（二）平均报酬率

平均报酬率（average rate of return，ARR）是投资项目寿命周期内平均的年投资回报率，也称为平均投资报酬率。平均报酬率有多种计算方法，其中最常见的计算公式为：

$$平均报酬率 = \frac{平均现金流量}{初始投资额} \times 100\%　　　　　公式 6-31$$

【例 6-19】　根据例 6-18 资料所示，计算 A、B、C 三方案的平均报酬率。

$$ARR_a = \frac{(25\,000 + 30\,000 + 35\,000 + 40\,000 + 45\,000) \div 5}{100\,000} \times 100\%$$

$$=35.00\%$$

$$ARR_b = \frac{50\,000}{100\,000} \times 100\%$$

$$= 50.00\%$$

$$ARR_c = \frac{(45\,000 + 40\,000 + 35\,000 + 30\,000 + 25\,000) \div 5}{100\,000} \times 100\%$$

$$= 35.00\%$$

从上述计算可知方案 A、C 的平均报酬率相等，方案 B 具有较高的平均报酬率。

在采用平均报酬率这一指标时，应事先确定一个企业要求达到的平均报酬率，或称必要平均报酬率。在进行决策时，只有高于必要平均报酬率的方案才能入选。而在有多个互斥方案的选择决策中，则选用平均报酬率最高的方案。

平均报酬率的优点是简明、易算、易懂。其主要缺点，一是没有考虑资金的时间价值，第一年的现金流量与最后一年的现金流量被看作具有相同的价值，所以有时会作出错误的决策；二是必要平均报酬率的确定具有很大的主观性。

三、贴现的投资评价指标

贴现的投资评价指标，是指在进行固定资产投资决策时，现金流入量和现金流出量的计算均考虑货币时间价值的评价指标。由于考虑了货币时间价值，这类指标计算较为复杂，但对投资方案的评价更加客观全面。常用的贴现评价指标主要有净现值、现值指数和内含报酬率等。

（一）净现值

净现值（net present value，NPV）是指投资方案未来现金流入现值与未来现金流出现值之间的差额。其数学表达式如下：

$$净现值 = \sum 现金流入的现值 - \sum 现金流出的现值 \qquad 公式 6\text{-}32$$

$$NPV = \left[\frac{NCF_1}{(1+i)^1} + \frac{NCF_2}{(1+i)^2} + \frac{NCF_3}{(1+i)^3} + \cdots\cdots + \frac{NCF_n}{(1+i)^n}\right] - C_0 \qquad 公式 6\text{-}33$$

式中：i 为预定的贴现率；NCF 为净现金流量；n 为投资项目的预计使用年限；C_0 为原始投资额。

1. 净现值法的原理　假设预计的现金流入在年末肯定可以实现，并把原始投资看成按预定贴现率借入的，当净现值为正时，偿还本息后该项目仍有剩余的收益；当净现值为零时，偿还本息后一无所获；当净现值为负时，该项目收益不足以偿还本息。

净现值的经济意义是指投资方案贴现后的净收益。其中预定贴现率可以根据资本成本率（即单位时间内使用资金所需支付的费用占资金总额的百分比）或最低资金盈余率来确定。根据净现值的经济含义可以总结出如下结论：

（1）当净现值大于零，项目投资收益率大于预定贴现率，投资方案可取。

（2）当净现值等于零，项目投资收益率等于预定贴现率，投资方案保本。

（3）当净现值小于零，项目投资收益率小于预定贴现率，投资方案不可取。

2. 净现值的计算方法　根据投资项目的现金流入量的不同分布，净现值的计算为两种情况。

（1）每年的现金流入量相等时，表现为年金形式，其数学表达式如下：

$$NPV = NCF \times (P/A, i, n) - C_0 \qquad 公式 6\text{-}34$$

（2）当每年的现金流入量不等时，表现为复利现值形式，其数学表达式如下：

$$NPV = \left[\frac{NCF_1}{(1+i)^1} + \frac{NCF_2}{(1+i)^2} + \frac{NCF_3}{(1+i)^3} + \cdots\cdots + \frac{NCF_n}{(1+i)^n}\right] - C_0 \qquad 公式 6\text{-}35$$

【例6-20】　依据例6-18资料所示，假设预定贴现率为10%，计算A、B、C三方案的净现值指标。

（1）B方案的现金净流量每年相等，可用公式计算如下：

$$NPV_b = NCF \times (P/A, i, n) - C_0 = 50\,000 \times 2.486\,9 - 100\,000 = 24\,345（万元）$$

（2）A、C两方案的现金净流量每年不相等，列表进行计算，详见表6-9、表6-10。

表6-9　A方案净现值计算表　　　　　　　　　　　　　单位：万元

时期/年	各年的 NCF_a	复利现值系数 b （P/F, 10%, n）	现值 $c = a \times b$
0	−100 000	1	−100 000
1	25 000	0.909 1	22 727.50
2	30 000	0.826 4	24 792.00
3	35 000	0.751 3	26 295.50
4	40 000	0.683 0	27 320.00
5	45 000	0.620 9	27 940.50
未来现金流入的现值之和			129 075.50
净现值（NPV）			29 075.50

表6-10　C方案净现值计算表　　　　　　　　　　　　单位:万元

时期/年	各年的NCF_a	复利现值系数b (P/F, 10%, n)	现值 $c=a\times b$
0	−100 000	1	−100 000
1	45 000	0.909 1	40 909.50
2	40 000	0.826 4	33 056.00
3	35 000	0.751 3	26 295.50
4	30 000	0.683 0	20 490.00
5	25 000	0.620 9	15 522.50
未来现金流入的现值之和			136 273.50
净现值(NPV)			36 273.50

由上述计算可知,C方案的净现值最大,其次是A方案,最后是B方案。

净现值是投资评价方法的基础指标,是一系列贴现评价指标的基础,但对于原始投资额不相等的投资方案的选择,以净现值作为评价指标不一定完全合理;而预定贴现率的选择也会影响净现值的大小,从而对投资方案的选择产生影响;净现值指标也无法反映各投资方案实际收益率的高低。

(二)现值指数

现值指数(profitability index,PI)又称获利指数,是指未来现金流入的现值总和与未来现金流出现值总和相比的倍数。其计算公式如下:

$$现值指数=\frac{\sum 现金流入的现值}{\sum 现金流出的现值}　　　　　　　公式6-36$$

1. 现值指数的计算方法　根据项目现金流入量的分布不同,现值指数的计算分为两种情况。

(1)当每年的现金流入量相等时,表现为年金形式,其数学表达式为:

$$PI=[NCF\times(P/A, i, n)]/C_0　　　　　　　公式6-37$$

(2)当每年的现金流入量不等时,表现为复利现值形式,其数学表达式为

$$PI=[\frac{NCF_1}{(1+i)^1}+\frac{NCF_2}{(1+i)^2}+\frac{NCF_3}{(1+i)^3}+\cdots\cdots+\frac{NCF_n}{(1+i)^n}]/C_0$$

$$=[\sum_{t=1}^{n}\frac{NCF_t}{(1+i)^t}]/C_0　　　　　　　公式6-38$$

式中:i为预定的贴现率;NCF为净现金流量;n为投资项目的预计使用年限;C_0为原始投资额。

【例6-21】　依据例6-20表6-8、6-9资料所示,A、B、C三个方案现值指数分别如下:

$$PI_a=\frac{129\ 055}{100\ 000}=1.29$$

$$PI_b=\frac{124\ 350}{100\ 000}=1.24$$

$$PI_c=\frac{136\ 245}{100\ 000}=1.36$$

从上述计算可知:方案C的现值指数最大,其次是方案A,最后是方案B,这一结果和上述净现值指标是一致的。

2. 现值指数法的决策规则　只有一个备选方案时,现值指数大于或等于1时项目可行,否则不可行。有多个备选方案的互斥选择决策中,应采用获利指数大于1且获利指数最大的投资项目。

3. 现值指数法的优缺点　该方法考虑资金的时间价值,能够反映项目的真实经济效益。现值指数用相对数表示,有利于对初始投资额不同的方案进行比较。其缺点是,对于投资规模不同

的互斥项目,其比较结论只代表获益能力,不能描述项目的获益规模,可能会得出错误结论。

(三)内含报酬率

内含报酬率(internal rate of return,IRR)又称内部报酬率,是指投资方案本身能实际达到的投资报酬率,即净现值为零时的贴现率,或者是指能够使未来现金流入现值等于未来现金流出现值的贴现率。内含报酬率的计算公式为:

$$\frac{NCF_1}{(1+r)^1} + \frac{NCF_2}{(1+r)^2} + \cdots + \frac{NCF_n}{(1+r)^n} - C = 0 \qquad \text{公式6-39}$$

即

$$\sum_{t=1}^{n} \frac{NCF_t}{(1+r)^t} - C = 0 \qquad \text{公式6-40}$$

式中:r 为内含报酬率;NCF_t 为第 t 年的净现金流量;n 为项目使用年限;C 为初始投资额。

1.内含报酬率的计算步骤

(1)当每年的 NCF 相等时,按照下列步骤计算。

第一步,计算年金现值系数。

$$P/A = \frac{初始投资额}{每年NCF}$$

第二步,查年金现值系数,在相同期数内,找出与上述年金现值系数相邻近的较大和较小的两个系数 P_1、P_2,和对应的折现率 r_1、r_2。

第三步,采用插值法计算出该投资方案的内含报酬率,计算公式为:

$$\frac{IRR - r_2}{r_1 - r_2} = \frac{PAn - P_2}{P_1 - P_2} \qquad \text{公式6-41}$$

即

$$IRR = \frac{PAn - P_2}{P_1 - P_2} \times (r_1 - r_2) + r_2 \qquad \text{公式6-42}$$

(2)当每年的 NCF 不相等时,内含报酬率的计算需要采用"逐次试算法"。

第一步,先预估一个折现率,并按此折现率计算净现值。如果计算出的净现值为正数,表示预估的折现率小于该项目的实际内含报酬率,应提高折现率,再进行测算;如果计算出的净现值为负数,表明预估的折现率大于该方案的实际内含报酬率,应降低折现率,再进行测算。经过如此反复测算,找到净现值由正到负并且比较接近于零的两个折现率。

第二步,根据上述两个邻近的折现率,用插值法计算出方案的实际内含报酬率。

【例6-22】 根据例6-18、例6-20、例6-21资料所示,计算A、B、C三方案的内含报酬率。

(1)B方案每年的现金净流量相等,表现为年金的形式,计算如下:

令:NPV=0

即:$50\,000 \times (P/A, r, 3) - 100\,000 = 0$

则:$(P/A, r, 3) = 2$

根据年金现值系数表,$(P/A, 20\%, 3) = 2.106\,5$,$(P/A, 24\%, 3) = 1.981\,3$

采用插入法计算如下:

$$\frac{r - 20\%}{24\% - 20\%} = \frac{2 - 2.106\,5}{1.981\,3 - 2.106\,5}$$

$$r = 23.40\%$$

(2)A、C两方案的现金净流量每年不相等,应采用逐次试算法进行计算。下面我们对A方案进行计算。

第一步:先估计一个贴现率,可用静态的方法求得。

$$100\,000 = (25\,000 + 30\,000 + 35\,000 + 40\,000 + 45\,000)(P/F, i, 5)$$

估计出 $i = 12\%$,进行第一次试算,详见表6-11。

第二步:第一步试算出的净现值大于0许多,说明该方案的内含报酬率远远大于12%,因此估计第二次试算的收益率为19%，进行第二次试算，详见表6-12。

第三步：第二步试算出的净现值仍大于0，说明该方案的内含报酬率大于19%，因此估计第三次试算的收益率为20%，进行第三次试算，详见表6-13。

第四步：当贴现率为19%时，净现值为1 850万元；当贴现率为20%，净现值为-1 050万元，A方案的内含报酬率为19%～20%之间，采用插入法计算出A方案的内含报酬率。

$$\frac{R_a - 19\%}{20\% - 19\%} = \frac{0 - 1\,750}{-720 - 1\,750}$$

$$R_a = 19.71\%$$

表6-11　第一次试算表

时期/年	各年的NCF_a	复利现值系数b $(P/F, 12\%, n)$	现值 $c = a \times b$
0	-100 000	1	-100 000
1	25 000	0.892 9	22 322.50
2	30 000	0.797 2	23 916.00
3	35 000	0.711 8	24 913.00
4	40 000	0.635 5	25 420.00
5	45 000	0.567 4	25 533.00
未来现金流入的现值之和			122 104.50
净现值（NPV）			22 104.50

表6-12　第二次试算表

时期/年	各年的NCF_a	复利现值系数b $(P/F, 19\%, n)$	现值 $c = a \times b$
0	-100 000	1	-100 000
1	25 000	0.840 3	21 007.50
2	30 000	0.706 2	21 186.00
3	35 000	0.593 4	20 769.00
4	40 000	0.498 7	19 948.00
5	45 000	0.419 0	18 855.00
未来现金流入的现值之和			101 765.50
净现值（NPV）			1 765.50

表6-13　第三次试算表

时期/年	各年的NCF_a	复利现值系数b $(P/F, 20\%, n)$	现值 $c = a \times b$
0	-100 000	1	-100 000
1	25 000	0.833 3	20 832.50
2	30 000	0.694 4	20 832.00
3	35 000	0.578 7	20 254.50
4	40 000	0.482 3	19 292.00
5	45 000	0.401 9	18 085.50
未来现金流入的现值之和			99 296.50
净现值（NPV）			-703.5

用同样的方法计算可以确定 C 方案的内含报酬率为 25%。

由上述计算可知：C 方案的内含报酬率最大，其次是 B 方案，最后是 A 方案。

2. 内含报酬率法的决策规则　只有一个备选方案时，如果 IRR 不低于期望报酬率（如资金成本率）时，项目可行，否则项目不可行。在有多个备选方案的互斥投资决策中，选择 IRR 超过必要报酬率最多的方案。

3. 内含报酬率法的优缺点　内含报酬率最大的优点，是考虑了资金时间价值，反映了各方案的真实报酬率。其缺点是计算比较麻烦，特别是逐次试算法，要经过多次试算才能得出结果。

第三节　投资评价指标的应用

一、医疗卫生机构固定资产投资决策分析

本教材所指医疗卫生机构是指由政府举办的医疗卫生机构，是我国医疗服务体系的主体。医疗卫生机构的固定资产包括房屋建筑物、专用设备、一般设备等，是医疗卫生机构开展医疗业务活动、提供优质医疗服务的重要物质基础。公立医疗卫生机构固定资产投资决策中，要兼顾社会效益和经济效益，既要考虑现有资产在数量和技术上要满足医疗服务需求，也要避免过度投资，加大资金压力，增加患者经济负担。

（一）固定资产更新决策

固定资产更新是对技术上或经济上不宜继续使用的旧资产，用新资产更换或用先进的技术对原有固定资产进行局部改造。在资金短缺的情况下，如脱离实际需求，盲目购入高端专用设备，就可能导致资金占用过大，影响机构正常运转。相反，如果忽略新设备的成本和质量优势，坚持使用旧设备，也会影响机构的经济绩效和服务质量。

固定资产更新决策主要解决两个问题：一是决定是否进行更新，即继续使用旧资产还是更换新资产；二是决定选择什么样的设备来更新。如果没有合适设备替换现有设备，可以通过修理继续使用。假设新旧设备服务能力相同，不影响机构的服务量和收费水平，因此现金流入量不变，但现金流出量发生变化。

【例 6-23】　某医院检验科有一台 4 年前购入的血液分析仪，原购置成本为 30 万元，估计尚可使用 6 年。目前年业务收入 20 万元，年付现成本 15 万元。为使年业务收入提高到 30 万元，打算以 50 万元的价格购入一台使用寿命为 6 年的新设备（功能增加，可在原来基础上开展新项目）。新设备购入后可节约成本 2 万元，同时旧设备作价 10 万元。新旧设备采用直线法折旧，残值分别为 5 万元和 3 万元。资金成本率 10%。

使用旧设备的年现金净流量＝年业务收入－年付现成本＝20－15＝5（万元）

使用新设备的年现金净流量＝年业务收入－年付现成本＝30－（15－2）＝17（万元）

以旧换新时现金流出量＝50－10＝40（万元）

继续使用旧设备的 NPV＝5（P/A，10%，6）＋3（P/F，10%，6）＝23.47（万元）

更换新设备的 NPV＝17（P/A，10%，6）＋5（P/F，10%，6）－40＝36.86（万元）

计算过程见表 6-14。

表 6-14　两方案净现值计算表　　　　　　　　　　　　　　　　　　单位：万元

年份 / 年	旧设备的年现金净流量	新设备的年现金净流量	年现金净流量差额
0	0	−40	−40
1	5	17	12

续表

年份/年	旧设备的年现金净流量	新设备的年现金净流量	年现金净流量差额
2	5	17	12
3	5	17	12
4	5	17	12
5	5	17	12
6	8	22	14
净现值（NPV）	23.45	36.83	13.39

由于使用新设备增加的净现值大于使用旧设备增加的净现值,所以新方案可行。

（二）固定资产的年平均成本与经济寿命

1. 固定资产的年平均成本　上例中虽然各方案的现金流量有所不同,但是由于新旧设备的使用年限相同,故只要比较净现值即可。在现实中有可能会出现各方案的使用年限也不相同的情况,此时,需要用固定资产的年平均成本法来进行分析。年平均成本法是把继续使用旧设备和购置新设备看成是两个互斥的方案,而不是一个更换设备的特定方案。

设备的年平均使用成本为年平均资产成本与年平均运营成本之和。其中,年平均资产成本是指设备的最初投资减去设备更新时所发生的净残值后分摊到设备各使用年份上的费用,亦即原始投资额中逐年摊销的部分和占用在残值上的资金每年应计的利息;年平均运营成本是指设备的年度运行费(如维修)和其他因该设备而支付的费用。

【例6-24】某医院检验科有一台4年前购入的血液分析仪,原购置成本为30万元,估计尚可使用6年,到期残值3万元,年维修费0.50万元。现该机构打算以50万元的价格购入一台使用寿命为10年的新设备,到期残值5万元,年维修费0.30万元,能节约实际成本0.20万元。新设备购进后旧设备作价10万元。资金成本率10%。另外,旧设备在剩余使用年限的第二年末需大修一次,成本3万元;新设备在第4年和第7年分别大修一次,成本为1万元和1.50万元。

根据题意计算项目期内的旧设备和新设备各年使用成本。

旧设备:

$$初始成本 = 旧设备售价 - 残值 = 10 - 3 = 7（万元）$$
$$第1和第3～6年使用成本 = 年维修费 = 0.50（万元）$$
$$第2年使用成本 = 年维修费 + 大修费 = 0.50 + 3 = 3.5（万元）$$

新设备:

$$初始成本 = 新设备买价 - 残值 = 50 - 5 = 45（万元）$$
$$第1、2、3、5、6、8、9、10年使用成本 = 年维修费 - 年节约成本$$
$$= 0.30 - 0.2 = 0.1（万元）$$
$$第4年使用成本 = 年维修费 - 年节约成本 + 大修费 = 0.30 - 0.2 + 1 = 1.1（万元）$$
$$第7年使用成本 = 年维修费 - 年节约成本 + 大修费 = 0.30 - 0.2 + 1.5 = 1.6（万元）$$

两个方案的各期使用成本如表6-15所示。

旧设备的平均年使用成本 $= 7/(P/A, 10\%, 6) + 3 \times 10\% + 3 \times (P/F, 10\%, 2)/(P/A, 10\%, 6) + 0.50 = 2.98$（万元）

新设备的平均年使用成本 $= 45/(P/A, 10\%, 10) + 5 \times 10\% + [1(P/F, 10\%, 4) + 1.50(P/F, 10\%, 7)]/(P/A, 10\%, 10) + 0.1 = 8.16$（万元）

因此,应选择继续使用旧设备,因其年平均成本更低。

2. 固定资产的经济寿命　固定资产的年平均成本法除了可以对使用年限不同的固定资产进行决策分析外,还可以用来判断一项固定资产的经济寿命。

表6-15　新旧设备的各年使用成本　　　　　　　　　　　　　　单位：万元

时期	旧设备各年使用成本	新设备各年使用成本
0	7.00	45.00
1	0.50	0.10
2	3.50	0.10
3	0.50	0.10
4	0.50	1.10
5	0.50	0.10
6	0.50	0.10
7		1.60
8		0.10
9		0.10
10		0.10

固定资产的经济寿命是指可使它的年平均成本达到最低的时间长度，也可以称为最低成本期或最优更新期。一般情况下，固定资产的使用初期运营成本比较低，但随着固定资产使用时间的增加，固定资产逐渐陈旧，各种维护修理等费用逐渐增加。同时，固定资产占用资金初期较高，随着资产的账面价值逐渐减少，因此，资产成本会逐渐降低。因此，在固定资产的使用周期中，运营成本和资产成本呈反方向变化，两者之和呈现抛物状，抛物线的最低点对应的年限就是最经济的使用年限，即经济寿命（图6-8）。

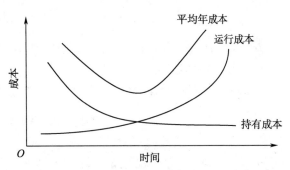

图6-8　固定资产经济寿命

（1）在不考虑货币时间价值的情况下，若年度使用费用等额增加，即每年发生在设备上的费用是等额增加的，并假设残值为零，其计算公式为：

$$设备经济寿命=\sqrt{2\times 设备的原始投资/使用费的逐年增加}　　　　公式6-43$$

【例6-25】　某医院某功能检查科室有一台设备，原始投资为10 000元，第一年使用费用为300元，以后每年增加200元，假设年末无残值。

$$设备经济寿命=\sqrt{2\times 10\ 000/200}=10\ 年$$

若年度使用费用不规则增加，则不能用公式来计算，只可根据测算数据来推算其经济寿命期。

【例6-26】　某医院某型号的一台B超设备，原始投资额为40万元，使用寿命为10年，资本成本率为10%，年度使用费用和年末残值资料如表6-16所示。

表6-16　年度使用费用和年末残值资料　　　　　　　　　　　　单位：万元

年数	年度运行成本	年末净残值
1	4.8	28
2	5.4	20
3	6	14
4	6.8	8
5	7.8	4
6	9	3.2
7	10.4	2.4
8	12	1.6
9	14	0.8
10	16	0.4

根据上表资料推测其经济寿命期,如表6-17所示。

表6-17 设备经济寿命期计算表　　　　　　　　　　单位:万元

使用年限(1)	年度运行成本(2)	年末残值(3)	累计年度运行成本(4)=∑(2)	年度平均运行成本(5)=(4)/(1)	平均资产成本(6)=[40万-(3)]/(1)	年平均使用成本(7)=(5)+(6)
1	4.80	28.00	4.80	4.80	12.00	16.80
2	5.40	20.00	10.20	5.10	10.00	15.10
3	6.00	14.00	16.20	5.40	8.67	14.07
4	6.80	8.00	23.00	5.75	8.00	13.75
5	7.80	4.00	30.80	6.16	7.20	13.36
6	9.00	3.20	39.80	6.63	6.13	12.76
7	10.40	2.40	50.20	7.17	5.37	12.54
8	12.00	1.60	62.20	7.78	4.80	12.58
9	14.00	0.80	76.20	8.47	4.36	12.83
10	16.00	0.40	92.20	9.22	3.96	13.18

从表6-16中可知,第7年的年度使用成本为最低,即设备的经济寿命为7年,故投资者应该在第7年末进行设备更新。

(2)在考虑货币时间价值的情况下,设备经济寿命的求解一般由列表法求得(表6-18)。

表6-18 设备经济寿命期计算表　　　　　　　　　　单位:万元

使用年限(1)	年度运营成本(2)	现值系数(3)	年度运营成本现值(4)	累计年度运营成本(5)=∑(4)	投资回收系数(6)	等值的年度使用成本(7)=(5)×(6)	年末残值(8)	平均资产成本(9)=[40万-(8)]/×(6)+(8)×i_c	年平均使用成本(10)=(7)+(9)
1	4.80	0.909 1	4.36	4.36	1.100 0	4.80	28.00	16.00	20.80
2	5.40	0.826 4	4.46	8.82	0.576 2	5.08	20.00	13.52	18.61
3	6.00	0.751 3	4.51	13.33	0.402 1	5.36	14.00	11.85	17.22
4	6.80	0.683 0	4.64	17.97	0.315 5	5.67	8.00	10.89	16.57
5	7.80	0.620 9	4.84	22.82	0.263 8	6.02	4.00	9.90	15.92
6	9.00	0.564 5	5.08	27.90	0.229 6	6.41	3.20	8.77	15.18
7	10.40	0.513 2	5.34	33.24	0.205 4	6.83	2.40	7.96	14.79
8	12.00	0.466 5	5.60	38.83	0.187 4	7.28	1.60	7.36	14.64
9	14.00	0.424 1	5.94	44.77	0.173 6	7.77	0.80	6.89	14.66
10	16.00	0.385 5	6.17	50.94	0.162 7	8.29	0.40	6.48	14.77

注:表中投资回收系数等于年金现值系数的倒数。

从表6-18中可知,设备第8年的年度成本为最小,该设备的经济寿命为8年,所以投资者应在第8年末进行设备更新。

二、公共卫生机构固定资产投资决策的特点

除上述医疗卫生机构外,我国医疗卫生体系还包括疾病预防控制中心、专科疾病防治机构、健康教育机构、急救中心(站)等专业公共卫生机构。公共卫生机构提供的服务与医疗服务有很

大不同，表现为无偿或基本无偿向服务对象提供、效果不易量化、效益具有外部性等。公共卫生机构的固定资产投资以政府投入为主，从实际情况看，还存在投入相对不足的情况。

公共卫生投资具有巨大社会效益。健康是个人学习能力、劳动生产力的基础，投资公共卫生就是投资健康，是人力资本投资，且这种投资行为既能带来劳动力效率的提高，也能带来社会经济产出的增加，更能带来国家财税收入的稳定增长。公共卫生服务具有非常显著的正外部性，治愈一个传染病患者，就降低了其他社会成员感染的可能性。鉴于公共卫生投资有利于提高公众健康水平、增进社会福利，需要加快公共卫生基础设施建设，构建强大公共卫生体系，显著提升重大疫情防控救治和突发公共卫生事件应对水平，为全面推进健康中国建设提供强有力的支撑。政府在公共卫生投资建设中具有主导作用，一般通过直接投资和补助形式进行投资。

固定资产是公共卫生机构开展服务的重要物质基础。基于公共卫生投资的上述特点，其固定资产投资的首要目标是公益性，以满足公共卫生机构履行公共卫生服务职能、开展公共卫生服务需要为目的，以社会效益和投入成本的可承受性作为决策依据。增建公共卫生机构、配置专业设施以及招聘更多的专业公共卫生人员，在社会常态运行的情境下，从经济效益看缺乏投资收益，资源利用率不充分，但从长远与全局审视，它们可以满足新形势下突发公共卫生事件应对和重大疾病防控需要，是保障人民健康和生命安全、提高公共卫生安全水平的重要基础。因此，进行投资决策时，应把人民生命安全和身心健康放在第一位，以满足公众公共卫生需求、增强应对突发公共卫生事件能力为首要决策目标。在满足这个目标的前提下，考虑投资和运营中的投入及成本，运用前述固定资产投资决策方法，寻求成本更低的投资方案。同时，也要通过加强固定资产管理，维护资产安全、保持资产完好状态，充分发挥资产的使用效益，保障各项公共卫生任务的完成。

本章小结

医疗卫生机构固定资产投资是一种战略性投资，需要投入大量资金，且不能在短期内收回，具有较大风险，关系到机构的经营成败和未来发展方向。因此，医疗卫生机构要做好固定资产投资的决策分析及评价，避免盲目投资，确保社会和经济效益。本章重点掌握知识点：一是货币时间价值观念和风险报酬观念；二是固定资产投资评价指标的适用条件及计算方法，常用的评价指标包括：投资回收期法、平均报酬率法、净现值法、现值指数及内含报酬率法；各评价方法的优点和不足；三是固定资产投资评价指标在固定资产更新决策及投资期决策中的应用。

思考题

1. 什么是货币的时间价值？在决策分析中怎样体现其作用？
2. 如何客观估计和计算风险？医疗卫生投资决策按风险程度可分为几种类型？
3. 试述固定资产投资中现金流量的构成，并分析其在固定资产投资决策中的作用。
4. 试述固定资产投资评价指标，并分析其优点和缺点。

（黄冬梅　曹净植）

第七章　负债和净资产管理及控制

负债和净资产的管理及控制是医疗卫生机构根据资金来源渠道和融资方式的需求和环境,实施对负债和净资产资金结构、资金数量、资金成本的计划、组织、决策、协调、监督、激励等管控措施。本章介绍负债和净资产的融资类型,阐述融资方式及其管理控制手段,讲解量本利分析和杠杆效应原理,讨论融资决策的分析手段和判断标准。

第一节　负债融资管理与控制

负债(liability)是指医疗卫生机构所承担的能以货币计量,需要以资产或者劳务偿付的债务。按照政府会计准则的规定,负债是会计主体过去的经济业务或者事项形成的,预期会导致经济资源流出会计主体的现时义务。负债是由债权人提供的资金,是医疗卫生机构运营资金的重要来源,具有以下特征。首先,负债资金的所有权归属于债权人,医疗卫生机构只能在双方约定的时间内使用并要按照契约要求的规定时间偿还本金,按时支付利息。其次,负债的债权人不享有医疗卫生机构运营管理的权力,不能参与机构盈余分配,对其经营活动也不承担责任。负债资金是医疗卫生机构必须即时或预期偿付的经济责任。负债资金的偿还会导致机构的经济利益或具有服务潜力的资源流出。负债是医疗卫生机构资金的重要组成部分,是改善医疗环境、增加医疗卫生机构收益的重要来源,也是其发展的重要驱动力。

一、负债融资方式

负债融资方式主要包括银行借款、商业信用、融资租赁、发行债券等。目前,在医疗卫生机构中负债融资方式采用的主要是前三种方式。根据财政部《事业单位财务规则》第五十一条规定,事业单位应当建立健全财务风险预警和控制机制,规范和加强借入款项管理,如实反映依法举借债务情况,严格执行审批程序,不得违反规定融资或者提供担保。政府举办的医疗卫生机构要严格控制债务融资规模,不允许进行债券融资。

(一)银行借款

银行借款(bank loan)是指医疗卫生机构向银行等金融机构借入的各种借款,是医疗卫生机构负债融资的主要方式之一。医疗卫生机构借入银行借款需按照相关审批要求和程序的规定报请主管部门(或举办单位)会同有关部门审批同意后方可借入银行借款。银行借款的具体审批程序要由各省(自治区、直辖市)财政部门会同主管部门(或举办单位)根据当地实际情况制定。

1. 银行借款的种类　银行借款的种类很多,可按照不同的分类标准进行不同的分类。

(1)按照借款资金使用的时间长短可分为短期借款和长期借款:①短期借款是指使用时间在一年(含一年)以内的借款。短期借款主要有运营周转借款、临时借款、结算借款等。短期借款可以缓解医疗卫生机构临时性的资金短缺状况,利率相对较低,但使用时间短,财务风险较大。②长期借款是指使用时间在一年以上的银行借款。长期借款主要有基本建设借款、更新改造借款、新技术研发借款等。长期借款一般用于解决医疗卫生机构长期资金的需要,与短期借款相比,具有偿还本息压力较大和风险相对较小,但取得的资金成本较高的特点。

（2）按借款的条件不同可分为信用借款和担保借款：①信用借款是指以借款人的信誉或保证人的信用为依据而获得的借款。医疗卫生机构取得这种借款,无须以财产作抵押,但由于风险较高,银行通常要收取较高的利息,往往还附加一定的限制条件并从严审查。一般只向经济实力雄厚、信誉卓著的借款人发放,并且期限相对较短。②担保借款是指由借款人以一定的财产作为抵押或以第三方保证人依法提供担保作为条件而获得的借款。通常医疗卫生机构长期借款的抵押品是房屋、建筑物、大型医疗诊查设备、有价证券等。担保借款包括保证担保、抵押担保和质押担保三种类型。保证担保是指借款人申请贷款时,提供银行认可的保证人作担保。抵押担保是指债务人或第三人不转移对财产的占有,而将该财产作为抵押的担保方式。质押担保是指借款人可以用自己享有所有权的动产或合法权利凭证作质押申请贷款。由于担保借款的特点,银行承担的风险相对较小,但担保借款手续比较复杂,评估费用和保管费用使得贷款成本较高。

2. 银行借款的程序

（1）提出借款申请：医疗卫生机构根据融资需求向银行书面申请,按银行要求的条件和内容填报借款申请书,陈述所需资金的数量、借款的用途、用款时间和计划、偿还能力以及还款方式等。

（2）审批借款申请：首先,银行按照有关政策和贷款条件,对借款医疗卫生机构进行信用等级评估并对借款的合法性、安全性和盈利性等情况进行调查。其次,银行要核实抵押物、保证人情况,测定贷款的风险,在确定符合贷款申请要求后,依据审批权限,核准医疗卫生机构申请的借款金额和用款计划。银行审查的主要内容包括医疗卫生机构的财务状况、信用情况、盈利的稳定性、发展前景、借款投资项目的可行性、抵押品和担保情况。

（3）签订借款合同：借款申请获批准后,为了维护借贷双方的合法权益,保证资金的合理合法使用,银行与医疗卫生机构需进一步协商贷款的具体条件,签订正式的借款合同。一般来说,借款合同一般包括以下内容：①基本条款,规定借贷双方的权利和义务,是借款合同的主要内容,主要包括借款种类、借款用途、借款金额、借款利率、借款期限、款项发放时间、还款方式、利息支付方式等。②保证条款,为确保医疗卫生机构按要求使用借款和按时足额偿还借款,债权人通常还在借款合同中附加各种保护性条款,如要求医疗卫生机构定期向提供贷款的金融机构提交财务报表、不准以已抵押资产作为其他承诺的担保或抵押、如期清偿其他到期债务、必须保持最低营运资金数额和最低流动比率等。③违约条款,即指借贷双方若有违约行为不能履行义务和承担责任时应如何处理的规定条款。主要规定医疗卫生机构逾期不归还借款或挪用借款等如何处理以及银行不按照合同发放借款的处理等内容。④其他附属条款,是对以上条款未涉及相关事项的说明。

（4）取得借款：借款合同签订后,银行在核定的贷款指标范围内,根据机构的用款计划和实际需要,一次或分次将贷款转入医疗卫生机构的存款结算户,以便其使用。

（5）偿还借款：医疗卫生机构按照借款合同的规定按期足额偿还银行借款的本金和利息。偿还的方式包括一次还本付息、分期付息到期还本、分期还本付息三种,每次偿还的金额依据借款合同的规定执行,如因故不能按期归还,应在借款到期之前的三至五天内,提出贷款展期,由贷款银行审定是否给予展期。

3. 银行借款的资本成本　资本成本（cost of capital）也称资金成本,是指医疗卫生机构从各种渠道筹集和使用资本而付出的代价。资本成本是资本所有权与资本使用权分离的结果,对出资者而言,由于让渡了资本使用权,必须要求取得一定的补偿,资本成本就表现为让渡资本使用权所带来的投资报酬。资本成本一般包括融资费用和用资费用。银行借款的资本成本也包括两部分,即借款利息和借款手续费用。

资本成本一般用相对数表示,是指为筹措一定数量的资金而付出的用资费用与所筹集资金净额的比率。资本成本也可以用绝对数表示,是指医疗卫生机构为融通资金而付出的融资费用和用资费用的总和。

在不考虑货币时间价值的情况下,银行借款的资本成本率计算公式为:

$$K_i = \frac{I(1-T)}{L(1-F)}$$

公式7-1

式中:K_i为银行借款资本成本率;I为银行借款年利率;F为银行借款费用率;T为医疗卫生机构所得税税率(医疗卫生机构中经营活动涉及所得税)。

【例7-1】 某公立医院向银行取得一笔5年期长期借款100万元,年利率8%,每年年末付息一次,到期一次还本,医院筹措本笔借款的借款费用率为0.5%,该医院此项银行借款的资本成本率为:

$$Ki = \frac{100 \times 8\%}{100 \times (1-0.5\%)} = 8.04\%$$

4. 银行借款的融资特点

(1)融资速度较快:银行借款与其他负债类融资方式相比程序相对简单,所需时间较短,可以迅速获得所需资金。

(2)资本成本较低:利用银行借款融资所需支付的利息比发行债券和融资租赁的利息负担要低,而且不需要支付证券发行费用、租赁手续费用等融资费用。

(3)融资弹性较大:在借款之前,医疗卫生机构根据当时的资本需求与银行等贷款机构直接商定贷款的时间、数量、利息和条件。在借款期间,若医疗卫生机构的财务状况发生了某些变化,也可与债权人再进行协商,变更借款数量、时间和条件,可以提前偿还本息或者在借款到期后,如有正当理由还可延期还款。因此,银行借款融资具有较大的灵活性,特别是短期借款更是如此。

(4)限制条款较多:医疗卫生机构与银行签订的借款合同中一般都会规定一些限制条款,也就是一些保护性条款,如要求定期报送有关报表、对借款用途有明确规定等。通过借款的保护性条款,银行对资金支出额度、再融资等行为会有严格的约束,医疗卫生机构的业务活动和财务政策也必将受到一定程度的影响。

(5)融资数额有限:银行借款的数额往往受到贷款机构资本实力和风险管理的制约,利用银行借款融资一般都是有资金上限的,因此,通常无法满足医疗卫生机构大规模融资的需要。

(二)商业信用

商业信用(commercial credit)是指医疗卫生机构在采购设备、材料、药品、接受服务和开展工程建设过程中以延期付款的形式进行购销活动而形成的借贷关系或预收医疗保险机构预拨的医疗保险金和预收病人的预交金。商业信用是医疗卫生机构与其他机构之间的直接信用行为,是短期负债融资的主要形式。商业信用是由商品交换中的商品与货币在空间上和时间上的分离而产生的,是自发性融资。在传统的"钱货两清"结算关系下,个人或经济组织与其他个人或经济组织之间不存在信用行为。但随着金融活动日渐普遍,商业信用已成为一种常见的现代经济活动。从融资角度看,商业信用的偿还压力和风险较大,但成本低,有时甚至是无成本的,是医疗卫生机构最常用的负债融资方式。

1. 商业信用的形式 商业信用是短期运营资金的重要来源,其主要形式有应付账款、应付票据和预收账款等。

(1)应付账款:应付账款(accounts payable)是指医疗卫生机构因购买物资、接受服务、开展工程建设等而应付的款项。在这种形式下,双方在商品交易时,医疗卫生机构与供应商约定延期付款时间,供应商为其提供了实际到货时间和实际付款日之间的占用资金,形成了医疗卫生机构临时性的资金来源。

（2）应付票据：应付票据（notes payable）是指医疗卫生机构因购买材料、物资等而开出、承兑的商业汇票。

应付票据一般分为商业承兑汇票和银行承兑汇票。从应付票据的付款期限看，一般为1～6个月，最长不超过9个月。应付票据分为带息和不带息两种，带息票据要加计利息（利率一般低于银行短期借款利率），不属于免费资金，而不带息票据则不收利息，从而与应付账款一样属于免费资金。我国目前大多数票据属于不带息票据。

（3）预收账款：预收账款（deferred revenue）是指医疗卫生机构按照货物、服务合同或协议或者相关规定，向接受货物或服务的主体预先收款而形成的负债。包括预收医疗款和其他预收账款。预收医疗款包括预收医保款、门急诊预收款、住院预收款等。预交金制度，是降低病人欠费的重要举措，医疗卫生机构在开展医疗活动时，根据住院病人的病情要求病人缴纳一定的预交金，出院时再根据住院期间发生的实际费用，多退少补。

2. 商业信用的条件和成本

（1）商业信用的条件：是指销售方对付款时间和现金折扣所作的具体规定。具体如下：

1）预付账款：买方在卖方发出货物之前支付货款。一般是卖方知道买方信用欠佳或者销售周期长、售价高的商品。医疗卫生机构对住院患者或者急诊患者往往采用预交押金方式，避免患者脱逃医疗费用。

2）延期付款，但不提供现金折扣：在这种信用条件下，卖方允许买方在交易发生后一定时期内按发票票面金额支付货款，即便买方提前付款也无现金折扣。如"net 30"表示要求在30天内按发票金额如数付清。

3）延期付款，但早付款有现金折扣：在这种信用条件下，卖方允许买方在一定期限内按发票金额付清金额，但若提前付款，可享受一定的现金折扣优惠。如"2/10, *n*/30"，表示在开票之日起10天内付款，可享受2%的现金折扣，如果放弃，则全部货款30天内付清。

（2）放弃现金折扣的成本：如果卖方提供现金折扣，买方应尽量争取在折扣期内付款，则可获得短期资金来源，并且得到现金折扣；也可以放弃现金折扣，但放弃现金折扣的机会成本很高。其具体计算公式为：

$$放弃折扣的融资成本 = \frac{CD}{1-CD} \times \frac{360}{N} \qquad 公式7\text{-}2$$

式中：*CD* 为现金折扣的百分比；*N* 为失去折扣后延期付款的天数，即信用期减去折扣期。

如在"2/10, *n*/30"的信用条件中，如果购买货物的医疗卫生机构不是在前10天付款，而是在第30天付款，则该医疗机构利用信用融资的成本为：

$$放弃折扣的融资成本 = \frac{2\%}{1-2\%} \times \frac{360}{20} = 36.73\%$$

（3）利用现金折扣的决策：在附有信用条件的情况下，因为获得不同信用要负担不同的代价，医疗卫生机构便要在利用哪种信用之间作出决策。

如果能够以低于放弃折扣成本的利率借入资金，医疗卫生机构就用借入的资金在现金折扣期内支付货款，享受现金折扣。反之，医疗卫生机构应放弃现金折扣。

如果在折扣期内，医疗卫生机构将应付账款的资金用于了短期投资，所获得的投资收益率高于放弃折扣成本，则应放弃折扣而去追求更高的投资收益。当然，假使医疗机构放弃折扣优惠，也应尽量将付款日推迟到信用期内的最后一天，以降低放弃折扣的成本，也可以避免由于延期支付货款而引发的纠纷。

如果医疗卫生机构因为资金短缺而准备展延付款期，那么医疗卫生机构获得的是展期信用。展期信用带来的损失不仅是放弃现金折扣的机会成本，还有医疗卫生机构因信誉恶化丧失供应商或其他贷款人的信用以及日后可能招致苛刻的信用条件。

如果面对两家以上提供不同信用条件的卖方,医疗卫生机构应通过衡量放弃折扣成本的大小,选择信用成本最小(或所获利益最大)的一家。

3．商业信用的融资特点

(1)融资方便:多数医疗卫生机构的应付款项是一种连续性的信用融资,无须作特殊的融资安排,也不需要事先计划,融资比较方便。

(2)限制条件少:商业信用比其他融资方式条件宽松,无须担保或抵押,选择余地大。

(3)资金成本低:大多数商业信用都是由卖方免费提供的,如果没有现金折扣或使用不带息的票据,商业信用融资则不需要负担成本。因此与其他融资方式相比,成本较低。

(4)期限短:商业信用属于短期融资方式,不能用于长期资金占用,应付款项如果较多则还款压力大,而且在放弃现金折扣时付出的成本和隐含成本也较高。

(5)风险大:各种应付款项经常发生、次数频繁,受外界影响较大,稳定性差。若交易双方缺乏信誉,容易造成相互拖欠,影响资金周转。因此,为应对此类风险需要医疗卫生机构合理安排储备现金。

(三)融资租赁

1．租赁及租赁分类 租赁(lease)是指出租人以收取租金为目的,在契约或合同规定的期限内将资产租让给承租人使用的一种交易行为。租赁按照期限和双方权利义务关系的不同分为经营租赁和融资租赁。

(1)经营租赁:经营租赁(operating lease)是由出租单位在短期内向医疗卫生机构提供设备,同时提供设备的维修、保养、人员培训等的一种服务性业务,又可称为服务性租赁。

经营租赁属于一般性租赁,通常期限较短,因此经营租赁具有明显的特点,主要体现在:①出租的设备一般由出租单位根据市场需要选定,然后再寻找承租单位;②租赁期较短,短于资产的有效使用期,在合理的限制条件内出租方和承租方均可以中途解约,但是要经过双方协商同意才可中途解约,通常提出解约方要付出一定的补偿金作为弥补提前解约给对方带来的损失;③租赁设备的维修、保养由出租单位负责;④租赁期满或合同终止以后,出租资产由出租单位收回。经营租赁比较适用于租用技术更新较快的设备。

(2)融资租赁:融资租赁(financing lease)是指通过签订融资租赁合同的方式,使用资产的一方(承租方)通过支付租金,向出让资产的一方(出租方)取得资产使用权的一种交易行为。在这项交易中,承租方通过得到所需资产的使用权,完成了筹集资金的行为。

融资租赁是以融通资金为主要目的的租赁,它不同于一般租赁,主要的特点是:①租赁设备由承租方提出购买要求,或者由承租方从制造商或销售商那里选定;②租赁期较长,至少要达到资产可使用年限的一半以上(通常为75%以上)或者接近于资产的有效使用期,在租赁期间双方无权取消合同;③由承租方医疗机构负责设备的维修、保养等;④租赁期满,对于资产的处置要按事先约定的方法进行处理,可以选择退还出租单位、继续租赁、单位留购等方式。融资租赁和经营租赁两者的区别(表7-1)。

我国医疗卫生机构融资租赁受到了严格限制,需按照相关审批要求和程序的规定报请主管部门(或举办单位)会同有关部门审批同意后方可实施。具体审批程序要由各省(自治区、直辖市)财政部门会同主管部门(或举办单位)根据当地实际情况制定。

表7-1 融资租赁与经营租赁的区别

对比项目	融资租赁(financial lease)	经营租赁(operational lease)
租赁程序	由医疗卫生机构向出租人提出申请,由出租人融通资金引进医疗机构所需设备,然后再租给医疗机构使用	医疗卫生机构可随时向出租人提出租赁资产要求

续表

对比项目	融资租赁（financial lease）	经营租赁（operational lease）
租赁期限	租期较长，租赁期限往往和租赁物品的经济寿命相当	租赁期较短，不涉及长期而固定的义务
合同约束	租赁合同稳定，在租期内医疗机构必须连续支付租金，未经双方同意，中途不得退租	租赁合同灵活，在合理的条件范围内，可以解除租赁契约
租赁资产的维修保护	租赁期内，出租人一般不提供维修和保养设备的服务，由承租人承担	租赁期内，出租人提供设备维修、保养保险等服务
租赁期满的资产处置	租赁期满后有三种处置方案：医疗机构留购、出租人收回或延长租期续租	租赁期满，租赁资产一般要归还给出租人

2．融资租赁的基本形式 融资租赁作为一种快速便利的融资方式在医疗卫生机构的运营中充分发挥了其提升经济效益、提高设备利用率等特点，也逐渐结合金融市场的发展出现了不同的租赁形式。

（1）直接租赁：直接租赁是融资租赁的主要形式，医疗卫生机构提出租赁申请时，出租方按照医疗卫生机构的要求选购设备，然后再出租给医疗卫生机构。直接租赁的出租人一般都是设备的生产商、承销商或专业租赁公司。

（2）售后回租：售后回租是指医疗卫生机构由于急需资金等各种原因，将自己的资产出售给出租方，然后以租赁的形式从出租方处又租回该资产的使用权。采用这种租赁形式，出售设备的医疗卫生机构可以得到相当于售价的一笔资金，同时还拥有该项资产的使用权。从事售后回租的出租人一般为租赁公司等金融机构。

（3）杠杆租赁：杠杆租赁是指涉及承租人（医疗机构）、出租人和资金出借人三方的融资租赁业务。一般来说，当所涉及的资产价值昂贵时，出租方自己只投入部分资金，通常为资产价值的20%～40%，其余资金则通过将该资产抵押担保的方式，向第三方即资金出借人（通常为银行等金融机构）申请贷款解决。出租方将购进的设备出租给医疗卫生机构，用收取的租金偿还贷款。该资产的所有权属于出租方，出租人既是债权人也是债务人，同时拥有对资产的所有权。如果出租人到期不能按期偿还借款，资产所有权则转移给设备购买资金的出借者即第三方（银行等金融机构）。

3．融资租赁的基本程序

（1）选择出租单位：当医疗卫生机构决定采用融资租赁方式以获取某项设备时，需要了解各个出租单位的资信情况、融资条件、经营能力和租赁费率等，经过分析比较选定一家作为出租单位，然后向出租单位申请办理融资租赁。填写"租赁申请书"，选择设备，可以由医疗卫生机构自行向供应厂商询价，商讨价格，签订购买合同，出租公司付款或者医疗卫生机构与出租公司协商合作洽谈购买设备。

（2）签订租赁合同：医疗卫生机构与出租单位签订租赁设备的合同。租赁合同是租赁业务的重要文件，具有法律效力。融资租赁合同的内容可分为一般条款和特殊条款两部分。

一般条款包括：①合同说明。主要明确合同的性质、当事人身份、合同签订的日期等。②租赁设备条款。详细列明租赁设备的名称、规格型号、数量、技术性能、交货地点及使用地点等。③租赁设备交货、验收和税款、附加费用（如管理费）等条款。④租金支付条款。规定租金的构成、支付方式和货币名称。⑤租期和起租日期条款。

特殊条款包括：①明确购货合同与租赁合同的关系；②租赁设备的所有权归属确定条款；③租期中不得退租的约定；④对出租人的免责和对承租人的保障条款；⑤对承租人违约和对出租人补救规定；⑥设备的使用和保管、维修和保养；⑦保险条款；⑧租赁保证金和担保条款；⑨租赁期满对设备的处理条款等。

（3）交货验收：出租公司向厂商购买租赁资产，然后将租赁资产发运到指定地点，医疗卫生机构要办理验收手续。验收合格后签发交货及验收证书交给出租公司,作为其支付货款的依据。

(4)投保:承租医疗卫生机构验货后即向保险公司办理保险事宜。

(5)定期交付租金:医疗卫生机构按租赁合同规定,分期交纳租金,这也就是医疗卫生机构对所筹资金的分期还款。

(6)合同期满处理设备:医疗卫生机构根据合同约定,对设备续租、退租或留购。通常情况下,租赁期满的设备都会以低价卖给或无偿赠送给医疗卫生机构。

4. 融资租赁的租金

(1)租金的构成:①设备原价及预计残值:包括设备购买价、运输费、安装调试费、保险费及预计残值等;②融资成本:指租赁公司购置设备垫付资金所应支付的利息;③租赁手续费:指租赁公司承办租赁设备所发生的营业费用和必要的利润。

(2)租金的支付方式:①按支付间隔期长短:分为年付、半年付、季付和月付等方式;②按在期初和期末支付:分为先付和后付;③按每次支付额:分为等额支付和不等额支付。实务中,承租单位与租赁公司需共同商定租金的支付方式,一般多选择为后付等额年金支付方式。

(3)租金的计算:融资租赁租金计算方法较多,常用的有平均分摊法和等额年金法。

1)平均分摊法:平均分摊法是指先以商定的利息率和手续费率计算出租赁期间的利息和手续费,然后连同租赁设备的购置成本按租金支付次数平均计算出每次应付租金数额的方法。这种方法不考虑货币时间价值,计算比较简单。

平均分摊法下,每次应付租金数额的计算公式为:

租金=[(租赁物品购置成本-估计残值)+利息费用+手续费+其他费用]÷租期 公式7-3

2)等额年金法:等额年金法是运用年金现值的计算原理计算每次应付租金的方法。在这种方法下,要将利息率和手续费率综合在一起确定一个租费率,作为贴现率。这种方法与平均分摊法比,计算较为复杂,但因为考虑了资金的时间价值,结论更具客观性。

等额年金法下,每次应付租金数额的计算公式为:

租金=等额租金现值总额÷等额租金的现值系数 公式7-4

5. 融资租赁的融资特点

(1)融资速度快,可以迅速获得资产的使用权:融资租赁往往比贷款购买设备速度更快、更灵活,其融资与设备购置是同步进行的,可以缩短设备购买和安装的时间,可以使医疗卫生机构更快地获得设备的使用权。

(2)限制条款少:租赁公司在签订租赁合同时也会设置一些限制条款,但相对于银行来说限制条款要相对较少。

(3)财务风险较小:融资租赁的租金会在整个租期内分摊,不需要到期归还大量本金。而许多借款融资都是到期一次性偿还本金,会给医疗卫生机构带来一定的财务压力,尤其是对于财务运营资金薄弱的医疗卫生机构来说会造成相当大的财务困难,甚至会造成不能偿付的风险。融资租赁会把这种财务风险在整个租期内分摊,可以适当减少不能偿付的风险。

(4)资本成本较高:由于出租人承受的风险大,要求的回报必然会相应地提高。因此,租金总额会高于资产的购买成本。而且,融资租赁的实际成本往往也会高于借款或发行债券的成本。

综上,将各种负债融资方式依据融资类型、融资成本、融资风险进行归纳后列示(表7-2)。

表7-2 负债融资方式比较

融资方式	融资类型	融资成本	融资风险
银行借款	债务资金	较低	较高
商业信用	债务资金	很低	很高
融资租赁	债务资金	较高	一般

二、负债的管理与控制

（一）负债的规模管理与控制

1. 负债资金需要量预测　负债资金需要量预测是指医疗卫生机构对未来某一时期内的负债资金需要量所进行的科学预计和判断。负债资金的需要量预测不是单纯考虑负债资金的数量，还需要结合医疗服务收入预测、投资额预测，估计医疗卫生机构所需总资产、估计盈余留存等。

2. 负债规模控制　医疗卫生机构的长期发展和各项投资直接决定了医疗卫生机构未来负债规模的大小。医疗卫生机构需要细致分析当前和今后一段时期影响其内部经营发展的各种因素，也要对投资对象进行可行性分析，要分析成本和效益的关系还要注重医疗服务的社会效益。尤其对于医疗卫生机构基建投资、设备投资这些资金需求量大的投资，更要量力而行，防止负债规模的大幅增长。

（二）负债的融资结构管理

融资结构也称为资本结构，是指资金总额中各种资金来源的构成及其比例关系，包括长期资金和短期资金。在通常情况下，医疗卫生机构的融资结构由债务资本和权益资本构成。因此，广义的融资结构指的是债务资本和权益资本各自占多大比例。狭义的融资结构则是指医疗卫生机构中各种长期资金筹集来源的构成和比例关系。本节内容主要针对负债融资的结构进行阐述。

1. 融资结构中负债的作用与影响　融资结构是财务管理中十分重要的内容，也是医疗机构融资管理的重点问题，合理利用负债资金对医疗机构有着重要的影响。

（1）负债融资能获得财务杠杆收益：由于债务的利息通常都是固定不变的，根据财务杠杆原理，当盈余增大时，每1元盈余所负担的固定利息就会相对下降，从而给权益资金带来更多的收益。因此，医疗卫生机构可以适当地利用债务资金，发挥财务杠杆的作用。

（2）负债融资会加大医疗卫生机构财务风险：医疗卫生机构增加债务获得财务杠杆利益的同时，也增加了利息等固定的费用负担。因此，若负债过大便会加大财务风险。这种风险是由未来盈余的不确定性造成的。当利息过高时，作为当期支出会冲减收入，导致盈余降低。同时，过高的债务负担增加了还本的压力，尤其是长期负债过多会形成一个长期的负担，一旦经营状况变差就会面临无法偿付债务的风险，加大了医疗卫生机构的财务风险。

（3）合理的负债可以降低营利性医疗卫生机构的综合资金成本：由于债务利息可以在税前支付，使营利性医院减少所得税的支出，因而使得债务的资金成本明显低于权益资金的成本。在一定的程度内增加债务并保持合理的比例，就可降低营利性医院的综合资金成本。

2. 负债的结构管理　负债可以分为流动（短期）负债和非流动（长期）负债，医疗卫生机构在负债管理时，必须考虑两者之间的均衡安排，特别要注意短期债务的比重，因为它需要当期以流动资金偿还。如果两者形成合理的比例构成，就可避免还款期过于集中和还款高峰的过早出现。医疗卫生机构在规划债务期限结构时主要应考虑以下几个因素：

（1）资金运用所需时间长短：一般而言，医疗卫生机构有资金的短期需求就需要筹措短期借款，有资金的长期需求就应举借长期借款。对应需求筹措短期借款是为了避免过多借入长期债务使医疗卫生机构增加无谓的利息负担，后者是为了避免医疗卫生机构在需要资金时筹措不到资金，同时也可避免其他债务到期时无力偿还。

（2）利率在未来变动的可能性：医疗卫生机构应未雨绸缪，在预计未来利率将要下降时，依据预测的未来短时间的资金需要量先筹措部分短期债务，当利率下调后再举借长期债务。反之，在预计未来利率将上调时，医疗卫生机构应在确定偿债能力范围内合理举借一定数量的长期债务。

（3）偿还期的确定：医疗卫生机构要根据自身偿债能力确定偿还期。无论是长期债务还是短期债务，融资时偿还期都应分散开来，不能集中在某一天、某一个月或某一年。

（三）负债融资的风险管理与控制

1.负债融资的风险 负债融资的风险是指债务融资行为给医疗卫生机构带来的风险。具体是指因举债经营而导致流动性不足进而丧失偿债能力的风险或因举债后资金使用不当造成损失的可能性。

负债融资风险主要有两种类型即支付性负债风险和经营性负债风险。

支付性负债风险是指在某一特定时期内，负债经营的医疗机构现金流出量超过现金流入量，使得医疗卫生机构没有现金或没有足够的现金来偿还到期债务的可能性。由此可见，支付性负债风险是由于一时现金短缺或债务的期限结构与现金的流入的期限和结构不匹配造成的。这种风险是一种个别风险是由于理财不当造成的风险，主要是财务管理上的责任。

经营性负债风险是指医疗卫生机构在收不抵支的情况下出现的到期无力偿还债务本金和利息的风险。这意味着医疗卫生机构的经营出现了亏损，如不能及时扭转势必会产生经营性负债风险，使医疗卫生机构陷入财务困境，最终可能会导致破产清算或撤销。经营性负债风险的产生原因主要有两个，一是医疗卫生机构的经营服务获利能力低下，二是医疗卫生机构的内部财务管理不当造成。医疗卫生机构在进行负债融资时应尝试采用更多的负债融资渠道，包括银行借款、商业信用、融资租赁等，这样可以避免负债资金的来源只集中在一到两种融资方式上。一旦融资方式出现问题，医疗卫生机构很容易陷入融资困境。所以分散化地选择融资渠道和融资方式是很必要的。但是，不同的负债融资方式具有不同的风险属性需要医疗卫生机构准确衡量。

2.负债风险管理与控制

（1）合理预测，降低负债风险：医疗卫生机构负债应由财务部门进行管理，首先，财务人员要提前作出本年度资金使用计划，对本年度各项收入与支出情况作出总体规划，对于新增投资所带来的资金需求量要有合理的预测。其次，每个月都要提前作出下个月的还款与支出计划，对每类负债要进行划分，资金支出的时间与数额尽可能精确，在资金调配上留有余地。最后，要重点关注那些支出金额巨大、延迟偿还会损害医疗卫生机构信誉或带来违约处罚的负债。医疗卫生机构要根据每月的还款与支出计划及收入状况，及时作出具体的融资计划以降低负债风险。

（2）风险预警，监测负债变化：医疗卫生机构在负债经营过程中应建立一套规范、全面的风险预警机制。各个医疗卫生机构应根据自身特点和负债规模的大小，结合资金运营状况，采用综合评分的方式，建立全程风险监控和预警机制以便更好地监控负债状况，有效规避负债运营风险。通过收集有关财务信息设立风险预警指标体系，对获利能力、偿债能力、运营能力和发展潜力等敏感性预警指标进行动态跟踪，进行事前、事中、事后的经常性监控，在警情扩大或风险发生前及时发出信号使其充分发挥"警报器"的作用，及时发现潜在风险，并提出有效的风险防范对策，为管理者作出正确经营决策提供重要参考和合理建议。

（3）风险控制，确保风险收益：负债融资风险的控制措施包括适度的负债规模、控制融资期限结构、维护资产流动性、合理调度货币资金及建立偿债基金。确切来说，控制负债融资风险的根本途径在于提高资金的使用效益。因为医疗卫生机构资金使用效益的提升代表了医疗卫生机构收益能力和偿债能力的增强。有了资金使用效益作保障，无论医疗卫生机构选择何种融资结构，都能及时地偿付借入资金的本金和利息，也可以及时地为投资者提供投资报酬。医疗卫生机构在考虑负债融资资本结构的最优化问题时也就可以更有效地控制融资风险，提高运营效益。

第二节 净资产管理及控制

净资产（equity）也称为权益资本，是资产减去负债后的余额。净资产是医疗卫生机构自身业务活动的积累；是依法长期拥有、能够自主支配使用的资本；是代表资本规模和经济实力的一个主要指标。净资产也是医疗卫生机构资金的另一重要来源，是医疗卫生机构的永久性资本。医疗卫生机构的净资产除通过自身医疗服务获得积累外还可通过其他方式增加净资产。

一、净资产融资方式

净资产融资也可称为权益融资，是医疗卫生机构最基本的资金来源，有利于提升医疗卫生机构的资金实力、偿债能力和抗风险能力。但由于医疗卫生机构大多属于国有预算制事业单位，在进行净资产融资时要谨慎选择，要维护国有资产安全、完整，保障国家所有者权益，充分发挥其社会效益和经济效益。医疗卫生机构净资产融资方式主要包括吸收直接投资、内部积累、接受捐赠。

（一）吸收直接投资

吸收直接投资（Absorption of direct investment）是指以协议方式直接吸收国家、法人、个人和外商投入的资金，形成资本的一种融资方式，是目前医疗卫生机构特别是非营利性医疗卫生机构净资产主要的融资方式。

1. 吸收直接投资的种类 按照出资对象吸收直接投资可分为吸收国家投资、吸收法人投资、吸收个人投资、吸收外商直接投资。

（1）吸收国家投资：吸收国家投资是指政府财政部门或其他部门以国有资产投入医疗卫生机构所形成的资本。投资形式主要包括国家财政拨款、上级拨款、转让土地使用权等。国有资本是政府举办的公立医院和基层医疗卫生机构融资的重要来源。国家是国有资本的出资人，卫生行政部门是国有资本的出资人代表，国有资本的使用权归医疗卫生机构所有，但产权仍归出资人即国家所有。国有资本的运用和处置受到国家有关部门的严格监督和控制，医疗卫生机构的职责是要确保国有资产的保值增值。

（2）吸收法人投资：法人投资是指法人单位以其依法可支配的资产投入医疗卫生机构，这种情况下形成的资本称为法人资本。吸收法人资本一般具有以下特点：①发生在法人单位之间；②出资方以参与盈余分配或控制为目的；③出资方式灵活多样。在不侵蚀国有资本的前提下，吸收法人投资可以作为公立医院和基层医疗卫生机构融资的重要来源。而且对于营利性专业医疗机构来说，吸收法人投资是其一项主要融资途径。

（3）吸收个人投资：个人投资也可称为社会公众投资，是指社会个人或医疗卫生机构内部职工以个人合法财产投入医疗卫生机构，这种情况下形成的资本称为个人资本。吸收个人投资一般具有以下特点：①参加投资的人员较多；②每人投资的数额相对较少；③出资人以参与盈余分配为基本目的。对于营利性专业医疗机构来说，吸收个人投资是其主要融资来源之一。

（4）吸收外商直接投资：是通过合资经营或合作经营的方式吸收外商直接投资，即与其他国家的投资者共同投资，以共同经营、共担风险、共负盈亏、共享利益的原则创办中外合资经营或者中外合作经营医疗卫生机构的投资。根据原卫生部、外经贸部联合发布的《关于开办外宾华侨医院、诊所和外籍医生来华执业行医的几条规定》，医疗卫生机构没有列入《外商投资指导目录》中。但根据目前的有关政策，该类项目的设立应征得行业主管部门同意且对中外方资格等方面有较严格的要求。按照审批原则，目前，允许外商以合资、合作方式设立外商投资医疗机构。中外合资、合作医疗机构的中方必须是在中国境内注册的与医疗行业有关的企业法人，不能以医院等事业单位的形式与外商合资、合作，外方可以是外国公司、企业和其他经济组织或个人。因此，吸收外商直接投资只适用于营利性医疗卫生机构。

2. 吸收直接投资的方式 投资者可以采取货币资产和非货币资产两种形式出资。医疗卫生机构在采用吸收直接投资方式融资时，投资者可以用现金、有价证券、房屋、设备、材料物资、土地、无形资产等作价出资。

（1）吸收货币资产：以货币资产出资是吸收直接投资中最重要的出资方式，包括现金、银行存款等。医疗卫生机构有了货币资产，便可以快速获取其他物质资源，支付各种费用，满足医疗卫生机构创建时的开支和日常周转需要。

（2）吸收非货币性资产：非货币性资产包括实物资产与无形资产两种。用以出资的非货币资产必须具备两个条件：即能够以货币估价和能够依法转让。因此，实物、知识产权、土地使用权、股权、特定债权等可以作价出资；劳务、信用、自然人姓名、商誉、特许经营权或者设定担保的财产等则不具备出资条件。但公立医院及基层医疗卫生机构等行政事业卫生机构不能吸收股权和特定债券资产。

实物出资，指投资者以房屋、建筑物、设备等固定资产和材料、商品等流动资产所进行的投资。吸收实物资产出资应符合以下条件：①吸收的实物资产确为医疗卫生机构科研、医疗服务、运营所需。②实物技术性能较好。③实物作价方法符合国家有关规定且作价公平合理。无形资产出资，通常是指专有技术、商标权、专利权、非专利技术等无形资产。

非货币性资产可以直接投入医疗服务活动中，有助于尽快提高医疗卫生机构的服务能力，提高投资效率。但是，非货币性资产的作价直接关系着投资者与医疗卫生机构双方的利益，作价过高会损害医疗卫生机构的利益，但作价过低会损害投资者利益。交易双方应以客观公正的态度予以确认资产，特别是确定无形资产的价值时更应该谨慎，因为无形资产带来的经济利益具有不可预测性。所以，通常是采用公允价值进行计量。（公允价值亦称公允市价、公允价格。熟悉市场情况的买卖双方在公平交易的条件下和自愿的情况下所确定的价格，或无关联的双方在公平交易的条件下一项资产可以被买卖或者一项负债可以被清偿的成交价格。）另外，以土地使用权出资也归为此类。土地使用权是指按照有关法规和合同规定使用土地的权利。医疗卫生机构吸收投资者用土地使用权作为出资额时，一般要符合以下条件：①吸收的实物资产确为医疗卫生机构科研、医疗服务、运营所需；②交通、地理条件比较适宜；③实物作价方法符合国家有关规定且作价公平合理。

3. 吸收直接投资的程序　医疗卫生机构吸收直接投资，一般应遵循以下程序。

（1）确定融资数量：医疗卫生机构新建或扩大经营时，首先要确定的是资金的需要量。资金的需要量应根据医疗卫生机构的经营规模和财务状况等来核定以确保融资数量与资金需要量相适应。

（2）联系并确定投资者：医疗卫生机构既要广泛了解有关投资者的资信、财力和投资意向，又要通过信息交流和宣传，使出资方了解医疗卫生机构的运营能力、财务状况以及未来预期，以便于医疗卫生机构从中寻找最合适的合作伙伴。

（3）协商投资事项，签署投资协议：找到合适的投资伙伴后，双方进行具体协商，确定出资数额、出资方式和出资时间。医疗卫生机构应尽可能吸收货币投资，如果投资方确有技术先进且适合医疗卫生机构需要的固定资产和无形资产，亦可采取非货币投资方式。对实物投资、无形资产投资等非货币资产投资，双方应按公平合理的原则协商定价。当出资数额、资产作价确定后，双方须签署投资的协议或合同，以明确双方的权利和责任。

（4）取得所筹集的资金：签署投资协议后，医疗卫生机构应按规定或计划取得资金。如果采取现金投资方式，通常还要编制拨款计划，确定拨款期限、每期数额及划拨方式，有时投资者还要规定拨款的用途，如把拨款区分为固定资产投资拨款、流动资金拨款、专项拨款等。如为实物、无形资产投资，一个重要的问题就是核实财产。财产数量是否准确，特别是价格有无高估低估的情况，关系到投资各方的经济利益，必须认真处理，必要时可聘请专业资产评估机构来评定，然后办理产权的转移手续取得资产。

4. 吸收直接投资的融资特点

（1）能够尽快形成医疗服务能力：吸收直接投资取得的非货币资金能够直接获得医疗机构所需的先进设备和技术，可以尽快形成医疗服务能力。

（2）财务风险较低：由于净资产无须偿还，除公立医院和基层医疗卫生机构等非营利机构外，营利性医疗卫生机构也只需根据经营状况支付投资报酬，因此相对于债务性融资方式而言，吸收直接投资的财务风险较小。

（3）资本成本较高：对营利性医疗机构而言，吸收直接投资的资本成本较高。因为医疗卫生机构向投资者支付的报酬是按其出资数额和医疗卫生机构实现利润的比率来计算的。所以，当医疗卫生机构经营较好，利润较多时，投资者往往要求将大部分利润作为红利分配。

（4）不利于产权交易：吸收直接投资由于没有证券为媒介，不利于产权交易，难以进行产权转让。

（5）不利于经营管理：采用吸收直接投资方式融资，投资者一般都要求获得与投资数额相适应的经营管理权。如果某个投资者的投资额比例较大，医疗卫生机构控制权被分散，该投资者对医疗卫生机构的经营管理就会有相当大的控制权，容易损害其他投资者的利益。

（二）内部积累

内部积累（internal accumulation）主要是指医疗卫生机构从收支盈余中计提留取的累计盈余。

1. 内部积累的性质　从性质上看，医疗卫生机构通过合法有效地运营所实现的（税后 - 仅指营利性医疗机构）净盈余，都属于医疗机构的所有者。医疗卫生机构基于自身扩大再生产和融资的需求，会将一部分盈余分配到累计盈余中作为内部积累留存下来。

根据 2017 年 10 月 24 日颁布的《政府会计准则——基本准则》规定医疗卫生机构的各类收入抵减费用后形成本期盈余，会计期末进行盈余分配，按照财务制度规定提取职工福利基金后剩余金额均转入累计盈余。累计盈余即形成了医疗卫生机构的内部积累。

另外，医疗卫生机构的内部积累还来源于无偿调拨净资产。无偿调拨净资产（net assets allocated free of charge）是指无偿调入或调出非现金资产所引起的净资产变动金额。医疗卫生机构取得无偿调入的资产包括存货、固定资产、无形资产、政府储备物资等。医疗卫生机构取得无偿调入的资产按照规定会形成无偿调拨净资产的增加。而无偿调出上述同类资产项目会减少无偿调拨净资产。期末，无偿调拨净资产会转入累计盈余，如调入超过调出，二者的差额形成净资产的增加额，即形成医疗卫生机构的内部积累。

2. 内部积累的融资特点

（1）增强运营能力：内部积累是补充医疗卫生机构运营资金的一项重要来源，可以满足其发展的需要，并能提高医疗机构的偿债能力。

（2）资本成本较低：利用这种融资方式，不用考虑融资费用，经济合理，资本成本较低。

（3）融资数额有限：内部积累融资方式获取的资金数量取决于医疗卫生机构盈利的多寡及分配政策。因此，医疗卫生机构应当努力改善经营管理，认真开展增收节支，增加盈余，扩大积累，以求自我发展。

（三）接受捐赠

1. 捐赠　捐赠（donate）是指捐赠人（包括法人和自然人）自愿将其所有的财产赠与受益人或公益性组织管理使用的行为。

2. 接受捐赠的种类及特点　在医疗卫生领域，由于大部分机构的公益性特征，各国政府通常把医疗卫生机构作为制度性"准公共物品"的提供者来管理，从政策上鼓励社会各界资助医疗卫生机构。2007 年，为鼓励社会捐赠资助卫生事业发展，规范捐赠资助和受赠受助行为，加强医疗卫生机构接受社会捐赠资助财产管理，保护捐赠资助人和受赠受助人的合法权益，原卫生部和国家中医药管理局制定了《医疗卫生机构接受社会捐赠资助管理暂行办法》（以下简称《办法》）。《办法》规定医疗卫生机构接受社会捐赠资助，应当与捐赠资助人签订书面协议，明确捐赠资助财产的种类、数量、质量、价值、用途以及双方的权利、义务。医疗卫生机构必须尊重捐赠资助人意愿，严格按照协议约定开展公益非营利性业务活动。协议限定捐赠资助财产用途的，医疗卫生机构不得擅自改变捐赠资助财产的用途。如果确需改变用途的,需征得捐赠资助人同意。同时,《办法》还规定医疗卫生机构接受社会捐赠资助,由单位监察部门会同财务部门、业务部门对捐赠资助人的捐赠资助方案予以审核,根据捐赠资助项目是否属于公益非营利性质、是否涉嫌商业贿赂和不正当竞争等情况,提出是否接受捐赠资助意见,并报单位领导集体审核同意后办理。

按照接受捐赠财产的形态可分为接受现金捐赠和非现金捐赠。接受现金捐赠是指捐赠人直接通过支付现金的形式进行捐赠。接受非现金资产捐赠是指捐赠者将非现金资产无偿赠送给医疗卫生机构,既不要求取得回报,也不要求对该项非现金资产具有要求权。非现金资产包括实物资产和无形资产。接收到捐赠后医疗卫生机构应按规定的价值计价并计入捐赠收入及相对应的资产类科目。其中,捐赠收入期末转入本期盈余并经本期盈余分配转入累计盈余,以增加净资产,形成净资产融资的来源。

社会捐赠资金对于医疗卫生机构来讲资金成本较低,对于医疗机构的发展具有重要的促进作用。近几年来,接受捐赠成为医疗卫生机构一种很重要的权益(净资产)融资方式。尤其是对于公立医院和基层医疗卫生机构来说,境内外组织和个人捐赠的款物是其开展履行救灾、救护、救助等义务活动经费的重要来源之一。

综上,将各种净资产融资方式依据融资类型、融资成本、融资风险进行归纳后列示(表7-3)。

表7-3 净资产融资方式比较

融资方式	融资类型	融资成本	融资风险
吸收直接投资	权益资金	很高	很低
内部积累	权益资金	很低	一般
接受捐赠	权益资金	很低	很低

二、净资产的管理及控制

(一)净资产的种类

根据2017年10月24日颁布的《政府会计准则——基本准则》,结合行业实际情况,公立医院以及基层医疗卫生机构自2019年1月1日起执行新制度。新制度中规定公立医院和基层医疗卫生机构的净资产包括累计盈余、专用基金、无偿调拨净资产、本期盈余等。

(二)净资产的管理及控制

1. 累计盈余的管理及控制 累计盈余(accumulated surplus)是单位历年实现的盈余扣除盈余分配后滚存的金额,以及因无偿调入调出资产产生的净资产变动额,按照规定上缴、缴回、单位间调剂结转结余资金产生的净资产变动额和对以前年度盈余的调整金额。它反映医疗卫生机构未分配盈余(或未弥补亏损)的累计数以及截至上年末无偿调拨净资产变动的累计数。

在公立医院中累计盈余包括财政项目盈余、医疗盈余、科教盈余等。其中财政项目盈余是指医院财政项目拨款收入减去使用财政项目经费发生的费用后的累计盈余。医疗盈余是医院开展医疗活动形成的、财政项目盈余以外的累计盈余。科教盈余是医院开展科研教学活动形成的、财政项目盈余以外的累计盈余。

基层医疗卫生机构的累计盈余包括医疗盈余、公共卫生盈余、科教盈余三类。其中医疗盈余是基层医疗卫生机构开展医疗活动产生的累计盈余。公共卫生盈余是基层医疗卫生机构开展公共卫生活动产生的累计盈余。科教盈余是基层医疗卫生机构开展科研教学活动产生的累计盈余。

累计盈余作为公立医院和基层医疗卫生机构开展医疗服务获得的盈余,经过滚存形成卫生机构自有的资金,不仅可以调节各年度之间的收支平衡,也是医疗卫生机构未来发展的基础。公立医院和基层医疗卫生机构应加强对累计盈余的管理,统筹安排,合理使用,使其成为经济运营的基础,未来发展的保障。

2.专用基金的管理及控制 公立医院和基层医疗卫生机构都需设置专用基金项目,专用基金(dedicated fund)是按照规定设置、提取的具有专门用途的净资产。

公立医院专用基金包括职工福利基金、医疗风险基金等。其中职工福利基金是指医院根据有关规定、依据医疗盈余(不含财政基本拨款形成的盈余)计算提取的职工福利基金,是用于职工集体福利设施、集体福利待遇的资金。职工福利基金的提取比例和管理办法,国家有统一规定的,按照统一规定执行;没有统一规定的,由省(自治区、直辖市)主管部门(或举办单位)会同同级财政部门确定。医疗风险基金是医院根据有关规定,按照财务会计下相关数据计算提取并列入费用的医疗风险基金。医疗风险基金是专门用于支付医院购买医疗风险保险发生的支出或实际发生的医疗事故赔偿的资金。医院累计提取的医疗风险基金比例不应超过当年医疗收入的1‰~3‰。具体比例可由各省(自治区、直辖市)财政部门会同主管部门(或举办单位)根据当地实际情况制定。

基层医疗卫生机构专用基金包括职工福利基金、医疗风险基金、奖励基金。其中职工福利基金是基层医疗卫生机构根据有关规定、按照财务会计下相关数据计算提取的职工福利基金。医疗风险基金是基层医疗卫生机构根据相关规定、按照财务会计下相关数据计算提取并列入费用的医疗风险基金。基层医疗卫生机构提取的医疗风险基金不得超过当年医疗收入的1%。具体比例可由各省(自治区、直辖市)财政部门会同主管部门(或举办单位)根据当地实际情况制定。奖励基金是基层医疗卫生机构根据相关规定,按照财务会计下相关数据计算提取的奖励基金。基层医疗卫生机构在年度终了时对核定任务完成情况进行绩效考核合格后,可按照盈余的一定比例提取奖励基金,由基层医疗卫生机构结合绩效工资的实施用于职工绩效考核奖励。

公立医院和基层医疗卫生机构应加强对职工福利基金和医疗风险基金的管理,统筹安排,合理使用。对于职工福利基金和医疗风险基金滚存较多的医疗卫生机构,可以适当降低提取比例或者暂停提取。各项基金的提取比例和管理办法,国家有统一规定的,按照统一规定执行;没有统一规定的,由省(自治区、直辖市)主管部门(或举办单位)会同同级财政部门确定。专用基金管理应当遵循先提后用、专款专用的原则,不得擅自改变用途,支出不得超出基金规模。

3.无偿调拨净资产的管理及控制 无偿调拨净资产是指医疗卫生机构本年度截至报告期期末无偿调入的非现金资产价值扣减无偿调出的非现金资产价值后的净值。在医疗卫生机构中无偿调拨是指在不改变资产性质的前提下,以无偿转让的方式变更资产占有、使用权的行为。在公立医院和基层医疗卫生机构中进行无偿调拨的通常是国有资产,包括:长期闲置不用,低效运转、超标准配置的资产;因单位撤销、合并、分立而移交的资产;隶属关系改变,上划、下划的资产以及其他需调拨的资产。无偿调拨应当按照以下程序办理:①各级卫生健康委员会(简称卫健委)预算管理单位之间、预算管理单位与卫健委之间的国有资产调拨,卫健委按照单位预算级次、单位类型、处置资产价值授予各单位规定额度国有资产处置审批权限。②无偿调拨至卫生部门预算管理单位以外的其他中央级单位的,各单位与接收方协商一致,附意向性协议和接收方主管部门同意接收的有关文件,经卫健委审核同意后,报财政部审批。③无偿调拨给地方单位的,各单位应当附接收方同级主管部门和财政部门同意接收的相关文件,经卫健委审核后,报财政部审批。④突发公共卫生事件和国家重大自然灾害等卫生应急处置情况下的无偿调拨,可先行调拨,事后再按照申报程序及时补办手续。

4.本期盈余的管理及控制 公立医院本期盈余包括财政项目盈余、医疗盈余、科教盈余。

其中财政项目盈余是指医院本期财政项目拨款相关收入、费用相抵后的余额。医疗盈余是医院本期医疗活动产生的、除财政项目拨款以外的各项收入、费用相抵后的余额。科教盈余是医院本期科研教学活动产生的、除财政项目拨款以外的各项收入、费用相抵后的余额。通常年末，本期盈余余额将转入本年盈余分配。

基层医疗卫生机构本期盈余包括医疗盈余、公共卫生盈余、科教盈余。其中医疗盈余是基层医疗卫生机构本期医疗活动产生的各项收入、费用相抵后的余额。公共卫生盈余是基层医疗卫生机构本期公共卫生活动产生的各项收入、费用相抵后的余额。科教盈余是基层医疗卫生机构本期科研教学活动产生的各项收入、费用相抵后的净额。通常年末，本期盈余余额将转入本年盈余分配。

5. 本年盈余分配的管理及控制　公立医院本年盈余分配包括提取职工福利基金、转入累计盈余。年末本年盈余分配余额应当转入累计盈余。基层医疗卫生机构本年盈余分配包括提取职工福利基金、提取奖励基金、转入累计盈余三类。年末，基层医疗卫生机构在按照规定提取专用基金后，应当将本年盈余分配余额转入累计盈余。

第三节　杠杆效应与融资结构

物理学中杠杆效应是指通过一个支点产生较大的力量。财务管理中也存在着类似于的杠杆效应，是指由于特定固定支出或费用的存在（经营方面的固定费用和财务方面的固定费用），导致当某一变量以较小幅度变动时，另一相关变量会以较大幅度变动的现象。杠杆效应是影响融资结构决策的一个重要因素，融资风险是融资活动中由于融资规划而引起的收益变动的风险，融资结构决策需要在杠杆效应与其相关的风险之间进行合理的权衡。

一、量本利分析

量本利分析（volume-cost-profit analysis，VCP），又称本量利分析，是指在成本性态分析的基础上，运用数学模型与图形来分析业务量、成本、利润（非营利性医疗卫生机构为盈余）三者之间的依存关系，研究其变动规律，最终揭示变动成本、固定成本、业务量、价格、利润（盈余）之间的内在规律。量本利分析的运用范围很广，在医疗卫生机构经营管理中可应用于以下几个方面：①测算收支平衡点或实现目标收支盈余的业务量；②确定目前经营状况的安全程度，评估经营风险；③结合市场预测和保本点业务量的计算，对大型医疗设备购置进行短期决策分析；④在成本性态分析的基础上，编制弹性预算、制定科室分配方案、确定成本控制政策等。量本利分析法是财务管理的基本方法之一，同时也是杠杆分析的工具。

（一）成本按性态分类

成本性态是指成本总额与业务量之间的依存关系，又称成本习性。按照成本习性不同，成本的划分可分为三大类：变动成本、固定成本、混合成本。

1. 变动成本　变动成本（variable cost）是指在一定时期和一定业务量范围内，成本总额随着业务量的变动而发生正比例变动的成本。如直接材料、直接人工都属于变动成本。总变动成本随着业务量的变动而发生正比例变动，但单位变动成本不受业务量变动的影响而保持不变（图7-1）。

2. 固定成本　固定成本（fixed cost）是指在一定时期和一定业务量范围内，成本总额不随业务量的增减变动影响而变动的成本。如设备租赁费、管理人员的工资、按直线法计提的折旧费、财产保险费等。固定成本总额不受业务量变动的影响而保持不变，但是单位固定成本随着业务量的变动而发生反方向变动（图7-2）。

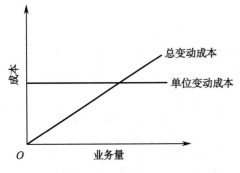

图 7-1 变动成本总额与单位变动成本示意图

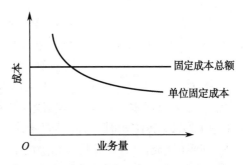

图 7-2 固定成本总额与单位固定成本示意图

3. 混合成本 混合成本（mixed cost）是指除固定成本和变动成本之外的，介于两者之间的成本，它们因业务量变动而变动，但不是成正比例关系。混合成本的情况比较复杂，需要进一步分类。一般说来，可以按照其与业务量的关系将其分为三个主要类别：半变动成本、半固定成本、延期变动成本。

（1）半变动成本：半变动成本（semi-variable cost）是指虽也随着业务量的变动而变动，但变动的幅度不是成正比例增减的成本。具体来讲，半变动成本是既包含变动成本也包括固定成本的成本。其中的固定成本不论业务量多少都要发生，而其中的变动成分则与业务量有关，并随之等比例变动。半变动成本通常有个基数，一般不变，相当于固定成本，在这个基数上面，随着业务量的增加，成本也就相应地增长，这部分相当于变动成本，但增长的幅度并不都与业务量成严格的比例关系。例如，电费和电话费等公用事业费、燃料、维护和修理费等，多属于半变动成本（图 7-3）。

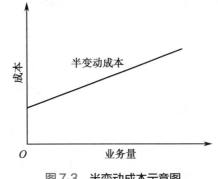

图 7-3 半变动成本示意图

（2）半固定成本：半固定成本（semi-fixed cost）的成本总额随着业务量的变动呈阶梯式的变化，即在一定的业务量范围内成本总额不随着业务量的变动而变动，即成本不变，而当业务量超过这一范围，成本总额会跳跃上升，在新的业务量范围内又维持不变，直到业务量再次突破，成本再次跳跃，如此不断循环重复，呈现阶梯状（图 7-4），如检验员、化验员的工资。

（3）延期变动成本：延期变动成本（deferred variable cost）是在一定的业务量范围内成本总额保持不变，超过该业务量，成本总额会随着业务量的变动而发生正比例变动（图 7-5），如销售人员的工资。

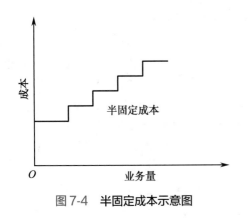

图 7-4 半固定成本示意图

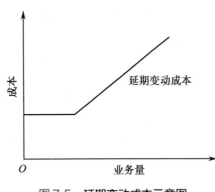

图 7-5 延期变动成本示意图

（二）总成本模型

成本按习性不同分为固定成本、变动成本和混合成本三大类,而混合成本又包括固定部分和变动部分。因此,变动成本和固定成本就构成了成本的两种最基本要素,总成本公式如下:

$$总成本 = 固定成本总额 + 变动成本总额 = 固定成本 + 单位变动成本 × 业务量$$

$$或者 \quad C = F + V = F + VC × Q \qquad 公式 7\text{-}5$$

式中:C 为总成本;F 为总固定成本;V 为总变动成本;VC 为单位变动成本;Q 为业务量。

（三）量本利分析的基本关系及基本公式

1. 利润（盈余） 是业务收入扣除成本后的差额,其计算公式为:

$$利润（盈余） = 业务总收入 - 业务总成本$$

$$= 单价 × 业务量 - （单位变动成本 × 业务量 + 固定成本）$$

$$= 业务量 × （单价 - 单位变动成本）- 固定成本$$

$$或者 \quad P = Q × (Sp - VC) - F \qquad 公式 7\text{-}6$$

式中:P 为利润(非营利性医疗卫生机构为盈余);Sp 为医疗服务单价;Q 为业务量;VC 为单位变动成本;F 为固定成本总额。

2. 边际贡献 边际贡献(contribution margin)是业务收入总额和变动成本总额之间的差额,也称贡献毛益、边际盈余,其计算公式为:

$$边际贡献 = 业务收入 - 变动成本$$

$$= 单价 × 业务量 - 单位变动成本 × 业务量$$

$$= 业务量 × （单价 - 单位变动成本） \qquad 公式 7\text{-}7$$

3. 单位边际贡献 单位边际贡献(unit marginal contribution)是指边际贡献除以业务量,或者单价减去单位变动成本后的差额,表示每增加一个单位的医疗服务量,可为医疗卫生机构带来的贡献,其计算公式为:

$$单位边际贡献 = 边际贡献 ÷ 业务量$$

$$= 单价 - 单位变动成本 \qquad 公式 7\text{-}8$$

4. 边际贡献率 边际贡献率(marginal contribution rate)是指边际贡献占业务收入总额的百分比,表示每增加一元医疗服务量可为医疗卫生机构带来的贡献,其计算公式为:

$$边际贡献率 = 边际贡献 ÷ 业务收入$$

$$= 单位边际贡献 ÷ 单价 \qquad 公式 7\text{-}9$$

5. 变动成本率 变动成本率(variable cost ratio)是指变动成本总额占业务收入总额的百分比,或者单位变动成本占医疗服务单价的百分比,其计算公式为:

$$变动成本率 = 变动成本总额 ÷ 业务收入$$

$$= 单位变动成本 ÷ 单价 \qquad 公式 7\text{-}10$$

由以上公式可以看出边际贡献率和变动成本率之间存在如下关系:

$$边际贡献率 + 变动成本率 = （边际贡献 + 变动成本总额）÷ 业务收入$$

$$= 1 \qquad 公式 7\text{-}11$$

变动成本率和边际贡献率具有互补关系,变动成本率高,边际贡献率就低,盈利能力就低;反之,盈利能力就高。

6. 保本点 保本点(break-even point)也可称作保本平衡点(break-even point)、保本临界点,是指医疗卫生机构服务收入等于服务成本,即结余为零的平衡状态的医疗服务量或服务收入。保本点的服务量与服务收入可称为保本点服务量和保本点服务收入。其计算公式分别为:

$$保本业务量 = 固定成本 ÷ （单价 - 单位变动成本）$$

$$= 固定成本 ÷ 单位边际贡献 \qquad 公式 7\text{-}12$$

$$\text{保本业务额}=\text{保本业务量}\times\text{单价} \hspace{3em} \text{公式 7-13}$$

7. 安全边际　安全边际(margin of safety)是指实际(预计)的业务量与保本点业务量或实际(预计)的业务额与保本点业务额之间的差额,它有安全边际量和安全边际额两种形式。安全边际量是以实物形态来表示,安全边际额是以价值形态来表示,但这两种形式都是绝对量,只能用来评价同一医疗卫生机构不同时期的经营安全程度。

$$\text{安全边际量}=\text{实际或预计的业务量}-\text{保本业务量} \hspace{2em} \text{公式 7-14}$$

$$\text{安全边际额}=\text{实际或预计的业务额}-\text{保本业务额}$$

$$=\text{单价}\times\text{实际或预计的业务量}-\text{单价}\times\text{保本量}$$

$$=\text{单价}\times\text{安全边际量} \hspace{6em} \text{公式 7-15}$$

对医疗卫生机构的经营来说,安全边际量或安全边际额越大,经营风险越低,反之,其风险越高。安全边际是一个正指标,只有超过保本点的业务量或业务额(即在安全边际内的业务量或业务额)才能给医疗卫生机构带来盈余,因为这时全部固定成本已被保本点所弥补,所以安全边际所提供的边际贡献就是医疗卫生机构的盈余,安全边际越大,盈余越多。

$$\text{盈余}=\text{安全边际量}\times\text{单位边际贡献}$$

$$=\text{安全边际额}\times\text{边际贡献率} \hspace{4em} \text{公式 7-16}$$

【例 7-2】　某医院只提供一种医疗服务,预计该服务量为 10 000 人次,该服务单位变动成本为 30 元,固定成本总额为 100 000 元,单位服务价格为 50 元,要求计算:

(1) 该医疗服务的边际贡献、单位边际贡献是多少?

(2) 该医疗服务的边际贡献率是多少?

(3) 该医疗服务的保本业务量和保本业务额是多少?

(4) 该医疗服务安全边际量和安全边际额是多少?

(5) 该医疗服务目前的盈余是多少?

解:

(1) 边际贡献 $=50\times10\ 000-30\times10\ 000=200\ 000$(元)

$$\text{单位边际贡献}=50-30=20\text{(元)}$$

(2) 边际贡献率 $=200\ 000\div500\ 000=40\%$

(3) 保本业务量 $=100\ 000\div(50-30)=5\ 000$(人次)

$$\text{保本业务额}=5\ 000\times50=250\ 000\text{(元)}$$

(4) 安全边际量 $=10\ 000-5\ 000=5\ 000$(人次)

$$\text{安全边际额}=5\ 000\times50=250\ 000\text{(元)}$$

(5) 盈余 $=50\times10\ 000-30\times10\ 000-100\ 000=100\ 000$(元)

(四) 量本利图及量本利分析

1. 量本利图　将业务量、成本、利润(盈余)的关系反映在直角坐标系中,即成为量本利图,因其能清晰地显示医疗机构不盈利也不亏损时应达到的业务量,故又称为盈亏临界图或损益平衡图。用图示表达量本利的相互关系,不仅形象直观、一目了然,而且容易理解。根据例 7-2 有关数据绘制量本利图(图 7-6)。

图 7-6 中横轴表示业务数量,纵轴表示成本和业务收入的金额。F 线表示固定成本,以(0,固定成本值)为起点,与横轴平行,C 为总成本线,以点(0,固定成本值)为起点,以单位变动成本为斜率,S 为业务收入线,以坐标原点(0,0)为起点,以单价为斜率。业务收入线与总成本线的交点,是保本点。它在横轴上对应的业务量是 5 000 人次,表明医疗卫生机构在此业务量下总收入与总成本相等,既没有盈余,也没有损失。

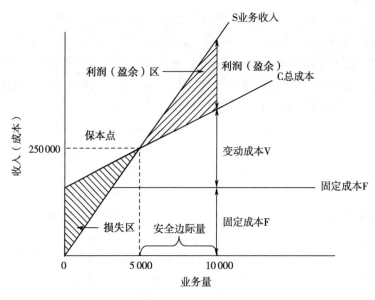

图 7-6　**量本利图**

2．量本利分析　通过量本利图，可以看出收入、总成本共同决定了医疗卫生机构的保本点或者盈余的多少。其中收入由业务量和单价决定；成本由固定成本、单位变动成本、业务量决定。因此，业务量、单价、固定成本、单位变动成本共同决定了保本点和盈余。具体说来，它们之间存在如下关系：

（1）在总成本不变的前提下，保本点的高低取决于单位服务价格的高低。单位服务价格越高，保本点越低；单位服务价格越低，保本点越高。

（2）在收入不变的前提下，保本点的高低取决于固定成本和单位变动成本的高低。固定成本越高，或单位变动成本越高，则保本点越高；反之，保本点越低。

（3）在保本点不变的前提下，业务量越大，医疗卫生机构实现的盈余便越多（或损失越少）；业务量越小，医疗卫生机构实现的盈余便越少（或损失越多）。

（4）在业务量不变的前提下，保本点越低，医疗卫生机构能实现的盈余便越多（或损失越少）；保本点越高，医疗卫生机构能实现的盈余便越少（或损失越多）。

（五）量本利关系中的敏感性分析

量本利图揭示了业务量、单价、固定成本、单位变动成本对医疗机构盈余的影响，但是并没有揭示它们对于盈余变化的影响程度，因此需要进行敏感性分析。

1．敏感性分析　敏感性分析（sensitive analysis）是指研究与分析一个系统因周围条件发生变化，而引起其状态或输出结果变化的敏感程度的方法。

2．相关因素临界值的确定　在量本利研究中，敏感性分析是指业务量、单价、固定成本、单位变动成本中有三个因素固定不变，而另一个因素变动对盈余变化的影响程度。如果该因素所引起的盈余变化程度较大，则这个因素就是敏感因素，否则就是不敏感因素。反映敏感程度的指标为敏感系数，计算公式如下：

$$敏感系数＝目标值变动率÷参数变量变动率　　　　　　　　公式 7-17$$

量本利分析中目标值变动率就是盈余变动率，参数变量变动率分别可以使用业务量、单价、固定成本、单位变动成本的变动百分比表示。

【例 7-3】　同例 7-2，假设业务量、单价、固定成本、单位变动成本分别增长 10%，计算各因素的敏感系数。

（1）业务量变化对盈余的影响

$$增长后的业务量＝10\,000×（1＋10\%）＝11\,000（人次）$$

$$增长后的盈余＝50×11\ 000－30×11\ 000－100\ 000＝120\ 000（元）$$
$$盈余变动率＝(120\ 000－100\ 000)÷100\ 000＝20\%$$
$$业务量的敏感系数＝20\%÷10\%＝2$$

业务量敏感系数为2，这表明在其他条件不变的前提下，业务量每增加或减少1%，医院盈余就会相应增加或减少2%，盈余变动的方向和业务量变动的方向相同。

（2）单价变动对盈余的影响

$$增长后的单价＝50×(1＋10\%)＝55\ 元$$
$$增长后的盈余＝55×10\ 000－30×10\ 000－100\ 000＝150\ 000\ 元$$
$$盈余变动率＝(150\ 000－100\ 000)÷100\ 000＝50\%$$
$$单价的敏感系数＝50\%÷10\%＝5$$

单价的敏感系数为5，这表明在其他条件不变的前提下，医疗服务单价每增加或减少1%，医院盈余就会相应增加或减少5%，盈余变动的方向和服务单价变动的方向相同。

（3）固定成本变动对盈余的影响

$$增长后的固定成本＝100\ 000×(1＋10\%)＝110\ 000\ 元$$
$$增长后的盈余＝50×10\ 000－30×10\ 000－110\ 000＝90\ 000\ 元$$
$$盈余变动率＝(90\ 000－100\ 000)÷100\ 000＝－10\%$$
$$固定成本的敏感系数＝－10\%÷10\%＝－1$$

固定成本的敏感系数为−1，这表明在其他条件不变的前提下，固定成本每增加或减少1%，医院盈余就会相应减少或增加1%，盈余变动的方向和固定成本变动的方向相反。

（4）单位变动成本变动对盈余的影响

$$增长后的单位变动成本＝30×(1＋10\%)＝33\ 元$$
$$增长后的盈余＝50×10\ 000－33×10\ 000－100\ 000＝70\ 000$$
$$盈余变动率＝(70\ 000－100\ 000)÷100\ 000＝－30\%$$
$$单位变动成本的敏感系数＝－30\%÷10\%＝－3$$

单位变动成本的敏感系数为−3，表明在其他条件不变的前提下，单位变动成本每增加或减少1%，医院盈余就会相应减少或增加3%，盈余变动的方向和单位变动成本变动的方向相反。

3. 相关因素变化对利润（盈余）变化的影响程度　一般认为，敏感系数为正值的，表明它与盈余为同向增减；敏感系数为负值的，表明它与盈余为反向增减，但是反映敏感大小的是敏感系数绝对值，绝对值越大，表示该因素越敏感，如果绝对值大于1，通常认为该因素是敏感因素，如果绝对值小于1，通常认为不是敏感因素。就上例而言，影响盈余的诸因素中最敏感的是单价（敏感系数5），其次是单位变动成本（敏感系数−3），再次是业务量（敏感系数2），最后是固定成本（敏感系数−1）。由于单价对该医院盈余变化影响最大，因此，控制价格波动是该医院盈余实现的关键因素。其次是单位变动成本，该医院应在运营能力范围内提升服务量的基础上注重成本的控制。

二、杠 杆 原 理

财务管理中的杠杆效应，包括经营杠杆、财务杠杆和总杠杆三种效应形式。杠杆效应既可以产生杠杆效益，也可能带来杠杆风险。

（一）经营杠杆效应

1. 经营杠杆　经营杠杆（operating leverage）是指医疗卫生机构运营中由于存在固定成本而使盈余变动率大于业务量变动率的规律。通常被用来衡量经营风险的大小。经营风险是指医疗卫生机构由于经营上的原因及环境的变化而导致的息（税）前盈余变动的风险，它影响医疗机构按时支付本息的能力。引起医疗机构经营风险的主要原因是市场需求、成本、经营性固定成本的比重等因素的不确定性。

根据成本性态分析，在一定的业务量范围内，业务量的增加不会影响固定成本总额，但会使单位固定成本降低，从而使盈余增加，并使得盈余增长率大于业务量增长率。因此，若医疗服务的业务量发生变化，单位业务量分摊的固定成本会随之变动，最后导致盈余发生更大幅度的变动，经营风险就大，反之就小。故而，在某一定固定成本比重作用下，医疗服务业务量对盈余产生的作用被称为经营杠杆。由于经营杠杆对经营风险的影响最为综合，因此常被用来衡量经营风险的大小。

【例7-4】 某医院原来的门诊量为100人，现提高为150人，如表7-4所示，业务量和营业总额增加幅度为50%，而息（税）前盈余增长200%，息（税）前盈余增长幅度高于业务量增长幅度，获得了较好的经营杠杆利益。

表7-4 经营杠杆对医院息（税）前盈余的影响

指标	增加前	增加后	变动幅度
门诊量/人	100	150	50%
收费水平/(元/人)	10	10	—
单位变动成本/(元/人)	6	6	—
固定成本总额/元	300	300	—
营业总额/元	1 000	1 500	50%
变动成本总额/元	600	900	—
固定成本总额/元	300	300	—
息（税）前盈余/元	100	300	200%

2. 经营杠杆系数 经营杠杆作用的大小可采用经营杠杆系数（degree of operating leverage，DOL）来衡量。经营杠杆系数，又称经营杠杆率，是指息（税）前盈余变动率相当于业务量变动率的倍数。一般而言，经营杠杆系数越大，经营风险越大。经营杠杆系数的计算公式为：

$$DOL = \frac{\Delta EBIT / EBIT}{\Delta Q / Q}$$ 公式7-18

式中：DOL 为经营杠杆系数；EBIT 为变动前的息（税）前盈余；ΔEBIT 为息（税）前盈余的变动额；Q 为变动前的业务量；ΔQ 为业务量的变动数。

经营杠杆系数越大，表明医疗卫生机构的经营风险越大，但当医疗卫生机构位于保本点的时候，经营杠杆系数趋于无穷大，此时的经营风险最大。由于固定成本是经营杠杆效应产生的根本原因，因此，上述公式通过推倒可简化为：

$$DOL = \frac{S-V}{S-V-F}$$ 公式7-19

式中：S 为营业总额；V 为变动成本总额；F 为固定成本总额。

根据经营杠杆系数的计算公式，例7-4的经营杠杆系数为：

$$DOL = \frac{1\,000 - 600}{1\,000 - 600 - 300} = 4$$

3. 经营杠杆的影响因素 从经营杠杆公式可知，影响经营杠杆的因素包括医疗卫生机构成本结构中的固定成本比重和息（税）前盈余水平。其中，息（税）前盈余水平又受服务量、价格、成本水平（单位变动成本和固定成本总额）高低的影响。固定成本比重越高，成本水平越高，业务量和价格水平越低，经营杠杆效应越大，反之亦然。因此，医疗卫生机构可以通过增加服务量、降低单位变动成本、降低固定成本比重等措施来使经营杠杆系数下降，降低经营风险。

（二）财务杠杆效应

1.财务杠杆　财务杠杆（financial leverage）是指由于债务的存在而导致单位息（税）后盈余变动大于息（税）前盈余变动的杠杆效应。由于医疗卫生机构负债的资本成本是固定不变的，当有固定利息费用等资本成本存在时，如果其他条件不变，息（税）前盈余的增加虽然不改变固定利息费用总额，但会降低每一元息（税）后盈余分摊的利息费用，使得息（税）后盈余的增长率大于息（税）前盈余的增长率，进而产生了财务杠杆效应。通常被用于衡量财务风险的大小。财务风险是指全部资本中债务资本比率的变化带来的风险。当债务资本比率较高时，医疗卫生机构会负担较多的债务成本，财务风险大。反之，当债务资本比率较低时，财务风险小。

2.财务杠杆系数　财务杠杆作用的大小采用财务杠杆系数（degree of financial leverage，DFL）来衡量。所谓财务杠杆系数，又称财务杠杆率，是指息（税）后盈余的变动率相当于息（税）前盈余变动率的倍数。一般而言，财务杠杆系数越大，财务风险就越高。财务杠杆系数的计算公式为：

$$DFL = \frac{息（税）后盈余变动率}{息（税）前盈余变动率} = \frac{\Delta EAT / EAT}{\Delta EBIT / EBIT} \qquad 公式 7\text{-}20$$

式中：$EBIT$—变动前的息（税）前盈余；EAT—变动前的息（税）后盈余。

为了便于计算财务杠杆系数，公式可以简化为：

$$DFL = \frac{EBIT}{EBIT - I} \qquad 公式 7\text{-}21$$

【例 7-5】　某医院全部资本为 5 000 万元，其中债务资本占 40%，利率为 12%，当息（税）前盈余为 600 万元时，计算该医院的财务杠杆系数。

$$DFL = \frac{600}{600 - 5\,000 \times 40\% \times 12\%} = 1.67$$

3.财务杠杆的影响因素　由于财务杠杆的作用，当医疗卫生机构的息（税）前盈余下降时，医疗卫生机构仍然需要支付固定的资本成本，导致息（税）后盈余以更快的速度下降。财务杠杆放大了报酬变化对息（税）后盈余影响，财务杠杆系数越高，表明息（税）后盈余的波动程度越大，财务风险也就越大。只要有固定性资本成本存在，财务杠杆系数总是大于 1。从公式可知，影响财务杠杆的因素是医疗卫生机构资本结构中债务资本比重。债务成本比重越高，固定的资本成本支付额越高，息（税）前盈余水平越低，财务杠杆效应越大，反之亦然。无论怎样，负债比率都是可控的，医疗卫生机构可以通过合理安排融资结构，适度负债，让财务杠杆效益抵消财务风险增大带来的不利影响。

（三）总杠杆效应

1.总杠杆　总杠杆（total leverage）是指由于固定成本和固定财务费用的存在而导致的盈余变动率大于业务量变动率的杠杆效应。由于经营杠杆和财务杠杆可以独自发挥作用，也可以综合发挥作用，总杠杆就是用来反映两者之间共同作用的结果，即盈余与业务量之间的变动关系。

由于固定性经营成本的存在，产生经营杠杆效应，导致医疗卫生机构服务量变动对息（税）前盈余变动有放大作用；同样，由于固定性资本成本的存在，产生财务杠杆效应，导致息（税）前盈余变动对息（税）后盈余有放大作用。两种杠杆共同作用，将导致医疗服务量的变动引起息（税）后盈余更大的变动。也就是说，总杠杆是指由于固定经营成本和固定资本成本的存在，导致息（税）后盈余变动率大于业务量的变动率的现象。

2.总杠杆系数　总杠杆系数（degree of total leverage，DTL）又称联合杠杆系数，是经营杠杆系数和财务杠杆系数的乘积，是指盈余变动率相当于业务量变动率的倍数。计算公式为：

$$DTL = DOL \cdot DFL = \frac{\Delta EPS / EPS}{\Delta Q / Q} \qquad 公式 7\text{-}22$$

或者用下面的公式表示：

$$DTL = DOL \cdot DFL = \frac{\Delta EAT / EAT}{\Delta Q / Q}$$

公式 7-23

上式经整理，总杠杆系数的计算也可以简化为：

$$DTL = \frac{S - V}{S - V - F - I}$$

公式 7-24

【例 7-6】 某医院经营杠杆系数为 2，财务杠杆系数为 1.5。则该医院的联合杠杆系数测算为：

$$DTL = 2 \times 1.5 = 3$$

3. 总杠杆与医疗卫生机构风险的关系 医疗卫生机构风险包括经营风险和财务风险。总杠杆系数反映了经营杠杆和财务杠杆之间的关系，用以评价医疗卫生机构的整体风险水平。在总杠杆系数一定的情况下，经营杠杆系数与财务杠杆系数此消彼长。总杠杆效应的意义在于：

（1）能够说明医疗服务量变动对息（税）后盈余的影响，据以预测未来的收益水平。

（2）揭示了财务管理的风险管理策略，即要保持一定的风险状况水平，需要维持一定的总杠杆系数。

三、最优融资结构

（一）最优融资结构的概念

最优融资（资本）结构是指能使综合资金成本率最低，医疗卫生机构价值最大的资本结构。

（二）最优融资结构确定的原则

医疗卫生机构确定最优融资结构时应遵循以下原则。

1. 合理确定融资规模 融资过多，会造成资金闲置浪费，增加融资成本，也会导致负债过多，偿还困难，加大经营风险。融资不足，会影响医疗服务业务开展，也会影响医疗机构的投融资计划。医疗卫生机构在进行融资计划之初就应根据对资金的需要情况结合自身的实际条件和面临的融资难易程度和融资成本大小来确定合理的融资规模。

2. 把握最佳融资机会 融资机会是指由有利于医疗卫生机构融资的一系列因素所构成的融资环境和时机。医疗卫生机构选择融资机会的过程，就是寻求与内部条件相适应的外部环境的过程。从内部来讲，过早融资会造成资金闲置，而过晚融资又会造成投资机会的丧失。从外部来看，由于经济形势瞬息万变，这些变化又将直接影响医疗卫生机构融资的难度和成本。因此，抓住内外部变化提供的有利时机进行融资，会使医疗卫生机构比较容易获得成本较低的资金。总的来说，医疗卫生机构必须积极地寻求并及时把握住各种有利时机。融资决策要具有超前性，要及时掌握利率、金融市场的各类信息，要及时了解国内外宏观经济形势、国家货币及财政政策等各种外部环境因素的变化，合理分析和预测能够影响医疗机构融资的各种有利和不利条件，以及可能的各种变化趋势，以寻求最佳融资机会。

3. 收益与风险相匹配 医疗卫生机构确定最佳融资结构的目的是提高资本运营效益。衡量最佳融资结构的标准是医疗卫生机构综合资本成本最小、价值最大。通常收益与风险共存，收益越多风险越大。而风险的加大会影响医疗机构的正常经营服务，影响其未来发展，甚至会危及医疗卫生机构的生存。因此，医疗卫生机构要同时关注收益和风险，只有收益和风险达到均衡时医疗卫生机构的价值才能最大，资本成本才能最低。

4. 降低各类融资成本 融资资金来源不同，融资成本的构成也不同，医疗卫生机构的融资渠道不是单一的，而是多种渠道的组合，各种渠道的融资方式其融资成本也会不同。因此，医疗卫生机构要结合自身情况与外部融资环境尽量选择融资成本低的融资方式，尽量降低总体的融资成本。

本章小结

　　负债与净资产的管理与控制主要包括负债、净资产的融资方式、特点及其管理与控制。量本利分析主要包括运用分析方法进行分析决策，结合经营杠杆、财务杠杆、总杠杆效应原理降低运营风险提高效益。重点掌握知识点：一是负债融资的方式、负债融资风险及其管理控制手段；二是净资产的融资方式、净资产的种类以及管理手段；三是成本性态分析、量本利分析方法及杠杆效应。

思考题

1. 医疗卫生机构负债融资有哪些方式？具有哪些特征？
2. 医疗卫生机构净资产融资有哪些方式？具有哪些特征？
3. 什么是量本利分析？量本利分析有何作用？
4. 经营杠杆、财务杠杆、总杠杆之间有何联系？它们如何发挥作用？
5. 杠杆效应包括哪几种？如何确定杠杆系数？

（徐小雪）

第八章 收入、费用管理及控制

收入、费用管理及控制是政府办医疗卫生机构规范其经济管理行为,确保收入、费用相关业务活动的合法、合规而进行的管理及控制活动,包括管理控制的关键点及主要管理措施等基础知识。本章分别介绍收入、费用的概念和构成,阐述收入、费用的管理及控制概念、意义、要点及主要措施。

第一节 收入管理及控制

一、收入管理及控制概述

(一)收入的概念和构成

1. 概念 收入(revenue)是指报告期内导致医疗卫生机构净资产增加的、含有服务潜力或者经济利益的经济资源的流入。

2. 公立医院收入构成 依据政府会计制度和《医院执行〈政府会计制度——行政事业单位会计科目和报表〉的补充规定》,公立医院收入具体构成如图 8-1 所示。

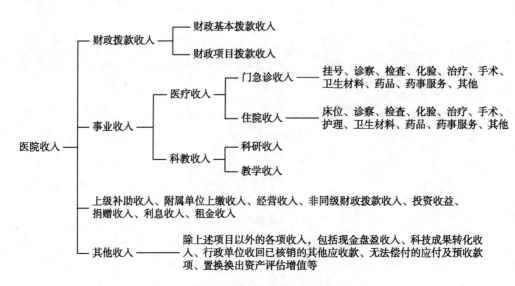

图 8-1 公立医院收入构成图

(1)财政拨款收入:即公立医院按部门预算隶属关系从同级财政部门取得的各类财政拨款。

1)财政基本拨款收入,是指由同级财政部门拨入的符合国家规定的人员经费、公用经费、政策性亏损补贴等经常性拨款收入。

2)财政项目拨款收入,是指由同级财政部门拨入的主要用于基本建设和设备购置、重点学科发展、承担政府指定公共卫生任务等的专项拨款收入。

(2)事业收入:即公立医院开展医疗服务活动及其辅助活动实现的收入,包括医疗收入和科教收入，具体为：

1）医疗收入，医院按照《全国医疗服务价格项目规范》开展医疗服务活动实现的收入。包括门急诊收入和住院收入。其中门急诊收入是指为门急诊病人提供医疗服务实现的收入，包括挂号收入、诊察收入、检查收入、化验收入、治疗收入、手术收入、卫生材料收入、药品收入、药事服务收入、其他门急诊收入等；住院收入是指为住院病人提供医疗服务实现的收入，包括床位收入、诊察收入、检查收入、化验收入、治疗收入、手术收入、护理收入、卫生材料收入、药品收入、药事服务收入、其他住院收入等。

2）科教收入，即医院开展科研、教学活动实现的收入，包括医院因开展科研教学活动从非同级政府财政部门取得的经费拨款。

（3）上级补助收入：即公立医院从主管部门和上级单位取得的非财政拨款收入。

（4）附属单位上缴收入：即公立医院取得的附属独立核算单位按照有关规定上缴的收入。

（5）经营收入：即公立医院在医疗服务活动及其辅助活动之外开展非独立核算经营活动取得的收入。

（6）非同级财政拨款收入：即公立医院从非同级政府财政部门取得的经费拨款，包括从同级政府其他部门取得的横向转拨财政款、从上级或下级政府财政部门取得的经费拨款等。

（7）投资收益：即公立医院投资所实现的收益或发生的损失。

（8）捐赠收入：即公立医院接受其他单位或者个人捐赠取得的收入。

（9）利息收入：即公立医院取得的银行存款利息收入。

（10）租金收入：即公立医院经批准利用国有资产出租取得并按照规定纳入本单位预算管理的租金收入。

（11）其他收入：即公立医院除上述项目以外的各项收入，包括现金盘盈收入、按照规定纳入单位预算管理的科技成果转化收入、无法偿付的应付及预收款项、置换换出资产评估增值等。

3．基层医疗卫生机构收入构成　基层医疗卫生机构不仅提供基本医疗服务，还要提供公共卫生服务，因此其收入构成在按照行政事业会计科目所规定的 11 类进行分类的基础上，与公立医院也存在一定的差异。依据《基层医疗卫生机构执行〈政府会计制度——行政事业单位会计科目和报表〉的补充规定》，基层医疗卫生机构财政拨款收入下的财政基本拨款收入按照拨款用途又细分为医疗业务的财政基本拨款收入和公共卫生业务的财政基本拨款收入，即医疗收入和公共卫生收入；财政拨款收入下的财政项目拨款收入同样按照拨款用途又细分为医疗业务的财政项目拨款收入、公共卫生业务的财政项目拨款收入和科教的财政项目拨款收入，即包括医疗收入、公共卫生收入和科教收入；事业收入除了和公立医院一样包含医疗收入和科教收入外，还包含公共卫生收入。基层医疗卫生机构收入具体构成如图 8-2 所示。

4．专业公共卫生机构收入构成　疾病预防控制中心、妇幼保健院等专业公共卫生机构的收入构成在大类上与上述两类机构类似，也包括财政拨款收入、事业收入、上级补助收入、附属单位上缴收入、经营收入、非同级财政拨款收入、投资收益、捐赠收入、利息收入、租金收入和其他收入 11 类。由于各专业公共卫生机构所开展的具体业务不同，有些专业公共卫生机构只提供公共卫生服务，而有的专业公共卫生机构除了提供公共卫生服务外，还提供医疗服务，因此，事业收入具体构成内容存在差异。

（二）收入控制的概念和意义

1．概念　收入控制（revenue control）是指为了保证收入业务活动的有效进行，保证收入的合法、合理、安全和完整，防止和及时发现并纠正错误与舞弊，确保医疗卫生机构收入控制目标的实现，采用一系列具有控制职能的方法、措施和程序，进行有效的组织、制约、考核和调节，以明确收入岗位的职责和权限，使之保持相互联系、相互制约的关系，并予以系统化、规范化，从而形成一个具有严密控制管理体系的管理制度。

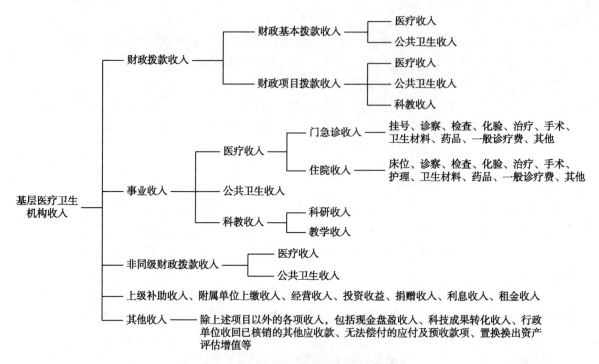

图 8-2　基层医疗卫生机构收入构成图

2. 意义　医疗卫生机构收入具有货币资金流量大、数额多、发生次数频繁、经办人员多、内容复杂和管理难度较大等特点。从医疗卫生机构发生的贪污案件中看，相当一部分与单位内部控制不健全有关。因此，建立健全医疗卫生机构收入内部管理控制制度，是医疗卫生机构财务会计内部控制的重要内容之一。加强医疗卫生机构收入管理，可以促使医疗卫生机构积极合理组织收入，可以有效防范收入环节中乱收费、贪污、私收费等行为的发生，确保各项收入全面纳入单位预算，实行统一核算与管理，使各项收入得以全面反映，对提高医疗卫生机构社会效益、经济效益以及生存与发展具有重要的意义和作用。通过收入管理可以达到以下目的：

（1）合法性：保证医疗卫生机构收入业务活动符合有关法律、政策及规章制度的规定。

（2）真实性：保证登记入账的收入确已存在或者已经发生，所有收入的确认必须真实，不能提前和推迟确认收入以及任意虚列隐瞒收入。

（3）完整性：保证收入及时足额收取和记录，且均登记入账。登记入账的收入确已办理相关手续，无隐匿收入或收入流失现象。

（4）正确性：保证收入核算分类准确，正确地记入明细账和总账，并且在会计报表上正确地披露。

二、收入管理控制的要点与主要控制措施

（一）收入管理控制的要点

医疗卫生机构收入控制是对所有收入的全过程控制。从纳入控制管理的收入范围看，依据财务规则和会计准则、政府会计制度以及相关的补充规定确认的所有收入都应当纳入控制范围；从控制管理的过程看，医疗卫生机构通过岗位分离控制、授权批准控制、会计核算控制、人员素质控制、安全控制等控制措施，涵盖价格确定、价格执行、票据管理、款项收缴、收入核算等内容。医疗卫生机构收入内部控制的要点如图 8-3 所示。

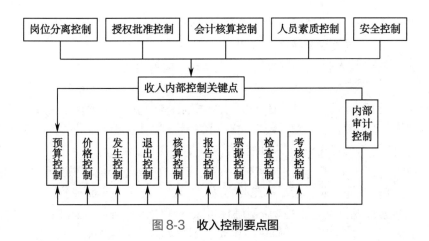

图 8-3 收入控制要点图

（二）收入管理控制的主要措施

1. 建立健全收入业务管理制度 医疗卫生机构应建立收入业务管理制度,制度涵盖价格确定、价格执行、票据管理、款项收缴、收入核算等内容,具体包括门诊收费管理制度、住院结算管理制度、价格管理制度、票据管理制度、医疗预收款管理制度、收入退费管理制度、收入分析管理制度等。

2. 收入业务活动实行归口管理 医疗卫生机构明确各类收入的归口管理部门及职责,各项收入必须纳入医院统一核算,统一管理,严禁设立账外账;设立收入分类审批权限,履行审批程序。业务部门应当在涉及收入的合同协议签订后及时将合同等有关材料提交财会部门作为账务处理依据,确保各项收入应收尽收、及时入账。财会部门应当定期检查收入金额是否与合同金额相符;对应收未收项目情况,明确责任主体,落实催收责任。对单位的各项收入实施归口管理,并不意味着单位所有收入都由财会部门统一收取,而是在权责对等的前提下,由财会部门作为牵头部门对收入业务进行统一管理和监控。

【例 8-1】 某公立医院明确其财会部门对收入业务的管理职能包括以下六个方面:①制定收入内部管理制度;②全面掌握本单位各业务部门的收费项目,确保各项收费项目符合国家有关规定;③要求各业务部门在涉及收入的合同协议签订后及时将合同等有关材料提交财会部门作为账务处理依据,确保各项收入应收尽收,及时入账,严禁设立账外账;④按照国家统一会计制度的规定对收入业务进行会计核算,及时、完整地记录和反映单位的收入业务;⑤加强对收入业务的分析和对账工作,根据收入预算及所掌握的合同情况对收入收取情况的合理性进行分析,定期与业务部门对账,判断有无异常;⑥加强对收入业务的检查,包括定期检查收入款项是否及时、足额缴存到规定银行账户,收入金额是否与合同金额相符,对应收未收项目应当查明情况,明确责任主体,落实催收责任。

3. 合理设置收入业务关键岗位 医疗卫生机构应配备收入关键岗位人员,明确其职责权限,确保不相容岗位相互分离,加强各岗位的相互制约和监督,保证收入的合法、安全和完整。不相容职务的相互分离实例如图 8-4 所示。

（1）收入业务关键岗位控制应符合以下五项原则:

1）分事行权:对收入活动的决策、执行、监督进行明确分工、相互分离、相互制约、相互监督、分别行权。

2）分岗设权:对涉及收入活动的相关岗位,应符合依职定岗、分岗定权、权责明确的原则,规范内部权力运行,建立责任追究制度。

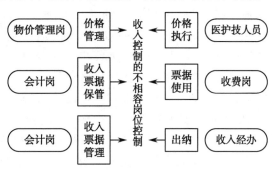

图 8-4 不相容职务的相互分离示例图

3）分级授权：对收入管理层级和相关岗位，应分别授权，明确授权范围、授权对象、授权期限、授权与行权责任、一般授权与特殊授权界限。

4）定期轮岗：对于收入管理关键岗位，应当建立定期轮岗制度。

5）职责明晰：应当建立收入管理领导权力、部门责任、岗位职责的清单。

（2）健全岗位责任制，明确收入岗位的职责和权限：与收入相关的岗位包括收入核算会计岗位、出纳岗位、应收款核算岗位、价格管理岗位、票据管理岗位、票据复核岗位、科室收入核算岗位、收入核对岗位、门诊收费岗位、门诊收费处汇总复核岗位、住院结算岗位、住院结算处汇总复核岗位等。根据收入岗位的工作要求，明确各岗位应承担的责任，使其做到尽职尽责，增强责任心，努力学习业务知识，提高业务素质和工作能力。

（3）建立严格的授权批准审批控制：明确审批人员对收入业务的批准审批方式、权限、程序、责任和相关控制措施。未经授权，任何部门和人员不得办理收入业务。

（4）建立岗位制约机制：加强收入岗位人员的素质控制，医疗卫生机构应当配备合格的人员办理收入业务，办理收入业务的人员应当具备良好的业务素质和职业道德；建立定期培训、轮换、回避制度，特别是门诊收费与住院结算岗位人员应定期内部轮岗；实行合理分工，确保提供服务与收取费用、价格管理与价格执行、收入票据保管与使用、办理退费与退费审批、收入稽核与收入经办等不相容职务相互分离、制约和监督。

4. 实施收入预算控制　医疗卫生机构应当建立健全预算管理制度，编制收入预算，确保一切收入统一纳入预算管理，不得擅自坐支现金，不得私设"小金库"及"账外账"。建立健全预算编制、审批、执行、监控、调整、决算、分析和考核等制度，强化内部预算管理。

5. 规范业务工作流程，加强重点环节控制　医疗卫生机构应当规范收入管理、票据管理等业务流程，加强医疗服务价格管理、医疗收费、退费、结算等重点环节的控制。

（1）医疗价格管理控制：医疗卫生机构的医疗服务项目价格和药品价格应执行相关的价格规定，并按照规定实行价格公示制度，防止乱收、多收、少收、漏收收入。医疗价格管理控制的关键在于价格管理人员熟知物价政策和法规，严格执行物价政策，实行物价公示制度，建立责任追究制。

1）建立价格管理组织体系：成立由医院分管领导、医务管理部门、物价管理部门、临床科室和医药物资采供等部门组成的医疗卫生机构价格管理组织体系，科学管理、合理监控医疗服务成本，提升价格管理质量。

2）明确职责要求：要求医疗价格管理人员能够正确理解、掌握和执行医疗服务价格政策，并依法开展价格管理工作；掌握基本的医疗服务价格管理相关知识；按照有关规定指导临床、医技科室正确执行医疗服务价格政策，并检查各科室执行情况，对不规范收费行为予以纠正。

3）建立管理制度：建立医疗服务成本测算和成本控制管理制度、医疗服务价格调价管理制度和新增医疗服务价格项目管理制度。确保严格执行医疗服务价格政策，建立顺畅的调价通知流程，规范新增医疗服务价格项目内部审核流程。

4）建立价格公示制度：明确采用机构官网、电子触摸屏、电子显示屏、公示栏、公示牌、价目表等方式，在服务场所显著位置公示常用医疗服务项目、药品、医用耗材的价格，保障患者的查询权和知情权，并以多种形式向患者提供费用清单。"互联网＋医疗服务"由接诊医疗机构向患者收取费用，并向患者提供全额医疗收费票据和费用清单。

5）建立责任追究制度：价格管理部门每月按照出入院人数的一定比例随机抽取在院、出院病历和费用清单进行检查并作好记录；完善价格投诉管理制度，实行首问负责制；将价格管理工作纳入医疗卫生机构年度目标考核，作为科室绩效考核的重要指标。

6）建立档案管理制度：对医疗服务价格管理过程中的基础数据、专家意见、相关建议、内部讨论的会议纪要等基础资料，要做到记录完整、专卷保存。

（2）门诊收入控制：医院门诊收入是医院收入的重要组成部分，门诊收费窗口是患者整个就医流程的起点。通过门诊收入控制，制定相应措施，有效降低医患纠纷，提升医院整体服务水平，提升门诊收费管理水平和风险防控能力。具体包括挂号流程控制、挂号费用结算控制、挂号费审核控制、门诊收费流程控制、收费票据管理控制、收入印章控制、收入退费控制、收入日报表控制、收入审核控制等。

【例 8-2】 某医院门诊收入流程如图 8-5 所示。

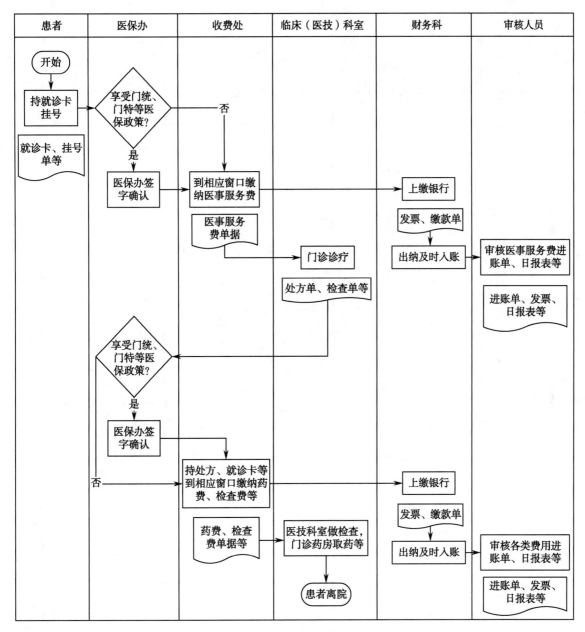

图 8-5　门诊收入控制流程图

（3）住院收入控制：医院住院费用的核算与结算也是医院收入管理的重要组成部分，医院住院业务涉及的科室较多，进行住院收入控制有利于提高收入确认的准确性。在进行医院住院收入核算时，因医保支付结算，核算过程往往需要耗费较长的时间，影响了医院的资金回转，做好医院住院收入费用核算，有助于加快医保付费补偿流程。住院收入控制包括病人入院与出院流程控制、在院病人费用结算控制、住院结算日报表控制、住院处审核控制、住院收入票据审核等。

【例 8-3】 某医院住院收入流程控制如图 8-6 所示。

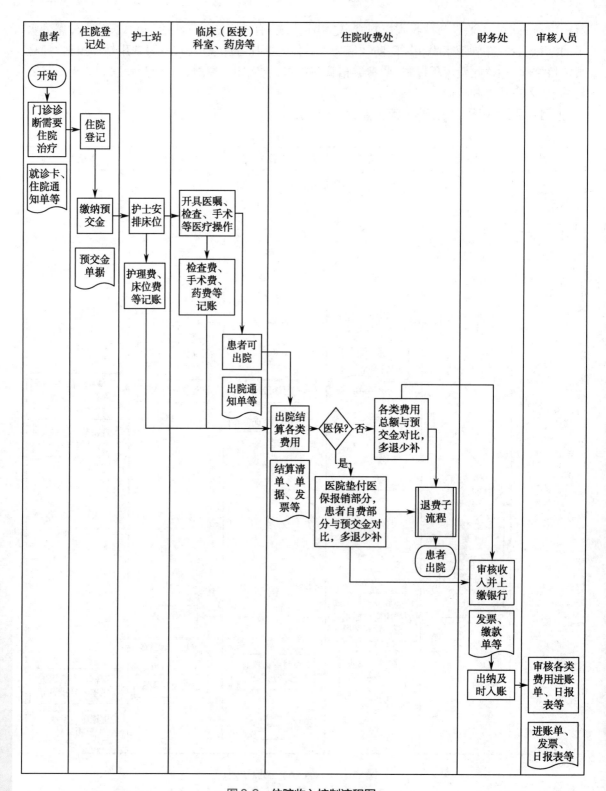

图8-6 住院收入控制流程图

（4）结算时间控制：收入结算时间控制的内容包括门诊收入结算时间、住院结算时间、科室核算结算时间、财务记账收入结算时间等。收入结算时间控制的关键点是每日统一结算起止时间、每月统一结算起止时间。统一规定收入结算起止时间控制，使收入按照权责发生制原则进行确认，保证了财务记账收入核算及时准确；有利于财务会计记账收入与科室核算收入、门诊住院收入核对工作的顺利进行，可以有效保证收入的安全与完整。一旦门诊收费、住院结算和财务结账时间不统一,就不能及时正确反映当日收入的状况,影响当月的收入核算,造成核算不准确、收支不配比,财务记账与科室核算收入核对困难、不能及时发现收入流失隐患。

(5)退费控制:由于医疗卫生机构业务收入活动中收费频率高、项目多、内容复杂和受内外因素的影响,时有退费发生。如果没有退费审批管理制度,很容易造成多退、虚退、冒领等收入流失黑洞。因此,医疗卫生机构应建立退费管理制度。各项退费必须提供交费凭据及相关证明,做好核对,严格审批权限,完备审批手续,并进行相关凭证的保存和归档。退费控制包括退费流程控制、退费凭证手续控制、审批批准控制、审查核对控制、归档控制等。

【例8-4】 某医院退费流程如图8-7所示。

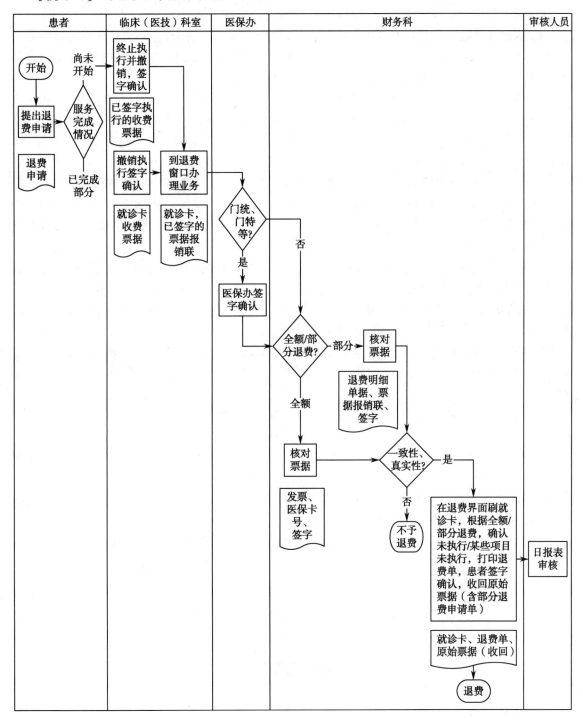

图8-7 退费控制流程图

（6）票据和印章管控：医疗卫生机构应当建立健全票据管理制度，明确票据管理、登记、使用和检查的责任，以及规定财政票据、发票等各类票据的申领、启用、核销、销毁应当履行的手续。医疗卫生机构票据专管制度是对票据实行专人、专账、专柜管理。按照规定设置票据专管员，建立票据台账，做好票据的保管和序时登记工作。负责保管票据的人员要配置单独的保险柜等保管设备，并做到人走柜锁。

医疗卫生机构票据使用管理包括应当按照顺序号使用，不得拆本使用，做好废弃票据管理；不得违反规定转让、出借、代开买卖财政票据、发票等票据，不得擅自扩大票据使用范围，不得开具虚假票据等。

【例8-5】 某医院对本院收入票据采取了如下管控措施：

1）规定各类收入票据由财务部门统一管理，其他任何部门均无收入票据管理权，除财务人员外，其他科室任何人员都不得领用和开具收款收据；除财务部门、门诊收费和住院结算部门外，任何部门和个人都不得向病人和单位直接收取任何费用。

2）票据的购买、印制的权限规定：国家有统一规定的收入票据，医院不得自行印制，需经过医院严格审批，并经财政主管部门批准后方可印制；国家没有统一规定的票据，要按职责权限严格审批手续。票据管理人员根据收入票据使用和结存情况，提前一个月上报，由财会主管审批、分管领导批准后，购买印制有关收入票据。所有收入票据要连续编号，严格进行全过程管理。

3）收入票据的入库验收规定：一切收入票据入库前必须履行验收手续，验收人员应由除票据管理人员以外的其他财会人员参加，验收内容包括票据连续编号情况、印刷质量、数量是否与批准的数量相符，签订合同的按照合同要求验收，验收无误后，所有参加验收的人员在验收登记记录上签名或盖章以示负责。

4）收入票据的登记记录规定：指定专人负责收入凭证票据的领、交、销、保管，健全各类收入票据领用、核销登记、遗失处理、清查、归档等环节记录制度，建立登记簿。定期盘点库存票据并与登记簿核对，防止错收、错发以及空白票据遗失或被盗用。收费人员领取票据要在票据发放登记本上签字，票据管理人员必须严格控制发放数量。

5）收入票据使用管理规定：票据管理员在系统里输入收费员所领取的票据号码后，收费员方能使用。收费结算人员必须按照领取的票据号码从小到大连续使用，现金收入必须当日上缴财务部门。

6）收入票据核对规定：执行科室应在科室核算联上加盖"已做检查""已做治疗"和"已发药"等戳记。指定专人复核收入凭证票据存根，并与记账收入核对。收费员使用后的票据存根连同收入报表及时上缴财务部门，收费处负责人根据每日已结账的收费汇总表金额与个人日报表总额相核对后，在汇总表签名盖章以示已核对，并与日报表一同送交财务部门。票据管理员主要审核票据是否连号使用、票据作废的手续是否齐全、缴款金额是否正确和及时，最后在登记本或在计算机上销号，对报送的资料予以复核，金额与票据号码核对无误后签章。对未用完订本式收据，保管员收回时要剪角并对空页逐张加盖"作废"戳记。交回的收款票据存根联，必须及时办理注销印记登记，核销审核时以存根联及日报表为依据，对已开票据应抽查并记录结果。

第二节　费用管理及控制

一、费用管理及控制概述

（一）费用的概念及构成

1. 概念　医疗卫生机构的费用（expense）是指在报告期内导致医疗卫生机构净资产减少的、

含有服务潜力或者经济利益的经济资源的流出。

2.公立医院费用构成 依据政府会计制度和《医院执行〈政府会计制度——行政事业单位会计科目和报表〉的补充规定》,公立医院费用构成如图8-8所示。

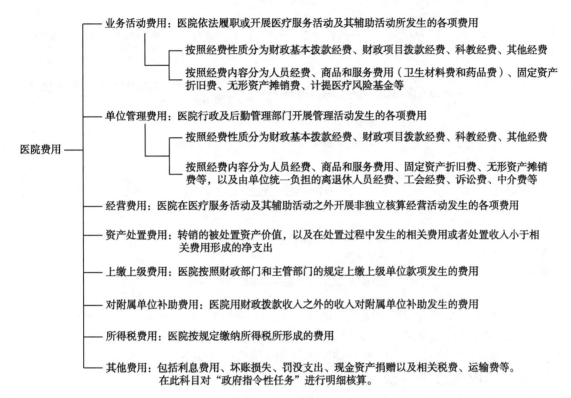

图8-8 公立医院费用构成图

（1）业务活动费用：即公立医院为实现其职能目标,依法履职或开展医疗服务活动及其辅助活动所发生的各项费用。按照经费性质分类包括财政基本拨款经费、财政项目拨款经费、科教经费和其他经费；按照费用内容分类包括人员经费、商品和服务费用、固定资产折旧费、无形资产摊销费、计提专用基金等。

其中,人员经费分为工资福利费用、对个人和家庭的补助费用,具体包括基本工资、津贴补贴、奖金、伙食补助费、绩效工资、社会保障缴费、住房公积金等。

商品和服务费用包括办公费、印刷费、咨询费、手续费、水费、电费、邮电费、取暖费、物业管理费、差旅费、维修费、租赁费、会议费、培训费、公务接待费、专用材料费、被装购置费等,专用材料费又可分为卫生材料费和药品费。

（2）单位管理费用：即医院行政及后勤管理部门开展管理活动发生的各项费用,以及由单位统一负担的离退休人员经费、工会经费、诉讼费、中介费等。和业务活动费用分类一样,可按照经费性质和费用内容进行分类,其中按照经费性质分类包括财政基本拨款经费、财政项目拨款经费、科教经费和其他经费；按费用内容包括人员经费、商品和服务费用、固定资产折旧费、无形资产摊销费等,以及由单位统一负担的离退休人员经费、工会经费、诉讼费、中介费等。

除以上业务活动费用和单位管理费用外,医院的费用还包括经营费用、资产处置费用、上缴上级费用、对附属单位补助费用、所得税费用以及其他费用。

3.基层医疗卫生机构费用构成 依据政府会计制度和《基层医疗卫生机构执行〈政府会计制度——行政事业单位会计科目和报表〉的补充规定》,基层医疗卫生机构在费用大类上也包括上述的8类。但基层医疗卫生机构除了从事医疗服务活动及其辅助活动外,还从事公共卫生服务活动,因此在费用构成上与医院费用构成存在差异。基层医疗卫生机构的"业务活动费用"是指基层医疗卫生机构为实现其职能目标,依法履职或开展医疗服务活动、公共卫生服务活动及其辅助活动所发生的各项费用,按照业务内容可分为医疗费用、公共卫生费用和科教费用,每类费用又可按照费用内容作进一步细分。具体构成如图8-9所示。

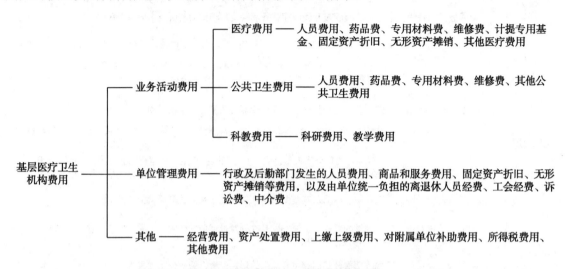

图8-9 基层医疗卫生机构费用构成图

4.专业公共卫生机构费用构成 专业公共卫生机构的费用构成在大类上也包括业务活动费用、单位管理费用、经营费用、资产处置费用、上缴上级费用、对附属单位补助费用、所得税费用、其他费用8类。每类费用进一步细分遵循政府会计制度统一要求。

(二)费用控制的概念和意义

1.概念 费用控制(expenditure control)是指医疗卫生机构在开展医疗服务活动及辅助活动过程中,按照既定的费用目标,对构成费用的诸要素进行的规划、限制和调节,及时纠正偏差,控制费用超支,把实际耗费控制在费用计划范围内,而采取的一系列具有控制职能的方法、措施和程序。

2.意义 加强对医疗卫生机构费用的有效控制和监督,可防止费用管理失控,提高资金的使用效率。通过费用管理与控制可以达到以下目的:

(1)合法性:通过严密的费用控制体系,保证医疗卫生机构与费用相关的业务活动符合有关法律、政策及规章制度。

(2)真实性:通过健全的费用控制,保证登记入账的费用确已存在或者已经发生,所有费用的确认正确,费用真实可靠。

(3)完整性:通过完善的费用控制,保证费用及时记录,且均已登记入账,登记入账的费用确已办理相关手续,无虚增或转移费用现象。

(4)正确性:通过科学合理地控制费用,保证费用核算分类正确,保证费用正确地记入明细账,并经正确地汇总,在会计报表上正确地披露。完善财务基础工作,为日后进行正确的分析、决策工作奠定了基础。

二、费用管理控制要点及主要控制措施

(一)费用控制要点

医疗卫生机构费用控制是对医疗卫生机构所有费用的整个活动过程的控制。一方面,医疗卫生机构费用是大费用概念,既包括成本费用,又包括不属于成本费用的各项费用开支。凡是医疗卫生机构开展医疗业务活动和其他活动所发生的经济利益的流出和相关方面,均属医疗卫生机构费用控制的范围。另一方面,医疗卫生机构费用控制既有相对独立性,但又贯穿于整个医疗卫生机构业务活动等控制的全过程之中。医疗卫生机构通过岗位分离控制、授权批准控制、会计核算控制、人员素质控制等控制措施对费用进行管理控制,其控制的要点如图8-10所示。

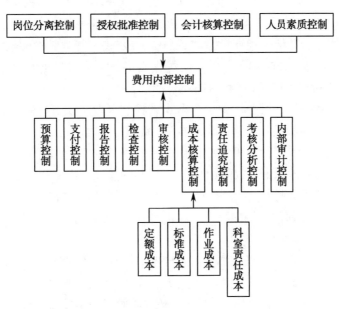

图8-10 费用控制要点图

(二)费用控制的主要措施

1. 建立健全费用管理制度 《行政事业单位内部控制规范》第二十五条第一款规定:"单位应当建立健全支出内部管理制度,确定单位经济行动的各项支出标准,明确费用报销流程,按照规定办理支出事项。"根据这一规定,医疗卫生机构应当梳理各项业务支出,根据国家相关政策规定建立健全内部管理制度,并按照程序报经批准后执行。涉及国库集中支付业务的,应当严格按照财政国库支付管理制度有关规定执行。

2. 费用业务活动实施归口管理 医疗卫生机构费用支出业务应当实行分类管理,明确各类业务的归口管理部门及职责,设立费用支出业务的分类审批权限,建立费用审批流程,明确费用审批人员,履行费用审批程序,重大经济活动及大额资金支付须经集体决策。

3. 合理设置费用支出业务岗位 医疗卫生机构应当根据国家的有关财政财务会计规定、本单位"三定"规定和单位实际情况,按照支出业务的类型,合理设置费用支付业务相关岗位,具体包括费用申请、费用预算、费用审批、费用执行、费用审核、费用结算等岗位,合理设岗,确保相互制约和监督等。明确各关键岗位的职责权限,确保费用支出事项申请与审批、费用支出事项审批与付款、付款审批与付款执行、业务经办与会计核算等不相容岗位相互分离。

【例8-6】 某公立医院对费用支出岗位控制采取的措施如下:

(1)建立岗位责任制,明确相关部门和岗位的职责和权限:对医院所有与费用相关的业务均建立岗位责任制,实行职能分工控制,与费用相关的岗位包括费用预算管理岗位、费用审批岗位、费用审核岗位、费用办理岗位、费用核算岗位、费用分析岗位等,并明确各岗位的职责和权限。

(2)明确费用审签流程为:经手人签字→部门负责人签审→分管领导签审→财务部门核审→院长签批同意→办理支付结算。并规定所有审签人员根据岗位责任制对其签字费用的真实性、合法性、合规性、合理性负相应的责任。

4. 规范费用支出业务工作流程、加强重点环节控制 医疗卫生机构应当规范费用支出管理、公务卡管理等业务工作流程，加强费用支出业务审核、款项支付等重点环节的控制。

（1）费用支出事前申请控制：医疗卫生机构的支出预算反映了预算年度内单位的资金支出规模和资金使用方向，为单位开展各项业务活动、实现工作目标提供财力支持。预算具有法定效力，贯穿于单位各项业务活动事前、事中和事后的全过程。医疗卫生机构的每一项支出都应有相应的预算支撑。因此，医疗卫生机构在开展业务活动时，业务工作人员应当根据工作计划、工作任务和单位领导的指示并结合预算指标，按照费用支出内部管理制度的规定，提出支出事前申请，经审核通过后再去具体开展相关业务。这种支出事前申请程序在条件允许下应通过信息系统完成，实现内部控制的"关口前移"和"计算机控制"。

【例8-7】 某三甲医院针对费用支出事前申请控制采取了如下控制措施：健全费用申请管理制度、加强费用申请控制、费用申请人资格控制、费用申请时间控制、费用申请报告内容控制。

（2）费用支出审批控制：《行政事业单位内部控制规范》第三十条第二款明确规定："加强支出审批控制。明确支出的内部审批权限、程序、责任和相关控制措施。审批人应当在授权范围内审批，不得越权审批。"医疗卫生机构经济业务事项的事前审核审批是指在业务事项发生之前对业务事项是否符合工作计划、预算指标进行的审核审批。业务事项发生后或在办理过程中的资金支付，也应当经过审核和审批。

费用审批权限既与承担的责任相联系，又与内部授权方式方法相关。在实践中，有的采取"一支笔审批"，有的采取"分级一支笔审批"，有的采取"会审会签制"，具体审批权如何划分各个医疗卫生机构也不同。不管采取何种审批方法，必须明确费用审批权限和承担的责任。同时，必须建立起对费用审批权的监督控制机制，防范管理越权以及贪污腐败行为。医疗卫生机构具有费用审批权的岗位包括部门负责人、分管领导、财务部门负责人、总会计师、院长等。部门负责人、分管领导、财务部门负责人分别具有本部门费用预算额度内、分管预算额度内、所有费用的审批权，对费用的真实性、完整性、合理性、合法性负责，而院长则不仅具有对所有费用的审批权，还对分级授权的审批权承担责任。

审批人必须在授权范围内审批，严禁无审批费用。明确费用的审批人员，按照授权赋予审批人员一定的费用审批范围和费用额度，审批人员必须在授权的范围和额度内审批。具体包括确定授权范围、明确审批权限、明确审批责任、严格按有关规章制度办理经审批的费用，严禁办理未经审批的费用。一切费用不能由一人办理业务的全过程。

建立重大费用集体决策制度和责任追究制度。重大费用由各医疗卫生机构或卫生主管部门根据各医疗卫生机构的实际情况确定标准，超过规定标准的应集体决策，防止个人独断专行和违法乱纪行为的发生，对未经集体决策的重大费用，建立责任追究制度。具体包括建立集体决策制度、建立会审会签制度、严格预算控制、建立责任追究制。

【例8-8】 某公立医院在费用审批控制上采取的控制措施：健全费用管理制度基础上，明确费用审批人员、费用审批人员的审批权限、费用审批人员的审批金额、费用审批的级次和顺序、重大费用集体决策和责任追究制等。该医院日常费用业务报销审批流程如图8-11所示。

（3）加强费用支出审核控制：《行政事业单位内控规范》第三十条第三款明确规定：加强支出审核控制，全面审核各类单据，重点审核单据来源是否合法，内容是否真实、完整，使用是否准确，是否符合预算，审批手续是否齐全。支出凭证应当附反映支出明细内容的原始单据，并由经办人员签字或盖章，超出规定标准的支出事项应由经办人员说明原因并附审批依据，确保与经济业务事项相符。

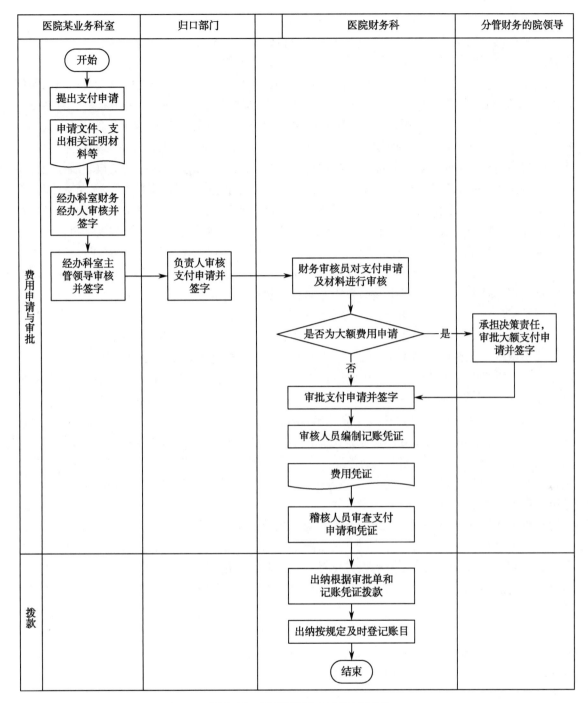

图 8-11 日常费用业务审批流程图

医疗卫生机构在加强费用支出审核控制方面要做到以下两个方面：

一是明确全面审核各类单据。当经济业务事项的经办人员提出资金支付申请时，承担资金支付审核责任的工作人员应当全面审核与业务事项相关的各类单据。单据不仅包括发票等外部凭证，还包括单位内部流转的各类文件和表单。费用支出凭证应当附上反映费用明细内容的原始单据，并有经办人员签字或盖章，超出规定标准的费用支出事项应由经办人员说明原因并附审批依据，确保与经济业务事项相符。

【例 8-9】 某医疗卫生机构对其会议费报销规定：要求经办人员在提交《会议报销审批单》的同时，附与会议相关的内部签报和外部结算单据，以及能够证明会议议题、议程、会期、地点、与会代表人数、相应的预算指标、实际报销金额以及各项费用构成等内容的内部表单。

二是明确单据审核的重点。费用支出单据审核的重点通常包括：单据来源是否合法，内容是否真实完整，使用是否准确，是否符合预算，事前审批手续是否齐全。

【例 8-10】 某三甲公立医院对费用审核控制采取的措施如下：①明确费用支出审核人员的权限和职责，建立岗位责任制，对费用内容的合法性、真实性、完整性进行审核，审核无误签章以示负责；②明确费用支出的经办人、审核人、批准人等应当履行的手续及承担的责任；③加强费用凭证审核，明确审核的费用项目填写是否完整、金额计算是否正确、大小写金额是否相符；④加强费用审批手续审核，明确审核的费用审批手续是否齐全、是否存在超规定权限或超范围审批；⑤加强费用执行审核，明确审核的费用是否超预算或计划外开支，审核费用是否超标准、超定耗定额指标；⑥加强费用核算审核，明确审核的费用期限划分、归集和核算是否正确合理。审核费用报表与账簿、凭证是否相符；⑦明确审核人员对审核的事项是否签字盖章以示负责。

（4）加强支付控制：医疗卫生机构应当加强支付控制，明确报销业务流程，按照规定办理资金支付手续。签发的费用支出凭证应当进行登记。使用公务卡结算的，应当按照公务卡使用和管理有关规定办理业务。在费用支出控制方面应当重点加强以下三个环节的控制。

一是借款管理。目前我国已经大力推行公务卡支付，公务卡支付从业务属性来说是一种电子化的借款报销形式。除公务卡支付外，员工因出差、零星小额采购或者临时接待任务等情况，也需要借取现金。在这种情况下，需按照内部管理制度的规定办理借款手续。借款额度不得超过经费支出执行申请中经批准的支出额度。借款一经发生，相应的预算指标即被锁定，即预算指标已经被占用，应避免超预算指标执行。

【例 8-11】 某医疗卫生机构为了严格控制现金支出，在其内部管理制度中明确规定：单位发生 1 000 元以上的支出采用支票方式结算，借款金额在 1 000 元以上的，办理支票领用手续。该单位工作人员办理借款的程序为：借款人按照要求填写《借款审批单》，注明借款事由、借款金额、所对应的预算项目以及预计还款日期等内容，并附上与借款事项相关的事前审批单据，如公务接待审批单、出差签报单等；经本部门负责人审批后，提交给单位财会部门的分管领导或其授权的负责人进行复核；复核通过后，出纳人员办理借款或指标领用手续。

二是报销管理。经办人员办理费用报销时，应当按照要求填写费用报销申请，确保要素齐全、内容真实完整，由经办人、证明人签字后，提交部门负责人或归口管理部门的相关工作人员审核，经单位财会部门复核无误后按照支出审批权限进行审批，出纳人员按照审批结果办理支付手续。

三是资金支付。业务部门借款申请或申请费用报销时，按规定的审批权限和程序审批完成后，出纳人员应当依据支付审核阶段已明确的借款申请或报销申请的资金来源和账户类型，办理具体的资金支付业务，支付完毕后交由会计人员进行会计核算。出纳人员签发的支付凭证应当按照要求进行登记。

5. 加强费用支出的预算、核算及分析控制，推进成本核算 医疗卫生机构应当建立科学的费用预算、核算体系，一切费用均应统一纳入预算管理。全面预测费用，编制费用预算计划，确定费用标准，经审核批准后严格执行；健全费用业务凭证流转手续，按照会计制度正确地进行费用核算、提取和摊销，保证核算的真实性和准确性，准确及时编制费用报告，保证信息的正确披露；并定期进行分析费用支出情况，包括分析各业务部门的费用支出情况和预算执行进度，以及单位的基本支出、项目支出、"三公"经费的明细情况等，通过编制费用支出业务分析报告为单位的管理决策提供信息支持。同时，医疗卫生机构应当加强成本管理，推进成本核算，开展成本分析，真实反映医院成本状况；加强成本管控，优化资源配置，夯实绩效管理基础，提升单位内部管理水平。有关成本核算内容详见本书第十章。

医疗卫生机构本期收入与费用相抵后的余额就形成了本期盈余，如果本期收入大于费用，说明医疗卫生机构有盈余,反之为亏损;医疗卫生机构历年实现的盈余扣除盈余分配后滚存的金额以及因无偿调入调出资产产生的净资产变动额形成累计盈余。医疗卫生机构应当按照规定的计算方法和计算内容,对全年的收入和费用活动进行全面的清查、核对、整理和结算。凡属本年的各项收入,都要及时入账;凡属本年的各项费用,都要按规定的费用渠道列报,正确计算、如实反映全年盈余情况。各项收入之和要与费用之和对应进行结算,以正确反映各项盈余,互相间不能混淆。各类盈余应按规定纳入单位预算,在编制年度预算和执行中需追加预算时,按照财政部门的规定统筹安排使用。有关医疗卫生机构盈余的形成内容请参考本章的数字资源部分。

依据《医院执行〈政府会计制度——行政事业单位会计科目和报表〉的补充规定》,医院按照财务会计下医疗盈余(不含财政基本拨款形成的盈余)计算提取职工福利基金,并按规定提取医疗风险基金,医院累计提取的医疗风险基金比例不应超过当年医疗收入的 $1‰ \sim 3‰$,具体比例可由各省(自治区、直辖市)财政部门会同主管部门(或举办单位)根据当地实际情况制定;依据《基层医疗卫生机构执行〈政府会计制度-行政事业单位会计科目和报表〉的补充规定》,基层医疗卫生机构按照财务会计下相关数据计算提取职工福利基金、按照财务会计下相关数据计算提取奖励基金以及按照财务会计下相关数据计算提取并列入费用的医疗风险基金。

本章小结

政府举办医疗卫生机构的收入、费用管理及控制包括收入、费用的概念和构成、管理控制的概念和意义、管理控制的要点及控制措施,重点掌握医疗卫生机构收入、费用的构成及管理控制的主要措施;理解医疗卫生机构收入、费用管理和控制的意义。

思考题

1. 请思考医疗卫生机构收入与费用控制的概念和目的。
2. 请思考医疗卫生机构收入与费用控制的主要措施。

(朱俊利)

第九章 预算管理

预算管理是围绕预算资金规范运行所开展的组织、计划、协调、控制和监督活动的总称，是现代医疗卫生机构财务管理的核心内容，是医疗卫生机构内部管理控制流程的重要环节和举措。本章介绍预算的含义、特征和作用，简述全面预算的含义与体系、全面预算管理的含义、特点、功能和原则，详述不同预算编制方法的含义、特点、编制流程以及优缺点与适用范围，全面阐述医疗卫生机构全面预算管理的组织及具体管理流程。

第一节　预算管理概述

一、预算的概念、特征和作用

（一）预算的概念

1. 预算　预算（budget）是指以战略目标为导向，以财务数字或非财务数字编制的、反映未来一定期间内经营活动的计划，是组织制定目标、规划资源、沟通协调、控制业务、考核激励各部门及员工的主要依据。具体来说，预算是一种计划工具、沟通协调工具、监控工具及评估工具。

（1）计划工具：预算能计划未来，为各部门及员工制定目标并提供行动框架，使具体业务计划富有前瞻性。

（2）沟通协调工具：预算使组织目标层层分解，并有效传达给每个组织成员，各部门可以互相沟通各自计划，增强协调与合作，保证总目标的实现。

（3）监控工具：预算是经济活动的控制标准，通过比较预算执行实际结果和计划目标，可以监控组织整体目标及部门目标的实现情况，及时找到问题根源并提供改进的建议以纠正偏差。

（4）评估工具：预算为绩效管理提供了可量化的绩效评价指标，是业绩考核的依据，可以有效评估员工绩效，激励员工努力工作以达到组织目标。

2. 医疗卫生机构预算　医疗卫生机构预算（budget of medical and healthcare institutions）是指医疗卫生机构按照国家有关规定，根据事业发展计划和目标，经过综合计算和全面平衡而编制的年度财务收支计划。从实质上看，医疗卫生机构预算是一项内部控制技术或方法，是指导医疗卫生机构开展业务活动、控制财务收支、进行财务监督的重要依据。

医疗卫生机构预算是国家部门预算的重要组成部分，体现医疗卫生机构与国家财政部门之间预算资金拨缴关系，是国家预算有关医疗卫生事业内容的具体化。医疗卫生机构所有收支都应纳入部门预算，每年按要求进行预算及决算的编制，并向主管部门和财政部门报送部门预算。

（二）预算的特征

1. 战略导向性　预算是为实现机构目标而编制的各种资源配置和运营活动的具体计划，与机构的战略目标保持一致。

2. 完整性　预算是包括财务预算在内的全面预算，涵盖了各机构运营活动的各个方面。

3. 综合性　预算可以用价值形式反映，也可以用其他数量形式反映。数量化反映未来运营活动的详细规划，具有高度的综合性。

4．可执行性 预算比较具体而细化，是未来控制运营活动的依据，具有可执行性。

5．权威性 预算必须报送主管部门或机构审核批准通过，以增强预算的约束力和严肃性。预算实施过程中如有必要调整，也要按照管理权限上报审批。

（三）预算的作用

1．有利于国家有关方针政策的贯彻落实 各医疗卫生机构的部门预算是国家实施有关方针政策的有效手段，反映该机构的业务活动方向、范围以及经费安排，是各机构贯彻落实国家有关方针政策的资金反映和财力保证。

2．有利于各机构工作目标的实现 医疗卫生机构预算是计划年度内该机构事业发展计划和运营目标在财务收支上的反映。通过编制预算，可以使单位未来一段时间内的工作目标具体化、系统化和定量化，提供事业计划和工作目标的具体实施和顺利完成的条件。预算是战略规划实施的具体表现，是实现预期目标的必要手段。

3．有利于实现收支平衡 医疗卫生机构预算的核心内容是机构的收入支出预算。各机构在编制预算时，坚持以收定支、收支平衡、统筹兼顾、保证重点、量力而行，精打细算，合理、有效、节约使用资金和实现收支平衡的原则。因此，医疗卫生机构通过预算的编制及执行，可以达到保证收入、控制支出的目的，有利于机构实现收支平衡。

4．有利于提高各机构财务管理水平 预算贯穿于医疗卫生机构财务活动的全过程，是机构财务管理的核心和基本依据。严格的预算管理对于提高机构财务管理水平，使机构总体发展战略和年度发展计划具体化、规范化，为机构财务管理提供依据；可以使机构财务管理按照预算规定的内容，有计划、有步骤地进行，避免工作的盲目性；有利于加强机构内部各部门之间的沟通和了解，使每个部门都能清楚地认识到机构的总目标和各自的任务，便于分工协作，促进机构内部的合作与交流；通过核定收支预算，可以促进各机构积极组织收入，合理安排支出，提高资金使用效益；科学的预算目标值可以成为机构内部各部门绩效考核的指标，有助于管理者进行绩效评价。

二、全面预算的含义及体系

（一）全面预算的含义

全面预算（comprehensive budget）是一系列预算构成的体系，是各机构根据战略规划、运营目标和资源状况，运用系统方法编制的整体运营、投资、筹资等一系列业务管理标准和行动计划。

（二）全面预算体系

全面预算以业务预算为起点，扩展到收入预算、费用（成本）预算、投融资预算、财务预算等各方面的预算，从而形成一个完整的全面预算体系，具体包括业务预算、收入费用预算、筹资投资预算和财务预算。

1．业务预算 主要反映医疗卫生机构开展日常运营活动的预算，包括医疗业务工作量预算、财政专项预算、科研教学项目预算等，是收入费用预算、筹资投资预算编制的主要基础和依据。

2．收入费用预算 主要反映预算期内与医疗卫生机构业务活动直接相关的预算，包括收入费用总预算、医疗收入和医疗费用预算（包括管理费用预算）、财政拨款收入费用预算、科教项目收入费用预算和其他收入费用预算。

3．筹资投资预算 主要反映预算期内医疗卫生机构进行投资活动和筹资活动的预算。筹资预算主要指借款预算、融资租赁预算和引入第三方合作预算。投资预算主要包括设备、车辆和无形资产购置预算、基本建设和大型修缮预算、对外投资预算等。医疗卫生机构对外投资主要包括认购国债、全资或与第三方合作举办独立法人的非营利性医疗卫生机构等。

4. 财务预算　反映一定期间内医疗卫生机构资金取得和投放、各项收入和费用等资金运动结果所作的年度财务收支计划，包括资金预算、预计资产负债表、预计现金流量表、预计收入费用表。

全面预算是按照其经济内容及其相互关系有序排列组成的有机整体，各项预算之间相互衔接，形成一个完整的预算体系。图 9-1 以医疗卫生机构为例，大致反映了各预算之间的主要内在联系。

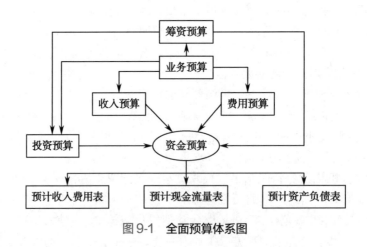

图 9-1　全面预算体系图

三、全面预算管理的含义和特点

(一) 全面预算管理的含义

全面预算管理（master budgeting management，MBM）是指医疗卫生机构对所有经济活动实行全面管理，全面纳入预算管理范围。包含两方面内容：一是业务主管部门对医疗卫生机构预算和财务实行全面管理，医疗卫生机构作为预算单位，所有收支全部纳入预算范围；二是医疗卫生机构内部建立健全全面预算管理制度，以战略发展规划和年度计划目标为依据，充分运用预算手段开展机构内部各类经济资源分配、使用、控制和考核等各项管理活动，以增加机构价值的方法。

全面预算管理包括预算编制、审批、执行与控制、调整、决算、分析与考核等多个环节，是一个全员参与、覆盖全面业务范围、全程跟踪管理流程的综合管理控制系统。全面预算管理是机构内部兼具控制、激励、评价等功能为一体的一种综合贯彻运营服务战略的管理机制，处于医疗卫生机构内部控制的核心地位。

(二) 全面预算管理的特点

1. 全口径　全面预算管理覆盖人、财、物全部资源，凡是可以用货币计量的人、财、物资源的活动和这些活动带来的结果都是预算管理的内容，包括收入、费用、筹资、投资、医疗卫生服务活动等。各类资金来源，包括财政资金、自有资金等，都要纳入预算管理。

2. 全过程　全面预算管理贯穿预算编制、审批、执行、监控、调整、决算、分析和考核等各个环节，不仅包括预算指标下达、预算编制和汇总，更重要的是要实现预算执行和控制、预算分析和考评的全程化管理，真正发挥预算管理对机构运营活动的指导作用。

3. 全员性　全面预算管理是一项系统工程，需要各部门上下协调，必须坚持各个组织系统协调参与的原则。预算编制不仅有财务人员、临床科室，还有医技科室、后勤及管理部门人员也都要参与到预算编制中去。所有参与经济活动的部门或人员都是预算管理的对象，既有使用资源的权利,也要承担相应责任,对预算管理目标完成情况负责。

4．全方位 全面预算管理应涵盖经营、投资、筹资等所有经济活动,医疗、科研、教学、后勤、管理等各项具体工作都要实施预算管理。经济活动各项指标量化后进行细化分解,落实到具体部门或责任人。在执行过程中,找出实际结果与预算指标的差距,进而为经济活动提供客观系统的管理标准和科学有效的建议。

全面预算管理与传统预算管理的区别见表9-1。

表9-1　全面预算管理与传统预算管理的区别

项目	传统预算管理	全面预算管理
预算内容	主要收入、支出计划	包括业务、筹资、投资、收入、费用(成本)、资金等内容
参与范围	财务部门	整个医疗卫生机构
编制方法	固定预算、增量预算等传统方法	弹性预算、滚动预算、零基预算等多方法
控制点	事后的运营结果	事前的运营预测;事中的运营过程;事后的运营结果
控制力	控制力弱	控制力强
技术支持	Excel表格	预算管理软件

四、全面预算管理的功能和原则

(一)全面预算管理的功能

1．规划与计划功能 通过全面预算管理,使医疗卫生机构的目标数量化、系统化,促使其合理、合法地组织收入,科学合理地安排支出,及时预测可能发生的变动趋势,把困难和问题尽可能事先加以考虑,防患于未然,对资源配置预先作出规划,避免关键环节资源短缺而影响整体运营效果。

2．控制与监督功能 全面预算管理保证各机构既定的发展目标在实际工作中得到贯彻执行,监控机构目标的实现情况和运营状况。在全面预算执行过程中,一方面,管理人员要密切注意经济运行过程是否偏离目标,偏离程度是否在允许的范围内。如超过允许范围,就要采取措施加以整改,做到事中控制;另一方面,管理人员要从反馈的信息中了解预算与实际执行结果之间的差异原因,根据问题所在,对症下药,以利于目标的完成,做到事后控制。

3．沟通与协调功能 通过编制全面预算,可以更好地协调各部门的行动。机构内部各部门提出各自的工作计划与目标的同时,还要评估其他部门计划对本部门计划的影响,从而促使各部门相互协调与沟通,促进各部门目标明确,相互理解,行动一致。

4．考核与评价功能 全面预算管理要在划分责任中心的基础上,通过建立健全预算指标的责任制度,明确考核和激励指标,并与部门或个人的工作业绩考核挂钩,这有利于完善各机构的内部约束和激励机制。

(二)全面预算管理的原则

1．战略性原则 坚持以战略发展规划为导向,确定年度计划目标并合理配置资源,实现可持续健康发展。

2．全面性原则 实行全口径、全过程、全员性、全方位预算管理,覆盖人、财、物全部资源,贯穿预算编制、审批、执行、监控、调整、决算、分析和考核等各个环节。

3．约束性原则 强化预算硬约束,原则上预算一经批复不得随意调整。要明确预算执行管理责任,严格执行已经批复的预算,增强预算统筹能力。

4．绩效性原则 建立"预算编制有目标、预算执行有监控、预算完成有评价、评价结果有反馈、反馈结果有应用"的全过程预算绩效管理机制,推进预算与绩效一体化。

5．适应性原则 按照国家有关规定，根据单位实际情况和运营环境变化，及时调整完善预算管理制度、机制、流程、办法和标准。

总之，实行全面预算管理，对增强医疗卫生机构宏观调控能力、优化资源配置、加强财务监督、提升整体管理水平和经济效益都具有重要作用。2021 年 1 月 6 日，国家卫生健康委、国家中医药管理局颁发文件《关于印发公立医院全面预算管理制度实施办法的通知》（国卫财务发〔2020〕30 号），强调全面预算管理制度是现代医院管理制度的重要内容，业务主管部门要将全面预算管理纳入医院预算绩效考核的范围。

第二节　预算编制方法

医疗卫生机构编制预算，对预算的科学性和合理性以及预算的管理和控制有着至关重要的影响，直接影响预算目标的推进与实现程度。根据医疗卫生机构不同的业务内容特点，预算编制可采取不同方法，每一种方法都有其各自的特点、优缺点及适用范围。

一、固定预算法和弹性预算法

预算编制方法按其业务量基础的数量特征不同，可分为固定预算法和弹性预算法。

（一）固定预算法

1．固定预算法定义 固定预算法（fixed budgeting）也叫静态预算法（static budgeting），是指以每年稳定的、最可能实现的某一业务量水平作为固定基础，不考虑预算期内可能发生变动的预算编制方法。这是一种传统的和基本的预算方法，也是实践中最常用的一种预算编制方法。

2．固定预算法的特点 在编制预算时，不考虑项目预算期内业务量水平可能发生变动的情形，只按照一个固定的、预计可以实现的正常业务量水平为基础来确定该项目的预算数。

3．固定预算的编制 采用固定预算法具体编制预算，要根据稳定的、可实现的业务量水平，计算预算总额。通常在年度预算总额基础上进行月度预算。

【例 9-1】 某医院化验室上年度业务量为 65 600 人次，总成本为 33 200 元。根据预测，下一年度业务量将增加 10%，要求编制下一年度成本预算。

采用固定预算法编制下一年成本预算如下：

$$上年平均成本 = 33\ 200 \div 65\ 600 \approx 0.51（元）$$
$$下一年业务量预算值 = 656\ 000 \times (1+10\%) = 72\ 160（人次）$$
$$下一年成本预算值 = 72\ 160 \times 0.51 \approx 36\ 801.60（元）$$
$$下一年平均每月成本预算值 = 30\ 681.60 \div 12 \approx 3\ 066.80（元）$$

4．固定预算法的优缺点及适用范围

（1）优点：简便易行，易于理解，而且编制的预算仅有一个预算而不是一组预算，因此预算编制工作量比较小。

（2）缺点：①适应性差。固定预算的业务量基础是事先假定的某一业务量，不论预算期内业务量水平是否发生变动，都要按事先确定的某一个业务量水平作为编制预算基础，不考虑业务量的变动差异，缺乏弹性。②可比性差。当预计的业务量水平与实际水平相去甚远时，有关预算指标的实际数与预算数就会因业务量基础不同而失去可比性，导致预算无法控制，也无法依据预算数据进行预算考核和评价。③科学性略有不足。按固定预算法进行成本预算时，用上年平均成本乘以预算业务量，而不是把成本中的固定成本和变动成本分开考虑，这是不科学的。事实上，业务量的变化只会引起变动成本的变化，而固定成本则是不变的。

（3）适用范围：一般情况下，对于不随业务量变化而增减的固定成本与费用（如折旧费、保险费等）项目预算，或者业务量水平较为稳定的医疗卫生机构编制预算时，可以采用固定预算法编制预算。对于随着业务量变化而增减的变动成本（如卫生材料消耗等）项目预算，不宜采用固定预算法。

（二）弹性预算法

1. 弹性预算法定义 弹性预算法（flexible budgeting）是相对于固定预算法而言，又称变动预算法、动态预算法或滑动预算法，是在变动成本法的基础上，按一系列预计可能实现的业务量水平（如按一定百分比间隔）编制的、能适应不同业务量情况的预算编制方法。弹性预算法考虑到预算期内业务量可能发生的变动，使预算具有一定的柔性，故称为弹性预算法。

弹性预算法是基于成本（费用）习性分类的基础上，根据本量利之间的依存关系编制预算的方法。其关键在于把所有的成本划分为变动成本与固定成本两大部分，变动成本主要根据单位业务量的成本来控制，而固定成本则按总额控制。

2. 弹性预算法的特点 弹性预算是按预算期内可能出现的一系列业务量水平编制的，不再是只适应一个业务量水平的单一预算，而是能够适应多个业务量水平的多套预算方案，从而扩大了预算的适用范围；弹性预算是按成本习性分类列示，在预算执行中可以计算一定业务量的预算成本，以便于预算评价和考核。

3. 弹性预算的编制 采用弹性预算法具体编制预算的步骤是：

（1）预测确定业务量范围：在确定经济活动业务量时，要与各业务部门共同协调，一般可按正常经营活动水平的70%~120%之间范围确定，也可按过去历史资料中的最低业务量和最高业务量为上下限，然后再在其中划分若干等级，这样编出的弹性预算较为实用。

（2）划分成本类别：根据成本习性和业务量之间的依存关系，将成本划分为变动成本、固定成本、混合成本。依据成本习性，选择高低点法、回归分析法等一种方法将混合成本再分解划分为固定成本和变动成本。

（3）编制弹性预算：计算各种不同业务量水平的预测数据，并采用公式法或列表法编制弹性预算。

弹性预算的编制有列表法和公式法两种。其中：列表法是指通过列表的方式，在业务量范围内将业务量划分为若干不同水平，按不同的业务量分别计算各项预算值，并列入表格的方法。

公式法是运用成本习性模型，测算预算期的成本费用总额，并编制成本费用预算的方法。公式法便于计算正常业务量范围的预算，超出业务范围需要修正弹性定额。公式法下弹性预算的基本公式为：

$$预算总成本 = 固定成本 + \sum（与业务量相关的弹性定额 \times 预计业务量）\qquad 公式9\text{-}1$$

每一项成本与业务量的关系可用公式 $y = a + bx$ 表示，其中：y 表示预算总成本，a 表示预算固定成本，b 表示预算单位变动成本额，x 表示预计业务量。

【例 9-2】 某医院预计业务量波动范围（表9-2）。假设医院每一住院天数护理工时为4.2小时，每小时平均工资为7.5元。要求根据上述资料编制护理人员月工资的弹性预算。

表9-2 某医院业务量的波动范围

业务量选择	开放床位数	床位使用率/%	年住院天数
1	36	60	7 884
2	36	75	9 855
3	36	90	11 826
4	36	100	13 140

根据表9-2提供的资料,分别编制不同业务量下护理人员工资弹性预算如表9-3所示:

表9-3　某医院护理工资弹性预算表

业务量选择	开放床位数	床位使用率/%	年住院天数	年护理工时/h	年护理工资/元	月护理工资/元
1	36	60	7 884	33 113	248 346	20 695
2	36	75	9 855	41 391	310 432	25 869
3	36	90	11 826	49 669	372 519	31 043
4	36	100	13 140	55 188	413 910	34 492

上述弹性预算的编制中,假设护理工资随护理工作量(护理工时)的变动而变动,即属于变动成本。如果成本费用由固定成本和变动成本两部分组成时,还需要将固定成本和变动成本分开考虑。

4. 弹性预算法的优缺点及适用范围

(1)优点:与固定预算法相比,弹性预算法具有预算适应性强和可比性高的优点。首先,弹性预算法能够适应不同经营活动情况的变化,避免在实际情况发生变化时,对预算作频繁的修改,因此扩大了预算的适用范围,可更好地发挥预算的控制作用;其次,弹性预算更贴近实际情况,能够使预算对实际执行情况的评价与考核建立在更加客观可比的基础上,容易被考核人接受。

(2)缺点:弹性预算法也有一定的局限性,预算编制相对比较麻烦,编制工作量大;医疗卫生环境及其变动趋势预测的准确性、预算项目与业务量之间依存关系的判断水平等都会对弹性预算的合理性造成较大影响。

(3)适用范围:理论上,弹性预算法适用于业务量水平可能会发生较大变动的单一预算项目的预算,也适用于整体所有预算项目的编制。为了减少预算编制的工作量,通常将所有预算项目划分为变动项目和固定项目两大类,对变动项目采用弹性预算法来编制,而对固定项目则采用固定预算法来编制。实务中,弹性预算法主要用于编制弹性成本费用预算和弹性盈余预算,尤其是编制费用预算。

二、增量预算法和零基预算法

按其出发点的特征不同,编制预算的方法可分为增量预算法和零基预算法。

(一)增量预算法

1. 增量预算法定义　增量预算法(incremental budgeting)又称调整预算法、定基预算法,是在基期成本费用水平的基础上,充分考虑预算期内各种因素的变动情况,结合预算期业务量水平及有关降低成本的措施,通过调整有关原有成本费用项目而形成预算的编制方法。

实施增量预算法有三个前提条件:一是现有的业务活动是必需的;二是原有的各项开支水平都是合理的;三是增加预算是值得的。

2. 增量预算法的特点　基数加增长,即根据业务活动的增减对基期的实际发生额进行增减调整,进而确定预算期的预算指标。

3. 增量预算的编制　首先,确定基期(通常是上一年度)预算收支的基数;然后,在基期执行数的基础上,加上计划期影响预算收支的各种增减因素,根据有关因素的发展变化情况,按照一定的增减比例或数额确定预算年度收支指标。增量预算法确定预算指标的计算公式如下:

某项预算指标=基期实际指标×(1±业务量变动率)×指标变动率　　公式9-2

【例9-3】 医院某部门20×2年实际支出印刷费50 000元,考虑20×3年业务量增加20%和节约10%的因素,则20×3年印刷费预算为:

$$50\ 000 \times (1+20\%) \times (1-10\%) = 54\ 000(元)$$

4.增量预算法的优缺点及适用范围

(1)优点:编制相对比较简单,对过去的预算内容不需作较大调整;编制速度较快,可节省时间成本和节约编制成本。

(2)缺点:不考虑影响收支的因素是否发生变动,也不考虑已经发生的收支是否合理,不加分析地保留和接受原有收支项目,容易使不必要开支合理化,滋生预算中的"平均主义"和"简单化",不利于加强预算控制。

(3)适用范围:适用于医疗卫生机构所必需开支的、各项开支均为合理的、增加预算可行的项目预算编制。另外,在财务收支规模不大,编制项目预算所需信息不足的情况下,也可选择采用这种方法。

(二)零基预算法

1.零基预算法定义 零基预算法(zero-based budgeting,ZB)即以"零"为基数编制的预算,也称零期法,是指不以以往的经济活动及其预算为基础,而是以零为起点,从实际需要出发分析预算期经济活动是否合理,经过综合平衡而确定预算的编制方法。

2.零基预算法的特点 在编制预算时,一切从零开始,不考虑基期的实际发生额,仅仅考虑预算期当期的实际需要和现实的合理性。即采用零基预算法编制预算,不以历史期预算收支范围、收支预算水平和实际收支结果为依据,而是从实际需要出发,在对预算期内各项收支的必要性、合理性、可行性进行充分考虑的基础上,对预算数额进行综合分析和平衡,进而确定预算指标。

3.零基预算的编制 采用零基预算法编制预算的具体步骤如下。

(1)掌握准确的信息资料:这些信息资料包括机构人员编制、人员结构、工资水平以及工作性质、设备配备所需资金规模等。掌握准确的信息资料是编制零基预算的基础。

(2)确定费用开支定额:预计预算期内可能发生的费用支出项目,并拟定相应的费用开支方案,确定费用定额。这是编制零基预算的基本数据标准。

(3)确定各预算项目:预算项目要根据事业发展需要和客观实际情况加以确定。首先满足刚性费用支出;其次根据成本效益原则,对酌量性费用按照成本效益比的大小进行排序,确定各预算项目。

(4)确定各项目预算金额:根据费用定额,按费用层次和轻重缓急进行资金分配,确定各项目预算金额。

【例9-4】 某医院在编制单位管理费用预算时,涉及的预算项目包括办公费、租金、保险费、宣传费、差旅费、培训费和零星购置费。上述各项费用上年度的实际情况是:办公费3 000元、租金5 000元、保险费6 000元、宣传费9 000元、差旅费3 000元、培训费6 000元、零星购置费5 500元,合计37 500元。经分析,办公费、租金和保险费是不可避免的必要支出,而宣传费、差旅费、培训费和零星购置费则可以有所增减。预计计划期内上述费用支出为25 000元。

首先,计算得出不可避免的办公费、租金、保险费支出等合计14 000元,计算如下:

$$3\ 000 + 5\ 000 + 6\ 000 = 14\ 000(元)$$

其次,计算得出宣传费、差旅费、培训费和零星购置费等可用资金为11 000元,计算如下:

$$25\ 000 - 3\ 000 - 5\ 000 - 6\ 000 = 11\ 000(元)$$

再次,根据实际需要分析和确定宣传费、差旅费、培训费和零星购置费的分配比例及预算指标(表9-4)。

表9-4　宣传费、差旅费、培训费和零星购置费预算情况

项目	上年数据/元	可用资金/元	分配比例/%	预算指标/元	与上年差异/元
宣传费	9 000		38	4 180	−4 820
差旅费	3 000		13	1 430	−1 570
培训费	6 000		26	2 860	−3 140
零星购置费	5 500		23	2 530	−2 970
合计	23 500	11 000	100	11 000	−12 500

4. 零基预算法的优缺点及适用范围

（1）优点：从零开始编制预算，对每一笔可能发生的费用都要进行逐项审核，而不是仅仅修改上年度预算或检验新增部分。因此，零基预算方法可以排除基期预算中不合理的因素，使收支指标更加贴近实际需要，有利于资金分配的科学性和合理性，提高资金使用效益；有助于增加编制预算的透明度，调动各部门费用控制的积极性；有利于发挥预算的分析、监督和控制职能。

（2）缺点：预算编制时间相对较长，工作量较大；预算编制要求比较高，预算编制的准确性受医疗卫生机构管理水平和相关数据影响较大；预算方案评级和资源分配具有较大的主观性，容易引起部门之间的矛盾。

（3）适用范围：零基预算法作为一种比较先进的预算方法，理论上可适用于一切预算的编制。但这种方法编制要求高、工作量大，所以在实践中零基预算法一般适用于以下三种情形：一是预算编制基础发生较大变化的经常性预算项目；二是非经常性预算项目，缺乏基期可参考数据；三是重大或特殊的预算项目，比如重大投资项目、重大采购项目、并购重组项目等，没有比较可靠的预算基数。

目前，越来越多的医疗卫生机构尝试采用零基预算法来编制预算。为了减轻编制零基预算的时间和费用，可定期采用零基预算法，比如：每隔3年或4年编制一次零基预算，其他年份采用其他预算方法。另外，医疗卫生机构各个部门也可以轮流编制零基预算，每个年度只在一个或几个部门中实施零基预算。

三、定期预算法和滚动预算法

预算编制方法按其预算期的时间特征不同，可分为定期预算法和滚动预算法。

（一）定期预算法

1. 定期预算法定义　定期预算法（regular budgeting）是指以一个会计年度作为固定预算期编制预算的方法。在实际工作中，大多数医疗卫生机构采用定期预算法编制下一年度的预算。

2. 定期预算法的特点　预算期与会计年度具有一致性，不同会计年度的预算是定期、分开、单独编制的，因而是相互独立的。

3. 定期预算法的优缺点及适用范围

（1）优点：预算期间与会计期间相配比，便于将实际数与预算数进行对比，也有利于对预算执行情况进行分析和评价。

（2）缺点：①盲目性。定期预算法编制预算一般在上年度结束前两三个月，难以预测预算期可能发生的情况，特别是市场变化多端的情形下，预算数只能大致估计，预算编制具有盲目性。②间断性。定期预算只考虑一个会计年度，即使年中预算修订也只针对剩余的预算期，对下一年度很少考虑，不利于前后各期的预算衔接，也造成人为的预算间隔和中断，不能适应连续不断的业务活动的预算管理。③滞后性。定期预算法不能使编制预算常态化，缺乏一个长远的计划和打算，不能随情况的变化而及时调整。当经营活动发生重大变化（如疫情的突发）时，就会造成预算滞后，甚至预算失效（假预算），导致一些短期行为的出现。

（3）适用范围：定期预算法适用于内外环境相对稳定的医疗卫生机构。

（二）滚动预算法

1. 滚动预算法定义 滚动预算法（rolling budgeting）是对定期预算法的改进，又称连续预算法或永续预算法，是指随时间的推移和市场条件的变化而自行延伸并进行同步调整预算的编制方法。具体来说，滚动预算始终要保持一个固定的预算编制周期，通常为一年或者长于一年的一个经营周期。在预算执行过程中，每过去一个期间（1个季度或1个月）作为滚动频率，就要根据已经掌握的新情况对后一个期间的预算进行调整和修正，并在原来的预算期末及时补充一个期间（1个季度或1个月）的预算，使预算期始终保持一个固定期间而连续进行预算编制。

2. 滚动预算法的特点 具有预算期的连续性、时间跨度的固定性、预算调整的动态性、预算编制的追加性等特点。即：预算期是连续不断的，始终保持12个月或4个季度，预算每执行完1个月或1个季度，都要全面分析实际执行结果和预算发生偏差的程度和原因，并结合执行过程中出现的新情况、新问题和未来可以预知的运营环境的变化情况，动态调整和修正剩余月份或季度的预算，然后再追加编制1个月或1个季度的预算，如此逐期向后滚动，使预算连续不断的规划单位未来12个月或4个季度的运营活动。

3. 滚动预算的编制 按照滚动的时间单位，滚动预算可以分为逐月滚动、逐季滚动和混合滚动三种编制方式。

（1）逐月滚动的编制方式：以1年为预算期间，逐月编制，每月调整1次预算，顺延编制下1个月的预算。编制预算比较精确，但工作量较大。

（2）逐季滚动的编制方式：以1年为预算期间，逐季编制，每季度调整1次预算，顺延编制下一季度预算。编制预算工作量相对较小，但精确度较差。

（3）混合滚动的编制方式：月度和季度相结合，长计划、短安排编制预算。即在编制预算时，先按年度分季，并将其中第一季度按月划分，编制各月的详细预算。其他3个季度的预算可以粗一些，只列各季总数，到第一季度结束前，再将第二季度的预算按月细分，第三、第四季度及下年度第一季度只列各季总数，依此类推，使预算不断地滚动下去（图9-2）。这样，近期预算精准度

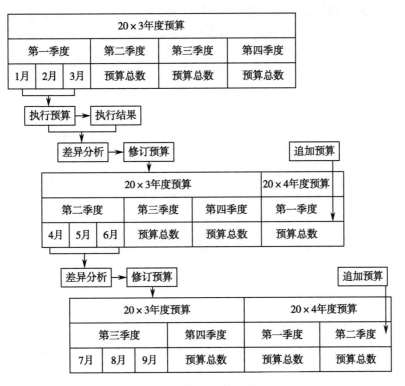

图9-2 **滚动预算编制示意图**

较高,内容较翔实而完整,而远期预算一般较为粗略,比较符合预算编制人员对预算期不同阶段的认知能力。混合滚动方式减少了预算编制误差,也减轻了预算编制的工作量。

以滚动预算法具体编制预算,一般采用混合滚动方式,按照"近细远粗"的原则,根据上一期的预算指标完成情况,调整和具体编制下一期预算,并将编制预算的时期逐期连续滚动向前推移,使预算总是保持一定的时间跨度。

【例9-5】 某医院预算年度预计门诊服务量资料如表9-5所示:

表9-5 某医院预算年度预计门诊服务量 单位:万人次

月份	门诊服务量	月份	门诊服务量	月份	门诊服务量
1	3.2	5	3.2	9	2.9
2	2.8	6	3.0	10	2.8
3	3.0	7	2.8	11	3.0
4	3.1	8	2.5	12	3.5

假设单位服务量收费130元,单位服务量变动成本为50元,每月固定成本为300元(假定预算年度固定成本无增减变动),根据以上资料编制该医院收支盈余滚动预算(表9-6)。

表9-6 某医院收支盈余滚动预算 单位:万元

项目	第一季度			第二季度	第三季度	第四季度	合计
	1月	2月	3月				
业务收入	416	364	390	1 209	1 066	1 209	4 654
减:变动成本	160	140	150	465	410	465	1 790
减:固定成本	300	300	300	900	900	900	3 600
收支盈余	−44	−76	−60	−156	−244	−156	−736

4. 滚动预算法的优缺点及适用范围

(1)优点:①滚动预算法易于理解。②滚动预算法有助于提高预算的准确性。滚动预算实施过程中,为了符合医疗服务市场的变化,不断地修正、调整和延续预算,与实际情况相适应,预算的准确性不断地得到提高,利于充分发挥预算的指导与控制职能。③滚动预算的长期性和多样性,能使各级管理者对未来12个月甚至更长远的经营活动始终保持一个周详、全盘的考虑和规划,在动态预算中把握未来。

(2)缺点:主要是预算滚动的频率越高,对预算沟通的要求越高,预算编制工作量越大;过高的滚动频率容易增加管理层的不稳定感,导致预算执行者无所适从。

(3)适用范围:滚动预算法适用于运营环境变化比较大、最高管理层希望从更长远视角进行决策的医疗卫生机构,主要应用于规模较大、时间较长的工程类或大型设备采购等项目预算。

四、确定预算法和概率预算法

依据预算项目影响因素的确定性,预算编制方法可分为确定预算法和概率预算法。

(一)确定预算法

1. 确定预算法定义 确定预算法(certain budgeting)或称定值预算法,是指假定机构运营稳定、业务量确定的前提下,所涉及价格、成本费用等变量也是一个确定数值,据此编制预算的方法。

2. 确定预算法的优缺点及适用范围

(1)优点:合理使用确定预算法,可以减少预算编制工作量。

（2）缺点：由于没有考虑国家政策、技术、市场变化等不确定因素，可能导致预算失效。

（3）适用范围：适用于预算期稳定的预算编制。

（二）概率预算法

1. 概率预算法定义 概率预算法（probabilistic budgeting）就是运用概率理论的基本原理，将预算期内各项预算可能出现的结果先作出概率估计，然后根据概率估计求出相应预算值的编制方法。

2. 概率预算法的特点 预算对象或其影响因素存在着多种可能性，而对应的不确定性能够以概率计量；对预算对象作了客观概率估计和测算的基础上，计算期望值以确定预算值；用期望值的标准差或变异系数来评价预算的风险大小。

3. 概率预算的编制 概率预算属于不确定预算，首先需要对预算期内不确定的各预算构成变量的预期概率进行具体分析，根据变化的规律和趋势，对可能出现的结果及其概率进行近似的估计。然后，根据这种近似的估计计算出预算指标的期望值及其变异系数，再根据期望值编制相关的各预算项目的预算数。

概率预算的具体编制程序如下：

（1）估算概率：在预测分析的基础上，确定有关变量预计发生的水平，并为每一个变量可能出现的结果估计一个概率 P_i（$0 \leqslant P_i \leqslant 1$，$\sum P_i = 1$）。它可以根据历史资料或经验进行判断。

（2）计算期望值：根据有关预算指标的概率计算期望值。

$$期望值 = \sum [某种状态下的预算指标水平 \times 该种状态的概率（P_i）] \qquad 公式9-3$$

（3）确定预算指标：根据各变量期望值确定预算指标。

【例9-6】 某医院在编制20×3年医疗收入预算时，依据本地医疗服务市场发展趋势、物价、经济增长等因素，以及医院20×2年运营状况，预测20×3年医疗收入如下（表9-7）。

表9-7 20×3年某医院医疗收入 单位：万元

市场及运营状况	业务收入	概率/%	期望值
最好	8 000	10	800
较好	6 000	50	3 000
一般	4 000	30	1 200
较差	2 500	10	250
合计	—	100	5 250

4. 概率预算法的优缺点及适用范围

（1）优点：①减少预算盲目性，提高预算准确性。因为概率预算法在预算时考虑了各种业务量水平出现的可能性及其概率的大小，可以使预算结果更符合客观实际情况。②使管理者掌握各种业务量水平出现的范围和可能性大小，把管理的注意力放在最可能的状态上。因此，概率预算法被誉为科学的预算编制方法，有助于提高预算管理水平，防范预算管理风险。

（2）缺点：较大程度上增加了预算编制工作的难度，特别是对各种业务量水平的可能结果及其概率进行估计和判断时，更需要可靠的信息基础和过硬的专业技能。如果对各种业务量水平和可能结果及其概率的估计或判断存在偏差，就会导致整个预算的不准确，甚至可能使预算彻底失败，从而预算失去意义。因此，采用概率预算法有条件的约束：首先，要有完善的预算编制的基础工作；其次，要有强有力的预算编制团队，以保证对业务量水平可能结果及概率的准确和可靠的估计。

（3）适用范围：一般适用于难以准确预测变动趋势的预算项目，如开拓新业务等。另外，因为采用概率预算法需要可靠的信息基础和过硬的专业技能。因此，只有在具备相应条件的情况下,才能采用此种方法。

五、作业预算法

与传统的预算编制按职能部门确定预算编制单位不同,作业预算法关注于作业(特别是增值作业)并按作业成本来确定预算编制单位。

(一)作业预算法定义

作业预算法(activity-based budgeting,ABB)或称为作业基础预算法,是指基于"作业消耗资源、产出消耗作业"的原理,以作业管理为基础的预算管理方法。其中,作业是指基于特定目的重复执行的任务或活动,是连接资源和成本对象的桥梁。一项作业既可以是一项非常具体的任务或活动,也可以泛指一类任务或活动。

我国医疗机构现在正积极采用病种成本核算、DRG 成本核算等,适合采用作业预算法。某医疗服务项目过程中的各道工序或环节均可视为一项作业。如:医疗服务作业根据功能可细化为病房服务作业、病理服务作业、检验服务作业、影像服务作业、诊断服务作业、治疗服务作业、麻醉服务作业、手术服务作业、药品供应服务作业、耗材供应服务作业等。

(二)作业预算法的特点

作业预算法关注于作业而不是部门或产品服务,以作业和成本动因作为预算编制的基础和起点,以作业作为预算控制的重点,将作业管理与预算管理得到有效结合。作业预算法通过使用作业成本动因,更好地描述出资源耗费与产出之间的关系,也缩小了成本费用分配范围。作业预算是在作业分析和业务流程持续改进的基础上,结合战略目标和据此预测的作业量,确定每一个部门的作业所发生的成本。

(三)作业预算的编制

1.预测服务需求量 根据医疗市场需求以及竞争状况将医疗卫生机构的战略目标分解,预测下一经营期间内的医疗卫生服务需求量。

2.划分与分解作业 在预测医疗卫生服务需求量的基础上,分析医疗卫生服务提供流程,依据确定的作业动因进行作业划分,分解出一级作业和明细二级作业。如:医院大类作业包括四类,即临床服务类作业、医疗技术类作业、医疗辅助类作业、行政后勤类作业。每一大类下进行明细划分,分为一级作业和二级作业。

3.确定资源项目种类 根据作业划分以及作业中心的情况,确定二级作业下每单位服务消耗资源项目的种类,包括人员经费、卫生材料费、药品费、折旧费、无形资产摊销费、办公费、水费、电费、邮电费、交通费等。

4.确定资源消耗比率 依据历史数据,先汇总每个作业中心的资源价值量,然后逐个将单项资源价值量进行分解,确定资源消耗比率(成本动因率),即每单位作业消耗的单项资源数量。

5.预测作业需求量 在保持资源需求量与资源供应量一致的前提下,根据历史核算的数据以及下一运营周期的服务预计需求量,乘以对应的作业消耗率,预测出下一运营期间可以满足成本需求的作业量。

6.预测资源价值额 用资源消耗比率(成本动因率)乘以预测出来的作业需求量,进一步预测下一经营周期可以满足作业消耗需求的资源价值额(作业成本)。

7.确定预算指标 将每项作业消耗的明细资源价值额进行汇总可得到单项作业消耗资源的价值额,进一步将各项作业消耗的资源价值额相加求得最终部门预算。

(四)作业预算法的优缺点和适用范围

1.优点 基于作业需求量配置资源,避免了资源配置的盲目性;通过总体作业优化来判断增值作业与非增值作业,实现最低的资源费用耗费,创造最大的产出成果,为持续改进非增值作业提供基础;作业预算可以促进员工对业务和预算的支持,有利于预算的执行。

2.缺点 预算的编制过程复杂,需要详细地估算提供医疗卫生服务对作业和资源费用的需求量,并测定作业消耗率和资源消耗率,数据收集成本较高。

3.适用范围 作业预算法适用于具有作业类型较多且作业链较长、管理层对预算编制的准确性要求较高、经营过程多样化程度较高,以及间接或辅助资源费用所占比重较大等特点的医疗卫生机构。

预算编制各类方法的优缺点及适用范围见表9-8。

表9-8 预算编制方法的优缺点及适用范围

预算编制方法	优点	缺点	适用范围
固定预算法	简便易行,易于理解,工作量小	适应性差、可比性差,科学性不足	适用于业务量水平较稳定的固定成本(费用)预算项目
弹性预算法	适应性强,可比性高	工作量较大,编制较麻烦,易受限	适用于成本费用预算及盈余预算
增量预算法	编制较简单、速度快;可节省时间和成本	易造成浪费,不便于预算控制	适用于各项开支合理的预算项目
零基预算法	排除不合理支出、增加预算透明度	编制时间长、工作量大,要求较高,主观性较	适用于编制基础变化较大项目、非经常性项目、重大或特殊项目
定期预算法	预算期与会计期间一致,便于比较与分析	预算盲目性、间断性、滞后性	适用于内外环境稳定的项目
滚动预算法	符合认识规律,易于理解;有助于提高预算准确性,保证预算连续性,减轻工作量	编制频率较高,工作量较大,也增加管理层的不稳定感	适用于运营环境变化较大、长远决策的机构
确定预算法	减少工作量	没有考虑风险因素可能导致预算失效	适用于预算期稳定的预算项目
概率预算法	减少预算盲目性,有助于提高预算管理水平	增加预算编制难度;估计或判断偏差会导致预算不准确	适用于难以准确预测变动趋势的预算项目
作业预算法	避免预算盲目性,能持续改进非增值作业,利于预算执行	预算编制复杂,收集数据成本较高	适用于作业类型较多且作业链较长、管理层对预算编制的准确性要求较高、运营过程多样化程度较高,以及间接或辅助资源费用所占比重较大等特点的预算项目

第三节 全面预算管理组织与实施

一、全面预算管理的组织体系和基础工作

(一)全面预算管理组织体系

为了保障全面预算管理的有效性,医疗卫生机构应当建立健全预算管理组织机构,建立由全面预算管理委员会、全面预算管理办公室、预算归口管理部门和预算科室组成的全面预算管理组织体系,确保医疗卫生机构所有部门、所有科室均纳入预算管理体系,确保预算责任能够分解落实到各级预算责任单元。

1.全面预算管理委员会 是医疗卫生机构全面预算管理工作的领导机构,机构主要负责人

任主任,总会计师或分管财务工作的领导任副主任,相关职能部门负责人任委员。全面预算管理委员会的主要职责包括:审议单位预算管理制度、预算方案、预算调整方案、预算编制和执行中的重大问题、预算执行报告、决算报告等预算管理工作中的重大事项。

2. 全面预算管理办公室 是预算管理委员会的常设办事机构,牵头负责全面预算管理日常工作。办公室设在预算管理部门或财务部门,部门负责人任办公室主任。单位应根据规模和业务量大小,明确负责预算管理工作人员(至少1名),各归口部门、各预算科室要设立兼职预算员。全面预算管理办公室的主要职责包括:拟定各项预算管理制度,组织、指导预算归口管理部门和相关预算科室编制预算,对预算草案进行初步审查、协调和平衡,汇总编制单位全面预算方案,检查预算执行情况并编制报告,组织编制单位决算报告,开展预算绩效考核评价及编制报告等。

3. 预算归口管理部门 包括收入预算归口管理部门和支出预算归口管理部门。预算归口管理部门的主要职责包括:牵头会同预算科室编制归口收入、支出预算,并监督归口收入、支出的预算执行情况。

收入预算归口管理部门主要包括医务、财务、科研、教学、医保等业务管理部门,负责编制医疗卫生机构收入预算。其中,医疗收入预算不得分解下达至各临床、医技科室;效率类、结构类指标可分解下达。

支出预算归口管理部门包括人事、总务、设备、药剂、基建、信息、科研、教学等业务管理部门,其职能划分应当能够覆盖医疗卫生机构全部支出业务,且责任分工清晰明确。

4. 预算科室 即预算责任中心。包括医疗卫生机构所有临床、医技等科室以及行政后勤等全部预算责任单元,是全面预算管理的执行层。预算科室的主要职能包括:在全面预算管理办公室和预算归口管理部门的指导下,开展本科室预算管理工作,负责本科室预算的编制、执行、控制、分析、考核等工作,并配合全面预算管理办公室做好医疗卫生机构总预算工作。在其相关的业务活动中,要把预算作为预算期内组织、协调各项经济活动的基本依据,严格按照预算办事,围绕实现预算开展经济活动。责任中心可将年度预算细分为月度和季度预算,分期执行和控制,确保年度预算目标的顺利完成。

医疗卫生机构全面预算管理组织体系如图9-3所示。

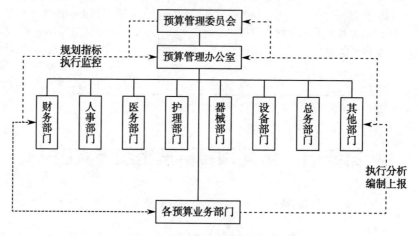

图9-3 全面预算管理组织体系图

(二)全面预算管理基础工作

为了加强全面预算编制的科学性、准确性,确保全面预算管理的顺利实施,医疗卫生机构应做好如下基础工作。

1. 合理科学的预算规划 由于未来有太多的不确定因素,医疗卫生机构应结合医院的发展目标,制定合理的预算规划,保证预算的科学合理,确保预算作用的充分发挥。在进行整体预算规划时,应考虑医疗卫生机构的运营环境(包括社会、政治、经济、技术环境)、运营目的、道德观念、管理文化等多方面因素。

2.健全的预算管理制度 健全的预算管理制度是实施全面预算管理的软件环境和必要保障。从预算编制开始,到下达预算目标、预算执行、预算控制、预算分析和预算考核等全过程,都需要通过制度来规范和约束。没有一套行之有效的管理制度,就不可能实施全面预算管理。

3.完善的信息系统 全面预算管理涉及的数据资料庞大、繁杂,因此,要科学地编制预算和有效地实施预算控制,必须依靠计算机和网络技术的辅助,建立全方位的信息系统。通过完善的信息系统,可以获得充分的预算编制相关数据,并随时了解预算执行情况和预算指标的差异,及时反馈预算执行情况,实现预算的实时控制。

4.明确的预算工作流程 要实施全面预算管理,还应明确预算工作业务流程,即要明确预算编制、执行、调整、分析与考核等环节的工作流程和要求,确保预算管理工作全过程的有效控制。

二、全面预算管理的内容

(一)按照涉及的经济活动划分

1.业务量预算 主要反映医疗卫生机构开展日常运营活动的预算,是收入费用预算、筹资投资预算编制的主要基础和依据。

2.收入费用预算 主要反映预算期内与医疗卫生机构业务活动直接相关的预算,人员经费和"三公"经费预算编制应当严格执行国家有关财务规章制度规定的开支范围和开支标准。

3.筹资投资预算 主要反映预算期内医疗卫生机构进行投资活动和筹资活动的预算,又称资本预算。其中医院借款、融资租赁和第三方合作必须符合国家有关政策规定。

4.财务预算 包括预算报表及预算编制说明。预算报表主要包括资产负债预算表、收入费用预算表、现金流量预算表等。预算编制说明应当包括编制预算采用的会计政策以及与预算有关的重要事项。

下面主要以医院为例,说明全面预算管理具体包括的内容(图9-4)。

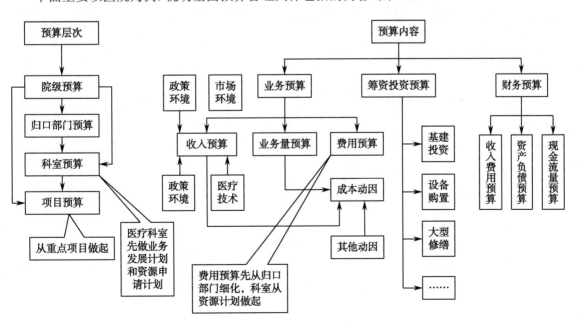

图9-4 全面预算管理内容图

（二）按照涉及的流程环节划分

1. 预算目标的确定　预算目标是全面预算管理的起点，也是预算编制的基本依据。预算目标分为医疗卫生机构总预算目标和预算科室（预算责任中心）目标。在整个预算体系中，预算目标始终居于最高的统驭地位，它与医疗卫生机构整体战略、运营目标、外部环境以及内部资源状况相衔接，是医疗卫生机构战略发展目标在预算期内的具体体现，是医疗卫生机构实施内部控制、进行绩效评估的依据。

2. 预算编制　预算编制是全面预算管理的关键环节，是医疗卫生机构预算目标能否得到落实，并有效执行的基本保障。预算能否起到良好的资源配置及监控作用，均取决于预算编制是否得当。在全面预算编制过程中，要不断明晰预算编制的流程，运用高效、科学的编制方法来辅助预算编制工作的顺利开展。既要加强对预算执行情况的科学梳理以及高效管控，同时也应该注重加强对绩效考核的精准把关，从而切实优化全面预算管理编制的工作质量。

3. 预算审批　预算审批是全面预算的必要程序，医疗卫生机构年度预算的审批应符合国家法律规定。医疗卫生机构预算管理委员会先对机构总预算草案进行审议，审议通过并经领导办公会审批后报上级主管部门，上级主管部门审批通过后报财政部门，财政部门根据国家宏观经济政策和预算管理的有关要求对各机构预算按照规定程序进行审核批复。各机构根据上级主管部门和财政部门批复后的预算组织执行。

4. 预算执行　预算执行是全面预算管理的核心环节，是预算目标能否实现的关键。上级主管部门批复预算后，由预算管理办公室组织实施，预算管理办公室要将预算指标层层分解，落实到具体的预算执行部门或个人。预算具体执行部门或个人在预算执行过程中应定期将执行情况与预算进行对比，及时发现偏差、分析原因，采取必要措施，以保证预算整体目标的顺利完成。

5. 预算控制　预算控制是指在全面预算管理过程中的日常控制行为，它是全面预算管理顺利实施的有力保证。在预算执行过程，由于各种主客观因素的影响，实际执行结果难免与预算标准发生偏差。为了纠正偏差，保证预算管理各环节的正常运行，对预算进行日常监督和控制是必不可少的。

6. 预算调整　预算是一种事前的计划，预算一经批复不得随意调整。但是，在预算执行的过程中，如果内外环境发生重大变化、事业发展计划有重大调整、政府出台相关政策以及存在其他事项对预算执行产生重大影响时，可以按照规定程序调整预算。

7. 预算分析　预算分析是全面预算管理的重要内容。为保证预算指标的顺利完成，切实落实预算责任，必须对预算执行情况和结果进行全面分析。通过将预算执行情况与预算指标进行对比分析，确定差异，分析造成差异的原因，明确差异的责任，制定改进和补救措施。

8. 预算绩效考核　预算绩效考核是发挥预算约束与激励作用的必要措施。通过建立健全科学的预算绩效考核机制，依据各责任部门的预算执行结果，实施绩效考评、奖惩兑现，全面总结评价各部门预算目标完成情况，提高资金使用效益。

三、全面预算管理的流程

（一）确定预算目标

1. 预算目标的概念　是指预算期内医疗卫生机构运营活动所要达到的目标和结果，预算目标是机构战略发展目标在预算期内的具体体现。不同类型的机构因其业务发展、规模等的不同，其预算目标确定的出发点及目标体系亦有所不同。

2. 预算目标确定原则

（1）全面性原则：全面性原则就是制定目标要有全局观念、整体观念。目标要能反映单位的全面工作,体现单位的基本任务。既要考虑到国家、社会,又要考虑到单位本身;既要着眼于未来,又要立足于现实;既要看到单位的内部条件,又要了解单位的外部环境等。通过综合分析多方面的情况,最后作出决断。这样可以避免片面性,防止顾此失彼。

(2)重点性原则:重点性原则就是制定目标要有侧重点。一个单位的工作千头万绪,需要解决的问题很多。但是,制定目标不能面面俱到,无所不包。必须明确工作重心,抓住主要矛盾,避免分散精力和资源,以便把有限的人力、物力和财力优先用于解决最关键、最迫切的问题上。制定目标还要有针对性。要切中要害,为单位所急,为群众所想。使大家产生一种共同的紧迫感和危机感,激发群众齐心协力改变单位面貌。这样的目标,容易形成较大的凝聚力,容易见效,也容易较快地形成良性循环。

(3)先进性原则:先进性原则就是所定目标要能促人前进,具有挑战性。因为只有挑战性的目标,才能激发人们的拼搏精神,增强人们的竞争意识。制定目标的先进性原则具体体现在:一是制定目标必须坚持高标准、严要求。各岗位目标应形成梯度递进之势,应形成目标链条,而不是指标的简单复制,标准高,才能起点高;要求严,工作才能满负荷。二是制定目标要着力挖潜,提倡竞争,勇于创新。制定目标,千万不能人为地压低标准。目标定得太低,使承担者轻而易举即可实现,就失去了目标管理的作用,使人们享受不到成就感和荣誉感,而且影响人们聪明才智的发挥,压抑人们的创新精神,甚至会使整个单位陷入缺乏活力的局面。

(4)可行性原则:可行性原则是指所定目标切实可行。可行性原则与先进性原则是一个问题的两个方面,二者是辩证的统一。制定目标的可行性原则,要求目标制定必须符合客观实际,经过努力能够实现。要使目标责任者感到,通过努力可以达到,既充满信心,又不敢掉以轻心。只有这样的目标,才具有较大的激发力。

(5)灵活性原则:灵活性原则是指所定目标要具有一定的可调性。对于实施过程中可能发生的环境、条件变化,以及来自其他方面的随机性干扰,目标本身要具有一定的适应能力。不仅使目标具有可调性,而且使主要目标值和对策措施留有余地,有多种实施方案。当环境变化时,既有适应变化的预备方案,又有临时应急的有效措施,使目标责任者处于主动地位。

(6)系统性原则:系统性原则有两层含义,一是横向系统性,预算目标由一系列具体指标构成,且各指标之间具有很强的内在联系和逻辑关系,预算目标之间应当相互协调、相互衔接,共同构成一个完整的横向目标体系。二是纵向系统性,预算目标需要层层分解至各预算执行部门,医疗卫生机构的预算总目标应当与分解后的具体预算分目标相互协调、相互配合,共同构成一个完整的纵向目标体系。

3. 预算目标确定的方法

(1)基数加成法:是指以基期指标为基础,结合预算期内各种可能发生的情况,确定一个加成比率,以此确定预算目标的一种方法。这种方法一般适用于预算收入及预算盈余目标的确定。

【例9-7】 20×2年M医院实现收入20 000万元,经过分析确定20×3收入预计增长6%,则:

$$20×3年M医院收入预算=20 000×(1+6\%)=21 200万元$$

(2)概率预算法:是指对在预算期内不确定的各预算构成变量,根据客观条件作出近似的估计,估计它们可能变动的范围及出现在各个变动范围的概率,再通过加权平均计算有关变量在预期内的期望值的一种预算编制方法。概率预算属于不确定预算,一般适用于预算期难以准确预测变动趋势的预算项目,也适合长期预算的编制。

【例9-8】 M医院在编制20×3年医疗收入预算时,根据医疗市场发展趋势及医院当前的运营状况,预计可能取得的医疗收入情况(表9-9)。

根据以上计算结果可知20×3年M医院医疗收入预算为19 540万元。

表9-9　20×3年M医院医疗收入预计情况表

运营状态	医疗收入/万元	概率/%	收入期望值/万元
最好	24 000	10	2 400
较好	20 000	50	10 000
一般	18 800	30	5 640
较差	15 000	10	1 500
合计	—	100	19 540

（3）本量利分析法：也称盈亏平衡分析法，主要研究成本、产销量和利润三者之间的相互关系。本量利分析是以成本性态分析和变动成本法为基础的，其基本公式是变动成本法下计算利润的公式，该公式反映了价格、成本、业务量和利润各因素之间的相互关系。根据上述公式的原理，如果以医院为例，预测其目标医疗盈余的公式可以表示如下：

目标医疗盈余＝边际贡献－固定成本

　　　　　　＝预计医疗收入－预计变动成本－预计固定成本　　　　　　　　　公式9-4

　　　　　　＝预计业务量×（单位业务量价格－单位业务量变动成本）－预计固定成本

【例9-9】　20×3年M医院业务量预计情况（表9-10）：

表9-10　20×3年M医院业务量预计情况表

业务部门	预计业务量/人次	单价/元	单位变动成本/元
门诊科室	500 000	120	80
住院科室	8 000	12 000	10 000

预计20×3年M医院固定成本总额为2 000万元，则20×3年M医院目标盈余

＝500 000×（120－80）＋8 000×（12 000－10 000）－20 000 000

＝16 000 000（元）

4. 预算目标的分解　　预算管理目标确定以后，只有把目标分解到具体的执行部门，才能方便预算执行、控制、考评和监督，明确责任和权利，以便及时分析对比，寻找差异，制定措施，解决问题。在分解目标时，应该遵守整体一致性原则，兼顾长期利益和当期利益、长期目标和当期目标、效率和公平，提高整体的盈利水平和盈利能力。下面以医院为例说明全面预算目标的分解落实（图9-5）。

全面预算管理目标的具体分解方法有：

（1）自主申报法：根据整体目标，各预算主体或责任人根据实际能力和外部环境，自主申报预算目标，经有关部门汇总分析后，对各责任主体的预算目标进行统筹安排或修正，据以进行分解。其优点是有利于调动各预算责任主体的积极性，更贴近于预算管理责任主体的实际状况。缺点是有可能鞭打快牛，保护落后，也有可能各预算责任主体的申报量远低于整体目标值，从而使整体目标难以落实。

【例9-10】　20×3年M医院收入预算目标为20 000万元，各科室根据自身实际能力水平和实际状况自主申报收入预算目标（表9-11）。

（2）固定比例分配法：根据各责任主体的历史状况、内外部环境的变化，确定一个相对固定的分配比例，按照这一比例，将整体预算管理目标分解到各预算责任主体，这一比例既要有科学的测算方法支持，也要与各责任主体进行充分沟通，一旦确定，要保持相对固定和稳定。这一方法的优点是考虑了历史和现实，既没有鞭打快牛，也没有保护落后。缺点是难以充分考虑未来的发展因素，且由于相对固定，对发展格局的变化不敏感。

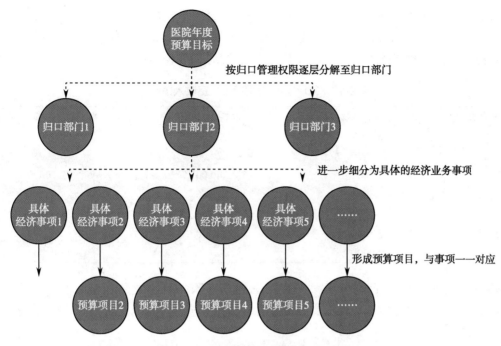

图9-5　全面预算管理目标分解图

表9-11　20×3年M医院各科室收入预算表

科室名称	收入预算/万元
外科	4 500
内科	3 500
妇产科	2 500
儿科	1 500
口腔科	4 000
急诊科	4 000
合计	20 000

【例9-11】　20×3年M医院收入预算目标为20 000万元,按各科室在20×2年医院整体预算执行中的贡献占比作为固定比例,对收入预算目标进行分解,则20×3年M医院各科室收入预算如下(表9-12):

表9-12　20×3年M医院各科室收入预算表

科室名称	20×2年实际收入/万元	贡献占比/%	20×3年收入预算/万元
外科	3 200	27	5 400
内科	2 500	20	4 000
妇产科	1 500	12	2 400
儿科	800	7	1 400
口腔科	1 500	13	2 600
急诊科	2 500	21	4 200
合计	12 000	100	20 000

(3)基数法:是以各预算责任主体上年或前几年实际完成的数据为基数,或以前几年的平均数为基数,再考虑预算期的发展速度,分解确定预算目标。优点是简便易行,应用面广。缺点是

不规范,由于固化了历史基数,不能修正历史不合理因素,导致目标可能与实际情况相距较大。

【例9-12】 20×3年M医院收入预算目标为15 000万元,按各科室预测的发展速度对收入预算目标进行分解,则20×3年M医院各科室收入预算如下(表9-13):

表9-13 20×3年M医院各科室收入预算表

科室名称	20×2年实际收入/万元	预测增长速度/%	20×3年收入预算/万元
外科	3 200	25.00	4 000
内科	2 500	20.00	3 000
妇产科	1 500	40.00	2 100
儿科	800	12.50	900
口腔科	1 500	15.00	1 725
急诊科	2 500	31.00	3 275
合计	12 000	—	15 000

(4)固定发展速度法:即将各预算责任主体的上年实际或计划数作为基数,固定一个共同的或平均的发展速度,确定本年的预算实际目标值。这一方法相对简单,适合于各预算主体差异因素较小的情况。

(5)因素分析法:这一方法是将影响各预算责任主体的主要因素汇总起来,经过一定的分析测算,确定各预算责任主体的预算目标。这一方法的好处是考虑了各预算责任主体的实际情况,比较合理;缺点是助长了各预算责任主体的讨价还价和强调客观因素。同时,由于影响因素较多,给预算分解带来较大的难度。

(6)倒推法:把可以预见和考虑的主要因素对预算的影响确定下来,根据预算管理总目标,倒推出各预算责任主体的预算目标。

以上几种方法都不是各自独立的,可以单独使用,也可以结合使用。

(二)预算编制

1. 预算编制的含义 预算编制是指预算收支计划的拟订、确定及其组织过程。是全面预算管理的基础和起点,也是全面预算管理的关键环节。预算的编制程序(图9-6)。

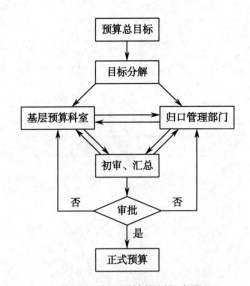

图9-6 全面预算编制程序图

2. 预算编制的准备工作

(1)确定预算编制基础:医疗卫生机构事业发展计划是编制预算的基础,上期预算执行情况是编制预算的参考。通过对上年预算执行情况的全面分析研究,掌握财务收支和业务发展规律及有关资料的变化情况,科学预测预算年度的收支增减趋势,为编制新年度预算奠定基础。

(2)正确测算各种因素对收支的影响:一是分析测算计划年度内国家有关政策对收支的影响,如医疗保险制度改革、医疗服务价格改革、医联体建设等。二是分析机构自身发展计划对收支的影响,如新进大型医疗设备、大型修缮等。

(3)熟悉预算编制要求:由于财政部门和上级主管部门根据国家有关政策和预算管理的需要,会相应调整预算科目、预算报表等相关内容。所以,医疗卫生机构在编制预算之前,应该及时了解掌握财政部门和上级主管部门对编制全面预算的相关政策制度要求,为编制全面预算打好基础。

3. 预算编制的原则

(1)坚持公益性:正确处理社会效益和经济效益的关系,保障基本医疗服务正常有序开展,提高医疗服务质量和水平,促进医疗、教学、科研协调发展。

(2)坚持以战略发展规划为导向:根据区域卫生健康规划、卫生资源配置标准和年度事业发展计划,科学预测年度收入支出目标,合理配置内部资源,实行总量平衡和控制。

(3)坚持以收定支、收支平衡、统筹兼顾、保证重点,不得编制赤字预算。

(4)坚持厉行节约、勤俭办机构的方针:加强成本核算和控制,充分考虑成本费用开支范围和规模,结合工作任务、人员编制、有关开支定额标准变化因素等情况,合理编制支出预算。

4. 预算编制的方法 医疗卫生机构应当根据预算内容设置预算项目,并针对不同预算项目的特点,合理选择固定预算、弹性预算、增量预算、零基预算、定期预算、滚动预算、确定预算、概率预算和作业预算等预算编制方法。编制方法应当相对固定,预算期内的编制方法变动应当经全面预算管理委员会审批。并按照"上下结合、分级编制、逐级汇总"的程序,层层组织做好预算编制工作。各预算科室应当配合预算管理办公室、预算归口管理部门做好预算编制工作。

5. 预算编制的内容 医疗卫生机构预算主要由业务预算、收入费用预算和投资筹资预算组成。其中,收入预算的编制内容主要包括:财政补助收入、医疗收入、科教项目收入、其他收入等。支出预算的编制内容主要包括:医疗费用(包括管理费用)、财政补助费用、科教项目费用、其他费用等。

收入预算的编制中,财政补助收入根据财政部门核定的基本经费补助定额和项目补助数额编列;医疗收入根据具体收入项目的不同内容和有关业务计划分别采取不同的计算方法,逐项计算后汇总编列;科教项目收入根据科教项目开展情况及财政部门以外的其他部门或单位预计补助情况编列;其他收入可参考上年度实际收入情况,考虑计划年度可能发生的相关因素预计填列。

支出预算的编制中,医疗费用中的人员经费、药品及卫生材料费用、计提的固定资产折旧等按计划编列,其他部分在上年度实际开支的基础上,根据计划年度业务工作量计划合理计算编列;管理费用可参照支出相应部分计算编列;财政补助费用按照具体项目编列;科教项目费用按照科研课题申报的具体项目编列;其他费用可参考上年度实际开支情况,考虑计划年度内可能发生的相关因素预计编列。

下面以医院为例说明主要预算报表的编制。

(1)医疗服务量预算:医院取得的医疗服务收入数额取决于医疗服务收费水平高低及提供的医疗服务量的多少,非营利性医院的医疗服务价格由政府定价,若要增加医院收入,仅靠提高医疗收费标准是不现实的。因此,医院应将工作重点放在增加医疗业务量上,通过努力提高技术水平、改善就医条件,以优质服务吸引更多病人。准确预计预算期的业务量是整个医院预算编制的关键点。

【例9-13】 M医院根据市场调查和预测,预计20×3年度各季度门诊量分别为50 000、

55 000、57 000、56 000 人次；出院病人数分别为 1 500、1 200、1 700、1 800；各季度末在院病人数为下季度出院病人数的 20%。假设年初、年末在院病人分别为 340 人和 320 人，结合有关资料编制 20×3 年医院医疗服务量预算（表 9-14）。

表 9-14　20×3 年 M 医院医疗服务量预算表

项目	一季度	二季度	三季度	四季度	全年
预计门诊人次 / 人次	50 000	55 000	57 000	56 000	218 000
预计期末在院病人数 / 人	240	340	360	320	320
加：预计出院病人数 / 人	1 500	1 200	1 700	1 800	6 200
减：预计期初在院病人数 / 人	340	240	340	360	340
预计入院病人数 / 人	1 400	1 300	1 720	1 760	6 180

注：预计入院病人数 = 预计期末在院病人数 + 预计出院病人数 − 预计期初在院病人数。

预计期初在院病人数 = 上期期末在院病人数。

预计期末在院病人数 = 下季出院病人数 × 留院比例。

（2）医疗服务收入预算：在"以收定支、量入为出"的指导思想下，医疗卫生机构结合预计门诊次均医疗费用和出院病人人均医疗费用等资料，可以完成医疗服务收入预算的编制。

【例 9-14】　M 医院根据历史资料，估算门诊次均医疗费用大约为 70 元，出院病人人均医疗费用大约为 1 500 元。门诊医疗费用采用当期现金结算；住院医疗费用采用预交方式，大约 85% 的住院收入于当期结算时收到，另外 15% 于下期出院结账时收到。设年初应收医疗款为 300 000 元。根据以上资料编制医疗服务收入预算（表 9-15）。

表 9-15　M 医院 20×3 年医疗收入预算表

项目		一季度	二季度	三季度	四季度	全年
一、预计门诊收入 / 元		3 500 000	3 850 000	3 990 000	3 920 000	15 260 000
预计门诊人数 / 人次		50 000	55 000	57 000	56 000	218 000
预计门诊次均费用 / 元		70	70	70	70	70
二、预计住院收入 / 元		2 250 000	1 800 000	2 550 000	2 700 000	9 300 000
预计出院病人数 / 人次		1 500	1 200	1 700	1 800	6 200
预计出院病人人均医疗费 / 元		1 500	1 500	1 500	1 500	1 500
收入合计 / 元		5 750 000	5 650 000	6 540 000	6 620 000	24 560 000
预计现金收入（元）	期初应收医疗款 / 元	300 000				300 000
	第一季度 / 元	5 412 500	337 500			5 750 000
	第二季度 / 元		5 380 000	270 000		5 650 000
	第三季度 / 元			6 157 500	382 500	6 540 000
	第四季度 / 元				6 215 000	6 215 000
	合计 / 元	5 712 500	5 717 500	6 427 500	6 597 500	24 455 000

注：预计门诊收入 = 预计门诊人次 × 预计门诊次均费用。

预计住院收入 = 预计出院病人数 × 预计出院病人人均费用。

本季预计现金收入 = 本季门诊收入 + 本季住院收入 × 结算比例 + 上季住院收入 ×（1 − 结算比例）。

（3）直接人工预算：是以医疗服务量预算为基础，结合医院临床医技职工人数、有效服务时间、病人住院天数以及职工工资、福利等财务历史数据。根据医疗服务量和单位服务量所需的工时，计算出各期预计直接工时需要数，再乘以单位小时工资费用，得到预计的直接人工成本。

【例9-15】 M医院预计每门诊人次和每住院病人需要分别耗用直接人工0.4小时和30小时，每小时的直接人工成本是15元。直接人工成本均为当期现金支付。根据以上资料编制直接人工预算（表9-16）。

表9-16 20×3年M医院直接人工预算表

项目		一季度	二季度	三季度	四季度	全年
预计门诊人次/人次		50 000	55 000	57 000	56 000	218 000
每门诊人次耗用直接工时/（工时/人次）		0.4	0.4	0.4	0.4	0.4
门诊病人耗用直接工时/工时		20 000	22 000	22 800	22 400	87 200
预计入院病人数/人		1 400	1 300	1 720	1 760	6 180
每住院病人耗用直接工时/（工时/人）		30	30	30	30	30
住院病人耗用直接工时/工时		42 000	39 000	51 600	52 800	185 400
预计直接工时合计/工时		62 000	61 000	74 400	75 200	272 600
每工时工资费用/（元/工时）		15	15	15	15	15
直接人工工资总额/元		930 000	915 000	1 116 000	1 128 000	4 089 000
预计现金支出/元	第一季度	930 000				930 000
	第二季度		915 000			915 000
	第三季度			1 116 000		1 116 000
	第四季度				1 128 000	1 128 000
	合计	930 000	915 000	1 116 000	1 128 000	4 089 000

注：门诊病人耗用直接工时＝预计门诊人次×每门诊人次耗用直接工时。

住院病人耗用直接工时＝预计住院病人数×每住院病人耗用直接工时。

预计直接工时＝门诊病人耗用直接工时＋住院病人耗用直接工时。

直接人工工资总额＝预计直接工时合计×每工时平均工资费用。

（4）直接材料预算：医院耗用的材料包括卫生材料、低值易耗品、其他材料及药品等，它的耗用量是决定采购量大小的主要因素，但同时要注意采购量、耗用量和库存量三者之间要保持一定的平衡，既要避免材料积压占用资金，又要避免材料短缺，影响治病救人。

【例9-16】 M医院某种材料消耗分别为每门诊病人1件和每住院病人10件，年初和年末存货量分别为12 000件、11 000件，期末材料库存量为下期需用量的10%。材料计划单价为48元，当期现金支付材料采购款的80%，剩余20%于下期支付。设年初应付材料款675 000元。根据以上资料编制20×3年直接材料预算（表9-17）。

表9-17 20×3年M医院直接材料预算表

项目	一季度	二季度	三季度	四季度	全年
预计门诊人次/人次	50 000	55 000	57 000	56 000	218 000
每门诊人次耗用直接材料/（件/人次）	1	1	1	1	1
门诊病人耗用直接材料/件	50 000	55 000	57 000	56 000	218 000

续表

项目		一季度	二季度	三季度	四季度	全年
预计入院病人数 / 人		1 400	1 300	1 720	1 760	6 180
每住院病人耗用直接材料 /（件 / 人）		10	10	10	10	10
住院病人耗用直接材料 / 件		14 000	13 000	17 200	17 600	61 800
直接材料需用量合计 / 件		64 000	68 000	74 200	73 600	279 800
加：预计期末存货量 / 件		6 800	7 420	7 360	11 000	11 000
减：预计期初存货量 / 件		12 000	6 800	7 420	7 360	12 000
计划采购量 / 件		58 800	68 620	74 140	77 240	278 800
计划单价 / 元		48	48	48	48	48
直接材料总额 / 元		2 822 400	3 293 760	3 558 720	3 707 520	13 382 400
预计现金支出 / 元	期初应付账款	675 000				675 000
	第一季度	2 257 920	564 480			2 822 400
	第二季度		2 635 008	658 752		3 293 760
	第三季度			2 846 976	711 744	3 558 720
	第四季度				2 966 016	2 966 016
	合计	2 932 920	3 199 488	3 505 728	3 677 760	13 315 896

注：期初材料库存量＝上期期末材料库存量。

预计材料采购量＝材料需用量＋期末库存量－期初库存量。

预计期末材料库存量＝下期需用量×材料留存比例。

门诊人次耗用直接材料＝门诊人次×每门诊人次耗用量。

住院病人耗用直接材料＝住院病人数×每住院病人耗用量。

材料需用量＝门诊人次耗用直接材料＋住院病人耗用直接材料。

（5）其他医疗费用预算：是除直接人工和直接材料以外的其他所有医疗成本费用的预算，主要包括水电气、维修、固定资产折旧、清洁消毒等其他费用。医疗服务费用按成本性态分为固定费用和变动费用，固定费用中的折旧费是不需要支付现金的，应在现金支出部分予以扣除。

【例 9-17】 M 医院每工时变动费用为 5 元，其构成内容水电气、维修费和其他变动费用分别是 2 元、2 元和 1 元；固定费用中每季度折旧 500 000 元、维修费 250 000 元、其他固定费用 135 950 元。根据以上资料编制 20×3 年医疗费用预算（表 9-18）。

表 9-18　20×3 年 M 医院其他医疗费用预算表

项目	一季度	二季度	三季度	四季度	全年
预计直接工时 / 工时	62 000	61 000	74 400	75 200	272 600
费用分配率 / 元	5	5	5	5	5
变动费用总额 / 元	310 000	305 000	372 000	376 000	1 363 000
其中：水电气	124 000	122 000	148 800	150 400	545 200
维修费	124 000	122 000	148 800	150 400	545 200
其他变动费用	62 000	61 000	74 400	75 200	272 600
固定费用总额 / 元	885 950	885 950	885 950	885 950	3 543 800
其中：折旧	500 000	500 000	500 000	500 000	2 000 000
维修费	250 000	250 000	250 000	250 000	1 000 000
其他固定费用	135 950	135 950	135 950	135 950	543 800

续表

项目	一季度	二季度	三季度	四季度	全年
医疗费用合计/元	1 195 950	1 190 950	1 257 950	1 261 950	4 906 800
减：折旧	500 000	500 000	500 000	500 000	2 000 000
预计现金支出/元	695 950	690 950	757 950	761 950	2 906 800

（6）医疗成本预算及期末存货预算

【例9-18】 M医院为确定预计收入费用表中的医疗成本和预计资产负债表中的存货成本，根据前述有关资料编制20×3年医疗成本预算和在院病人消耗（视为企业的在产品）预算（表9-19）。

表9-19 20×3年M医院医疗成本预算表

	项目	门诊			住院		
		单价	用量	成本	单价	用量	成本
医疗成本预算	单位变动成本/元			56			1 080
	直接材料	48	1	48	48	10	480
	直接人工	15	0.4	6	15	30	450
	变动费用	5	0.4	2	5	30	150
	单位固定成本/元	13	0.4	5.2	13	30	390
	单位医疗成本/元			61.2			1 470
在院病人消耗	期末在院病人数/人	320					
	单位医疗成本/元	1 470					
	期末在院病人消耗/元	470 400					

注：单位固定成本=预计固定费用/预计直接工时。

（7）管理费用预算：管理费用是医院行政管理部门为履行一般管理业务发生的费用，大多数为固定成本，包括管理人员工资及福利、离退休人员费用、办公费、水电费、固定资产折旧等。

【例9-19】 M医院预计20×3年度发生以下管理费用：管理人员工资500 000元、办公费280 000元、水电费120 000元、离退休人员费用300 000元、维修费360 000元、固定资产折旧180 000元、其他管理费用280 000元。根据以上资料编制管理费用预算（表9-20）。

表9-20 20×3年M医院管理费用预算表

项目		金额/元
人员工资		500 000
办公费		280 000
水电费		120 000
维修费		360 000
离退休费用		300 000
固定资产折旧		180 000
其他管理费用		280 000
管理费用合计		2 020 000
预计现金支出	减：折旧	180 000
	现金支出合计	1 840 000
	每季度现金支出	460 000

（8）现金预算：现金预算由医院财务部门负责编制，用以反映医院预算期内现金流转情况，是在各业务部门分预算的基础上结合专门决策预算，将其中的现金收支部分汇总。现金预算一般包括：①现金收入：包括期初的现金结存数和预算期内发生的现金收入，如医疗服务收入、其他收入，政府举办的非营利性医院还包括财政补助收入等。②现金支出：包括预算期内的各项现金支出，如前述直接材料预算、直接人工预算等业务预算中的现金支出部分，还有专门决策预算中购置设备以及对外投资等现金支出部分，政府举办的非营利性医院的财政补助支出等资料。③现金多余或不足：此为上述现金收入与现金支出的差额。差额为正，说明收入大于支出；反之，则说明支出大于收入。④现金的筹集和运用：包括预算期内预计向银行借款的数额和偿还借款、支付利息等事项。

【例 9-20】 M 医院 20×3 年度规定期末最低现金余额不低于 100 000 元，现根据前述预算中有关资料编制现金预算（表 9-21）。

表 9-21　20×3 年度 M 医院现金预算表　　　　　　　　　　　　　　单位：元

项目	一季度	二季度	三季度	四季度	全年
期初现金余额	360 000	258 630	730 692	236 514	360 000
加：医疗收入	5 712 500	5 717 500	6 427 500	6 597 500	24 455 000
其他收入	40 000	40 000	40 000	40 000	160 000
财政补助收入	150 000	100 000	100 000	250 000	600 000
现金收入合计	6 262 500	6 116 130	7 298 192	7 124 014	25 575 000
减：现金支出					
直接材料	2 932 920	3 199 488	3 505 728	3 677 760	13 315 896
直接人工	930 000	915 000	1 116 000	1 128 000	4 089 000
医疗费用	695 950	690 950	757 950	761 950	2 906 800
管理费用	460 000	460 000	460 000	460 000	1 840 000
设备购置	800 000	—	2 100 100		2 900 000
其他现金支出	185 000	120 000	122 000	285 000	712 000
现金支出合计	6 003 870	5 385 438	8 061 678	6 312 710	25 763 696
现金多余或不足	258 630	730 692	−763 486	811 304	−188 696
资金的筹集或运用					
向银行借款			1 000 000		1 000 000
归还借款及利息				−600 000	−600 000
资金筹措合计			1 000 000	−600 000	400 000
期末现金余额	258 630	730 692	236 514	211 304	211 304

（9）预计收入费用预算：预计收入费用预算主要用于反映医院在预算期内的运营成果。根据表 9-14 至表 9-21 的相关数据，编制 M 医院收入费用预算（表 9-22）。

表 9-22　20×3 年 M 医院收入费用预算表

项目	金额/元
医疗服务收入	24 560 000
减：医疗成本	22 455 600
管理费用	2 020 000

续表

项目	金额 / 元
医疗盈余	84 400
加: 财政补助收入	600 000
其他收入	160 000
减: 其他费用	712 000
本期盈余	132 400

（10）资产负债预算: 是按照资产负债表的内容和格式编制的综合反映医院预算年初和期末的各种资产、负债及净资产的预算, 具有控制和驾驭医院各项预算的重要作用。它是在预算期初资产负债表的基础上, 依据医院编制的业务预算、筹资预算、投资预算、现金预算等资料计算分析编制的。假设 M 医院 20×3 年期初资产负债表如下（表9-23）:

表9-23 20×3年M医院期初资产负债表   单位: 元

资产	年初数	负债及净资产	年初数
流动资产		**流动负债**	
货币资金	360 000	短期借款	—
应收账款净额	300 000	应付账款	675 000
存货	1 075 800	**流动负债合计**	675 000
流动资产合计	1 735 800	非流动负债	
非流动资产		长期借款	—
固定资产	2 500 000	**非流动负债合计**	—
非流动资产合计	2 500 000	**负债合计**	675 000
		净资产	
		累计盈余	2 510 800
		专用基金	1 050 000
		净资产合计	3 560 800
资产合计	4 235 800	**负债及净资产合计**	4 235 800

现编制 20×3 年预计资产负债表（表9-24）。

表9-24 20×3年M医院预计资产负债表   单位: 元

资产	年末数	负债及净资产	年末数
流动资产		**流动负债**	
货币资金	211 304	短期借款	400 000
应收账款净额	405 000	应付账款	741 504
存货	998 400	**流动负债合计**	1 141 504
流动资产合计	1 614 704	非流动负债	
非流动资产		长期借款	—
固定资产	5 400 000	**非流动负债合计**	—

续表

资产	年末数	负债及净资产	年末数
非流动资产合计	5 400 000	负债合计	1 141 504
		净资产	
		累计盈余	4 823 200
		专用基金	1 050 000
		净资产合计	5 873 200
资产合计	7 014 704	负债及净资产合计	7 014 704

注：货币资金余额 211 304 元 = "现金预算表"中年末数（见表 9-21）。

应收账款净额 405 000 元 = "医疗服务收入预算表"中第四季度预计住院收入 2 700 000 元×（1-结算比例 85%）（见表 9-14）。

存货 998 400 元 = "直接材料预算表"中期末库存量 11 000 件×48 元/件 + "医疗成本预算表"中期末在院病人消耗 470 400 元（分别见表 9-17、表 9-19）。

固定资产 5 400 000 元 = "资产负债预算表"中固定资产年初数 2 500 000 元 + "现金预算表"中设备购置 2 900 000 元（分别见表 9-23、表 9-21）。

短期借款 400 000 元 = "现金预算表"中年末筹款合计（见表 9-21）。

应付账款 741 504 元 = "直接材料预算表"中第四季度计划采购金额 3 707 520 元×下期支付比例 20%（见表 9-17）。

累计盈余 4 823 200 元 = "资产负债预算表"中期初累计盈余 2 510 800 元 + "其他医疗费用预算表"中计提折旧 2 000 000 元 + "管理费用预算表"中计提折旧 180 000 元 + "收入费用预算表"中本期盈余 132 400 元（分别见表 9-23、表 9-18、表 9-20、表 9-22）。

（三）预算审批

1. 预算审批流程（图 9-7） 预算从编制到审批，一般按照两上两下的程序进行。①医疗卫生机构在充分做好预算编制准备工作的基础上，根据上级有关编制预算的要求以及年度事业计划、工作任务及财务收支状况，分别轻重缓急，自下而上编制年度预算建议数；②年度预算建议数在本机构的决策部门审议通过后，上报上级主管部门和财政部门；③主管部门和财政部门从政策性、可靠性、合理性、完整性和统一性等方面对其进行审核，并自上而下下达预算控制数，作为医疗卫生机构编制年度正式预算的依据；④医疗卫生机构根据上级下达的预算控制数结合本单位预算年度的收支情况，特别是财政补助数和主管部门补助数变动情况，本着量入为出，收支平衡的原则，分别轻重缓急，对相关收支项目进行调整，自下而上编制正式年度预算，并按照规定时间将正式预算报送本机构的主管部门审核汇总，并上报上级主管部门和财政部门审批；⑤上级主管部门和财政部门自上而下按照规定程序审核批复医疗卫生机构的年度预算；⑥年度预算经财政部门审核批复后，即成为医疗卫生机构预算执行的依据。

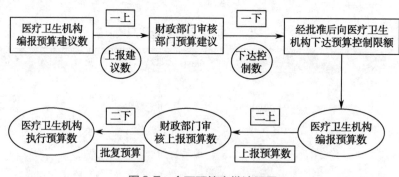

图 9-7 全面预算审批流程图

2. 预算审核的内容 业务主管部门审核医疗卫生机构预算应当遵循预算管理相关规定，重点审核医疗卫生机构收支总量和结构变化，人员经费、基本建设、大型设备购置等重点支出以及

筹资投资、盈余资金使用等情况,严格控制不合理支出。预算审核具体内容包括:

(1)收入变化:医疗卫生机构收入变化幅度与近三年收入变化幅度对比情况,变化幅度是否合理。

(2)收入结构:医疗收入结构是否合理;是否优化医疗收入结构,逐步降低药品、耗材、检查、化验收入所占比重,提高诊疗费、手术、护理等医疗服务收入所占比重。

(3)人员支出:人员支出预算是否准确、完整反映医疗卫生机构所有人员(包括在职职工、临时聘用人员、离退休人员等)的工资、津补贴、奖金、离退休金等预计发放情况。

(4)管理费用:管理费用占总费用的比重是否合理,是否坚持了厉行节约、勤俭办机构的方针。

(5)基本建设、大型设备购置和其他重点项目:基本建设、大型设备购置和其他重点项目是否进行了充分论证,是否符合区域卫生健康规划和卫生资源配置规划,是否履行了必要审批程序,资金来源是否合法合规,是否存在违反规定举债建设和融资租赁等情况。

(6)对外投资:对外投资和第三方合作是否进行了充分的可行性论证,是否符合相关规定并履行了必要审批程序。

(7)盈余资金:盈余资金使用是否合理合规。各级业务主管部门应当对累计可支配盈余不足以弥补亏损的医疗卫生机构和累计可支配盈余滚存较大的医疗卫生机构进行重点监控和分析。

3.预算审核的作用 预算审核与批复是否到位,在医疗卫生机构的全面预算管理中发挥着举足轻重的作用,具体表现为以下几个方面:

(1)维护并保证预算的严肃性:主管部门和财政部门对预算的合法性进行审核,要求预算的编制要符合《预算法》和国家其他法律、法规,充分体现国家有关方针、政策,并在法律赋予部门的职责范围内编制。

(2)综合考量预算申报质量:通过预算审批环节,主管部门主要审核预算编制的完整性及科学性。要求医疗卫生机构将依法取得的各项收入及对应的支出全部纳入预算进行管理,科学预测预算收入、合理安排预算支出。预算编制要与国民经济社会发展状况相适应,符合医疗行业发展趋势。

(3)保证预算的准确性:主管部门和财政部门对预算的稳妥性进行审核,要求预算编制做到稳妥可靠、量入为出,收支平衡,不得编制赤字预算。收入预算要留有余地,支出预算优先保证基本支出,量力而行,保证预算总量平衡。

4.预算审核的职责

(1)医疗卫生机构:医疗卫生机构的年度部门预算和财务预算报告应当提交全面预算管理委员会审议,决策机构通过后按照要求报同级业务主管部门。针对专项预算应当设立专项资金预算评审专家库。在自行组织可行性分析论证的基础上,从专家库中抽取相关专家对申报的专项项目预算的合法性、合规性、合理性进行评审,评审意见作为项目入库的重要依据。对重大采购与投资预算应当聘请机构外专家参与评审,或者由公正客观的独立第三方评估机构组织论证。

(2)业务主管部门:根据行业发展规划,对医疗卫生机构预算的合法性、真实性、完整性、科学性和稳妥性等进行审核,汇总并综合平衡。

(3)财政部门:根据宏观经济政策和预算管理有关要求,结合法律法规、医疗卫生机构职能定位、区域卫生规划及医疗卫生机构发展计划等,对主管部门申报的医疗卫生机构预算按照规定程序进行审核批复。

(四)预算执行

1.预算执行的含义 预算执行就是将总体预算目标落实到各个部门,并按照要求开展活动。因为预算执行的好坏,对医疗卫生机构全面实现预算目标有着决定性的影响,因此,预算执行是全面预算管理的核心。

2.预算执行的环节　是医疗卫生机构内部责权利的有机结合过程,主要包括如下几个工作环节:

(1)合理分解预算指标:为了预算的顺利执行,应将预算中的各项指标按照与各部门(责任中心)的关系分解成具体的指标,落实到各个部门(责任中心)。预算指标的分解过程,实际上是医疗卫生机构内部落实责任的过程。通过对预算指标的合理分解,能够充分调动医疗卫生机构内部各部门、科室和个人当家理财的主动性和责任感,有助于预算的最终实现。

(2)分级授权:所谓分级授权,就是对照已确定的各个部门(责任中心)的预算指标,让各个部门(责任中心)分担工作、承担责任,并规定相应的职责权限和奖惩规定。有效的分级授权,既可以使医疗卫生机构管理层从烦琐的日常事务中解放出来,将精力投入机构战略管理层面,又可以让各责任中心分担工作、承担责任,有效地激励责任中心的积极性和成就感。

(3)检查和监督:预算执行的检查和监督是预算执行的必要延伸。预算指标分解落实后,要保证预算能有效执行,关键的一项工作是切实开展及时而有效的检查和监督工作。因此,必须建立和完善机构内部检查监督机制,以实现对预算执行的全过程跟踪和有效控制。

3.预算执行的要求　医疗卫生机构要严格执行经批复的预算,完善各项预算管理规章制度,严格遵守预算执行授权审批制度和各项审批程序,形成全方位的预算执行责任体系,并将预算作为开展各项业务活动和经济活动的基本依据。

预算管理办公室应当定期组织开展预算执行情况分析,通过召开预算执行分析会议等形式,及时通报各科室(或成本核算单元)预算执行情况,研究解决预算执行中存在的突出问题,提出相应的建议或改进措施并形成书面报告,提交全面预算管理委员会研究决定。

各预算归口管理部门应当定期向预算管理办公室报告预算执行情况,接受监督,并对预算差异较大的情况进行分析和上报。

(五)预算调整

1.预算调整的含义　是指在预算执行时,由各预算责任中心根据运营管理要求、环境或政策变化,通过预算分析等资料提出预算目标及调整申请,按照规定程序审批通过后方可调整。属于单位调整权限的,经单位决策机构审批通过后调整;属于主管部门或财政部门调整权限的,报请主管部门或者财政部门调整预算。因此,预算调整的实质是对预算目标的调整。

2.预算调整的原因　预算在执行过程中,一般不予调整,但因特殊情况需要,可以按照规定的程序报经原预算审批机构批准后,进行预算调整。

预算调整一般有两方面原因:一方面是综合因素,包括外部环境,国家政策调整、不可抗力的自然灾害、公共突发事件等的影响。比如:发生重大疫情防控期间,各级医疗机构承担了政府下达的突发公共卫生事件医疗救治任务后,急需紧急采购药物、呼吸机等物资,而年初没有专项预算;再比如:根据国家政策,在年度中间较大幅度地提高了职工工资。另一方面是人为因素。比如:医疗卫生机构预算管理能力淡薄,预算编制不完整、不准确或者预算项目实施条件预估不足,导致需要调整预算标准和改变用途。对于前一种情况需要对预算作出必要的调整;对于后一种情况则应该提高预算能力加以避免。

3.预算调整的要求　对于预算执行单位提出的预算调整事项,主管部门进行决策时,一般应当遵循以下要求:

(1)预算调整事项不能偏离组织发展战略。

(2)预算调整方案应当在经济上能够实现最优化。

(3)预算调整应该重点针对在预算执行中出现重大、非正常差异的预算指标。

4.预算调整的程序　预算调整一般需要经过申请、审议、批准三个主要程序。

(1)申请:对于必须进行的预算调整,医疗卫生机构应当按照规定程序,在认真审核的基础上,及时提出调整预算申请,说明调整的理由、调整的初步建议、调整后预算指标的对比等。

（2）审议：提出预算调整申请后，进入预算调整审议程序。审议人对申请预算调整事项进行深入调查和论证的基础上提出审议意见。审议意见主要说明审议参与人、审议过程、反对或补充修改内容等。

（3）批准：经审议同意的预算调整申请，报送上级审批机关批准。预算调整申请经审议批准后，下发申请人遵照执行。

5. 预算调整的方式 预算调整按照发起对象不同，分为自上而下和自下而上两种。

（1）自上而下的预算调整：这种调整的发起对象为高层管理人员，适合于当外部环境和内部条件等客观因素导致发生全局性重大变化的情况。由高层管理者提出预算调整意向；预算管理办公室组织编制预算调整申请表，提交预算执行情况分析报告，说明调整内容和原因，并上报预算管理委员会审议批准；预算管理委员会批准调整申请；预算管理办公室下达预算调整通知书。

（2）自下而上的预算调整：这种调整的发起对象为各责任中心，适合于当外部环境和内部条件等客观因素导致发生局部重大变化，且符合预算调整条件的情况。由预算调整申请部门提出预算调整意向，填写预算调整申请表，提交预算执行情况分析报告，说明调整内容和原因，并交主管领导审批，同时上报预算管理委员会审核；预算管理委员会审核后提出调整建议，批准预算调整申请；预算管理办公室下达预算调整通知书。

6. 预算计划调整 是指经过批准的资金计划，在执行过程中因特殊情况需要增加或者减少的变更情况。计划调整的类别可区分为"计划外调整"和"其他调整"。

（1）计划外调整：当医疗卫生机构面临外部环境发生变化，如发生应急医疗任务时，相关科室应及时增补工作计划及资金计划。

（2）其他调整：因特殊情况当年未执行完毕而需要下一年度继续完成的资金计划，按照规定程序审批后可直接转至下年度资金计划。

（六）预算控制

1. 预算控制的含义 预算控制分为广义控制和狭义控制。广义的预算控制是通过对预算的编制、审批、执行、调整、分析、考核等环节实施事前、事中、事后全过程的控制，进而确保医疗卫生机构及各预算执行部门全面落实和实现全面预算的过程。狭义的预算控制则是指利用预算对经济活动过程进行的控制，也可以称事中控制。本章中的预算控制指的是广义的预算控制。

2. 预算控制的作用 预算控制的作用体现为：规范预算编制及调整，严格预算执行与考核，加强医疗卫生机构经济管理宏观调控能力，提高医疗卫生机构预算管理水平和经济运行质量。

3. 预算控制的原则 预算控制涵盖了从预算编制、预算执行到预算考核的全部环节。

（1）全面性原则：预算控制的对象是预算的执行过程，而预算执行过程涉及机构各个部门及全体成员，所以预算控制需要全方位覆盖机构所有的部门和岗位，不能出现遗漏。在实施控制的过程中，由上级对下级的预算执行情况进行监控，确保预算目标的实现。

（2）重要性原则：预算要实施分类控制，抓大放小，对重点预算项目严格管理，而对于其他项目可以简化审批流程。尤其是关键性预算指标要随时跟踪检查，并科学合理预测其发展趋势。

（3）适应性原则：预算控制应当合理体现机构的职能定位、业务特点、具体环境等方面的要求，并随着机构外部环境的变化、运营业务的调整等不断改进和完善。

4. 预算控制的分类

（1）按照预算控制时间不同分为：事前控制、事中控制和事后控制。

（2）按照预算控制方法不同分为：授权控制、反馈控制、调整控制、制度控制。

（3）按照预算控制对象不同分为：资金控制、成本费用控制、采购控制、存货控制。

（4）按照控制的手段不同分为：手工控制、系统控制。

5. 预算控制方式

（1）预算管理组织控制：建立完善的预算管理组织机构是预算控制的基础和保证。因此，应当根据本单位的具体情况，成立相应的预算管理领导组织机构，比如：成立预算委员会或预算领导小组，由单位的负责人担任领导、主管领导及相关职能部门的负责人为成员，建立集体决策制度。

（2）预算工作岗位控制：应明确相关部门预算工作岗位的职责，做到预算编制（或调整）与预算审批、预算审批与预算执行、预算执行与预算考核等预算业务不相容职务相互分离、相互制约和相互监督。

（3）授权批准控制：审批权限是预算控制的一个重要环节。要分别明确单位负责人、主管领导、部门负责人及其经办人员的审批权限。

（4）内部报告控制：各个预算编制和控制组织每年都要负责对各自编制的预算进行审核汇总，并编制出财务总预算。同时，还要定期向预算管理决策机构和职工代表大会报告预算执行情况。

（5）内部审计监督控制：医疗卫生机构内部审计部门要对单位预算的编制及执行情况进行经常性审计监督，并将审计结果书面报告预算管理决策机构。

6. 预算控制的基本内容

（1）预算编制控制：预算编制控制的关键点包括：①改变过去单纯的"基数＋增长"的预算编制方法，以零基础预算为基础，采用综合的方法编制年度预算；②在编制预算时，应按照国家有关预算编制的规定；③在对以前年度预算执行情况进行全面分析的基础上，根据年度事业发展计划以及预算年度收入的增减因素，编制收入预算；④根据业务活动需要和可能，编制支出预算，包括基本支出预算和项目支出预算，而不是简单地审核修改上年预算或审定新增部分；⑤编制收支预算必须坚持以收定支、收支平衡、统筹兼顾、保证重点的原则，不得编制赤字预算。

（2）预算审批控制：预算审批控制的关键点包括：①在明确预算目标、确定预算编制政策的基础上，严格按程序编报和审批预算方案；②在预算方案审批过程中注意对内部各预算执行部门上报的预算方案综合平衡并进行充分协调，对发现的问题及时提出调整意见，并反馈给有关预算执行部门予以修正；③预算方案经上级预算管理部门审批后，具有法律效力，由预算编制部门下达各内部预算执行部门严格执行。

（3）预算执行控制：预算执行控制的关键点包括：①建立健全预算执行责任制度，明确各预算执行部门、监督部门以及相关责任人的责任，并定期或不定期对预算执行情况进行检查，实施考核，落实奖惩；②要依法取得收入，各职能管理部门应按照收入预算目标，采取积极有效的措施，依据国家价格和收费管理政策，合理组织收入；③按照国家规定的开支标准、严格审批程序办理，要严格控制无预算、超预算、不符合审批程序的各项开支，努力降低成本费用，合理调节资金收付平衡，严格控制资金支付风险；④建立健全预算执行报告制度，及时向预算管理决策机构、各预算执行部门报告或反馈预算执行进度、执行差异以及对单位预算目标的影响，使管理者随时掌握预算执行的动态和结果，督促各部门按时完成预算目标；⑤有条件的医疗卫生机构，应建立预算控制信息平台，并利用信息网络建立预算执行报警机制，便于及时、方便获得需要的预算执行信息。

（4）预算调整控制：预算调整控制的关键点包括：①预算调整的理由必须充分；②调整范围必须严格控制；③预算调整的程序必须合法；④建立健全预算调整的组织机构和预算调整报告制度，以确保预算调整的严肃性与规范性。

预算调整的提案，一旦经过预算管理决策机构决定，应立即交由预算编制（或调整）部门按报批程序批准后实施，并定期或不定期对调整后的预算执行情况进行综合分析，及时向预算管理决策机构报告调整后对本机构业务活动开展、职工切身利益、事业发展等各方面的影响。

（5）预算分析、考核控制：预算分析、考核控制的关键点包括：①要建立预算执行分析制度，定期召开预算执行分析会议，全面掌握预算的执行情况，研究、落实、解决预算执行中存在的问题，提出相应的解决措施或建议，纠正预算执行中的偏差；②定期组织预算执行情况审计；③将预算执行考核结果作为绩效评价的主要内容,与各部门负责人的奖惩挂钩。

7．预算控制的程序

（1）建立预算执行跟踪控制系统：预算执行过程中的控制主要有外部控制和内部控制两种形式。外部控制是指预算执行过程中上级对下级的控制；内部控制是指每一责任单位对自身预算执行过程的控制。预算监管应以内部控制为主,对预算外的部分严格实行外部控制,对预算内的部分则实行外部控制与内部控制相结合。

（2）建立财务预警系统：从机制上进行系统设计,建立财务预警系统的实物基础与输入输出系统,实现监测、诊断、治疗等功能,使其形成良性的动态循环,预测有可能发生的危险并提早采取防范措施,将风险控制在一定的水平上。

（3）健全预算反馈系统：建立详细的组织结构和与预算执行方式相适应的预算反馈机制,充分发挥预算控制系统应有的职能,及时、快速地启动应急措施,把风险降到最低。

（4）建立预算修正系统：因外部环境变化或其他特殊原因,使预算在执行过程中产生偏差,引发预算的重大偏离,各部门（或责任单位）应及时分析原因,按程序向预算管理委员会提出预算修正申请。预算管理委员会按差异的重要性标准衡量实际发生的预算差异,并对其可控性及后续可能产生的影响作出判断,经审查确认的预算调整数作为部门（或责任中心）的业绩考核依据。

（5）财务预算执行分析：从定量、定性两个层面充分反映各部门（或责任中心）的现状、发展趋势及其存在的潜力。针对预算执行过程中出现的偏差,查找可能导致风险产生的因素,预测发生重大风险的概率,提出相应的解决措施或建议。

（6）定期组织预算审计：为了及时了解和监督预算的执行情况,应采取定期的内部预算审计,并对审计的情况形成预算责任评审报告,作为预算调整、改进内部经营管理、预算考核和业绩评价的重要依据。

（7）实行归口管理：根据全面预算目标,结合各部门、各岗位的责、权、利,运用价值分解的原理和目标管理办法,自上而下,合理划分责任中心,把全面预算目标层层分解,设置关键业绩的具体指标,实行责任控制。

（七）预算分析

1．预算分析的含义　预算分析是指对预算管理全过程的分析,包括预算的事前分析、事中分析和事后分析。

事前分析是一种预测性分析,是指在实施预算活动之前所作出的研究或可行性分析。

事中分析是一种控制性分析,是指在预算执行过程中,对预算执行状况及控制成效所进行的日常性分析。

事后分析是一种总结性分析,是指对一定期间内预算执行结果的分析。事后分析结果常常作为对各预算执行部门进行考核的依据。

2．预算分析的作用　预算分析是全面预算管理的一个重要组成部分,在全面预算管理中起着承前启后的作用。

首先,预算分析是过去一段时期预算完成情况及预算差异的总结。通过预算分析,可以及时研究预算执行中的问题,对预算差异的情况及产生差异的原因作出解释；通过差异分析可以落实责任,并提出改进措施,保证预算整体目标的顺利完成。

其次,预算分析可以检验预算编制、审批、执行、调整等各个预算环节工作的效果,帮助管理者重新审视年度预算的可行性和合理性,为下一年预算编制积累经验教训,成为采取相应控制措施、调整计划和业绩考核的依据。

3．预算分析的内容　预算分析的核心内容是对预算差异的情况及产生原因作出解释、落实责任并提出改进措施。

预算分析一般以月为分析期间,以预算指标分解时所对应的指标为对象。在分析差异情况时,可进行多方面比较,比如:以实际执行情况和预算数相比较;以当年数与历史数比较;以本单位数与外单位数相比较等。通过比较找出差异,对不利差异要分析其产生原因,查清责任归属,提出改进措施或建议;对有利差异也要分析产生的原因,以便巩固和推广。

4. 预算差异 是指预算执行结果与预算标准之间的差额。预算差异根据不同的标准可以分为以下几类:

(1)按照差异产生的原因分为:价格差异、数量差异和结构差异。

1)价格差异:是指由于价格变动而产生的预算执行结果与预算标准之间的差异。例如,由于卫生材料采购价格提高导致采购成本的上升。

2)数量差异:是指由于数量变化而产生的预算执行结果与预算标准之间的差异。

3)结构差异:是指由于结构变动而产生的预算执行结果与预算标准之间的差异。

(2)按照差异对预算执行及结果的影响分为:有利差异和不利差异。

1)有利差异:是指预算执行结果与预算标准之间的差异有利于预算执行及结果。

2)不利差异:是指预算执行结果与预算标准之间的差异不有利于预算执行及结果。

(3)按照差异产生的性质分为:主观差异和客观差异。

1)主观差异:是指由于预算执行部门内在原因造成的预算执行结果与预算标准之间的差异。例如,由于浪费或者患者病情原因导致卫生材料消耗增加造成医疗成本上升。

2)客观差异:是指由于外部因素或者不可控因素造成的预算执行结果与预算标准之间的差异。例如,国家规定公立医院实行药品零差率政策使得医院收入减少。

5. 预算分析方法 预算分析方法主要包括定量分析法和定性分析法。定量分析就是对差异进行测量、分解;定性分析是在定量分析的基础上,对差异原因作出解释,提出改进建议。定量分析法和定性分析法的有机结合,构成了完整、系统、科学的预算分析方法体系。在全面预算管理实务中,应根据具体分析对象和要求,选择正确的预算分析方法。常用的预算定量分析方法主要包括比较分析法、比率分析法、结构分析法、因素分析法等,具体内容详见第四章。

6. 预算分析流程 预算分析流程包括确定分析对象及差异标准、收集数据、计算差异、差异分析、分析报告等环节。

(1)预算差异分析的步骤:在对差异进行分解的基础上,填写差异分析表(表9-25),对差异原因作出解释,并对其可控性及在后续月度可能产生的影响作出判断,提出消除不利差异措施的改进方案。

差异计算公式:

$$差异额 = 实际额 - 预算额 \qquad 公式9-5$$

$$差异率 = (实际额 - 预算额) / 预算额 \times 100\% \qquad 公式9-6$$

另外,还有必要分析和了解差异变动趋势。

表9-25 ××××年度预算执行情况分析

项目	预算数	实际数	差异额	差异率 /%
业务收入				
其中:医疗收入				
业务费用				
其中:工资福利费用				
业务盈余				

(2)预算差异分析的程序

1)确定分析对象及分解标准:在编制年度预算的同时,由预算管理委员会确定预算差异分析的对象与差异分解原则。首先确定差异分析的对象,适合进行差异分析的预算项目具有如下特点：对预算目标的实现有较重要的影响；成本动因数据可以准确获得；该费用与其动因之间有较为确定的对应关系，如线性关系。其次确定分解标准。预算管理委员会结合医疗卫生机构实际情况，根据差异分解原则，制定主要成本、费用项目的差异分解标准，包括差异分解的程度、各项目差异分解所参照的数据来源及收集方式、差异的各细分部分对应的责任方。

2）收集信息：在预算的执行过程中，由预算管理办公室根据差异分解标准的要求，进行信息收集工作。包括预算执行过程中的财务信息、重要的外部市场信息、单位内部的非财务信息等。

3）差异计算与分解：月度预算执行结束后，由预算管理办公室根据收集的信息计算出各项预算差异，并依据差异分解标准对差异进行分解，确定差异的责任部门。根据不同的差异原因，预算管理办公室可以要求相应的责任中心作出差异原因解释。

4）判断差异重要程度：预算管理委员会根据实际经验，制定差异重要性标准，由预算管理办公室按此标准衡量实际发生的预算差异，确定其中重要的、需由相关责任部门作出解释的差异。

根据项目的不同性质差异重要性标准可采取以下形式确定：设定差异率，即超过某一特定百分比的差异视为重要差异；设定差异金额，即超过某一设定金额的差异视为重要差异；差异变动趋势，即连续若干月持续增长的差异视为重要差异。

5）对重要差异进行解释：确定重要差异后，由预算管理委员会要求各责任单位对差异产生的原因进行解释。预算差异产生的原因很多，通过差异分解只揭示并排除了其中一部分原因，对预算差异的全面解释，需要各责任部门在差异分解的基础上，对其运营活动进行深入的、定量的分析，并对其可控性及在后续月度可能产生的影响作出判断。

6）差异原因报告与确认：各责任部门的分析结果汇总到预算管理委员会，并上报到单位执行层。单位执行层对差异原因分析进行审核，并予以确认。

预算分析最后形成的预算分析报告要上报预算管理委员会。在撰写预算分析报告时应注意以下要求：

第一，预算分析框架清晰、明了，内容精练，突出重点，图文并茂。

第二，文字与数字有机结合，深入分析原因，避免大量堆砌数字。

第三，采用适当的财务分析方法。

第四，有针对性的建议措施。预算分析报告不仅要有差异数据，产生差异原因分析，更重要的是对预算执行中出现或可能出现的偏差，提出切实可行的改进措施或建议。

经预算管理委员会审查确认的预算分析报告是各级管理者采取相应控制措施、调整运营计划和业绩考核的依据。预算分析流程如图9-8所示。

（八）预算绩效考核

1. 预算绩效考核的含义　预算绩效考核就是对医疗卫生机构全面预算管理实施过程和实施结果的考核和评价。具体讲，就是以正式下达的预算指标为标准，以年度财务报告（月度、季度、半年）为依据，将实际完成情况与预算指标相比较，考评取得的成效或预算完成率、预算绩效达成率等是否达到上级管理部门的要求，并根据考核结果进行经济和其他方式的奖惩，促使医疗卫生机构及各责任中心及时纠正行为偏差，完成预算目标。

2. 预算绩效考核的意义　预算绩效考核是全面预算顺利实施的保障，是增强预算"刚性"的有效措施，是医疗卫生机构建立预算激励与约束机制的重要内容。通过预算绩效考核可以增加广大医务工作者的责任感和成就感，调动各责任中心的积极性，使员工的目标和医疗卫生机构的目标达到一致，促使全体员工主动参与全面预算管理。

3. 预算绩效考核原则

（1）目标性原则：全面预算管理考核的目的是更好地实现医疗卫生机构战略和预算目标。因此在预算绩效考核体系的设计中，要避免各预算执行单位发生只顾局部利益、不顾全局利益甚至损害全局利益的行为。

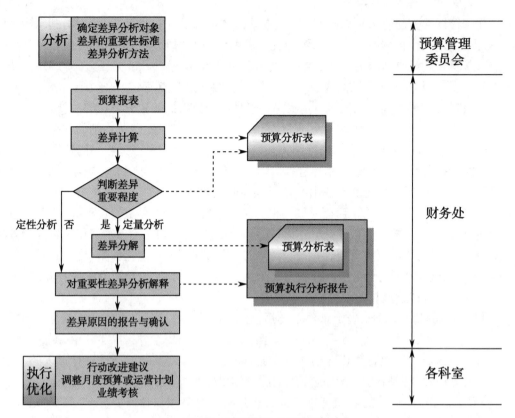

图9-8 全面预算分析流程图

（2）可控性原则：预算绩效考评既是预算执行结果的责任归属过程，又是医疗卫生机构内部各责任中心主体间利益分配的过程，这就要求各责任中心的考评内容应该是该层次责任主体所能控制的业务或因素。因此，可控因素带来的预算差异应该由该责任主体负责，利益分配也应以此为前提。

（3）总体优化原则：全面预算管理要求通过调动各责任中心的积极性、主动性来实现预算目标。但责任中心是具有一定权利并承担相应责任的利益关系人，他们有可能以自身利益最大化为目标。一般而言，医疗卫生机构和各责任中心的利益目标具有统一性，但也不排除出现追求局部利益最大而损害整体利益的情况。为此，预算绩效考评要适应医疗卫生机构总目标，符合总体优化原则。

（4）分级考评原则：要求预算绩效考评应与预算目标的确定及其分解相适应，针对每一责任中心所拥有的权利和承担的责任进行考评，这是实现责、权、利相结合的基本要求，也是激励与约束机制作用得以发挥的重要保证。

（5）公平、公开原则：客观、公正、合理是预算绩效考评环节的基本要求。公平的考评，除了要有科学的考评标准和奖惩制度外，还要求主持考评的人以身作则、大公无私、不徇私情、敢于抵制各种不正之风，坚持按考评制度秉公办事。考评标准公开是考评公正的前提，公开标准便于群众监督，不公开标准就失去了自我考评的作用。

（6）动态性原则：预算绩效考核要讲究时效性，可根据管理基础、内外部环境变化，以及运营需要来选择合适的绩效考核时点进行不定期考核（不能等到预算年度结束再考核），有助于预算管理工作的改进和预算目标的实现。

（7）例外性原则：在实施预算管理的过程中，由于政策环境、行业市场、执行政策变化等例外情况的影响，需要及时按照规定程序调整预算，绩效考核应该按调整后的预算进行。

4. 预算绩效考核方式

（1）动态考评：动态考评是指在预算执行过程中，对预算执行情况进行动态的、跟踪的考评，及时发现预算执行中出现的问题，以便进行及时的处理与调整。通过动态考评，能更及时地对全面预算管理进行控制，保证其有效实施。

（2）综合考评：综合考评是对各责任中心的预算完成情况进行的整体分析、评价，其考评内容以收入、成本、盈余、投资报酬率等财务指标为主。

5. 预算绩效考核体系 预算绩效考评要求建立简单而有效的考评体系。预算绩效考评体系包括建立预算考评机构、制定预算考评制度、确定预算考评指标、制定预算奖惩方案、预算考评的组织实施等环节。医疗卫生机构预算绩效考核体系包括：

（1）建立预算考评机构：预算考评机构主要由预算管理委员会、预算管理办公室和预算责任部门组成。各机构的主要职责为：预算管理委员会负责审议全面预算考评管理制度和考评结果，确定预算考评指标；预算管理办公室在预算管理委员会的领导下组织实施预算考评，并负责向预算管理委员会提交预算考评结果；预算责任部门根据预算管理办法的规定完成相关预算指标的编制、调整、执行、控制和分析。

（2）制定预算考评制度：预算考评制度包括预算编制考评、预算执行考评、预算控制考评、预算调整考评和预算分析考评。通过建立健全预算考评制度，可以真正实现预算考评的制度化、规范化、过程化管理。围绕预算管理的主要内容和环节，完善各环节预算绩效管理流程，制订预算绩效管理制度和实施细则。

（3）确定预算考评指标：预算考核的内容必须要与预算编制的内容相适应，以预算执行主体为考核主体，以预算目标为核心，着眼于综合评价，克服单纯考核财务指标的情况，尽量避免决策和运营行为短期化。一是对预算目标完成情况的考评；二是对预算组织工作的考评，即衡量预算编制是否准确、及时上报，预算执行控制和分析工作是否有效等。

1）预算目标完成考评：预算目标完成考评是对主要经济指标完成情况的考核，其目的是确保预算目标的实现。考评指标主要包括收入、盈余、资产收益率、应收账款周转率、预算收入执行率、预算支出执行率等。

2）预算组织工作考评：预算组织工作考评，是对预算管理各环节工作质量的评价，其目的是促进预算管理水平的提高。主要考核内容包括预算编制的准确性、及时性、规范性；预算执行程序的规范性；预算分析的及时性、全面性；预算工作组织的周密性等。

（4）制定预算奖惩方案：为了实现全面预算管理的有效性，确保预算目标的全面完成，必须建立健全科学的预算绩效考核与奖惩机制，依据各责任部门的预算执行结果，实施绩效考评、奖惩兑现。设计预算奖惩方案时不仅需要考虑预算执行结果与预算标准之间的差异，还要将预算目标直接作为奖惩方案的考核基数，并将预算绩效考核结果作为内部业务综合考核、资源配置、年度评比、内部收入分配的重要依据。

（5）预算考核的组织实施：预算绩效考核作为全面预算管理的一项职能，在预算管理的全部过程中都发挥着重要作用，是对预算编制、预算执行、预算调整、预算控制、预算考评的全过程考核。通过预算考核的有效组织实施，使各级各部门的工作业绩能够得以正确评价，划清和落实经济责任，提高管理水平和运营效率。

本章小结

预算管理是医疗卫生机构财务管理的重要内容，是以价值形式衔接医疗卫生机构各项计划，促进其资金运动与业务活动紧密结合的重要环节，是动员广大员工积极挖掘潜力，提高医疗卫生机构资金使用效益的重要手段，对提高医疗卫生机构财务管理水平具有十分重要的作用。本章主要掌握以下几方面的内容：一是常用的预算编制方法；二是全面预算管理的含义和特点；三是医疗卫生机构如何组织与实施全面预算管理。

思考题

1. 简述医疗卫生机构预算编制的各种方法的优缺点和适用范围。
2. 现阶段我国医疗卫生机构实施全面预算管理有何现实意义？
3. 我国医疗卫生机构在编制预算时会遇到哪些问题？怎样解决这些问题？

（梁志强　闻　岚　黄龙梅）

第十章 成本管理

成本管理是指在会计核算基础上进行的成本核算、报告、分析、管控及决策应用等一系列管理措施，为医疗卫生机构预算、绩效、价格支付等管理工作提供数据基础和决策建议。本章对医院和其他医疗卫生机构成本管理体系，包括成本核算方法、分析及管控等方面分别进行阐述。本章中医院成本核算方法和规范主要依据《公立医院成本核算规范》（国卫财务发〔2021〕4号）、《事业单位成本核算基本指引》（财会〔2019〕25号）、《事业单位成本核算具体指引——公立医院》（财会〔2021〕26号）。

第一节　成本管理概述

一、成本管理框架

随着医疗卫生体制改革的不断深化和健康中国建设的逐步推进，医疗卫生行业迈入了高质量发展的新阶段，要求各级各类医疗卫生机构加快补齐内部运营管理短板和弱项，向内涵型发展要成绩，向精细化管理要效益。成本管理作为医疗卫生机构精细化管理的重要抓手，是提升医疗卫生机构内部资源配置效率和运营管理效益的重要手段。

医疗卫生机构成本管理工作主要包含核算、分析、管控及决策应用等内容。成本核算是指医疗卫生机构对其业务活动中实际发生的各种耗费，按照确定的成本核算对象和成本项目进行归集、分配，计算确定各成本核算对象的总成本、单位成本等，并向相关使用者提供成本信息的活动。不同的医疗卫生机构根据其核算目的确定核算对象，如医院的成本核算对象一般包括科室、诊次、床日、项目、病种等。医疗卫生机构进行成本核算应当满足内部管理和外部管理的特定成本信息需求。从微观层面而言，医疗卫生机构根据成本核算的结果及自身经济运行相关信息，进行成本分析，重点分析成本结构、成本变动的影响因素，形成成本报表和成本分析报告，为医疗卫生机构内部开展成本管控、绩效考核与评价、预算管理与控制等提供基本的成本信息；从宏观层面而言，成本信息也为财政补偿标准设立、政府医疗服务定价、医保支付方式改革等宏观政策的制定和调整提供数据支撑（图10-1）。

二、成本概念体系

医疗卫生机构成本管理发展大致历经了成本核算和成本管控两个阶段。首先，医疗卫生机构成本核算是对机构各类成本进行核算；其次，在成本核算的基础上针对成本数据的特点和相关情况，寻找成本控制点，实施成本管控，为医疗卫生机构管理决策提供依据。成本管理不同的阶段涉及不同的成本概念，形成不同阶段的概念体系。

（一）成本核算阶段的成本概念

成本核算阶段主要是为医疗卫生机构的成本管控提供数据基础，侧重于医疗卫生机构成本数据的核算，在此阶段涉及的成本概念如下：

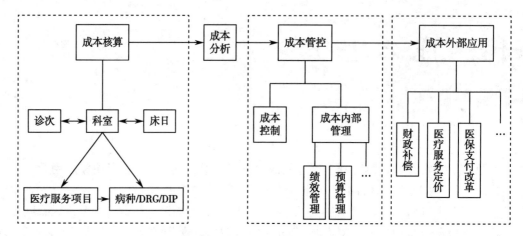

图 10-1　医院成本管理框架图

1. 成本核算对象与成本归集、成本分摊　成本核算对象（costing object）是指在成本计算过程中分配和归集费用的承担者，是需要对成本进行单独测定的单元。医疗卫生机构可以根据成本信息需求，多维度、多层次地确定成本核算对象。医疗卫生机构的业务活动根据其职能目标确定，一般包括医疗、教学、科研、预防活动。医疗卫生机构应当将业务活动中的医疗活动作为基本的成本核算对象，具备条件的医疗卫生机构可以核算教学、科研、预防活动的成本。

成本归集（cost accumulation）是指对生产过程中所发生的各种费用，按一定的对象所进行的分类、汇总。

成本分摊（cost apportionments）是将汇集的成本按合理而简便的方法，追溯和分配给成本核算对象，以确定一项活动的成本。

2. 直接成本与间接成本　直接成本（direct cost）是指确定由某一成本核算对象负担的费用，包括直接计入和计算计入的成本。直接成本与某个特定成本对象相联系，并能以经济归属的方式追溯到该成本对象。

直接计入成本是指在会计核算中能够直接计入成本核算对象的费用。计算计入成本是指由于受计量条件所限无法直接计入成本核算对象的费用。医疗卫生机构应当根据重要性和可操作性等原则，将需要计算计入的直接成本按照确定的方法进行分配，计算计入相关成本核算对象。

间接成本（indirect cost）是指不能直接计入成本核算对象的费用，应当根据医疗服务业务特点，选择合理的分配标准或方法分配计入各个成本核算对象。间接成本与某个特定成本核算对象相联系，但不能以经济归属方式追溯到该成本核算对象，需要通过成本分配的方法分配给成本核算对象。

3. 全成本与单位成本　全成本（complete cost）是成本核算对象的直接成本加上间接成本，是一项产品或服务的实际成本，是计算盈亏的依据之一。

单位成本（unit cost）也叫平均成本（average cost），是用总成本除以单位数量计算的，是指某个服务单元的成本，也称作单位产品的平均成本。

（二）成本管控阶段的成本概念

成本管控是指以成本作为控制目标，通过制订成本总水平指标值、可比产品成本降低率以及成本中心控制成本的责任等，达到对经济活动实施有效控制的系列管理活动与过程。在此阶段主要涉及的成本如下：

1. 可控成本　可控成本（controllable cost）是指能由各成本核算主体（成本责任中心、管理者)在其职责范围内直接确定、计量和制约的成本。

2．不可控成本 不可控成本(uncontrollable cost)是指由于受一定条件限制,某一特定部门无法直接掌握,或不受某一特定部门服务量直接影响的成本。

3．固定成本与变动成本 依据管理会计理论,按成本习性将成本项目划分为两大类:固定成本和变动成本(相关概念详见第七章)。

4．沉没成本 沉没成本(sunk cost)是指过去已经发生的、不能由现在或未来的决策改变的成本。

5．机会成本 机会成本(opportunity cost)是指做一个选择后所丧失的不做该选择而可能获得的最大利益。简言之,可以理解为把一定资源投入某一用途后,所放弃的在其他用途中所能获得的利益。

第二节 医院成本核算体系

一、医院成本核算概念与分类

(一)相关概念

1．医院成本 医院成本(hospital cost)是指医院特定的成本核算对象所发生的资源耗费,包括人力资源耗费、房屋及建筑物、设备、材料、药品等有形资产耗费,知识产权等无形资产耗费以及其他耗费。

2．医院成本核算 医院成本核算(hospital cost accounting)是指医院对其业务活动中实际发生的各种耗费,按照确定的成本核算对象和成本项目进行归集、分配,计算确定各成本核算对象的总成本、单位成本等,并向相关使用者提供成本信息的活动。医院成本核算应当按照科室单元和服务单元进行设置。

3．科室单元 科室单元(department unit)是指根据医院管理和学科建设的需要而设置的成本核算单元。例如消化病房、呼吸门诊、手术室、检验科、供应室、医务处等。主要用于科室成本核算、医疗服务项目成本核算、诊次成本核算、床日成本核算等。

4．服务单元 服务单元(service unit)是指以医院为患者提供的医疗服务内容类别为基础而设置的成本核算单元,例如重症监护、手术、药品、耗材等服务单元。服务单元根据功能可细化为病房服务单元、病理服务单元、检验服务单元、影像服务单元、诊断服务单元、治疗服务单元、麻醉服务单元、手术服务单元、药品供应服务单元、耗材供应服务单元等。主要用于病种成本核算、DRG 成本核算等。

(二)成本项目

成本项目(cost item)是指归集到成本核算对象并按照一定标准划分的反映成本构成的具体项目。医院应当根据国家规定的成本核算口径设置成本项目,并对每个成本核算对象按照成本项目进行数据归集。医院成本项目包括人员经费、卫生材料费、药品费、固定资产折旧费、无形资产摊销费、提取医疗风险基金、其他运行费用等 7 大类。

1．人员经费 指医院所发生的工资福利费用、对个人和家庭的补助费用等,包括基本工资、津贴补贴、奖金、伙食补助费、绩效工资等。

2．卫生材料费 指医院开展医疗业务活动发生的卫生材料耗费,包括血库材料费、医用气体费、影像材料费、化验材料费、其他卫生材料费。

3．药品费 指医院开展医疗业务活动发生的药品耗费,包括西药费、中成药费、中草药费(包括中药饮片费、配方颗粒费)。

4. 固定资产折旧费 指医院按规定计提的固定资产（含出租固定资产）折旧，计提固定资产折旧时不考虑预计净残值。

5. 无形资产摊销费 指医院按规定计提的无形资产摊销费用。

6. 提取医疗风险基金 指医院按规定计提的医疗风险基金。医院累计提取的医疗风险基金比例不超过当年医疗收入的 1‰～3‰。

7. 其他运行费用 包括办公费、印刷费、咨询费、手续费、水费、电费、邮电费、取暖费、物业管理费、差旅费、因公出国（境）费、维修（护）费、租赁费、会议费、培训费、公务接待费、专用燃料费、低值易耗品等专用材料、劳务费、委托业务费、工会经费、福利费、公务用车运行维护费、其他交通费用、其他商品和服务支出。

（三）不同核算目的的成本分类

根据成本核算目的不同，医院成本核算分为医疗业务成本、医疗成本、医疗全成本和医院全成本（图 10-2）。具体表述如下：

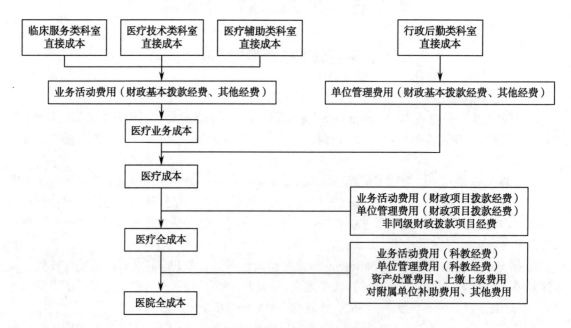

图 10-2 医院成本构成体系图

1. 医疗业务成本 指医院业务科室开展医疗服务业务活动发生的各种耗费，不包括医院行政后勤类科室的耗费及财政项目拨款经费、非同级财政拨款项目经费和科教经费形成的各项费用。

医疗业务成本＝临床服务类科室直接成本＋医疗技术类科室直接成本＋医疗辅助类科室直接成本

公式 10-1

2. 医疗成本 指为开展医疗服务业务活动，医院各业务科室、行政后勤类科室发生的各种耗费，不包括财政项目拨款经费、非同级财政拨款项目经费和科教经费形成的各项费用。

医疗成本＝医疗业务成本＋行政后勤类科室直接成本 公式 10-2

3. 医疗全成本 指为开展医疗服务业务活动，医院各部门发生的各种耗费，以及财政项目拨款经费、非同级财政拨款项目经费形成的各项费用。

医疗全成本＝医疗成本＋财政项目拨款经费形成的各项费用＋

非同级财政拨款项目经费形成的各项费用 公式 10-3

4. 医院全成本 是指医疗全成本的各种耗费，以及科教经费形成的各项费用、资产处置费用、上缴上级费用、对附属单位补助费用、其他费用等各项费用。

医院全成本＝医疗全成本＋科教经费形成的各项费用＋资产处置费用＋

上缴上级费用＋对附属单位补助费用＋其他费用　　　　公式 10-4

根据成本信息报告目的和所要反映的问题不同，收入与成本的对应关系也不同。①通常医疗业务科室的医疗收入及财政基本拨款收入（业务活动费用部分）与医疗业务成本对应，反映医疗业务科室收入弥补自身直接成本的运营状况；②医院医疗收入及财政基本拨款收入（业务活动费用加单位管理费用部分）与医疗成本对应，反映医院医疗收入及财政基本拨款收入弥补医院使用自有资金所发生的医疗服务活动的所有成本消耗的运营状况；③医院医疗收入及财政拨款收入与医疗全成本对应，反映医院提供医疗业务活动的运营总体状况；④医院总收入（含医疗收入、财政拨款收入、科教收入及其他各类收入）与医院全成本对应，反映医院开展医教研防等活动的运营状况。

医院成本范围可以根据成本信息需求进行调整，医院成本核算主要针对医院开展业务活动中发生的各种耗费，不属于成本核算对象的耗费，不计入成本核算对象的成本。主要包括：

（1）不属于医院成本核算范围的其他核算主体及经济活动发生的费用，如医院对外经营费用。

（2）在各类基金中列支的费用。

（3）国家规定不得列入成本的费用。

（四）不同核算对象的成本分类

1．科室成本　科室成本（department cost）是指以科室为核算对象，按照一定的流程和方法归集、分配相关费用，计算出的成本。

2．诊次和床日成本　诊次成本（per visit cost）是指以诊次为核算对象，将科室成本进一步分摊到门急诊人次中，计算出的每诊次成本。

床日成本（per diem cost）是指以住院床日为核算对象，将为住院患者提供服务发生的所有成本进行汇总计算，进一步分摊到住院床日中，计算出的每床日成本。

3．医疗服务项目成本　医疗服务项目成本（medical service unit cost）是指以医疗服务项目为核算对象，按照一定的流程和方法归集、分配相关费用，计算出的成本。

4．病种成本　病种成本（disease cost）是指以病种为核算对象，按照一定流程和方法归集、分配相关费用，计算出的成本。

二、科室成本核算

科室成本核算步骤为：科室分类、数据准备、直接成本的归集、间接成本的分摊。

（一）科室分类

科室成本核算的对象是按照医院管理需要设置的各类科室单元。医院按照服务性质将科室划分为临床服务类、医疗技术类、医疗辅助类、行政后勤类。原则上应当按照《公立医院成本核算规范》中《科室单元分类名称及编码》设置科室单元（图 10-3）。

临床服务类科室：指直接为患者提供医疗服务，并能体现最终医疗结果、完整反映医疗成本的科室，主要包括各门诊科室和住院科室。

医疗技术类科室：指为临床服务类科室及患者提供医疗技术服务的科室。

医疗辅助类科室：指服务于临床服务类科室和医疗技术类科室，为其提供动力、生产、加工、消毒等辅助服务的科室。

行政后勤类科室：指除临床服务类、医疗技术类和医疗辅助类科室之外，从事行政管理和后勤保障工作科室。

某医院科室分类情况示例（参照《公立医院成本核算规范》）

临床服务类科室：预防保健科门诊、预防保健科住院、呼吸内科门诊、呼吸内科住院、消化内科门诊、消化内科住院、神经内科门诊、神经内科住院、心血管内科门诊、心血管内科住院、普通外科门诊、普通外科住院、神经外科门诊、神经外科住院、胸外科门诊、胸外科住院、妇科门诊、妇科住院、眼科门诊、眼科住院、耳科门诊、耳科住院、鼻科门诊、鼻科住院、中医科等。

医疗技术类科室：病理科、医学影像科、医学检验科、功能检查科、内镜中心、碎石中心、血透室、激光室、震波室、高压氧治疗中心、输血科、药剂科等。

医疗辅助类科室：病案室、门诊收费处、入院接诊室、住院处、消毒供应室、挂号室、氧气室、真空负压吸引站、洗衣房等。

行政后勤类科室：院长办公室、党委办公室、宣传处、审计处、运营管理部、医务处、院感办公室、医疗保险办公室、财务处、保卫处、信息管理中心、人事处、总务处、基建处、汽车班、电工组、电梯组、营养食堂等。

图 10-3　某医院科室分类情况

（二）数据准备

开展科室成本核算，所需要准备的数据主要包括费用数据、收入数据、工作量数据和其他相关数据。

费用数据采集自医院财务系统"业务活动费用""单位管理费用"等科目下的所有明细科目，并按成本核算单元归集到人员经费、卫生材料费、药品费、固定资产折旧费、无形资产摊销费、提取医疗风险基金、其他运行费用 7 个成本项目。

收入数据依托医院信息管理系统（HIS），从收费系统自动提取；未在收费系统确定的收入，从财务系统提取数据。

工作量数据根据服务性质可以分为对外服务工作量和内部服务工作量。对外服务工作量根据门急诊和住院服务方式的不同可细分为门急诊服务工作量和住院服务工作量。内部服务工作量包括消毒供应量、氧气供应量、负压供应量等，医院可以根据核算要求和自身条件增加或修改需要采集的工作量数据。

医院还可根据成本核算和分析要求采集其他相关的数据，如房屋建筑物面积、卫生材料领用记录等。

（三）科室直接成本归集

科室直接成本分为直接计入成本与计算计入成本。能够直接计入科室的成本，则直接计入对应科室；不能直接计入的成本，则按照合理的计算方法计算后计入。

1. 直接计入成本　直接计入成本是指在会计核算中能够直接计入科室的费用，包括：人员经费、卫生材料费、药品费、固定资产折旧费、无形资产摊销费以及其他运行费用中可以直接计入的费用（图 10-4）。

其中，人员经费按照人员直接归集到科室；卫生材料费可分为单独收费的卫生材料和不单独收费的卫生材料，卫生材料费应当以实际消耗记录直接归集到科室，对于未设二级库、无法获得消耗记录的，可以根据领用记录直接归集到科室；药品费一般根据处方和医嘱记录直接归集到科室；科室单独使用的设备、家具、房屋等折旧费可以直接计入科室；科室单独使用的无形资产，摊销费可直接计入科室；其他运行费用按照实际发生额直接计入科室。

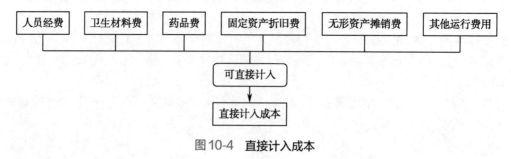

图 10-4　直接计入成本

2. 计算计入成本　计算计入成本是指由于受计量条件所限无法直接计入科室的费用。医院应当根据谁受益谁承担、重要性和可操作性等原则,将需要计算计入的科室直接成本按照合理的标准进行分配,计算计入相关科室单元。对于耗费较多的科室,医院可采取预提费用的方式先行计算其成本,实际耗费减去预提部分,再采用人员、面积比例等作为分配参数,计算计入其他科室。

(1)成本项目:通常需要计算计入的成本包括房屋类固定资产折旧费,计提医疗风险基金和其他运行费(包括水费、电费、供暖费、物业管理费、公用设备维修费等)(图10-5)。

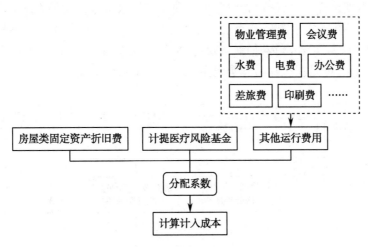

图 10-5　计算计入科室成本

1)房屋类固定资产折旧费:按照各科室的面积比例计算计入科室成本。

2)计提医疗风险基金:医院确定当年应计提的医疗风险基金后,按照各科室的医疗收入比例计算计入科室成本。

3)水、电、供暖等能源性消耗:按照科室面积、人员数量等比例计算计入。具备单独计量条件的直接计入科室成本。

4)物业管理费:某科室单独产生的物业管理费直接计入科室成本,多个科室共同产生或提供综合服务的物业管理费按照科室面积、人员数量等比例计算计入科室成本。

5)公用设备维修费:按服务量等一次性或分期计算计入受益的科室。

(2)常用分配系数:计算计入成本过程中,分配系数的选择是关键。常用的分配系数有:人员系数、服务量、面积等。示例如下:

1)按人员系数分配:其他运行费用中办公费、邮电费、未单独安装水表的科室水费等。

【例10-1】　某医院普外科门诊8人,全院职工670人,医院其他运行费用—办公费4 200元,则普外科门诊分配的办公费

$$普外科门诊办公费 = 4\,200 \times \frac{8}{670} = 50.15(元)$$

2)按服务量分配:其他运行费用中交通费等。

【例10-2】　某医院普外科门诊使用车辆的公里数为36公里(1公里=1km),全院使用车辆的公里数为1 500公里,医院全院交通费1 200元,则普外科门诊分配的使用车辆的成本为:

$$普外科门诊交通费 = 1\,200 \times \frac{36}{1\,500} = 28.80(元)$$

3)按面积分配:其他运行费中未单独安装电表的科室电费、取暖费、物业管理费和固定资产折旧费、无形资产摊销费等。

【例10-3】 某医院普外科门诊面积1 000m²,全院面积总计45 000m²,医院其他运行费用－取暖费900 000元,则普外科门诊分配的取暖费成本为:

$$普外科门诊取暖费 = 900\,000 \times \frac{1\,000}{45\,000} = 20\,000(元)$$

3. 科室直接成本 分配后的各科室成本与直接计入科室的成本合计即构成科室直接成本。

科室直接成本＝科室直接计入成本＋科室计算计入成本　　　公式10-5

(四)科室间接成本分摊

科室间接成本应当本着相关性、成本效益关系及重要性等原则,采用阶梯分摊法,按照分项逐级分步结转的方式进行三级分摊,最终将所有科室间接成本分摊到临床服务类科室。

三级分摊流程,科室成本的分摊通常按照受益原则进行,即"同级科室不相互分摊、不逆向分摊,谁受益、谁分摊"。一级分摊是指行政后勤类科室成本的分摊,二级分摊是指医疗辅助类科室成本的分摊,三级分摊是指医疗技术类科室成本的分摊(图10-6)。

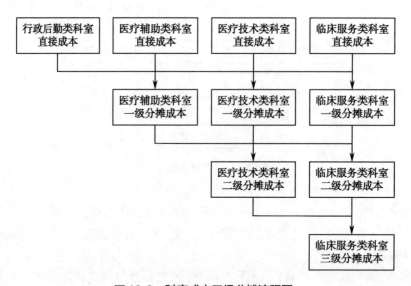

图10-6　科室成本三级分摊流程图

1. 一级分摊——行政后勤类科室成本的分摊

(1)描述:将行政后勤类科室直接成本向临床服务类、医疗技术类和医疗辅助类科室分摊,并实行分项结转(图10-7)。

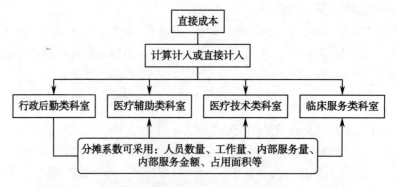

图10-7　科室成本一级分摊流程图

(2)分摊参数:行政后勤类科室分摊参数根据医院实际情况确定,可采用参数有人员数量、工作量、内部服务量、内部服务金额、占用面积等。

（3）计算公式

某科室（临床服务类、医疗技术类、医疗辅助类科室）分摊的某行政后勤类科室的成本

$$=当期某行政后勤类科室总成本×\frac{该科室人员数}{除某行政后勤类科室外全院人员数} \qquad 公式10-6$$

【例10-4】 某医院普外科门诊8人，全院职工670人，其中院办职工6人，院办职工的基本工资总额为120 000元，普外科门诊应分摊的院办基本工资为：

$$普外科门诊分摊基本工资=120\,000×\frac{8}{670-6}=1\,445.78（元）$$

按照此方法对每项明细成本逐一进行分摊，再将所有明细成本分摊值合计即可得出普外科门诊应分摊的院办成本合计。以此类推，将所有行政后勤类科室成本分摊到普外科门诊，加上普外科门诊的直接成本，即为普外科门诊的一级分摊成本。

各科室一级分摊成本=该科室直接成本+所有行政后勤类科室分摊至该科室成本　公式10-7

2. 二级分摊——医疗辅助类科室成本的分摊

（1）描述：将医疗辅助类科室一级分摊成本采用收入比重、工作量比重、占用面积比重等分摊参数向临床服务类和医疗技术类科室分摊，并实行分项结转（图10-8）。

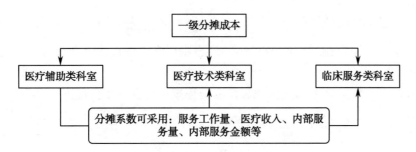

图10-8　科室成本二级分摊流程图

（2）分摊参数：服务工作量、医疗收入、内部服务量、内部服务金额等。

1）按照服务工作量分摊：如挂号处、门诊收费处、入院接诊室、住院收费处等医疗辅助类科室成本可以按照服务工作量分摊。

$$某临床科室分摊的挂号处的成本=挂号处总成本×\frac{该科室门诊人次}{全院门诊人次} \qquad 公式10-8$$

【例10-5】 某医院普外科门诊门急诊人次12 000人次，医院所有门急诊人次为240 000人次，挂号处一级分摊成本中的基本工资为40 000元，则普外科门诊分摊成本如下：

$$普外科门诊分摊基本工资=40\,000×\frac{12\,000}{240\,000}=2\,000（元）$$

按照此方法对每项明细成本逐一进行分摊，再将所有明细成本分摊值合计即可得出普外科门诊应分摊的挂号处成本合计。

【例10-6】 某医院普外科住院1 000人次，所有住院人次为10 000人，入院接待室一级分摊成本中基本工资为20 000元，则普外科住院分摊成本情况：

$$普外科住院分摊基本工资=20\,000×\frac{1\,000}{10\,000}=2\,000（元）$$

按照此方法对每项明细成本逐一进行分摊，再将所有明细成本分摊值合计即可得出普外科住院应分摊的入院接待室成本合计。

2）按照医疗收入分摊：如门诊收费处、住院收费处等医疗辅助类科室成本可以按照医疗收入分摊。

某临床科室分摊的门诊收费处的成本 = 门诊收费处总成本 × $\dfrac{该科室门诊开单收入}{全院门诊收入}$　　公式 10-9

【例 10-7】 某医院普外科门诊开单收入 55.20 万元，全院门诊收入 3 523.57 万元，门诊收费处一级分摊成本中基本工资总额为 35.75 万元，普外科门诊分摊门诊收费处一级分摊成本的基本工资情况：

$$普外科门诊分摊基本工资 = 35.75 \times \frac{55.20}{3\,523.57} = 0.56（万元）$$

按照此方法对每项明细成本逐一进行分摊，再将所有明细成本分摊值合计即可得出普外科门诊应分摊的门诊收费处成本合计。

3）按照内部服务量分摊：如氧气室、真空负压吸引站等成本可以按照内部服务量分摊。

某（临床、医技）科室分摊的氧气室的成本 = 氧气室总成本 × $\dfrac{该科室接受的服务量}{氧气室提供给所有科室的服务量}$

公式 10-10

【例 10-8】 某医院氧气室为普外科门诊提供的服务量为 2 135 次，氧气室为临床服务类科室提供的所有服务量为 59 876 次，氧气室一级分摊成本中基本工资总额为 103 654.82 元，普外科门诊应分摊氧气室一级分摊成本中的基本工资情况：

$$普外科门诊分摊基本工资 = 103\,654.82 \times \frac{2\,135}{59\,876} = 3\,696.02（元）$$

按照此方法对每项明细成本逐一进行分摊，再将所有明细成本分摊值合计即可得出普外科门诊应分摊的氧气室成本合计。

4）按照内部服务金额分摊：如供应室、洗衣房等成本可以按照内部服务金额分摊。

某（临床、医技）科室分摊的供应室成本 = 供应室总成本 × $\dfrac{该科室接受的内部服务金额}{供应室提供给所有科室内部服务金额}$

公式 10-11

【例 10-9】 某医院普外科接受的供应室服务金额为 25 056.00 元，供应室提供给全院所有科室的服务金额为 562 278.00 元，供应室一级分摊成本中基本工资总额为 20.56 万元，普外科分摊供应室一级分摊成本的基本工资情况：

$$普外科科室分摊基本工资 = 20.56 \times \frac{25\,056.00}{562\,278.00} = 0.92（万元）$$

按照此方法对每项明细成本逐一进行分摊，再将所有明细成本分摊值合计即可得出普外科应分摊的供应室成本合计。以此类推，将所有医疗辅助类科室成本分摊到普外科，加上普外科的一级分摊成本，即为普外科的二级分摊成本。

各科室二级分摊成本 = 该科室一级分摊成本 + 所有医疗辅助类科室分摊至该科室成本　　公式 10-12

3. 三级分摊——医疗技术类科室成本的分摊

（1）描述：将医疗技术类科室二级分摊成本采用医疗收入比重等分摊参数向临床服务类科室分摊，分摊后形成门诊、住院临床服务类科室的成本（图 10-9）。

（2）分摊参数：医疗收入、工作量等。

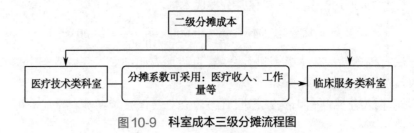

图 10-9　科室成本三级分摊流程图

（3）计算公式

某临床服务类科室所分摊的某医疗技术类科室成本＝该医疗技术类科室总成本

$$\times \frac{\text{该临床服务类科室确认的该医疗技术类科室的开单收入}}{\text{该医疗技术类科室执行收入}} \qquad \text{公式 10-13}$$

【例 10-10】 某医院普外科门诊开单的化验收入 20 000 元，所有临床服务类科室开单的化验收入 100 000 元，检验科二级分摊成本中基本工资为 200 000 元，则：

$$\text{普外科门诊分摊基本工资} = 200\,000 \times \frac{20\,000}{100\,000} = 40\,000（\text{元}）$$

按照此方法对每项明细成本逐一进行分摊，再将所有明细成本分摊值合计即可得出普外科门诊应分摊的检验科成本合计。以此类推，将所有医疗技术类科室成本分摊到普外科门诊，加上普外科门诊的二级分摊成本，即为普外科门诊的三级分摊成本。

各科室三级分摊成本＝该科室二级分摊成本＋所有医疗技术类科室分摊至该科室成本　公式 10-14

三级分摊完成后，应满足如下平衡关系：

$$\sum \text{临床服务类科室分摊后成本} = \text{临床服务类科室直接成本} + \text{医疗技术类科室直接成本}$$
$$+ \text{医疗辅助类科室直接成本} + \text{行政后勤类科室直接成本} \qquad \text{公式 10-15}$$

三、诊次成本核算

采用三级分摊后的临床门急诊科室总成本除以对应的临床科室门急诊服务量，计算出诊次成本。

诊次成本计算公式：

$$\text{某临床科室诊次成本} = \frac{\text{某临床科室门急诊成本}}{\text{该临床科室门急诊人次}} \qquad \text{公式 10-16}$$

$$\text{全院平均诊次成本} = \frac{\sum \text{全院各门急诊科室成本}}{\text{全院总门急诊人次}} \qquad \text{公式 10-17}$$

【例 10-11】 医院 20×2 年 1 月心血管内科门诊三级分摊后科室成本总额 200 000 元，门诊人次 1 000 人，则该科室诊次成本为：

$$\text{心血管内科诊次成本} = \frac{200\,000}{1\,000} = 200（\text{元／人次}）$$

四、床日成本核算

采用三级分摊后的临床住院科室总成本除以对应的临床科室住院服务量，计算出床日成本。

床日成本计算公式：

$$\text{某临床科室实际占用床日成本} = \frac{\text{某临床住院科室成本}}{\text{该临床住院科室实际占用床日数}} \qquad \text{公式 10-18}$$

$$\text{全院平均实际占用床日成本} = \frac{\sum \text{全院各住院科室成本}}{\text{全院实际占用总床日数}} \qquad \text{公式 10-19}$$

【例 10-12】 医院 20×2 年 1 月心血管内科住院三级分摊后科室成本总额 800 000 元，床日数为 200 床日，则该科室床日成本为：

$$\text{心血管内科床日成本} = \frac{800\,000}{200} = 4\,000（\text{元／床日}）$$

五、项目成本核算

医疗服务项目成本核算是指以各科室开展的医疗服务项目为核算对象,归集和分配各项费用,计算出各项目单位成本的过程。医疗服务项目是指各地医疗服务价格主管部门和卫生健康行政部门、医疗保障部门、中医药主管部门等印发的医疗服务收费项目,不包括药品和可以单独收费的卫生材料。医疗服务项目应当执行国家规范的医疗服务项目名称和编码。

医疗服务项目成本核算是以临床服务类和医疗技术类科室二级分摊成本剔除药品成本、单独收费的卫生材料成本作为医疗服务项目总成本,采用合适的方法分摊到各医疗服务项目的过程。

医疗服务项目成本核算方法主要包括当量系数法、参数分配法、作业成本法三大类(图10-10)。

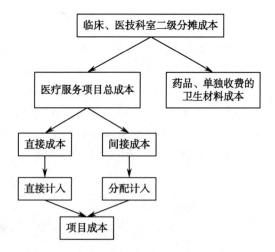

图 10-10　医院项目成本核算流程图

(一) 当量系数法

当量系数法(又名成本当量法)是指在确定的核算期内,以科室单元为核算基础,遴选典型的医疗服务项目作为代表项目,其成本当量数为"1",作为标准当量,其他项目与代表项目进行比较,进而得到其他项目各自的成本当量值,再计算出各项目成本的方法。

具体步骤如下:

1.选取代表项目 确定科室单元典型项目作为代表项目,将其成本当量数设为"1"。

2.计算科室单元的总当量值

(1)以代表项目单次操作的资源耗费为标准,将该科室单元当期完成的所有医疗服务项目单次操作的资源耗费分别与代表项目相比,得出每个项目的成本当量值。

(2)每个项目的成本当量值乘以其操作数量,得出该项目的总成本当量值。

(3)各项目总成本当量值累加得到该科室单元的成本当量总值。

3.计算当量系数的单位成本

$$当量系数的单位成本 = \frac{(该科室单元二级分摊成本 - 药品成本 - 单独收费的卫生材料成本)}{该科室单元的成本当量总值}$$

公式 10-20

4.计算项目单位成本

$$项目单位成本 = 当量系数的单位成本 \times 该项目的成本当量值$$
公式 10-21

总之,当量系数法简单易行,可以一次性核算出科室所有项目的成本,既可满足医疗服务项目价格制定和调整的需要,又避免对全部项目核算实际成本。但是项目当量系数的确定主观性强,有可能造成个别项目成本计算结果不够准确,有偏低或偏高现象。

(二) 参数分配法

参数分配法(即成本比例系数法)是指将归集到各科室单元的成本,通过设定某一种分配参数,将科室单元的成本最终分配到医疗服务项目的计算方法。核算方法主要有收入分配系数法、操作时间分配系数法、工作量分配系数法。

1.收入分配系数法 收入分配系数法是将各医疗服务项目收入占科室单元总收入(不含药品收入和单独收费卫生材料收入)的比例作为分配成本的比例。这一方法假设收入与资源消耗存在正比例关系。

主要步骤为：

（1）计算某科室某医疗服务项目总收入

$$科室某医疗服务项目总收入 = 该项目单价 × 该项目开展频次数 \qquad 公式10\text{-}22$$

（2）计算该科室医疗服务项目总收入

$$科室医疗服务项目总收入 = \sum 该科室各医疗服务项目总收入 \qquad 公式10\text{-}23$$

（3）计算该项目收入分配系数

$$该项目收入分配系数 = 该医疗服务项目总收入 / 该科室医疗服务项目总收入 \qquad 公式10\text{-}24$$

（4）计算当期该项目总成本

$$当期该项目总成本 = 该项目收入分配系数 × 该科室医疗服务项目总成本 \qquad 公式10\text{-}25$$

（5）计算当期该项目单位成本

$$当期该项目单位成本 = 当期该项目总成本 / 当期该项目开展频次数 \qquad 公式10\text{-}26$$

（6）计算该医院该项目单位成本

$$该医院该项目单位成本 = \sum 各科室该项目总成本 / 医院该项目开展频次数 \qquad 公式10\text{-}27$$

总之，该方法的科室项目及收入数据易统计，而且结果较为准确，计算得出的分配系数较精确。但是当项目收入与成本配比异常时，不适合用分配系数进行分配。同时，因为医疗服务各项月收入是合计数，与项目的开展频次有关。所以，收费低、开展频次多的项目所分配的成本会高。

2. 操作时间分配系数法　操作时间分配系数法是将各医疗服务项目操作时间占科室单元总操作时间的比例作为分配成本的比例。

主要步骤为：

（1）确定某科室某项目单次执行操作的时间

$$该项目单次操作时间 = N 次执行此项目从开始到完成所需要的时间之和 /N \qquad 公式10\text{-}28$$

（2）计算该科室该项目总操作时间

$$该科室某项目总操作时间 = 该项目单次操作时间 × 该项目开展频次数 \qquad 公式10\text{-}29$$

（3）计算该科室总操作时间

$$某科室总操作时间 = \sum 该科室各项目总操作时间 \qquad 公式10\text{-}30$$

或者

$$某科室总操作时间 = 该科室工作人数 × 每天工作时间 × 核算期工作天数（年、季度、月） \qquad 公式10\text{-}31$$

（4）计算该项目操作时间分配系数

$$该项目操作时间分配系数 = 该项目总操作时间 / 科室总操作时间 \qquad 公式10\text{-}32$$

（5）计算该项目总成本

$$该项目总成本 = 该项目操作时间分配系数 × 该科室医疗服务项目总成本 \qquad 公式10\text{-}33$$

（6）计算该项目单位成本

$$该项目单次成本 = 该项目总成本 / 项目开展频次数 \qquad 公式10\text{-}34$$

（7）计算该医院该项目单位成本

$$该医院该项目单位成本 = \sum 各科室该项目总成本 / 医院该项目开展频次数 \qquad 公式10\text{-}35$$

此方法中涉及项目单次操作时间、成本科室总操作时间等均需进行详细统计，因此这种方法的统计工作量大、实际操作的难度高。

3. 工作量分配系数法　工作量分配系数法是将各医疗服务项目工作量占科室单元总工作量的比例作为分配成本的比例。

主要步骤为：

（1）计算某科室某医疗服务项目总工作量

$$该科室某项目总工作量 = \sum 该项目开展频次数 \qquad 公式10\text{-}36$$

（2）计算该科室医疗服务项目总工作量

$$某科室医疗服务项目总工作量 = \sum 该科室各医疗服务项目总工作量 \qquad 公式10\text{-}37$$

（3）计算该项目工作量分配系数

$$该项目工作量分配系数 = 该医疗服务项目总工作量 / 该科室医疗服务项目总工作量 \qquad 公式10\text{-}38$$

（4）计算该项目总成本

$$该项目总成本 = 该项目工作量分配系数 \times 该科室医疗服务项目总成本 \qquad 公式10\text{-}39$$

（5）计算该项目单位成本

$$该项目单位成本 = 该项目总成本 / 该项目开展频次数 \qquad 公式10\text{-}40$$

（6）计算该医院该项目单位成本

$$该医院该项目单位成本 = \sum 各科室该项目总成本 / 医院该项目开展频次数 \qquad 公式10\text{-}41$$

此方法中有关工作量的资料较易搜集到，不需要经验估计。但工作量的多少并不与所耗费用成正比，也就是说某科室工作量大、做得多的项目并不等于其所耗成本就大；相反，有些做得少的项目所耗成本却可能很大。所以，本方法在进行成本分摊时，同时可以考虑工作量和技术难度，将技术难度作为各个项目的权重，使其分摊更加合理、准确。各个项目的技术难度指标可以参考《全国医疗服务价格项目规范》（2012版）或者由专家评估得到。

（三）作业成本法

作业成本法（activity based costing）是指通过对某医疗服务项目所有作业活动的追踪和记录，计量作业业绩和资源利用情况的一种成本计算方法。该方法以作业为中心，以成本动因为分配要素，体现"服务消耗作业，作业消耗资源"的原则。

提供某医疗服务项目过程中的各道工序或环节均可视为一项作业。成本动因是对引起成本发生的事项或活动的度量，分为资源动因和作业动因，主要包括人员数量、房屋面积、工作量、工时、医疗服务项目技术难度等参数。资源动因是衡量资源消耗量与作业之间关系的某种计量标准，是将资源成本分配到作业中的依据。作业动因是指作业贡献于医疗服务项目的原因和方式，是将作业成本最终分配到医疗服务项目中的依据，反映了医疗服务项目消耗作业的情况。主要步骤为：

1.划分作业 在梳理医院临床服务类科室和医疗技术类科室医疗业务流程基础上，将医疗服务过程划分为若干作业。各作业应当相对独立、不得重复，形成医院统一、规范的作业库，包括项目作业字典库和项目资源消耗字典库。项目作业字典库主要包括医院开展所有项目的每个作业流程，项目资源消耗字典库应当包含的信息有：项目投入的人员类别、职称人数和操作时间、不可单独收费的卫生材料使用量、专用设备使用时间等信息。

2.直接成本归集 将能够直接计入或者计算计入某医疗服务项目的成本直接归集到医疗服务项目。

$$某科室某医疗服务项目直接成本 = \sum（各直接成本项目 \times 分配参数比例） \qquad 公式10\text{-}42$$

其中：

（1）人员经费

$$某类人员某职称每分钟人员经费 = 某类人员某职称总人员经费 / 某类人员某职称总时间 \qquad 公式10\text{-}43$$

$$某医疗服务项目人员经费 = \sum（某类人员某职称操作时间 \times 某类人员某职称每分钟人员经费）$$

$$公式10\text{-}44$$

（2）不可单独收费的卫生材料费

$$某医疗服务项目不可单独收费的卫生材料费 = \sum[（某医疗服务项目工作量 \times 相对消耗量）/$$

（∑医疗服务项目工作量×相对消耗量）]×某不可单独收费的卫生材料总成本　　公式 10-45

（3）固定资产折旧费

某设备单位折旧费=设备累计折旧费/（∑医疗服务项目工作量×设备使用时间）

某医疗服务项目设备折旧费=∑（设备使用时间×某设备单位折旧费）　公式 10-46

3．间接成本分摊　将无法直接计入或者计算计入某医疗服务项目的成本,首先按照资源动因将其分配至受益的作业,再按照医疗服务项目消耗作业的原则,采用作业动因将作业成本分配至受益的医疗服务项目。

某科室某作业成本=∑（各间接成本项目×某资源动因参数比例）　　公式 10-47

某科室某医疗服务项目间接成本=该医疗服务项目所占用的作业成本×作业动因参数比例

公式 10-48

4．项目成本计算

科室单元某医疗服务项目总成本=科室单元某医疗服务项目直接成本+

科室单元某医疗服务项目间接成本　　公式 10-49

科室单元某医疗服务项目成本=科室单元某医疗服务项目总成本/

该科室单元开展该医疗服务项目总工作量　　公式 10-50

医院某医疗服务项目单位成本=（∑医院科室单元某医疗服务项目总成本）/

医院开展该医疗服务项目总工作量　　公式 10-51

总之,对于医院成本管理而言,作业成本法考虑了成本动因量化资源、作业和项目三者之间的因果关系,有效实现了医疗服务项目的收支配比,数据采集更加准确。但同时建立作业库的工作量大且复杂,必须依赖信息化系统来完成,系统开发和维护费用较高、确定成本动因比较困难,且从作业角度进行管理,管理难度较大,因此其实际实施更为困难。

六、单病种/DRG/DIP 成本核算

病种成本核算是指以病种为核算对象,按照一定流程和方法归集相关费用,计算病种成本的过程。医院开展的病种可参照临床路径和国家推荐病种的有关规定执行。

以病种为单位的结算方式将是今后我国医疗保障制度改革的主要方向,它给医院传统理念下的医院运营、财务管理等方面带来了重大影响,使医院成本管理更具有全面性和综合性的特点。为深刻了解以病种为单位的支付方式下成本管理的特征与变化,积极应对医保支付方式改革,保证医院经济稳定运行,医院进行病种成本核算已迫在眉睫,本章主要以单病种和 DRG、DIP 成本核算为例,对医院病种成本核算的方法进行简单介绍。

（一）相关概念

1．病种　病种（genera morborum）指以病例单元第一诊断为主的、并与国际疾病分类编码相对应的一组具有相同临床特征、相同资源消耗的疾病组合。单病种、DRG 是病例的不同组合名称,均属于病种范畴。

2．单病种　单病种（the single disease）指无并发症、合并症的单纯性疾病,具有常见、发病频率高、诊断确切等特点。单病种是实施临床路径、医保单病种付费及国家公立医院绩效考核中单病种质量控制指标的载体。

3．单病种成本核算　单病种成本核算（cost accounting of single disease）指以单病种为核算对象,按照一定流程和方法归集相关费用计算单病种成本的过程。

4．DRG　DRG（diagnosis related groups）即疾病诊断相关分组,它是以病例的诊断和操作为基本依据,综合考虑病例的个体特征,如:合并症、并发症、年龄、性别等,以临床过程相近、费用消

耗相似为特征划分的病种组合，是可用于医保支付、预算管理和质量管理等方面的医疗管理工具。

5. DRG 成本核算　DRG 成本核算（DRG based costing）指以 DRG 组为核算对象，按照一定流程和方法归集相关费用计算 DRG 成本的过程。

6. DIP　按病种分值付费（diagnosis-intervention packet）是一种支付方式，也指基于大数据的病种相关分组。它是利用大数据技术，以一定区域范围的全样本病例数据为基础，综合考虑疾病严重程度、治疗复杂状态、资源消耗水平与临床行为规范，发现疾病与治疗之间的内在规律与关联关系，以"疾病诊断 + 治疗方式"的共性特征对病案数据进行的分类组合，可应用于医保支付、医保基金监管、医院管理等领域。

7. DIP 成本核算　以 DIP 病例组合为对象，按照一定流程和方法归集相关费用的过程。核算结果主要用于测定按病种分值付费的定价标准。医院开展 DIP 成本核算的范围和数量，取决于 DIP 分组规则和目录库的确定。

DRG 及 DIP 成本核算作为病种成本核算的一种，其方法体系、流程等均与单病种成本核算差异不大，可以参照其核算相关方法与流程。

（二）成本核算方法

单病种 /DRG/DIP 成本核算方法主要有自上而下法、自下而上法和成本收入比法。其中，DRG/DIP 成本核算具体计算方法、步骤与单病种成本核算方法类似，但分组类型不同，需将病种调整为对应的 DRG 组 /DIP 组，病种患者调整为对应的 DRG 组 /DIP 组患者。

1. 自上而下法　自上而下法（top-down costing）以成本核算单元成本为基础计算单病种 /DRG/DIP 成本。按照以下步骤开展核算（图 10-11）：

（1）直接计算费用：直接统计每名患者的药品和单独收费的卫生材料费用，形成每名患者的药耗成本。

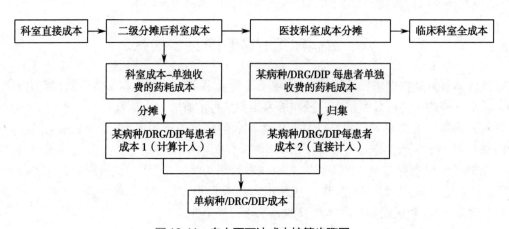

图 10-11　自上而下法成本核算步骤图

（2）分摊费用：将成本核算单元的成本剔除所有计入患者的药品和单独收费的卫生材料费用后，采用住院天数、诊疗时间等作为分配参数分摊到每名患者。

（3）累加：将步骤（1）和步骤（2）成本累加形成每名患者的成本。

（4）计算病种 /DRG/DIP 成本：将同病种 /DRG/DIP 患者归为一组，然后将组内每名患者的成本累加形成该病种 /DRG/DIP 总成本，采用平均数等方法计算该病种 /DRG/DIP 单位成本。

$$某病种 /DRG/DIP 总成本 = \sum 该病种 /DRG/DIP 每名患者成本 \qquad 公式 10\text{-}52$$

$$某病种 / DRG / DIP 单位成本 = \frac{该病种 / DRG / DIP 总成本}{该病种 / DRG / DIP 出院患者总数} \qquad 公式 10\text{-}53$$

2. 自下而上法　自下而上法（bottom-up costing）以医疗服务项目成本为基础计算单病种 /

DRG/DIP 成本。按照以下步骤开展核算（图 10-12）：

（1）计算每名患者成本：将医疗服务项目成本、药品成本、单独收费的卫生材料成本对应到每名患者后，形成每名患者的病种成本。

$$某患者单病种/DRG/DIP 成本 = \sum(该患者核算期间内某医疗服务项目工作量$$
$$\times 该医疗服务项目单位成本) + \sum 药品成本$$
$$+ \sum 单独收费的卫生材料成本 \qquad 公式 10\text{-}54$$

（2）计算单病种/DRG/DIP 成本：将同病种/DRG/DIP 患者归为一组，然后将组内每名患者的成本累加形成该病种/DRG/DIP 总成本，采用平均数等方法计算该病种/DRG/DIP 单位成本。

$$该病种/DRG/DIP 总成本 = \sum 该病种/DRG/DIP 每名患者成本 \qquad 公式 10\text{-}55$$

$$某病种/DRG/DIP单位成本 = \frac{该病种/DRG/DIP总成本}{该病种/DRG/DIP出院患者总数} \qquad 公式 10\text{-}56$$

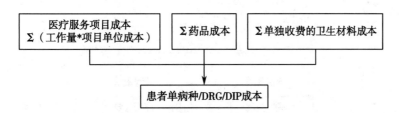

图 10-12　自下而上法成本核算步骤图

3. 成本收入比法　成本收入比法（cost-to-charge ratio）以服务单元的收入和成本为基础计算单病种/DRG/DIP 成本，通过计算医院为患者提供的各服务单元的成本收入比值，利用该比值将患者层面的收入转换为成本。按照以下步骤开展核算（图 10-13）：

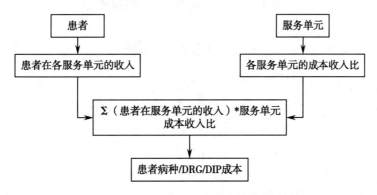

图 10-13　成本收入比法成本核算步骤图

（1）计算各服务单元的成本收入比值

$$某服务单元成本收入比 = \frac{该服务单元成本}{该服务单元收入} \qquad 公式 10\text{-}57$$

（2）计算每名患者成本

$$某患者单病种/DRG/DIP 成本 = \sum 该患者某服务单元收入 \times 该服务单元成本收入比 \qquad 公式 10\text{-}58$$

（3）计算病种/DRG/DIP 成本：将同病种/DRG/DIP 患者归为一组，然后将组内每名患者的成本累加形成该病种总成本，采用平均数等方法计算病种/DRG/DIP 单位成本。

$$该病种/DRG/DIP 总成本 = \sum 该病种/DRG/DIP 每名患者成本 \qquad 公式 10\text{-}59$$

$$某病种/DRG/DIP单位成本 = \frac{该病种/DRG/DIP总成本}{该病种/DRG/DIP出院患者总数} \qquad 公式 10\text{-}60$$

第三节　成本分析与管控

根据成本核算提供的成本报表及其他信息,运用一定的技术与方法对医院成本核算结果进行分析,在此基础上为医院内部的成本控制、预算管理、绩效管理等提供基础信息和管控手段,而外部决策上则为医疗服务项目定价、财政补偿标准设定、医保支付方式改革等卫生政策的制定和调整提供科学的决策支撑(图10-14)。

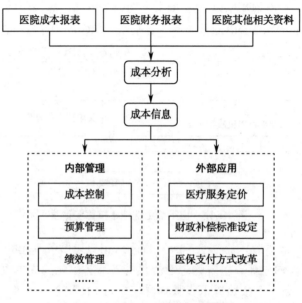

图10-14　医院成本信息应用框架图

一、医院成本分析

(一)成本分析概述

医院要结合经济运行等相关信息,开展成本核算结果分析,重点分析成本构成、成本变动的影响因素,形成成本报表和成本分析报告,为医院运营管理提供科学、规范、优化的方案和数据支持,使有限的卫生资源得到合理配置和有效利用。

(二)成本分析方法

1. 医院成本分析资料来源

(1)医院成本报表:成本报表是医院进行成本分析的主要资料来源,成本报表包括医院各科室直接成本表、医院临床服务类科室全成本表、医院临床服务类科室全成本构成分析表、诊次成本报表、床日成本报表、医疗服务项目成本报表、病种成本报表和DRG成本报表等。

(2)医院财务报表:根据《政府会计制度》编制,包括资产负债表、收入费用表、净资产变动表、现金流量表等。

(3)医院其他相关资料:医院物资材料领用资料单和统计报表,人员工资情况等资料。

医院成本分析不仅要对医院的总体状况分析,而且要对各临床科室的收入成本情况进行分析,同时可以根据管理的需要,进行专题分析。

各医院可根据主管部门的要求和自身管理的需要选择所需的分析资料,采用相应的成本分析方法,分析成本计划完成情况,产生差异的原因,并制定降低成本的措施,编制分析报告。

以医院科室成本为例,报表示例见表10-1~表10-5。

单位：元

表10-1 医院各科室直接成本表（医疗成本）

成本项目科室名称	人员经费 (1)	卫生材料费 (2)	药品费 (3)	固定资产折旧费 (4)	无形资产摊销费 (5)	提取医疗风险基金 (6)	其他运行费用 (7)	直接成本合计（8）=（1）+（2）+（3）+（4）+（5）+（6）+（7）
临床服务类科室								
五官科门诊	36 948	67 774	100 316	16 061	—	794	353	222 246
外科门诊	21 116	38 733	57 332	9 179	—	454	752	127 566
内科门诊	7 864	14 425	21 351	3 418	—	169	269	47 496
…	…	…	…	…	…	…	…	…
小计	416 076	763 219	1 129 687	180 866	—	8 986	11 851	2 510 685
医疗技术类科室								
医学影像科	54 363	108 302	34 783	33 912	400	—	872	232 632
医学检验科	42 007	83 688	26 878	26 205	190	—	2 154	181 122
输血科	46 950	93 534	30 040	29 288	100	—	1 381	201 293
…	…	…	…	…	…	…	…	…
小计	273 137	496 097	158 107	170 085	690	—	8 208	1 106 324
医疗辅助类科室								
病案室	20 083	—	—	2 296	200	—	1 019	23 598
物资器械中心	20 827	—	—	52 864	800	—	1 482	75 973
…	…	…	…	…	…	…	…	…
小计	122 730	7 986	—	75 141	1 000	—	14 597	221 454
医疗业务成本合计	811 943	1 267 302	1 287 794	426 092	1 690	8 986	34 656	3 838 463
管理费用								
医务处	12 944	—	—	2 278	100	—	31 560	46 882
财务处	20 909	—	—	3 680	190	—	49 788	74 567
…	…	…	…	…	…	…	…	…
小计	199 134	—	—	35 052	382	—	449 726	684 294
本月总计	1 011 077	1 267 302	1 287 794	461 144	2 072	8 986	484 382	4 522 757

注：成本报表示例可能存在由于保留整数而导致个位数不一致的情况，下同。

表10-2 医院临床服务类科室全成本表（医疗成本）

单位：元

成本项目	人员经费(1)			卫生材料费(2)			药品费(3)			固定资产折旧费(4)		
科室名称	直接成本	间接成本	全成本	直接成本	间接成本	全成本	直接成本	间接成本	全成本	直接成本	间接成本	全成本
五官科门诊	36 948	92 179	129 126	67 774	93 387	161 161	100 316	29 296	129 612	16 061	46 467	62 528
外科门诊	21 116	21 604	42 720	38 733	14 746	53 480	57 332	4 557	61 888	9 179	9 774	18 953
内科门诊	7 864	11 720	19 584	14 425	8 437	22 862	21 351	2 621	23 972	3 418	5 168	8 586
…	…	…	…	…	…	…	…	…	…	…	…	…
科室全成本合计	416 076	595 001	1 011 077	763 219	504 083	1 267 302	1 129 687	158 107	1 287 794	180 866	280 278	461 144

表10-2 医院临床服务类科室全成本表（医疗成本）(续)

单位：元

成本项目	无形资产摊销费(5)			提取医疗风险基金(6)			其他运行费用(7)			直接成本合计(8)=(1)+(2)+(3)+(4)+(5)+(6)+(7)		
科室名称	直接成本	间接成本	全成本	直接成本	间接成本	全成本	直接成本	间接成本	全成本	直接成本	间接成本	全成本
五官科门诊	—	355	355	794	—	794	353	59 017	59 370	222 246	320 701	542 946
外科门诊	—	96	96	454	—	454	752	20 061	20 814	127 566	70 838	198 405
内科门诊	—	48	48	169	—	169	269	9 522	9 791	47 496	37 516	85 012
…	…	…	…	…	…	…	…	…	…	…	…	…
科室全成本合计	—	2 072	2 072	8 986	—	8 986	11 851	472 531	484 382	2 510 685	2 012 072	4 522 757

表10-3 医院临床服务类科室全成本表（医疗全成本和医院全成本）

单位：元

成本项目 科室名称	医疗成本合计（8）			财政项目拨款经费形成的各项费用（9）			非同级财政拨款项目经费形成的各项费用（10）			医疗全成本合计 （11）=（8）+（9）+（10）		
	直接成本	间接成本	合计	直接成本	间接成本	小计	直接成本	间接成本	小计	直接成本	间接成本	合计
五官科门诊	222 245	320 702	542 946	—	614	614	—	1	1	222 245	321 317	543 562
外科门诊	127 566	70 839	198 404	—	888	888	—	2	2	127 566	71 728	199 294
内科门诊	47 496	37 515	85 011	—	894	894	—	2	2	47 496	38 411	85 907
...	...	...	...	...	...	...	...	...	...	...	...	...
科室全成本合计	2 510 686	2 012 071	4 522 757	—	17 950	17 950	—	36	36	2 510 686	2 030 057	4 540 743

表10-3 医院临床服务类科室全成本表（医疗全成本和医院全成本）（续）

单位：元

成本项目 科室名称	科教经费形成的各项费用（12）			资产处置费用、上缴上级费用、对附属单位补助 费用、其他费用等（13）			医院全成本合计（14）=（11）+（12）+（13）		
	直接成本	间接成本	小计	直接成本	间接成本	小计	直接成本	间接成本	合计
五官科门诊	—	4	4	—	—	—	222 245	321 322	543 566
外科门诊	—	6	6	—	—	—	127 566	71 735	199 300
内科门诊	—	6	6	—	—	—	47 496	38 417	85 913
...	...	...	...	...	...	...	...	...	...
科室全成本合计	3 618	126	3 744	37	—	37	2 514 340	2 030 183	4 544 523

单位：元

表 10-4 医院临床服务类科室全成本构成分析表（医疗成本）

科室名称	五官科门诊		外科门诊		内科门诊		…		各临床服务类科室合计	
成本项目	金额	%	金额	%	金额	%	…	%	金额	%
人员经费	129 126	23.78	42 720	21.53	19 584	23.04	…	…	1 011 077	22.36
卫生材料费	161 161	29.68	53 480	26.95	22 862	26.89	…	…	1 267 302	28.02
药品费	129 612	23.87	61 888	31.19	23 972	28.20	…	…	1 287 794	28.47
固定资产折旧费	62 528	11.52	18 953	9.55	8 586	10.10	…	…	461 144	10.20
无形资产摊销费	355	0.07	96	0.05	48	0.06	…	…	2 072	0.05
提取医疗风险基金	794	0.15	454	0.23	169	0.20	…	…	8 986	0.20
其他运行费用	59 370	10.93	20 814	10.49	9 791	11.52	…	…	484 382	10.71
科室全成本合计	542 946	100.00	198 404	100.00	85 011	100.00	…	…	4 522 757	100.00
科室收入	591 553	—	192 456	—	85 756	—	…	…	4 468 247	—
收入 - 成本	48 607	—	−5 948	—	745	—	…	…	−54 510	—
床日成本	—	—	—	—	—	—	…	…	3 567	—
诊次成本	580	—	140	—	80	—	…	…	465	—

表 10-5　医院临床服务类科室全成本构成分析表（医疗全成本和医院全成本）　单位：元

科室名称	五官科门诊		外科门诊		内科门诊		…	各临床服务类科室合计	
成本项目	金额	%	金额	%	金额	%	…	金额	%
人员经费	129 126	23.78	42 720	21.53	19 584	23.04	…	1 011 077	22.36
卫生材料费	161 161	29.68	53 480	26.95	22 862	26.89	…	1 267 302	28.02
药品费	129 612	23.87	61 888	31.19	23 972	28.20	…	1 287 794	28.47
固定资产折旧费	62 528	11.52	18 953	9.55	8 586	10.10	…	461 144	10.20
无形资产摊销费	355	0.07	96	0.05	48	0.06	…	2 072	0.05
提取医疗风险基金	794	0.15	454	0.23	169	0.20	…	8 986	0.20
其他运行费用	59 370	10.93	20 814	10.49	9 791	11.52	…	484 382	10.71
科室全成本合计	542 946	100.00	198 404	100.00	85 011	100.00	…	4 522 757	100.00
财政补助固定资产折旧	614	—	888	—	894	—	…	17 950	—
财政补助无形资产摊销	1	—	2	—	2	—	…	36	—
科室医疗全成本合计	543 562	—	199 294	—	85 907	—	…	4 540 743	—
科室收入	591 553	—	192 456	—	85 756	—	…	4 468 247	—
收入-成本	47 991	—	-6 838	—	-150	—	…	-72 496	—
床日成本		—		—		—	…	36	—
诊次成本	6	—	1	—	1	—	…	5	—
科教项目固定资产折旧	4	—	6	—	6	—	…	3 744	—
科教项目无形资产摊销		—		—		—	…	37	—
科室医院全成本合计	543 566	—	199 300	—	85 913	—	…	4 544 523	—
科室收入	591 553	—	192 456	—	85 756	—	…	4 468 247	—
收入-成本	47 987	—	-6 844	—	-157	—	…	-76 277	—
床日成本		—		—		—	…	3 584	—
诊次成本	581	—	141	—	81	—	…	467	—

2. 成本分析方法

（1）按目的和要求分类

1）全面分析：是指从院级层面整体分析医院运营情况及各类成本结构的合理性、核算方法的科学性以及成本管控重点。全面分析的维度包括医院成本基本情况及成本结构情况，成本结构可以从门急诊和住院、成本项目、成本类型、科室（包括科室直接成本与间接成本）等维度进行分析（表 10-6）。

【例 10-13】 A 医院 20×2 年收入成本收益情况如下表，对医院经营情况分析如下：

表 10-6　20×2 年医院收入成本收益总表　单位：万元

项目	收入	比重/%	成本	比重/%	收益
医疗	5 904.33		5 865.01		39.32
内含：药品	3 195.99	54.13	2 913.70	49.68	282.29
其中：门诊	2 246.16	38.04	2 035.77	34.71	210.39
内含：药品	1 290.65	57.46	1 104.15	53.26	186.50
住院	3 658.17	61.96	3 829.24	65.29	-171.07
内含：药品	1 905.34	52.08	1 809.55	47.26	95.79

由上表可以看出医院的医疗收入中药品收入占 54.13%，而其成本占比为 49.68%，收入与成本不相配比，主要是药品收入中存在部分中草药收入，而中草药收入存在药品加成；住院收入在医疗收入中所占比例较高，达到 61.96%，其成本在医疗成本中所占比例为 65.29%。说明医疗服务成本占医院总成本比重较大，与医疗收入不配比，住院医疗服务处于亏损。由此可知，下一步应该加强住院医疗服务成本的管理和控制，降低成本，提高住院服务受益。

2）局部分析：即对几个主要问题或主要指标进行扼要地剖析，与往期比较，或与预算比较，借以考核医院管理水平的变化，体现近期经济管理情况或某指标发展的基本趋势，局部分析一般适用于单个科室的分析（表 10-7）。

【例 10-14】 某医院心脏导管室 1～4 月成本数据如下，结合数据进行如下分析：

表 10-7 心脏导管室 1~4 月成本数据   单位：万元

月份	成本金额	差额
1 月	1 520	
2 月	620	−900
3 月	1 020	400
4 月	890	−130

通过以上数据可以看出心脏导管室成本数据不稳定，呈现忽高忽低的情况，具体分析原因是心脏导管室的主要成本为高值耗材消耗的成本，可能存在管理漏洞。为减少浪费，节约成本，医院应实施高值医用耗材实名制管理制度，领用产品必须有详细的记录，具体记录内容包括：患者姓名、病历号、手术时间、产品名称、品牌、产地、产品批号、单价、数量、价格等项目，这些项目必须全部填写，并由科主任、护士长、使用者三者签字，通过此项管理，不仅可以节约成本而且能做到实耗实销，避免以领代销的情况。

3）专题分析：即对某些重大的管理措施或重大项目进行分析。它的特点是分析范围单一，研究透彻深入。

【例 10-15】 某医院放射科室 CT 机与磁共振仪的更新与升级采取了不同措施。单层螺旋 CT 已经使用 7 年，设备陈旧，故障率增加，很难满足临床工作需要，并且维修费用较高。通过成本分析，更新设备比继续使用的现金价值低，因此应当更新设备，更新后每天病人数为 160～180 人次，20×2 年 3 月的病人数为 4 187 例，收入 246.00 万元，比去年同期病例检查数增加 26.65%，收入增加 29.52%。而磁共振仪设备特殊，成本回收速度较慢，完全更新经济压力较大，而通过升级技术，不仅可以提高仪器的性能，而且可以节约 60% 的成本，因此，采用了升级设备的措施。

（2）按照指标比较方法分类

1）比较分析法：比较分析法通过确定目标成本，并采用历史最高水平、历史同期水平、同类医院平均水平、同类科室平均水平、预算目标、定额目标等，计算医院（科室、项目）的成本数据与目标成本的差异，找出产生差异因素。

2）结构分析法：是以某项成本指标的各个组成部分在总体中所占的比重来分析其结构的变化，掌握该项经济活动所耗成本的特点和变化趋势。可以通过分析医院（或科室）人员经费、卫生材料费、药品费、固定资产折旧费、无形资产摊销费、提取医疗风险基金、其他运行费用等成本项目占总成本的比重，各成本核算单元成本占总成本的比重，以及直接成本、间接成本占总成本的比重，管理费用占总成本的比重等，找出影响成本的重要因素及其关键控制点。

【例 10-16】 检验科开展结核病诊断相关的检查项目，该项目收费为 78 元，通过分析该项目的单位成本为 126 元，成本结构如下表（表 10-8）：

表10-8 结核病诊断相关的检查项目成本构成

检验项目单位成本	金额/元	构成/%
人力成本	23.00	18.26
材料成本	56.00	44.44
设备折旧	22.00	17.46
其他成本	25.00	19.84
合计	126.00	100.00

该项目单位成本中占比最高的是材料成本,通过与业务科室了解,主要原因是样本量不能达到试剂盒所能检测的最低要求量,导致部分试剂盒的浪费,增加了每一个样本的单位成本。

解决方法:一方面可以寻找批量检测更少的试剂盒替代当前使用的试剂盒,另一方面,如果与最低试剂盒的要求量差距过大可以考虑外送检查或者适当减少该项目的操作频率从而降低该项目的单位成本。

3)趋势分析法:趋势分析法是通过对若干个连续期间的报告资料进行相关指标的比较分析,说明成本变化过程及其发展趋势。采用这种方法可以从医院的成本状况和发展变化中寻求其变动的原因、性质、速度等(图10-15)。

【例10-17】 某医院20×2—20×7年门诊单位成本变化情况如下:

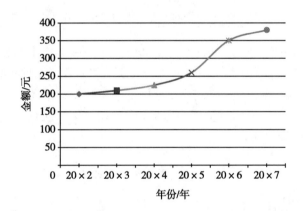

图10-15 某医院20×2—20×7年门诊单位成本趋势图

上图中的趋势线,展示了某医院近6年门诊单位成本的增长趋势,从该趋势线上就可以直观地看出,该医院近6年门诊单位成本均比上年度有所增长,但前3年的增长速度较慢,后3年的增长速度较快。通过进一步分析,可以明确单位成本中具体是医疗服务成本还是药品成本增长速度快,也可分析成本构成中人员成本、材料成本的增长情况,从而便于采取控制费用,降低成本的措施。

4)因素分析法:因素分析法是依据分析指标与其影响因素之间的关系,从数量上来确定几种相互联系的因素对分析对象影响程度的一种分析方法。成本的变动一般来讲受到多种因素的影响,应用因素分析法研究各项因素变动对成本影响程度的大小,找出问题所在,抓住主要矛盾,有的放矢地解决问题,评价医院的成本状况。

例如:门急诊成本主要受门急诊人次数、门急诊次均成本两个因素的影响:

门急诊人次影响=(本期门急诊人次数-上年同期门急诊人次数)×上年同期门急诊次均成本

公式10-61

门急诊次均成本影响=(本期门急诊次均成本-上年同期门急诊次均成本)×本期门急诊人次数

公式10-62

例：住院成本主要受住院人次数、住院次均成本两个因素的影响：

住院人次影响＝（本期出院人次数－上年同期出院人次数）×上年同期住院次均成本

公式 10-63

住院次均成本影响＝（本期住院次均成本－上年同期住院次均成本）×本期出院人次数

公式 10-64

（三）本量利分析

本量利分析，是指医院通过对保本点的研究分析，确定医疗服务正常开展所达到的保本点业务量和保本收入总额，反映出业务量与成本之间的变动关系。

本量利分析法的公式为：

保本工作量＝固定成本/（单位收入－单位变动成本）　　　公式 10-65

保本收入＝固定成本/（1－变动成本率）　　　公式 10-66

变动成本率＝单位变动成本/单位收入×100%　　　公式 10-67

【例 10-18】　某医院普外科保本工作量数据见表 10-9，住院本量利分析（图 10-16）。

表 10-9　某医院普外科保本工作量数据

单位：元

科室	工作量（诊次/床日）	单位收入（单价）	单位变动成本	固定成本	保本工作量（诊次/床日）	保本收入
普外门诊	25 324	87.44	88.10	1 536 714.91	不存在	不存在
普外病房	19 383	887.22	684.55	4 374 952.66	21 586.58	19 152 047.66

由上表分析可知：普外科门诊单位收入为 87.44 元，单位变动成本为 88.10 元，单位收入不能弥补单位变动成本，亏损严重，不存在保本门急诊人次和保本收入。此种情况下，医院该科室门诊工作量越大，亏损就越严重，医院应该首先分析影响单位变动成本的因素为工作量和变动成本，其中变动成本是由材料成本和其他成本组成，因此在决策时应该增大工作量和控制材料成本、其他成本来努力降低变动成本。

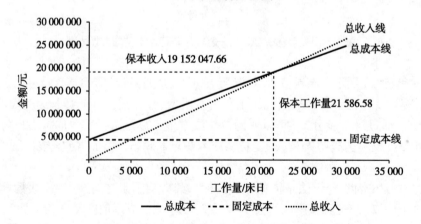

图 10-16　某医院普外科住院本量利分析图

普外科病房的单位变动成本为 684.55 元，单位收入为 887.22 元，保本工作量为 21 587 床日，实际工作量为 19 383 床日，不能够实现扭亏为盈。要想降低保本工作量需要从两个方面考虑：一是降低固定成本；二是降低变动成本，固定成本一般不容易降低，只能够降低变动成本。

医院通过对保本点的计算，反映出工作量、成本间的互动关系，用以确定保证医院正常有序发展所达到的保本点工作量和保本收入总额，进一步确定所需要的目标工作量和目标收入总额，同时固定成本和变动成本的改变也会影响医院的运营发展。

在实践工作中，除了以上常用的方法外，还有很多实用的方法，成本管理人员在分析过程中，可以从不同的角度，根据不同的需要，充分运用数据间的逻辑关系对指标进行组合或拆分，为决策者提供决策支撑材料。

各级卫生健康行政部门、中医药主管部门应当加强地区间、医院间成本数据的分析比较，为政策的制订和完善提供服务，优化卫生资源配置，提高资源利用效率。医院应当加强成本数据和分析结果的应用，促进业务管理与经济管理相融合，提升运营管理水平，推进医院高质量发展。

二、成本管控

成本管控是以成本控制为手段，对经济活动实施有效管理，并将成本相关信息运用于预算管理、绩效考核等一系列内部运营管理的活动与过程。

（一）成本控制

成本控制包括三层含义：一是对目标成本本身的控制，这与成本预测、成本决策、成本计划密切相关；二是对目标成本完成的控制和过程的监控，这与成本计算、成本分析密切相关；三是在过程控制的基础上着眼于未来，为今后的成本控制指明方向。

根据控制点的不同，控制可分为三种：反馈控制、过程控制和前馈控制。反馈控制作用于行动之后，只能改进下一次行动的质量。医院的日常成本控制就是一种反馈控制，它是在医院成本形成过程中，根据事先制定的目标成本，遵循一定的原则，对各科室（部门）实际发生的各项成本进行严格地计量、监督，揭示实际成本与预算成本的差异及其成因，总结成本管理的经验，并及时采取有效措施纠正不足，以利于下一期目标成本得以实现的活动。过程控制作用于行动之中，随时将行动中的偏差予以纠正，它是在成本发生过程中进行的一种事中控制。前馈控制作用于行动之前，在开始时就力争将问题的隐患予以排除，它是在制定目标成本之前，根据以往的实际成本，结合医院目前经济状况和未来的发展趋势，进行成本规划、决策，选择最佳成本方案，规划未来目标成本，编制成本预算，以利于成本控制的活动。

1. 医院成本控制的意义　成本控制是加强成本管理的重要手段和环节。成本管理的目的是规范成本行为，降低成本水平，增加盈余，维持医院的生存与发展。成本控制过程就是发现薄弱环节，挖掘内部潜力，寻找一切可能降低成本途径的过程。

（1）成本控制能合理改善医院的经营管理工作：成本控制是通过制定标准，发现差异并改进来实现的。实际工作中成本要以标准成本为中心，尽量达到或低于标准成本，成本控制的直接结果是降低成本。在同一领域，谁的经营成本最低，谁抵御经营风险的能力和竞争力就越强。这就促使医院各科室加强管理，厉行节约，实现医院的精细化管理，从而改善整个医院的经营管理。

（2）成本控制能有效增强医院成本信息的准确性：成本控制贯穿于成本形成的全过程，主要任务在于监督成本计划的执行情况，纠正不利差异。这就要求相应的成本数据必须符合实际，原始记录的工作制度必须健全。这样就促进了成本核算工作的及时性、完整性、合理性及科学性。

（3）成本控制是提升服务水平、改善医患关系的需要：医疗费用的逐年增高是世界性难题。加强医院的成本管理，控制成本费用，促使医院用较少的物资消耗和劳动消耗，为患者提供比较优质的服务，是构建和谐医患关系的迫切需要。

（4）健全成本控制考评制度，建立适当的激励约束机制：考评制度是医院成本控制发挥作用的主要因素。医院应建立以规章制度、标准成本等为考核依据的成本控制考核体系，确定具体的考核指标，并组织有关专业人员定期检查各部门以及各成本中心的各项成本费用指标的完成情况，并将考核情况和结果公布。这样，一方面可以以此为依据，客观评价各部门的成本控制业绩并按规定核定奖罚额度，有效利用激励机制。另一方面通过业绩考核可以发现成本控制管理中存在的问题,有利于总结经验,并采取有效措施加以改进,不断提高医院成本控制水平。

2．医院成本控制原则　成本控制应遵循重要性、适应性、质量优先、全院参与、责任制、融合性、成本效益等原则。

(1)重要性原则:根据帕累托最优原理,选择重要领域的关键环节、对医院运营状况和成本影响较大的项目,以少量而关键的成本控制措施实现对普遍、大量成本的控制。避免投入的成本高于获得的收益,确保成本效益最优。

(2)适应性原则:医院成本管理应当充分考虑医院的组织结构、管理模式、发展阶段以及岗位特点设计对应措施,尤其要与医院整体的战略规划、院内多学科的发展模式相适应。

(3)质量优先原则:成本控制措施需要在保证医疗服务质量安全的前提下才能在医院实施。成本控制措施中,节约成本不得违背医疗质量安全要求,逐步提高医疗质量安全水平。

(4)全院参与原则:成本控制观念要得到医院全体职工的认可,并且使每位职工负有成本控制的责任。成本控制是全体员工的共同任务,只有通过职工的一致努力才能提升。

(5)责任制原则:医院主要负责人对本单位成本管控的建立健全和有效实施负责。医院应当在医院主要负责人的领导下,实行归口、分级管控,明确成本控制责任,确保各项成本管控环节落实到责任部门和个人。

(6)融合性原则:医院成本管理应以医疗业务模式为基础,将成本管理嵌入医、教、研、防的各领域、各层次、各环节,实现成本管理流程健全、控制到位,使预算、成本、绩效紧密结合。

(7)成本效益原则:成本控制的代价不应超过成本控制取得的收益,否则成本控制就是不经济和难以持续的,对正常成本费用开支按规定的成本费用开支标准从简控制,对例外情况则要重点关注。

3．成本控制方法

(1)目标成本控制:目标成本控制是在医院预算的基础上,根据医院的运营目标,在成本预测、成本决策、测定目标成本的基础上,进行目标成本的分解、控制、分析、考核、评价等一系列成本管理工作,以达到少投入多产出,获得最佳经济效益的管控目的。包括基于预算为目标、基于标杆为目标,基于病人需求为目标等。

(2)定额成本控制:定额成本控制是在资源价格一定的前提下,通过事先制定医疗服务或运营活动中所使用药品、材料和能耗等资源的标准消耗量,从而控制各类成本和相关费用水平。

(3)标准成本控制:标准成本控制是在正常和高效率的运营条件下,通过充分调查分析,运用科学测算方法,制定医疗服务和运营管理中应当发生的标准成本。在业务发生过程中,不断将实际消耗量与标准成本作比较,计算成本差异,分析差异原因,采取控制措施,将成本控制在标准成本范围之内。

(4)经济采购批量成本控制:经济采购批量成本控制是指在一定时期内,进货总量不变的条件下,使采购费用和存储费用总和最小的采购批量。

(5)可行性论证控制法:医院重大经济行为必须建立集体决策审议责任制度,经过充分的可行性论证,利用核算结果指导经济管理决策,避免决策的主观性和盲目性。

(6)作业成本控制:作业成本控制是通过对作业的分析而实现成本管控的目的。

(7)本量利分析控制:本量利分析控制是通过对保本点的计算,分析成本和服务量之间的关系,用以确定保证医院正常有序发展所达到的保本点工作量和保本收入总额,掌握医院运行的规律,指导医院合理选择运营方案。

(二)成本的内部应用

1．成本在预算管理中的应用

(1)成本信息为预算编制提供基础数据:医院多数预算项目需参考历史的成本数据,来预测工作量,编制预算。例如根据工作量指标(如门急诊人次、出院人次)、诊次成本、床日成本等编制药品、卫生材料的弹性预算。成本信息是医院全面预算管理有效开展的基础,如果医院没有实施全成本核算,不能编制出真正意义的成本预算,医院临床、医技以及行政后勤等预算科室,便无法作为全面预算管理的执行层,开展本科室预算管理工作。

(2)成本信息为预算绩效考核、预算调整提供支持:通过成本信息,结合预算进行分析,能够揭示预算执行差异,通过分析差异原因,将预算绩效考核结果作为内部管理(如内部业务综合考核、资源配置、年度评比、内部收入分配)的重要依据,可以为医院管理层决策提供依据。同时,预算绩效考核也是成本管控的有力手段,对于成本控制效果好、资源使用效率高、成本效益较好的科室,可以通过预算经费地倾斜给予支持和发展;而对成本管控不利的科室可适当削减预算经费,从而提高科室成本管控的积极性。

(3)成本核算与全面预算管理相辅相成:医院全面预算管理与成本核算都是规划和控制医院整体收支及经济活动的有效手段。全面预算把医院收入、费用、采购等方面的要求,同预算科室、归口管理部门的具体工作任务有机结合;同时通过成本核算、成本管控促使各科室按照预算管理有序进行。全面预算管理与成本核算作为医院高质量发展、精细化管理的有效管理工具,其在战略上高度统一,与医院长远发展目标趋同,通过全面预算管理使得医院全成本核算工作能在预算框架内得到有效推进。

2.成本在绩效管理中的应用

(1)成本数据为绩效管理提供数据基础:成本核算通过对医院成本数据的整理和分析,能够真实反映医院运营情况,可以为绩效管理提供评价的数据基础与信息支撑,科学准确的成本信息是绩效管理可靠的评价依据。

(2)绩效管理是成本管控顺利实施的保障:绩效管理是对医院各部门及人员的目标完成情况进行的考核和评价,是成本管理工作结果的落实和体现。积极开展绩效管理工作能够更有效地控制医院成本,增强全员成本控制意识,是成本管控顺利实施的保障,绩效管理又对医院开展成本管理效果进行评价,两者之间存在相辅相成、不可分割的关系。

3.成本在运营管理中的应用

(1)优化资源配置:从医院运营管理者角度出发,必然会面对医院发展对各项资源无限需求与医院可提供的有限资源之间的矛盾,面对各科室学科发展的资源需求超过医院总体可承受范围的矛盾,管理者需要从社会效益与经济效益兼顾、保基本促发展、分清主次轻重、围绕医院总体战略目标的角度思考、测算,平衡各方的需求,以有限资源去创造最大的价值。以医疗业务工作为核心,除了科室、项目、病种/病组各项成本资源的单项管理外,成本管理还要深入挖掘分析各项资源之间内部联系与联动关系,研究人员、设备、空间之间的最优匹配关系,以此为机构资源配置的调整和优化提供决策依据。

(2)为新业务开展的论证提供数据支持:医院新技术、新项目等业务的开展需要从社会效益、经济效益等方面进行科学合理的可行性论证,而成本数据为新业务投入产出的评价提供了基础数据支持。

三、成本的外部应用

医院成本核算结果将为医疗服务项目价格的制定及调整、为医保支付方式改革、为政府财政补助政策制定提供重要的数据支撑,为医院的精细化成本管理打下坚实的基础。

(一)成本在财政补偿中的应用

(1)为财政补偿的政策制订及调整提供重要依据:开展成本核算,能全面掌握医院成本情况,通过医院自身的纵向比较、同级同类医院间的横向对比,可以总结分析目前财政总体补偿水平及各医院的运行效率、财政补助的差异,为财政补偿政策的制订调整提供重要依据。

（2）为财政支出的预算绩效管理提供数据支撑：预算编制环节，医院应当设置与成本相关的绩效指标，突出绩效导向；预算执行环节，应当动态监测预算开支的合理性、预算任务完成的协同性，加强绩效监控；决算环节，应开展成本效益绩效评价，评价结果将作为政策调整、预算安排和改进管理的重要依据。

（二）成本在定价中的应用

（1）为基本医疗服务政府指导价提供定价依据：价格主管部门制定价格时，需统筹考虑项目资源消耗、技术难度、风险程度、周边省份执行价格及当地平均价格补偿率等。其中，医院提供的医疗服务项目成本信息是价格主管部门制定价格的重要依据，具体包括医务人员、专用设备、低值易耗品等直接成本消耗及管理费用等间接成本。

（2）为特需医疗服务市场调节价提供决策支持：特需医疗服务由医院自主定价，一般遵循"以成本为基础，以市场价格为主导，兼顾群众承受能力"的定价原则。工作中，服务项目的执行价格，需结合实际群众需求、市场价格的变动进行动态调整。通过对医疗服务项目进行全成本、变动成本、可控成本等多维度的分析，为价格的动态调整提供有力的数据支撑，从而有效确保价格调整的科学性、合理性。

（3）为医疗服务价格动态调整提供准确信息：准确的成本信息是医疗服务价格动态调整的重要基础。在实施价格动态调整过程中，价格主管部门优先选择调整技术劳务占比高、成本和价格严重偏离的医疗服务项目，提高体现技术劳务价值的医疗服务价格，降低设备物耗占比高的检查检验和大型设备医疗服务项目价格，落实医疗服务价格动态调整工作。医疗服务项目成本信息将成为调价项目遴选及调价幅度核定的重要依据。

（三）成本在医保支付方式改革中的应用

（1）为单病种付费标准地制定和调整提供参考依据：单病种付费是指医院在提供医疗服务过程中，以单一病种为计价单元制定定额收费标准，并实行最高限价管理，超支不补、结余留用。单病种的成本信息是医保部门单病种付费标准制定和调整的重要参考依据，也是医院积极应对单病种付费改革、开展单病种成本管控的重要信息来源。

（2）为 DRG 或 DIP 付费中病种分值的确定提供数据支撑：在 DRG 或 DIP 付费制度的实施和推动过程中，病组权重的计算、医保费率的确定，要以医疗服务合理成本为基础，体现医疗技术和医务人员劳务价值，同时参考既往实际发生费用等进行测算。DRG 或 DIP 成本信息，为 DRG 或 DIP 付费标准地制定和调整提供重要的数据支撑，有效确保不同病组间的合理比价关系。

第四节　其他医疗卫生机构成本核算及应用

一、政府举办基层医疗卫生机构

（一）基层医疗卫生机构成本核算特点

政府举办的基层医疗卫生机构成本核算相对于医院，起步较晚，规模较小，由于基层医疗卫生机构的服务对象、财务管理等工作的特点，其成本核算工作也具有一定的特点，其具体特点如下：

1. 基层医疗卫生机构核算对象范围更广泛　基层医疗卫生机构既要提供收费的基本医疗服务，又要提供免费的公共卫生服务，服务面向人群更加广泛，收费的基本医疗服务可借鉴医院项目成本核算方法，但公共卫生服务项目面向人群，服务的内涵和边界难以界定，较难统计服务量。同时部分项目具有主动服务、上门服务的特点，还要考虑交通成本等因素，因此其核算对象也更为复杂。

2.基层医疗卫生机构财务、信息化基础较弱 基层医疗卫生机构财务管理人员少,信息化基础弱。成本核算需要的基础财务数据、业务数据等统计调查存在难度,导致在基层开展成本核算难度更高。

3.基层医疗卫生机构成本核算无制度要求 目前尚无制度要求基层开展成本核算工作,从文献来看,目前基层成本核算多以服务项目为核算对象,很少以科室、病种、DRG 等作为核算对象,核算目的一般是为申请财政补偿、政府购买服务等提供依据,基于自身管理需求主动进行成本核算的较少。

4.基层医疗卫生机构新增项目成本核算需求较大 新冠疫情等突发公共卫生事件的发生和居民健康服务需求的提高使得基层卫生机构提供的服务不断增多,这些新增服务项目需要的人力补充、财力补偿等均需要科学合理的成本核算数据作为依据。

5.《政府会计制度》的执行为基层医疗卫生机构奠定了成本核算基础 基层医疗卫生机构自2019 年起执行《政府会计制度》,按规定采用"双基础""双功能""双报告"进行会计核算,开始了固定资产折旧、无形资产摊销等会计核算工作,为开展成本核算工作奠定了数据基础。

因此,基层医疗卫生机构进行成本核算时不能完全照搬医院,需要进行适宜性地探索,找到符合基层医疗卫生服务特点和政策要求的科学、简便的成本核算方法,特别是针对新增项目的成本测算方法。

(二)基层医疗卫生机构成本核算方法

目前还没有基层医疗卫生机构开展成本核算的统一要求,各基层医疗卫生机构开展成本核算是根据各自需求开展的,其中以政府部门委托的研究较多。总结基层医疗卫生机构开展成本核算的实际经验,对成本核算方法进行探索,其成本核算的主要方法有比例系数法、作业成本法、当量法、标化价值法四种。

1.比例系数法 该方法以时间为系数对社区卫生服务项目进行成本核算,近年来不断有学者对该方法进行了进一步的补充、细化。比例系数法的基本步骤为:①将社区卫生服务机构的科室划分为直接成本中心和间接成本中心→②核算各成本中心(科室)成本,即对各科室的成本进行分类的归集和计算→③间接成本中心的成本分摊,选择适当的系数按受益原则分摊给相应的直接成本中心或服务项目,可以采用阶梯分摊法(逐步分摊法)→④社区卫生服务各直接成本中心成本核算→⑤根据核算所得具体社区卫生服务科室的成本和调查所得社区卫生服务项目全年工作量,每项服务平均耗用时间和参加人员数,可计算社区卫生服务项目成本。以其三者确立的权重来分摊成本,根据各个项目各自总成本及服务量,求得项目成本。

社区卫生机构的比例系数法基本沿用了医院项目成本核算中比例系数法的方法逻辑,先将社区卫生服务中心总成本分摊为科室成本,再将科室分摊到服务项目的思路,与医院比例系数法相较,最大差异在于简化了分配系数,分配系数多采用时间分配系数。

2.作业成本法 作业成本法首先追溯成本到作业,然后追溯到产品和其他成本对象,其内在假定是作业消耗资源,产品和其他成本对象消耗作业。作业成本法的基本步骤如图 10-17所示:

目前文献中将作业成本法引入到基层医疗卫生机构成本核算的均为理论探索或个别项目的核算,基本思路同样沿用了医院医疗服务项目成本核算的作业成本法的逻辑。因为作业成本法较为复杂,在基层卫生服务机构的推广性不强。

3.当量法 世界卫生组织(WHO)于 1998 年提出了将当量法用于核算卫生技术人员配置的需求,这种方法在社区卫生服务成本核算中被广泛使用。当量法的基本步骤如图 10-18所示:

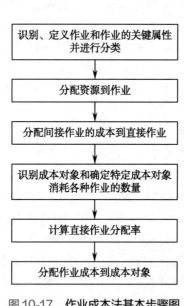

图 10-17　作业成本法基本步骤图

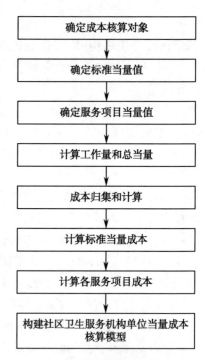

图 10-18　当量法基本步骤图

社区卫生服务机构的当量法在传统方法基础上进行了简化，主要是省去了科室成本核算环节，直接将社区卫生服务中心总成本分摊到服务项目上，大大降低了核算难度，对于社区卫生服务机构成本核算更具推广性。同时，可以通过当量值统一社区的基本医疗服务和公共卫生服务，以"人时"作为一把"标尺"，能较好地测量出机构工作量情况，可以作为反映机构工作绩效的重要工具之一。

但这种方法受当量值影响大，难点在于标准服务当量的确认、其他项目相对于标准服务项目当量的确认。

4. 标化价值法　标化价值是对各项目资源消耗的价值测量，包括技术劳务及成本消耗。标化技术劳务价值主要依据基本人力消耗及耗时测定，同时考虑技术难度及风险程度；标化物耗价值以直接物耗成本代替，主要测定直接变动成本，如一次性耗材和低值易耗品等，不含可另外收费的卫生材料费和其他运行费用。另外，对于间接成本，如固定资产折旧费、无形资产分摊费及能耗、水电等较难标化项未纳入标化价值。

$$标化价值 = \sum 标化技术劳务价值 + \sum 标化物耗价值 \qquad 公式 10\text{-}68$$

标化价值法与当量法类似，是在当量法主要考虑操作时间的基础上，同时考虑技术难度和技术风险，因此对于项目操作时间、技术难度、风险程度数据的获得是本方法的难点。

二、专业公共卫生机构

（一）公卫机构成本核算特点

与基层医疗卫生机构类似，专业公共卫生机构成本核算同样存在发展时间晚、财务和信息基础薄弱的问题。2019 年开始执行《政府会计制度》，为成本核算奠定了数据基础。除此之外，公共卫生机构成本核算还具有如下特点。

1. 公共卫生机构核算对象范围更广泛　公共卫生机构服务范围广，服务内容各有特点，且机构之间的服务内容差异非常大，所以其成本核算的对象范围更加广泛。

2．公共卫生机构成本核算对象既涉及财政补偿的服务项目又涉及非财政补偿的服务项目 以急救中心为例，服务内容中急危重伤病患者的紧急医疗救治属于基本医疗服务，政策规定可按成本价格向患者收取费用，政府提供支持；非急危重伤病患者的医疗服务属于一般医疗服务，按照谁受益谁支付的原则由患者自行支付费用；而突发公共事件紧急救援、大型集会活动医疗保障、公共急救知识普及等服务属于公共卫生服务，由政府承担，因此其核算对象既包含财政补偿的服务项目，又包含非财政补偿的服务项目，核算对象的补偿方式也各有差异。

3．核算对象较难确认 公共卫生机构提供的服务较为综合，如疾病预防控制中心的服务既包括面向人群的疾病预防控制活动，还包括大量管理、科研、教学等活动，有时是交叉进行的。确认开展的服务项目，并用统一的"尺子"量化统计是公共卫生机构成本核算的难点，也是目前研究的关键所在。

公共卫生机构的上述特点决定了直接进行精细化成本核算在公共卫生机构难以实现，需要从简单可行的核算方法开始。首先能够得到成本核算的相关结果，然后再逐步过渡到精细化核算，实现从"无"到"有"，从"粗"到"细"的过程。因此现阶段应该在现有成本核算方法及信息化的基础上，进行适宜性的创新探索，以形成符合公共卫生机构服务特点的成本核算方法。

（二）公共卫生机构成本核算方法

虽然不同的公共卫生机构提供的服务差异大，但是由于公共卫生服务机构成本核算需求主要以政府补偿和绩效评价为主，其成本核算对象是开展的各类服务项目，因此可以参考医院和基层医疗卫生机构项目成本核算方法。

1．比例系数法 公共卫生机构成本核算可分为两个层次进行，第一层次是科室成本核算，第二层次是公共卫生服务项目成本核算。分摊科室成本到具体项目时，多使用比例系数法，其基本步骤如图10-19所示。

2．时间驱动作业成本法 鉴于公共卫生机构成本核算的特殊性，时间驱动作业成本法（time-driven activity-based costing后简称TDABC）是很适合此类机构的成本核算方法。TDABC首先需要核算两个参数：各部门的产能成本率、该部门开展业务的产能使用量（一般是"时间"）。将这二者相乘即为作业的成本动因率，进而可算出该项作业应分摊的成本。

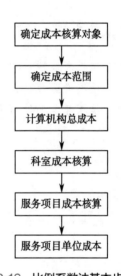

图10-19 **比例系数法基本步骤图**

（流程图：确定成本核算对象 → 确定成本范围 → 计算机构总成本 → 科室成本核算 → 服务项目成本核算 → 服务项目单位成本）

相对作业成本法，TDABC跳过了分摊资源成本阶段，无须将部门成本分摊到部门从事的各项作业上，也无须调查员工的工作时间分配，避免了传统作业成本法所必需的成本高、耗时长且主观性强的作业调查工作。TDABC利用时间方程自动地把资源成本直接分配到各个作业上，能准确核算出每个作业环节发生的成本。同时，通过给时间等式增加项数，可以准确计算出不同作业的成本，并针对变化的公共卫生服务项目内容实时更新模型，适应不断变化的政策环境。

对于政府办基层医疗卫生机构和专业公共卫生机构，成本核算可以为编制预算、绩效评价、项目定价等提供依据。其中，基层医疗卫生机构成本核算通过实践已积累了一些经验，总结出比例系数法、作业成本法、当量法、标化价值法等方法；公共卫生机构成本核算实践相对更少，目前主要为比例系数法和时间驱动作业成本法。

总体而言，基层医疗卫生机构和公共卫生机构成本核算目前都尚处于起步阶段，方法体系还需要不断尝试与完善。在政府会计制度改革、突发公共卫生事件频发的背景下，基层医疗卫生机构和专业公共卫生机构对于成本核算的需求更加强烈，其核算方法、体系会在不断的实践中发展，并逐渐趋于完善。

本章小结

医疗卫生机构成本管理是在医疗卫生机构成本核算基础上进行的成本控制方面的管理。实施成本管理，首先应该进行成本核算，全面获取成本信息，然后利用成本信息进行医疗卫生机构的成本管理与控制。本章重点介绍以下几方面内容：①成本核算、成本管控两个阶段成本的概念体系，成本管理与核算的目的、对象、成本的构成等；②科室成本核算的流程和方法体系，包括科室的分类，科室直接计入成本的归集，计算计入成本的分配方法，科室成本的三级分摊方法，诊次成本和床日成本的计算直至最终成本报表的产生；③项目成本核算、单病种/DRG/DIP 成本核算基本方法和思路；④成本管理的基本内容，包含成本的分析方法，成本控制的概念、意义、原则、方法等；⑤成本信息在医院预算、绩效与运营管理等内部管理中的应用，以及在财政补偿、服务定价、医保支付制度改革等政策制定方面的应用；⑥政府举办基层医疗卫生机构和专业公共卫生机构的成本核算方法及应用的探索。总之，通过本章学习，旨在帮助读者全面理解从成本核算到最终成本管理与应用的全过程。

思考题

1. 请思考医院科室成本核算的方法体系及管控重点。
2. 请思考医疗服务项目成本核算方法及应用。
3. 请思考单病种/DRG/DIP 成本核算方法及应用。

（蒋 艳 程 薇 刘 辉）

第十一章　医院财务管理信息化建设

医院财务管理信息化建设是医院在国家卫生健康事业发展规划下，按照行业信息化建设标准，坚持需求导向、价值创造，利用新思维、新技术，开展的一系列财务管理信息化建设和应用工作。在医院运营管理信息化等功能和技术规范的要求下，各医院结合自身实际情况进行财务管理信息化实践。本章介绍医院财务管理信息化概念、意义、发展历程和现状，结合部分医院开展财务管理信息化建设经验，总结医院财务管理信息化建设的基本内容，简要介绍医院财务管理信息化系统与其他业务系统的关系与发展前景。

第一节　医院财务管理信息化概述

一、医院财务管理信息化概述

（一）医院财务管理信息化概念

公立医院是我国医疗卫生服务体系的主体。为贯彻落实深化医药卫生体制改革的各项要求，应加快补齐公立医院内部运营管理的短板和弱项，推进业务活动与经济管理特别是与财务管理的深度融合，向内部管理要效益，医院迎来了精细化管理和高质量发展的机遇期。财务管理作为医院内部运营管理的重要组成部分，涉及医院管理的方方面面，是医院高效运营和可持续发展的基础和保障，财务管理的高质量发展逐渐上升到了一个新的高度。

医院财务管理信息化是医院组织财务活动、处理各类财务关系的经济管理活动实施计算机工具化的全过程。狭义的医院财务管理信息化是指借助信息技术工具，对传统财务会计模式进行重组，全面达成医院财务管理工作的信息系统化。广义的医院财务管理信息化是一项综合性管理工作，它支撑医院发挥医疗、教学、科研、预防、保健、管理等各项职能，进行规划、决策、控制、评价，借助先进的信息技术和现代化管理理念，通过信息系统建设，实现财务和业务的业态融合，提高财务管理水平和运营管理效能的全过程。本书的医院财务管理信息化是广义概念。医院财务管理信息化是一项涉及面广、复杂度高、资源投入大的系统工程，涉及医院各个部门，贯穿医疗、教学、科研、预防、保健等业务管理活动过程之中，需要建设者缜密地构思和布局。

（二）医院财务管理信息化的意义

医院开展财务管理信息化工作，可以降低运营成本，改进财务工作效率，提升医院的财务管理水平，是公立医院高质量发展的保障手段之一。通过系统建设能更加有效地促进医院预算管理、会计核算、成本核算、薪酬考核、绩效管理等各项运营管理工作。

1. 提升财务管理效率　传统财务管理模式中，人工处理数据容易导致财务数据出现纰漏。利用信息技术处理财务数据，避免了因人工造成的数据错误，同步完成会计核算和资金支付，提高数据管理的准确性与工作效率。通过有关信息的及时收集与分析，有效降低运营管理成本，推动业务流程的优化与岗位的整合，明确责任分工，推动多院区同质化财务管理。

2. 降低财务管理风险　通过在系统中嵌入关键控制点和风险把控措施，实现日常监督管控，及时发现运营中的财务风险与问题，实现事前和事中管控，提高信息的透明度和管理效率，提升医院财务管理风险预警与控制能力。

3. 推动医院信息高质量发展 医院财务管理信息化是医院信息化管理的一个重要组成部分，在医院信息化整体设计架构的基础上，财务管理信息化的规范性和标准性直接影响医院整体信息化管理的质量。在建设过程中，其架构的设计以及系统的部署等需要确保数据一致性以及多院区的可移植性，以实现医院各个院区、各个部门、各个系统间的有效协调与信息共享，避免信息孤岛，提高财务数据利用率，促进医院管理信息化的发展。

4. 促进实现医院战略目标 医院通过财务管理信息化建设，便于信息使用者能够及时、准确、全面地了解到财务相关信息，对当前医院财务管理以及财务运行状况进行全面客观地反映与分析，帮助相关工作人员掌握医院各个部分运营实际情况，为医院领导层的决策提供准确可靠的财务信息保障，提高决策的科学性。与此同时，以财务管理信息化为依托，以医院整体信息管理系统为基础，实现短期和长期财务管理目标的相互衔接。医院财务信息管理形成医院总体战略管理系统中的一个子系统，使医院战略目标与日常的运营活动联系起来，通过财务管理目标的实现，支持医院整体战略目标的实现，促进医院的协同可持续发展。

随着医院高质量发展的不断推进，信息化作为助推高质量发展的重要手段，在其建设发展过程中在提高财务管理效率、降低风险、提升医院财务管理能力等方面发挥了重要作用。随着国家相关运营管理信息化政策的不断出台，信息化技术的不断提升，加强财务管理信息化建设，优化医院内部资源配置，进一步促进医院的健康运营和稳定发展是历史必然的选择。

二、医院财务管理信息化建设发展历程

自 1979 年财政部在长春第一汽车制造厂启动会计电算化试点工作以来，我国财务管理信息化经历了 40 余年的发展。从电算化时代替代手工模式的"财务 1.0"，发展到信息化时代管理软件模式的"财务 2.0"，再到的"大智移云物＋5G"的云服务模式的智能"财务 3.0"，中国财会行业在信息化建设的道路上不断转变思想、创新管理、培养人才、探索新技术的融合和应用，伴随着财会行业信息化水平与技术的不断发展（图 11-1）。

1. 以电算化为主的第一阶段 医院财务管理信息化发展的第一阶段是以电算化为主的阶段，医院财务管理信息化主要完成了"线下转线上，手工转系统"的转变。1979 年出现了电子计算机会计核算软件，80 年代初出现了基于 DOS 平台的核算型单机用户软件，1988 年出现了通用化、商品化的财务软件，1995 年出现了基于 WINDOWS 平台的财务软件，财务管理信息化经历了从 DOS 操作系统到 WINDOWS 操作系统的过渡。在这一阶段，手工记账逐步被电算化、信息系统取代，会计核算工作的准确率和效率大大提升，这为信息化为主的阶段奠定了良好的发展基础。

2. 以信息化为主的第二阶段 这一阶段的来临主要是由于互联网广泛应用。在这一阶段，主要完成了财务管理核心系统的搭建，促进了业财一体化管理。在信息化阶段，为满足2010 年版《医院财务制度》对医院预算管理和成本核算的要求，基于全球广域网（World Wide Web，WEB）技术的医院预算管理、成本核算系统相继出现。医院资源规划（Hospital Resource Planning，HRP）系统的出现开启了医院财务管理由核算型向管理型的转变。通过 HRP 系统建设，医院财务管理工作在多维辅助会计核算极大发展基础上，实现了全面预算、会计核算、资金结算、成本核算等一体化系统管理。通过系统集成，构建了业财一体化医院运营管理体系，实现了业务流、信息流、资金流和管理流的协同，在一定程度上解放了财务管理人员，使其专注于财务数据分析和监督管理。

3. 以智能化为主的第三阶段 电算化是基础，信息化是起点。随着信息技术和人工智能技

术不断发展,医院财务管理信息化已进入智能化为主的信息化发展的第三阶段。在这一阶段,医院财务管理信息化发展到利用"大智移云物＋5G"等新技术、新模型和算法,通过生态、文化、组织、运营模式、业务、流程等一系列的重构和变革,以数据为核心管理要素,在海量的数字化虚拟资源积累基础上,打造组织财务"智脑神经",未来医院财务管理会变成一个"万物互联、无处不在、人机协同、智脑决策、开放共享"的智能体,辅助医院战略决策。医院内部将实现人机协同、机器智能决策的财务管理自动化和智能化,在外部将形成国家或地区级财务智能协同应用生态平台。

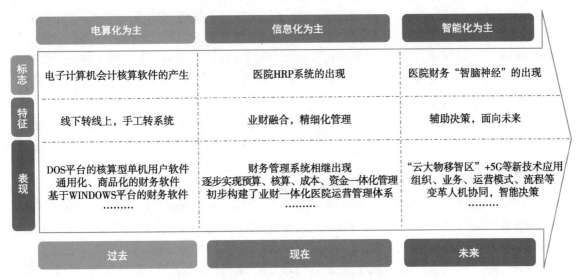

图 11-1　医院财务管理信息化建设发展历程图

三、医院财务管理信息化发展现状

现阶段,随着财务管理信息化的普及,其功能也在不断扩大,财务人员从以往繁忙的日常工作中解放出来,提高了工作效率,推动了医院财务管理手段的现代化。目前,我国医院财务管理信息化工作已经从单个系统建设逐步转向搭建一体化、支持医院综合决策的运营管理平台。促使这种变化的原因有三,一是财务管理制度的要求。按照现行财务管理制度要求,要将医院现有的管理模式和管理方式融入财务管理系统,通过核算、分析、监督、预测等活动,将涉及医院财务管理的各项活动建立在统一的管理平台之上,实现精细化管理。二是公立医院运营管理基本原则的要求。以全面预算管理和业务流程管理为核心,以全成本管理和绩效管理为工具,是公立医院运营管理的基本原则。该原则要求通过财务管理信息化建设,拓展医院运营管理工作的广度和深度,落实细化医院内部财务管理监督机制。三是医院提高资源利用效率,降低运营成本的要求。将财务和业务打通,以前端业务触发后端财务管理,实现财务与业务深度协同管理,提高资源利用效率,降低医院运营成本。

随着医院管理全面信息化的开展,医院财务管理信息化建设的组织范围和业务范围不断增加,各医院都在结合自己的实际情况进行财务管理信息化建设。但从实际情况来看,医院在进行财务管理信息化建设时,仍存在诸多问题。

(一)医院财务管理信息化重视及认知不到位,资源投入不足

在医院财务管理工作中,存在医院管理层对信息化管理不重视的问题。一方面,医院管理层对于财务管理信息化建设在运营管理中的重要性与发展趋势估计不足,往往把精力和财力集中

在临床和医疗设备管理上，财务管理信息化建设投入的资源相对不足。另一方面，在信息化建设过程中，多数医院只模仿其他医院的成功案例，对自身实际情况和财务管理现状认识不足，使得财务管理信息系统的建设需求模糊不清，缺乏系统建设条理性，进而导致医院财务管理信息化建设进程不顺畅。信息化工作必须是"一把手"工程，医院领导层重视程度、在资金和人力上给予的支持以及宏观指导或选择性参与的程度，都直接影响系统建设的质量。所以，财务管理信息化建设需要院领导充分重视和全院共同参与，并结合医院实际情况，投入充沛的资源，才有可能高质量地完成财务管理信息化建设工作。

（二）医院缺乏信息建设整体规划，客观上存在信息孤岛

医院在整体信息化建设过程中，由于缺乏整体规划和统一布局，导致多种管理、应用软件系统并存，甚至存在系统重复建设的情况，客观上导致了"信息孤岛"林立。财务、业务信息无法共享和协同，流程无法贯通，严重制约医院财务管理信息资源共享，形成了低效的运营管理软件系统体系。针对目标多、关系复杂、需求众多的信息化建设工程，医院应从顶层出发，持续、科学地开展总体规划引领、指导和约束。在明确医院发展战略之后，应确定总体技术标准，制定信息化项目规划，以运营管理为核心，定义项目需求层次、建设范围、优先顺序、集成规划和执行进度，完善项目保障机制，夯实数据管理，提高各部门之间的信息共享和信息利用，保障数据真实、畅通、及时，这样才有可能把"信息孤岛"连成"信息大陆"。

（三）业财融合程度不高，协同管理有待加强

由于医院组织结构中边界和分工明确，相互间缺乏深度的交流和沟通，财务严重脱离业务，"轻财务重业务"的现象普遍存在。同时，医院尚未建立成熟的全业务管理流程，业务和财务之间存在断点，加剧了财务和业务脱钩的现象。大多数医院财务信息与业务信息之间共享程度低，财务管理系统与前端业务系统集成程度低，协同管理能力弱。医院财务与业务的融合，是提高运营效率、风险防控、实现创新和健康发展的关键。医院应构建业财融合一体化信息系统体系，以创造价值为基本目标，将前端业务与财务管理系统对接，有效连接业务和财务，加强财务与业务协同管理，增强凝聚力，提升医院运营管理效率和效果。

（四）财务信息分析、挖掘、使用不充分，数据利用程度低

由于医院对运营管理认知不充分，部门和人员之间存在沟通障碍且尚未形成完整的数据分析体系，加上分析模型、方法和能力受限，信息系统连接程度不高，导致财务信息分析、挖掘、使用不充分，未能有效利用大量的财务信息服务决策，数据利用程度低。所以，医院在开展财务管理信息化建设的过程中，应加强数据价值体系建设，开展数据标准化、数据质量管理、主数据管理、数据分析管理、数据安全管理等工作，建立医院"数据中枢"。在数据治理的基础之上，医院应利用先进的管理思维、统计工具和模型算法，结合财务数据与业务数据，开展综合分析，提高财务分析的全面性、科学性和深入性，激发数据驱动潜能，为运营管理提供有力的决策支撑。

（五）缺乏专业复合型财务管理信息化人才

随着医改的纵深推进和医院的高速发展，医院财务管理信息化工作对财务管理工作者提出了职能升级和专业深化的迫切要求。医院财务部门对专业人员的需求也在不断变化，需要一支具备财务学、统计学、管理学等综合学科素养的新型信息化复合人才团队。专业人才的缺乏已经成为制约医院财务管理信息化发展的关键因素，为推动医院财务管理信息化的建设发展，高校应按照新标准和要求，优化改革课程体系和培养方式，构建"财务＋技术"类人才培养体系，通过利用国家级人才培养工程、开展多平台和跨行业的交流等方式，实现产学研训一体化，培养一批基础扎实、学习能力强、善于拥抱新技术的财务人才，支撑医院财务管理信息化工作的持续开展。

（六）医院财务管理信息化安全管理有待提高

安全管理是财务管理信息化工作开展的基础。财务管理信息系统一旦受到病毒、黑客的入

侵,就会造成医院重要经济数据的丢失和泄露,这为医院运营管理工作带来了巨大的风险。第一,由于医院财务管理信息化建设往往处在一个开放的网络环境,系统间存在数据交互和信息共享,客观上增加了系统安全的风险。第二,众多的操作者和具体操作权限分配需要进行配置和动态管理,这对医院信息安全管理水平和信息专业技术人员提出了更高的要求。第三,随着信息技术的不断发展,云计算、物联网、区块链等新技术、新应用和新模式不断出现,使得原本的安全管理体系变得不完整,这就对财务管理信息化安全提出了更高的要求。

第二节　医院财务管理信息化体系

医药卫生体制改革和医疗保障制度改革的不断深化对医院信息化建设路径提出了更高的要求。医院财务管理信息化体系要以业财融合协同为目标,促进业务和财务的深度融合。从运营管理角度看,业务和财务相辅相成、互相促进,业务为财务营造了良好的发展生态,财务为业务的转型发展提供了动能。医院应以业务战略为"纲",以业务运行为"领",以业务数据为载体,充分融合全面预算管理、会计核算管理、资金结算管理、成本核算管理、内部控制管理等,形成业务和管理双轮驱动,实现标准、规则、数据、服务高度协同、流程运转高效、信息实时反映、风险在线防控、数据价值创造的财务管理信息化体系。

一、医院财务管理信息化体系整体构架

（一）医院财务管理信息化建设的基本原则

1. 规划引领建设原则　财务管理信息化是医院运营管理的基础,是提升医院管理水平的关键所在。财务管理信息化应坚持发展引领、质量优先、服务创新的理念,科学进行总体规划。规划应结合医院实际情况,如职能定位、学科专业特点、组织架构等,按需适时细化和落地,辅助医院整体发展战略和运营模式。

2. 标准规范先行原则　医院财务管理信息系统建设应遵循国家医疗健康信息化基础标准、医院信息平台应用功能指引、医院信息化建设应用技术指引、医院信息化建设标准与规范等要求。在具体信息化项目建设的过程中,医院应结合实际情况,对相关规范和标准进行采纳、借鉴,必要时进行细化。

3. 融合协同原则　医院财务管理信息化建设应遵循业务和财务融合协同的原则,以国家数据、技术、功能等相关管理规范为基础,通过数据治理、流程改造、表单集成等方式将复杂的业务与管理体系融合,满足业财信息共享和协同的要求,实现业务系统和财务系统之间的统一集成、资源整合和高效运转。

4. 信息安全原则　财务数据安全直接关系到医院运营及服务质量。尤其是在新技术不断发展,各种虚拟、共享业务日益多样的趋势下,医院财务管理信息系统安全面临着严峻的考验。医院应结合整体信息发展战略,开展财务管理信息化建设安全管理工作,根据业务发展需求开展系统的安全测评、建设整改等工作。同时,信息安全管理是一个持续发展和修正的过程,医院应建立完整的财务信息化安全管理框架,不断提升系统整体安全水平。

5. 技术创新原则　VUCA 时代(volatility 易变性、uncertainty 不确定性、complexity 复杂性、ambiguity 模糊性),"大智移云物区＋5G"等现代数字信息技术的迅猛发展,给全球的社会和经济发展带来了前所未有的机遇和挑战,特别是近年来一系列智能技术在财务领域的广泛应用,如光学字符识别(optical character recognition,OCR)、自然语言处理(natural language processing,NLP)、神经网络(neural networks,NNs)、知识图谱(knowledge graph,KG)、机器人流程自动化

（robotic process automation，RPA）、移动计算（mobile computing，MC）、专家系统（expert systems，ES）、数据挖掘（data mining，DM）、机器学习（machine learning，ML）等。医院应正确认识和处理需求、技术、应用之间的关系，在系统螺旋式建设的过程中，以需求为导向，持续形成新技术应用的发展机制，保障业务连接的稳定性，促进业财的深度融合。

（二）医院财务管理信息化建设的整体框架

围绕运营管理的医院财务管理信息化建设框架（图11-2）分为基础平台层、财务业务应用层、运营管理分析层以及与之存在业务、流程和数据等关联的内部管理信息系统和外部管理信息系统。

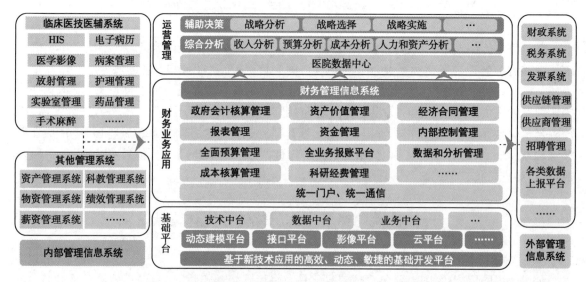

图11-2　围绕运营管理的医院财务管理信息化功能框架图

第一，基础平台层主要包含支撑整体系统运行的底层平台及以无限面向用户而建立的中台。底层平台是基于新技术应用的高效、动态、敏捷的基础开发平台，承载着动态建模、集成接口、影像存储、云平台对接等功能。中台则承载着业务逻辑和底层数据，能满足前台快速响应和后台稳定性需求，具有敏捷、共享、智能三大特性。

第二，财务业务应用层主要包含医院各类财务管理信息系统，例如政府会计核算管理、报表管理、全面预算管理、成本核算管理、资产价值管理、资金管理、全业务报账平台、科研经费管理、经济合同管理、内部控制管理、数据与分析管理等系统。在统一门户、统一通信的整体规划上，这些信息系统还应满足单体医院和多院区、多法人的集团型医院财务管理需求。

第三，运营管理分析层是以数据作为关键要素资源，利用管理会计工具、算法和模型深度挖掘数字价值，构建医院数据中心，通过综合分析（收入分析、预算分析、成本分析、人力和资产分析等），支持医院运营管理，辅助医院决策（战略分析、战略选择、战略实施等）。

第四，财务管理信息系统与医院内部管理系统存在业务、流程和数据等关联。内部管理信息系统主要包括临床医技医辅系统和其他管理系统。临床医技医辅系统主要包括医院信息系统（Hospital Information System，HIS）、电子病历系统（Electronic Medical Record，EMR）、药品管理系统、医学影像存档与通信系统（Picture Archiving and Communication Systems，PACS）、实验室信息管理系统（Laboratory Information Management System，LIS）、放射信息管理系统（Radiology Information System，RIS）等。其他管理系统主要包含资产管理系统、物资管理系统、薪资管理系统、绩效管理系统、科教管理系统、后勤管理系统和OA（Office Automation，OA）办公系统等。

第五，财务管理信息系统与医院外部管理系统存在业务、流程和数据等关联。外部管理系统主要包括财政税务管理系统、供应链管理系统、各类数据上报平台等，各系统同样存在着数据交互。外部财政税务管理系统包括财政管理系统、税务管理系统、发票管理系统等,供应链管理系统主要包含医用物资供应链物流管理系统(Supply Processing and Distribution,SPD)、供应商协同平台等。

财务管理信息化建设框架会随着时间的变化而不断演变,其模式架构也会随着技术和应用的发展而不断调整和优化。

二、医院财务管理信息化体系基本内容

(一)全面预算管理(图 11-3)

1.系统概述　全面预算管理系统应提供固定预算、弹性预算、增量预算、零基预算等预算编制方法,支持"自上而下、自下而上、N 上 M 下"的编制流程,支持预算执行过程监控,支持多种预算调整变更方式,支持全过程痕迹记录,支持预算考核功能,实现事前计划、事中监督、事后分析的管理功能。

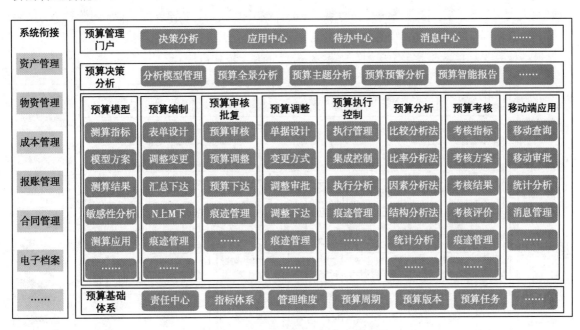

图 11-3　全面预算管理信息化模型图

2.主要功能特点

(1)多维定义全面预算:支持多层级多模式预算编制和预算模型设计,支持业务预算、收入预算、支出预算、项目预算、采购预算、资金预算等管理维度的功能,具备预算组织、预算期间、预算科目、预算维度等管理功能。

(2)预算编制:支持预算编制按照"由上而下、上下结合、分级编制、逐级汇总"的要求进行。支持预算编制模型表单设计、预算编制、预算汇总、预算分解下达,支持展示编报的前后顺序,支持穿透功能,可分批进行下达和一次下达,便于下级单位进行项目预算安排。

(3)预算审核和批复:支持"N 上 M 下"的编制过程管理,支持科室审核工作流、职能审批工作流、全院批复工作流,支持用户根据实际场景进行流程动态设置和调整。

(4)预算调整:支持对已编制数据的预算批复数值进行调整,支持多种预算变更方式,包括经批准的预算调整、预算内部门间调拨、部门内调拨等,支持用自定义工作流对预算变更调整的申请及审批进行控制,支持调整过程的痕迹记录功能。

(5)预算执行与控制:支持对接其他系统进行实时预算执行控制(报销、合同、物资、薪资、

资产成本、医疗业务系统、财务等系统)和预算数据联合控制,支持查询当期预算编制内容和预算执行情况。

(6)预算分析:支持比较分析法、比率分析法、因素分析法、结构分析法等方法的应用,支持院级、职能科室、业务科室预算执行情况的汇总分析,支持编制年度预算分析报告,包括但不限于编制分析、执行分析、结果评价等内容,支持综合运营分析的数据采集需要。

(7)预算考核:支持预算执行数据为后续考核提供数据支撑,支持定性、定量的考核方式,支持设置预算考核方案,选择考核指标,设置各个指标的目标值或目标描述,对各个科室的指标打分,得出各个科室的预算考核综合评分,实现预算考核管理。

(8)预算管理移动端应用:围绕医院全面预算管理,提供智能预算管理移动端应用。能够涵盖预算全流程表单进行查询,支持移动端审批和自动接收预算审批审核信息等功能。

(二)全业务报账平台(图11-4)

1. 系统概述 医院全业务报账平台应支持医院所有收入、费用管理,实现事前事项申请、借还款管理、费用报销管理、收入确认管理、统计查询等功能,支持移动端的申请、审批、查询等,并与前端人力、物资、资产管理系统及预算系统、会计核算系统、资金管理系统、合同管理系统、科研经费管理系统、绩效管理系统等打通,实现业务数据自动获取、预算前置控制、报销直联支付、支付自动核算等功能。支持 PC 端、移动端、报销一体机一体化应用,支持多场景高效协同办公。

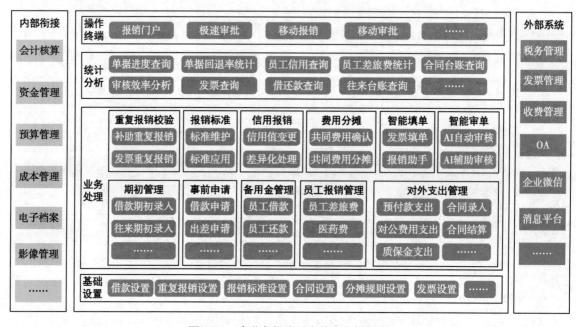

图11-4 全业务报账平台信息化模型图

2. 主要功能特点

(1)报账设置:支持医院的报销业务、费用管理、审批流转和相关活动。报账设置应能满足医院内控管理、流程设计和费用控制等。具体功能包括资金来源设置、基础数据配置、费用申请控制规则设置、常用单据设置、借款控制设置、个人授权设置、报销标准设置、分摊规则设置、流程配置等。

(2)费用申请:支持费用申请进行预算管控,支持费用报销标准知识库嵌入及管控,支持对已审批通过的费用申请进行关闭操作及对应预算释放。具体功能包括申请单录入、申请单管理、申请单查询等。

(3)借还款管理:支持医院借款管理业务,根据借款条件和借款报销标准进行借款单据的录入、审批、管理及查询。支持针对已借款项进行还款核销、借款转移等。具体功能包括借还款单录入、借款核销、借款单管理、借款单查询等。

（4）报销管理：支持医院报销管理业务，根据报销业务和报销标准进行报销单据录入、审批、管理及查询。支持与费用申请、借款管理、预算管理、往来管理相关联。支持商旅订单、采购订单等的关联报销。具体功能包括报销单录入、单据关联、订单同步及关联、报销单据管理、报销单据查询等。

（5）智能填单：系统支持对各种报销票据进行扫描分析，智能解析发票类型和内容，自动采集发票信息。支持报销单据智能填写，支持实现批量处理功能，支持实现全票据识别，支持增值税发票、火车票、客运汽车票等全品类的票据光学字符识别（Optical Character Recodnition，OCR）。发票识别结果不受拍摄角度、背景、亮度、折痕、内容错位等不利因素干扰，识别实际应用准确率应达95%以上。

（6）移动端管理：应支持智能手机、平板电脑等移动终端填写报销单据，支持移动审批操作。支持智能化消息提醒服务，加速报销流程，缩短报销周期。

（三）科研经费管理（图11-5）

1．系统概述　科研管理是医院核心竞争力和未来发展能力的重要体现。科研经费管理系统主要在预算管理、合同管理的基础上，对科研项目计划的执行、经费使用、各类资源使用进行全过程管理，保证项目执行效率和质量。针对不同科研项目，支持按不同资金管理规定进行过程监管和成本控制。

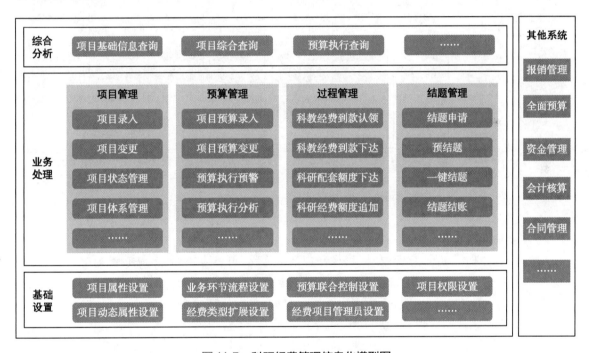

图11-5　科研经费管理信息化模型图

2．主要功能特点

（1）基础信息管理：科研项目基础管理包含项目分类、经费类型、项目负责人等，针对科研项目、教学项目、其他项目进行不同的流程设置。

（2）授权管理：科研项目授权管理包含科研项目分级授权，超级管理员、科研项目管理员、教学项目管理员，项目负责人权限不同；项目授权需要通过申请、审批通过后自动获取授权，实现项目授权的流程化管理。

（3）项目管理：科研项目管理包含项目录入、变更、状态管理、配套管理，实现科研项目管理的体系化。

（4）预算管理：科研预算管理包含项目预算录入、预算调整、配套预算编制和预算控制规则设置；严格按照科教预算管理规则，实现科研项目预算编制下达和预算控制。

（5）过程管理：项目过程管理包含科研项目到款入账、科研项目额度下达；按不同的科研项目分类进行额度追加和调整。

（6）结题管理：科研项目结题验收包含结题申请、一键结题和结题结转，实现科研项目结题的规范化管理，便于后续科研项目审计查询。

（7）查询管理：科研项目查询，支持按项目负责人、经费类型、科研项目号等维度进行科研项目的多维度查询。

（四）资金管理（图11-6）

1. 系统概述　资金管理主要实现统一资金计划、监控、调度、结算管理，支持银医直连付款、资金调拨、银行对账单信息收集、余额查询等功能，提升医院资金利用效率、降低资金风险和财务费用。

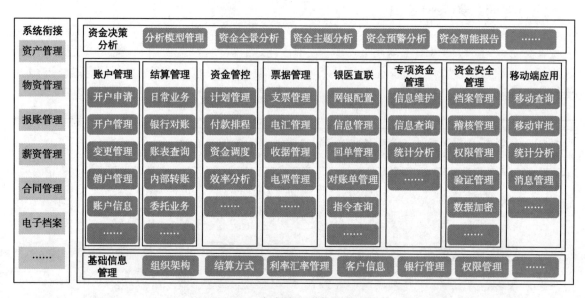

图11-6　资金管理信息化模型图

2. 主要功能特点

（1）账户管理：支持开户管理，对银行账户基本信息、开户业务流程、账户性质等进行管理。设置资金结算中心的医院，还需对内部账户的开户、销户、冻结、解冻等进行管理。具体功能包括开户申请、开户管理等。支持变更销户管理，具体功能包括变更申请、变更管理、销户申请、销户管理等。支持账户年检管理，具体功能包括账户信息、年检记录、结算记录等。

（2）结算管理：支持现金业务管理，包含现金缴存、现金支取两类业务处理。支持管理医院收付款业务，支持医院资金收入、支出管理，分析自有资金存量与流量，提供资金监控依据。具体功能包括日常业务管理、结算管理、银行对账、账表查询等。支持内部转账业务，具体功能包括内部转账、内部特转等。支持委托结算业务，具体功能包括委托收款、委托付款、支付信息变更等。

（3）资金管控：支持资金计划管理，提供从计划体系建立、计划编制、计划监控、计划分析、计划调整、计划考核的应用流程。可进行资金支付计划管理，形成付款计划、编排计划。支持资金调度，支持外部融资管理，支持对资金的管理流程、模式、使用效率进行分析、管理。具体功能包括资金计划管理、付款排程、资金调度、外部融资管理、效率分析等。

（4）票据管理：支持支票管理及电汇管理，支持支票登记、领用和相关登记簿的查询，支持银行电汇信息的维护管理，支持空白票据管理，支持商业汇票管理，支持电子票据管理，满足国家税务总局的电子发票管理相关规定，支持在线开票、查重、验伪、入账、核销、受票、报销等功能。具体功能包括支票管理、电汇管理、空白票据管理、商业汇票管理、收据管理、电子票据管理等。

（5）银医直联：支持网银配置，可提供银医直联正常业务开展的基础配置，支持支付指令信息管理，可通过银医互联接口实时查询指令状态和支付状态。支持电子银行回单、银行对账单管理，支持指令查询，支持银医互联接口实时完成材料支付、固定资产支付、无形资产支付、工资支付、奖金支付、职工借款支付、职工报销支付等各类支付业务。具体功能包括网银配置、支付指令信息管理、电子银行回单、银行对账单管理、指令查询等。

（6）专项资金管理：支持专项资金申报、专项资金设立、明确基本信息和管理要求、编制专项资金预算、经费使用等流程管理。具体功能包括项目编码、项目名称、项目简称、财务编码、统计分析查询等基本信息的维护。

（7）资金安全管理：支持规范对账和结算管理，支持银行对账单与银行日记账自动勾对，确保医院信息系统、银行结算账户账款保持一致，支持报表和数据多方核对、验证。具体功能包括结算档案管理、对账结算管理、资金报表稽核、角色权限管理、安全验证管理、数据加密等。

（五）资产管理（图 11-7）

1. 系统概述　医院资产管理信息系统主要包括固定资产、无形资产、应急物资、药品和药剂等管理系统，医院应建立全生命周期固定资产、无形资产和物资管理等系统，围绕医院固定资产及无形资产的日常核算全过程，通过系统建设，有效管控总量、盘活存量、用好增量、共建共享，实现资产流、资金流、信息流、管控流、价值流"五流合一"，最终达到医院资产管理效益最大化的目标，满足医院对固定资产及无形资产等的全生命周期流程管理的需求。

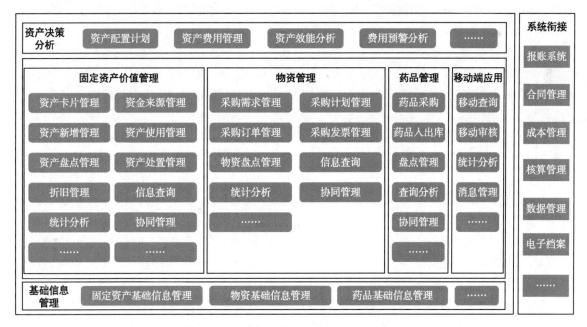

图 11-7　资产价值管理信息化模型图

2. 主要功能特点

（1）资产管理：资产管理系统应以资产卡片为核心，围绕资产管理的定额编配、购置预算、资产购置（计划、招标、合同、付款）、资产使用（设备安装调试、资产出入库、设备维修、档案管理、计提折旧）、资产处置（出售、出让、转让、对外捐赠、报废、报损）、资产收益、资产清查、资产报告等各项业务整个生命周期的全过程动态跟踪管理。并实现上下级部门之间的信息共享、业务协同，并与预算管理、政府采购、成本核算、物流系统、账务处理、绩效管理、LIS、PACS 等现有的应用系统全面整合，实现资产变动申请、审批到财务入账的全过程一体化管理。

1）基础数据管理：支持内置固定资产和无形资产国标资产分类，支持分类自动带入。系统内置医疗行业积累总结的医院常用资产字典数据，供选择使用。

2）资产卡片管理：支持自定义卡片模板显示字段内容及显示名称，支持自定义卡片字段显示顺序，支持入库单生成卡片、EXCEL 导入卡片、手工录入卡片等多种卡片维护方式，支持资产卡片附属信息修改及录入。

3）资金来源管理：支持资产的多种资金来源管理，支持根据入库单明细进行资产资金来源调整。

4）资产盘点：支持资产盘点、审批、盘盈、盘亏、差异调整等，支持输出盘盈、盘亏以及差异调整数据等。

5）资产处置：支持资产处置鉴定、处置申请、处置记录、处置报告生成等。支持完整记录资产生命周期管理，支持资产报废、毁损、出售、出让、转让、置换、捐赠等。

6）折旧计提和摊销：支持资产折旧的计提，资产折旧方式应符合新会计制度要求，并将折旧数据按照科室进行成本分摊，支持反计提折旧。

7）资产统计分析：提供统计报表功能、管理报表功能、自定义报表功能等。具体功能包括资产的入库统计、出库统计、供应商统计、折旧报损统计、资产月报、资产折旧报表、资产变动报表、资产处置报表、资产分布查询、报表制作、报表查询、报表管理等。

（2）物资管理：物资管理是指对医院所需的低值易耗品、卫生材料等进行供应、保管、分配等各项组织工作。物资管理系统应结合医院未来的集团式组织结构进行建设，适应采购集中和分散并存的管理方式，即同时支持集中采购与分散采购、集中支付与分散支付、集中送货与分散送货的自由组合，以满足医院在采购管理方面的各类业务需求，并逐步提高采购效率。满足医院不同类别物资从采购申请、计划、订单、入库、移库、退库、调拨、盘点、出库、调价、发票、应付到结算、付款等物流的过程管理。

1）基础信息管理：支持基础信息维护，按照供应商、物资、领用科室、领用申请人、时间等多维度设置与维护。支持医院内部物资的目录维护，包括物资编码、名称、种类、规格、供应商、批次、价格等基本信息。

2）采购需求：支持根据科室的请领单汇总生成库房的需求汇总单，支持按全库存数量主动补货功能，支持手工制作需求汇总单，支持汇总单生成采购计划并向供应商下达采购订单等功能。

3）采购计划：系统应支持采购人员维护需求汇总生成计划。允许请领单生成采购计划。允许请领单差额生成的计划，即科室请领审核时平衡库存后生成的采购计划。支持采购人员对采购计划执行过程的查询。

4）采购订单：支持根据制定的采购计划，确定供应商及相应材料的价格，与供应商确定供货的内容、价格等，支持与合同系统协同，进行稽核校验。

5）采购发票：支持物资会计根据入库信息录入采购发票，支持物资发票、固定资产发票等，支持查询采购发票明细信息，支持货到未开票清单，支持查询入库单的应付金额、已开票金额、未开票金额。

6）采购统计：系统支持采购需求统计、采购计划统计、采购订单统计、发票与付款统计、账龄统计等统计分析功能。

（3）药品管理：药品管理是指对医院所需的药品和试剂等进行供应、保管、分配等各项组织工作。药品管理系统是协助整个医院完成对药品管理的计算机应用程序，其主要目标是对药品和试剂信息、药品和试剂出入库、药品和试剂库存的日月年结算、药品和试剂有效期、药品和试剂批次等信息的管理,它与物流管理系统、门诊、住院药房管理系统关系密切。

固定资产、无形资产和物资等管理系统应支持与预算模块关联,实现预算数据回写。支持与其他业务系统协同,如与采购管理联通,对接科室需求汇总,生成采购计划、采购订单;与成本核算系统联通,可将资产的折旧和摊销数据作为成本分摊的参数依据;与核算模块联通,实现资产各种管理业务的凭单自动生成等。

(六)政府会计核算和报表管理(图11-8)

1.系统概述　政府会计改革是我国推进财税体制改革、建立现代财政制度的重大决策部署,行政事业单位于2019年1月1日起全面实施《政府会计制度》。按照《政府会计制度》等一系列文件的要求,政府会计核算和报表管理系统应支撑全新的会计核算模式,基于业务生成会计核算结果。医院通过实现《政府会计制度》下"双功能、双基础、双报告"的会计核算和报告功能,在统一的卫生行业会计信息系统规范下,不断完善系统实现的应用技术,提高会计计量效率。

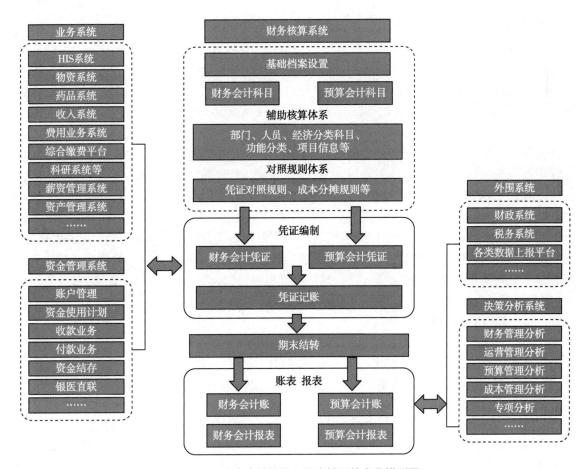

图11-8　政府会计核算和报表管理信息化模型图

2.主要功能特点　会计核算是财务人员进行会计业务处理的平台,政府会计信息系统应基于业务架构,从系统功能需求角度准确定义系统应用范围、功能及模块。系统应涵盖包含账簿处理、凭证编制、报表编制、查询分析等功能。通过凭证自动化生成及时入账,实现业财融合一体化。

(1)财务会计和预算会计双重功能:同一会计核算系统中应实现财务会计和预算会计双重功能,系统应支持财务会计通过资产、负债、净资产、收入、费用五个要素采用权责发生制进行财务会计核算,支持预算会计通过预算收入、预算支出和预算结余三个要素采用收付实现制进行预算会计核算。支持科目设置、期初余额结转、未达账项、往来明细、累计折旧、累计摊销的导入。支持凭证的录入、审核、记账、结账和打印等基本业务操作。对纳入部门预算管理的现金收支业务在系统中进行"平行记账"，即对纳入部门预算管理的现金收支业务，在系统中进行财务会计核算的同时进行预算会计核算；对于其他业务，按实际情况进行会计核算。支持月末、年末结转，支持财务会计科目和预算会计科目分别进行自动结转，支持按照辅助核算进行结转。系统通过对差异事项的记录采集生成"本年盈余与预算结余差异情况说明"，校验财务会计与预算会计的平衡，解释本期盈余和预算收支结余的关系。具体功能包括凭证录入、凭证生成、凭证查询、凭证审核、凭证差异标记管理、现金流量管理、期末结转、期末结账等。

支持财务会计科目和预算会计科目相应账簿的查询，支持三栏明细账、多栏明细账等账簿查询，支持凭证的联查功能。支持应收票据等相应备查簿管理功能。支持所有账簿查询结果的打印功能。支持联查报账管理的数据源、会计科目明细和余额情况。具体功能包括科目账、辅助核算账、余额表、备查簿管理、账簿打印、物资资产自动对账、财务盈余与预算结余明细表等。

同时，系统应支持业务活动下多种方式形成会计处理结果，包括逐笔手工填录凭证信息、预置主要业务和事项凭证模板引入凭证信息、与前端业务系统关联通过对照或公共规则生成凭证信息等，各单位应该根据本单位情况自行设置。

（2）"双报告"功能：同一会计核算系统中应实现财务会计和预算会计"双报告"的功能，通过财务会计核算形成财务报告，通过预算会计核算形成决算报告。财务报告和决算报告相互补充，共同反映政府会计主体的财务信息和预算执行信息。

在系统中预置所需要的财务会计报表、预算会计报表及管理会计相关报表，支持灵活定义医院管理报表功能，可自动产生报表数据。支持表间取数、跨医院、跨年度取数。支持报表定义、制作、汇总、查询和审核等基本业务功能。支持决算报告和财务报告异常指标预警功能。支持会计报表附注和情况说明书的电子化编制。支持报表合并的业务需求。自动生成政府会计制度要求的整套报送报表。支持与成本核算、预算管理等医院资源运营的管理报告进行数据关联稽核。支持会计核算与其他模块的信息共享。支持为经济运行分析评价功能提供决策数据支撑。支持符合医院财务管理特点的多种分析方法。具体功能包括报表设置、报表生成及审核、合并会计报表、财务报表分析等。

（七）成本核算管理（图 11-9）

1. 系统概述　按照《事业单位成本核算具体指引——公立医院》（财会〔2021〕26 号）、《关于印发公立医院成本核算规范的通知》（国卫财务发〔2021〕4 号）等文件的要求，在新时期、新形势下，医院亟需搭建全成本核算管理信息系统，以信息化为支撑，不断完善医院各项流程，实现精细化管理，促进运营管理水平不断提升。

2. 主要功能特点　通过与临床管理、物资、资产、人力等系统的一体化应用，成本核算系统实时获取相关核算数据，在科室成本的基础上，进行项目及病种成本的核算。区分医疗业务成本、医疗成本、医疗全成本、医院全成本，从集团、医院、科室及各成本核算单元进行对比分析、趋势分析、环比分析，同时提供成本指标分析及盈亏平衡点测算分析。反映科室、项目及病种成本收益情况。以病种组为核算对象的病种成本核算，也将为医疗保险支付及内部资源分配提供数据支持。从而达到规范成本行为，降低成本水平，保持医院可持续发展的目标。

（1）科室成本核算：支持科室间接成本按不同科目、不同科室、按不同分摊参数配置，逐级分摊，支持分摊结果追溯。具体功能包括数据采集、数据归集、分摊配置、成本分摊、成本报表、医院成本分析、集团成本分析、科主任成本分析、基础设置等。支持提供《公立医院成本核算规范》中要求的科室成本核算报表，即医院科室直接成本表（医疗成本）、医院科室直接成本表(医疗全成本表和医院全成本)、医院临床服务类科室全成本表(医疗成本)、医院临床服务类科室全成本表(医疗全成本和医院全成本)、医院临床服务类科室全成本构成分析表、医院科室成本分摊汇总表。支持提供体系化的成本分析功能主要从收益、构成、排序、单元、绩效等角度分析。

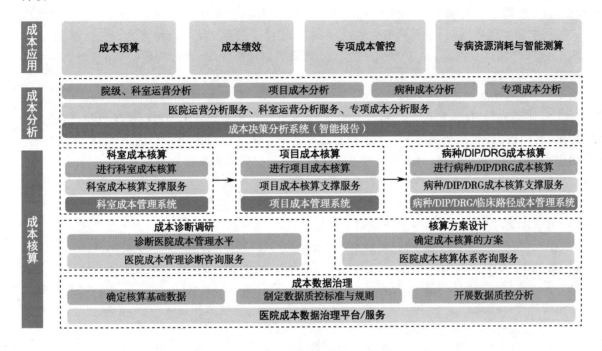

图 11-9　成本核算管理信息化模型图

（2）诊次成本核算：支持诊次成本核算，实现以诊次为核算对象，将科室成本进一步分解到门急诊人次中，计算出诊次成本的过程。支持采用逐级分摊后的临床急诊科室总成本，计算出诊次成本。支持医院诊次成本构成表、医院科室诊次成本表等。支持诊次成本统计分析功能。

（3）床日成本核算：支持床日成本核算，实现以床日为核算对象，将科室成本进一步分解到住院床日中，计算出床日成本的过程。支持采用三级分摊后的临床住院科室总成本，计算床日成本。支持医院床日成本构成表、医院科室床日成本表等。支持床日成本统计分析功能。

（4）项目成本核算：支持项目成本核算功能，具体包括核算方案维护、核算方案审核、成本数据维护、核算数据准备、项目成本核算、核算结果查询、项目成本报表、项目成本分析、项目作业库等。支持生成《公立医院成本核算规范》中要求的项目成本核算报表，即医院医疗服务项目成本汇总表、医院医疗服务项目成本明细表。支持提供体系化的项目成本分析功能，主要从盈亏、构成、收益、亏损、工作量、排名等角度分析。

（5）病种成本核算：支持病种成本核算功能，具体功能包括病种方案制定、病种方案审核、核算数据采集、核算数据准备、病种核算模型、病种成本核算、病种成本报表、病种成本分析等。支持生成《公立医院成本核算规范》中要求的病种成本核算报表，即医院病种成本明细表、医院病种成本构成明细表、医院服务单元病种成本构成明细表。支持提供体系化的病种成本分析功能，主要从盈亏、构成、收益、排名等角度分析。

（6）DRG/DIP 成本核算：系统支持 DRG/DIP 成本核算，支持实现以 DRG 组 /DIP 组为核算对象，按照一定流程和方法归集相关费用，计算 DRG/DIP 成本的过程。具体功能包括 DRG/DIP 方案制定、DRG/DIP 方案审核、核算数据采集、核算数据准备、DRG/DIP 核算模型、DRG/DIP 成本核算、DRG/DIP 成本报表、DRG/DIP 成本分析等。支持提供体系化的 DRG/DIP 成本分析功能，主要从盈亏、构成、收益、排名等角度分析。支持生成《公立医院成本核算规范》中要求的

DRG/DIP 成本核算报表,即医院 DRG/DIP 成本明细表、医院 DRG/DIP 成本构成明细表、医院服务单元 DRG/DIP 成本构成明细表。

(八)数据分析管理(图 11-10)

1. 数据管理系统

(1)数据管理系统:医院财务管理数据作为数字化时代医院重要的资产形式之一,数据资产管理主要实现数据完整性、标准化、安全性和可用性。医院应结合自身情况,搭建数据管理系统,通过数据清洗、编码、质控、融合等步骤,规范数据标准管理、流程管理,继而开展数据治理工作。

(2)主要功能特点

1)主数据管理:主数据是指各业务部门、业务系统中被重复利用的核心业务数据,例如员工信息、部门信息、供应商信息等。主数据管理系统应支持主数据的全生命周期动态管理,包括主数据的初始化、质量管理、违规治理、共享管理等。支持医院财务管理的主数据构建,包括数据采集归类、有效性检验、规范描述、查重、转换、调整等操作。具体功能包括主数据录入、主数据生命周期管理、主数据质量管理、主数据治理、主数据分发、主数据分析报表、组织管理、用户管理、角色管理、组织权限管理、数据权限管理等。

2)元数据管理:元数据是数据资产管理的基础,它可以提供数据之间的业务关系与样例数据,是关于"数据的数据",例如数据类型、数据定义、数据关系等,相当于数据表格中的表头信息。元数据管理系统应支持元数据获取,通过自动获取或手动获取将元数据变更内容提交到元数据管理流程中进行变更管理。支持元数据应用及管理,支持数据血缘分析、影响性分析、对比分析、数据冷热度分析、数据资产地图等。

3)数据质量管理:数据质量管理是对数据从计划、获取、存储、共享、维护、应用、消亡生命周期的每个阶段里可能引发的各类数据质量问题,进行识别、度量、监控、预警等一系列管理活动。系统应支持数据质量管理,包括对数据源接口、数据实体、处理过程、数据应用和业务指标等相关内容的管控机制和处理流程等。

4)数据标准管理:数据标准管理是保障数据的内外部使用和交换的一致性和准确性的规范性约束。系统应支持制定数据标准并进行事后评估管理。数据标准制定包括业务术语标准、参考数据和主数据标准、数据元标准、指标数据标准。具体功能包括数据标准采集、数据标准维

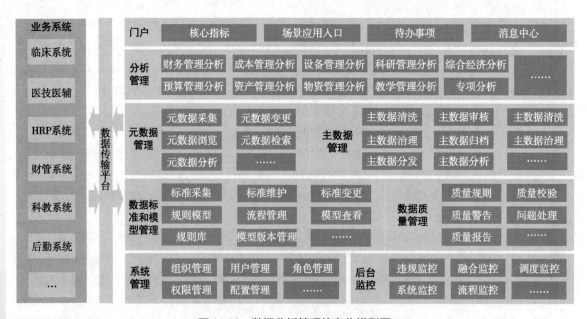

图 11-10 数据分析管理信息化模型图

护、数据标准变更管理、数据标准检索、数据标准评估等。

5）数据安全管理：支持数据安全管理，包括隐私数据字段及数据加密、数据脱敏、应用权限管理、数据权限管理、对外信息服务安全等。支持医院运营信息数据资源的备份与恢复管理，包括文件系统备份、数据库备份的全备份、增量备份、数据快照、同步与异步复制等。

6）数据模型管理：数据模型是数据特征的抽象，数据模型管理是对客观事物进行抽象、模拟，以建立适合于数据库系统进行管理的一系列活动。系统应支持财务管理数据模型的设计、数据模型和数据标准词典的同步、数据模型审核发布、数据模型差异对比等。具体功能包括数据模型设计、数据模型发布、模型标准词典、模型版本管理等。

2. 数据分析管理系统

（1）系统概述：医院财务数据分析是运营分析中的核心环节，是落实运营管理目标和精细化的重要管理需求。医院应建立基于数据中心的医院综合运营分析系统，通过驾驶舱、BI分析等多种分析场景和模式的建设，挖掘数据的价值，支持医院辅助决策，赋能医院精细化管理。

（2）主要功能特点：财务管理分析系统应支持各项财务分析，如收入结构、趋势，支出结构及变动趋势，资产构成、负债构成、现金流等，按日、月、年等多时间维度进行分析等。支持资金要素为主线的资产、负债、净资产、现金流、往来款、收支结构等监控分析。

预算管理分析应支持对预算编制、审核、下达及执行监测的管理，支持预算执行情况的考核、评价、分析和决策等。

成本管理分析应支持对科室成本、项目成本、病种成本等各种成本数据的核算、分析和决策管理等。

资产管理分析应支持对所有流动资产、非流动资产期初余额、本期发生额、累计发生额、期末余额等进行分析。提供现金流分析、应收款分析、存货分析等。

设备管理分析应支持对设备从采购、招标、验收、入库、使用、报废、处置、发票、付款等进行全生命周期管理等。支持设备效益分析等。

物资管理分析应支持对物资从采购、招标、验收、入库、出库、使用、发票、付款等进行全生命周期管理等。

科研管理分析应支持对院内、院外科研课题投入、产出、成果转化等进行分析，支持对横向、纵向课题项目进行分析管理等。

教学管理分析应支持对各类教学项目的相关统计分析等。

除此之外，系统还应支持综合性数据分析，如综合经济预测、专项经济预测等，支持公立医院绩效考核指标监控、资源消耗分析、资源配置分析、运营效率分析等。

（九）经济合同管理（图11-11）

1. 系统概述　经济合同管理是提供合同起草、录入、审批、生效、执行、完结的全生命周期管理。经济合同系统支持合同信息共享及合同执行管控。

2. 主要功能特点

（1）签订管理：支持经济合同的签订管理，可定义采购合同、协议供货合同、维保服务合同等多种合同模板。支持附件的电子化扫描，生成打印纸质文件标签，并由合同管理部门备案。支持提供灵活的可配置的合同整体流程管理等。

（2）履行管理：支持对经济合同履行情况跟踪及管理，支持与预算系统、财务付款系统、固定资产、设备管理系统业务一体化。支持信息同步共享，支持项目管理模块可调用查阅相关合同，支持追踪指定合同的项目进展情况，支持规划合同履约相关计划，支持记录合同履约功能，支持记录合同履行过程中发生的重要事项等。

（3）合同模板：支持对医院相关管理部门常用的采购合同、协议供货合同、服务类合同、建筑工程合同、捐赠类合同、科研合作类合同等多种合同的标准化模板进行管理。具体功能包括模板定义、模板变更、模板复制、模板审核、模板发布、模板停用等。

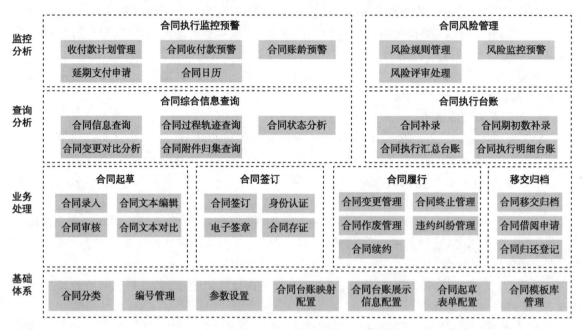

图 11-11　经济合同管理信息化模型图

（4）归档查询管理：支持归档记录查询，支持档案借阅，支持检索查询，支持按合同编号、合同内容、自定义条件检索。具体功能包括合同归档记录、合同档案借阅、合同检索查询等。

（十）内部控制管理（图 11-12）

1. 系统概述　医院内部控制信息化是将内部控制嵌入信息系统，实现内部控制程序化和常态化，改善单位各项经济活动分块管理、信息分割的局面，确保业财融合的及时、可靠和完

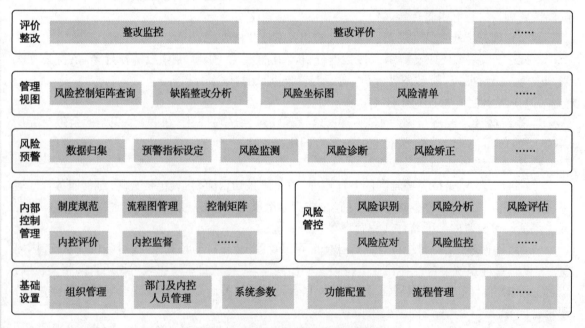

图 11-12　内部控制管理信息化模型图

整。医院应以规范经济活动及相关业务活动有序开展为主线，以内部控制量化评价为导向，以信息化为支撑，突出规范重点领域、重要事项、关键岗位的流程管控和制约机制，运用不相容岗位相分离、内部授权审批控制方法，把内部控制要求贯穿内部权力运行决策、执行和监督全过程，形成内部控制监管合力，有效防范管控内部运营风险，促进医院服务效能和内部治理水平不断提高。

2．主要功能特点

（1）风险管控：支持医院对风险认识、衡量和分析，具体功能包括数据指标归集、风险识别、风险分析、风险评估、风险应对、风险监控、风险事件库等。

（2）内部控制管理：支持医院以规范经济活动及相关业务活动有序开展，突出规范重点领域、重要事项、关键岗位的流程管控和制约机制，具体功能包括制度规范、权限划分流程图、控制矩阵、内控评价、内部监督等。

（3）风险预警：支持医院根据被监控对象特点，通过收集风险相关的数据信息，设置预警线指标体系，监控风险因素的变动趋势，评价各种风险状态偏离预警线的强弱程度，向特定对象发出预警信号。具体功能包括数据归集、预警线指标设定、风险监测、风险诊断、风险矫正、风险免疫等。

（4）评价整改：支持医院在风险识别、内控评价基础上，制订整改计划，并对整改结果进行跟踪、监控，确保整改及时到位。具体功能包括整改监控、整改评价等。

三、医院财务管理信息系统与其他业务系统的关系

融合、协同、开放、共享是医院发挥数据价值、控制成本的根本法则，这也是财务管理信息系统与其他业务系统的关系。海量、多样的数据打破了业务边界，成为医院重要的管理引擎。通过对数据的存、管、算、用等实施连接、协同，实现整体资源的整合和优化，让数据更具有生命力，充分发挥医院各项职能，提升医院运营管理效能。

（一）医院数据中心

医院数据中心是指具有数据采集、数据存储和管理、数据整合、数据分析、数据可视化等多种功能为一体，实现数据深度逻辑挖掘，支持医院临床决策和管理决策的综合性系统平台。建立全院的数据平台，整合与汇集所有信息系统的数据，形成全院数据中心，提供医院各类用户统一的信息咨询、检索、展现平台，以及面向临床、管理用户的医疗、管理决策支持平台，建立全院协同运作模式，实现对数据的实时利用和分析，有效地支撑医院临床和质控管理各项决策，促进临床管理规范化与精细化，提高工作效率；实时监控临床质控指标，全面提高服务质量，预防并控制院内感染，有效保障病人安全；提供临床医生完整的病人数据和多维度分析工具，增强优势学科的诊疗、科研能力，拓展优质医疗资源的辐射范围；实现医院运营管理数据多环节、多维度获取和关联，优化运营管理资源的投入机制，提升资源配置效能。

（二）财务管理信息化与医院数据中心（图11-13）

为了实现医院财务管理目标，对于数据的挖掘、分析、利用不可或缺。目前，财务管理系统与业务系统对接时，模式有两种。模式一是直接对接对应的业务系统，模式二是在数据标准、颗粒度等一致的情况下，按照医院整体的信息建设规划，统一对接医院数据中心来获取所需数据。

在医院整体数据规划下，统一进行元数据、主数据、大数据管理，通过数据清洗、编码、质控、融合等步骤，规范数据标准管理、流程管理，最终将标签化和非标签化的数据信息汇集到医院数据中心。一些医院财务管理领域内建立主数据管理系统，这就要求医院财务部门有较强的数据管理能力和系统建设经验及医院各层级、各部门的深度协调和沟通的能力。在模式二下，财务管

理信息系统通过接口集成模式、智能技术集成模式、其他集成模式等方式和医院数据中心对接，获取前端业务数据，如会计核算系统对接 HIS 系统、对接物资管理系统、对接人力薪资系统，自动生成门诊、住院收入、物资业务、薪资业务的会计核算凭证；成本核算系统对接医院数据中心，实时获取医院项目收入、药品消耗、物资领用、薪资明细数据等；预算管理系统将预算控制前置到业务前端各环节，充分发挥预算事前管控等作用。财务管理系统除了对接前端医疗服务、医疗管理、运营管理等系统，还要对接财务域内其他系统，如对接医院外部银行、税务等金融系统，对接第三方综合服务平台、微信公众服务平台等服务系统。

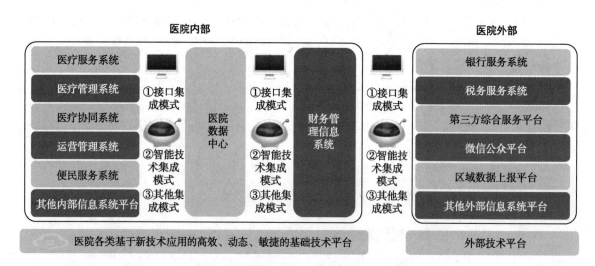

图 11-13　财务管理系统与医院数据中心链路图

总的来说，医院财务管理信息化建设应以数据作为关键要素，通过与前端各类业务连接、协同与共享，利用智能技术，对数据进行深度挖掘，让财务管理持续创造运营管理价值。

（三）新兴技术应用与数字化转型

新一代数字技术正在深度地影响着会计的发展，会计变革正在向业财深度融合化、管理会计的深度发展、财务组织高度共享化、信息系统智能化、复合型人才需求激增、形成财务系统新生态等几个方面发展。国务院发展研究中心在《数字化转型：发展与政策》一书中指出，人类从事经济活动的本质目的是要用最少的劳动获得最多的效益，这代表着经济社会发展的大方向，也正是人工智能技术和大数据结合的用武之地。以技术、变革、协同为内涵的数字化转型浪潮，正在推动着财务管理工作的深度应用。财务管理信息化则是通过工具、数据和职能革命，打破管理边界，通过系统建设，实现数据共享，持续不断地创造价值。

我国"十四五"数字经济发展规划中要求，到 2025 年，我国数字化创新引领发展能力要大幅提升，智能化水平要明显增强，数字治理体系发展要更加完善。在"大智移云物区＋5G"的新技术驱动下，公立医院也在逐步开展着一系列财务管理数字化转型工作。在这些新技术中，云计算、大数据、人工智能三者紧密联系。云计算设施上运算存储的是大数据，大数据是人工智能应用的基础，人工智能是大数据的深度应用。

在人工智能领域中，财务机器人已经进入高速发展阶段。财务机器人是利用 RPA、OCR、人脸识别、语音交互、智能预测、深度学习等技术，提供包含智能报销、智能会计、智能对账、智能报告等多个财务信息化应用领域，为医院提供审核、支付、对账、查询、月结、归档等多场景、全方位的一系列智能财务服务。下面以不同场景财务机器人举例说明智能技术的财务信息化应用。

1. 增值税发票抵扣认证机器人　增值税发票抵扣认证机器人根据预设规则自动获取指定账

务数据及发票数据,按照预设规则进行发票与账务数据的一致性核对,机器人依据核对结果自动登录税务局网站进行勾选认证。

2. 智能审单机器人　智能审单机器人是采用"RPA+知识图谱"方案,通过大量数据沉淀和统计分析模型建立形成知识图谱平台,用户通过知识图谱平台,自定义稽核规则与稽核要点,通过 RPA 机器人登录财务系统,获取稽核所需用到的单据信息、发票信息,通过接口将数据给到知识图谱平台,平台稽核完成后,将稽核结果反馈给机器人,机器人对稽核结果进行汇总整理,通过邮件等方式反馈执行报告。

3. 银行到款认领机器人　银行到款认领机器人支持自动查询代收记录,通过交易日期、业务类型、归属单位等自动过滤、自动推送、自动读取代办,进行审批传递。任务完成后,邮件反馈处理结果,用户随时可查。

4. 资金归集机器人　资金归集机器人能够自动完成资金归集业务的入账处理,实现资金计划信息的采集和处理、资金归集等操作,减轻财务人员人工检索筛选网银交易记录、发起单据传递制证的工作量,减少人工提单的错误风险,提高工作效率。

5. 配比支付机器人　配比支付机器人是按照预设的规则,引用智能算法,根据不同的业务类型,按支付方式、支付策略、支付金额等多因素,计算最优化组合,自动完成资金安排,并将安排结果以邮件方式发送给用户,供用户参考执行。

6. 凭证归档打印机器人　凭证归档打印机器人由机器人代替人工自动进行跨系统获取归档文件,用户将原始票据扫描上传后,经过审核、支付、核算、生成会计凭证等步骤,机器人自动匹配线上凭证材料,进行打印,最后用户将文件装订成册,工作耗时大幅减少,极大提升效率。

7. 税金计提机器人　税金计提机器人是根据预设规则自动获取科目数据,发起税金计提单据,填写单据并传递至凭证审核完成,最后发送邮件报告至指定人邮箱。

智能技术应用场景不限于以上财务机器人应用场景举例。未来人工智能在财务管理中的应用也存在风险,例如技术本身的应用风险、相关政策法规的支撑、智能技术研发的匹配支持以及伦理道德的风险控制等。

借助不断发展的新技术,财务管理信息系统将逐步完成软件精益化管理,建设统一标准的敏态综合信息管理平台。传统的财务管理范畴将不断延展,更加贴合医院变化的发展需求。业、财、管、信将在新空间、新维度不断深入融合,实现医院运营管理新旧动能的转换,提升医院综合运营管理效能。

本章小结

医院财务管理信息化是医院组织财务活动、处理各类财务关系的经济管理活动实施的计算机工具化全过程。医院应正确认识财务需求、信息技术、医院应用之间的关系,以需求为导向,借助信息技术工具,对传统财务会计模式进行重组,促进业财深度融合,支撑医院高质量发展。本章主要介绍了以下几方面内容:①医院财务管理信息化的概念、意义、发展历程和现状及面临的问题等;②医院财务管理信息化建设的基本原则和整体框架等;③医院财务管理信息化体系基本内容,即全面预算管理、全业务报账平台、科研经费管理、资金管理、资产管理、政府会计核算和报表管理、成本核算管理、数据和分析管理、经济合同管理和内部控制管理等系统的介绍和主要功能特点;④医院财务管理信息系统与其他业务系统的关系及新兴技术应用与数字化转型等相关内容。通过本章学习,使读者全面了解医院财务管理信息化建设现状和未来发展的概貌。

思考题

1. 为什么要开展医院财务管理信息化建设工作?
2. 医院财务管理信息系统与其他业务系统的主要联系。
3. 医院财务管理信息化建设人才应该具备哪些素养?
4. 你还知道哪些新信息技术未来可能会应用在医院财务管理信息化建设工作中?

(汪 薇)

附录　复利、年金系数表

附表 1 复利终值系数表

n	1%	2%	3%	4%	5%	6%	7%	8%	9%	10%	11%	12%	13%	14%	15%
1	1.010 0	1.020 0	1.030 0	1.040 0	1.050 0	1.060 0	1.070 0	1.080 0	1.090 0	1.100 0	1.110 0	1.120 0	1.130 0	1.140 0	1.150 0
2	1.020 1	1.040 4	1.060 9	1.081 6	1.102 5	1.123 6	1.144 9	1.166 4	1.188 1	1.210 0	1.232 1	1.254 4	1.276 9	1.299 6	1.322 5
3	1.030 3	1.061 2	1.092 7	1.124 9	1.157 6	1.191 0	1.225 0	1.259 7	1.295 0	1.331 0	1.367 6	1.404 9	1.442 9	1.481 5	1.520 9
4	1.040 6	1.082 4	1.125 5	1.169 9	1.215 5	1.262 5	1.310 8	1.360 5	1.411 6	1.464 1	1.518 1	1.573 5	1.630 5	1.689 0	1.749 0
5	1.051 0	1.104 1	1.159 3	1.216 7	1.276 3	1.338 2	1.402 6	1.469 3	1.538 6	1.610 5	1.685 1	1.762 3	1.842 4	1.925 4	2.011 4
6	1.061 5	1.126 2	1.194 1	1.265 3	1.340 1	1.418 5	1.500 7	1.586 9	1.677 1	1.771 6	1.870 4	1.973 8	2.082 0	2.195 0	2.313 1
7	1.072 1	1.148 7	1.229 9	1.315 9	1.407 1	1.503 6	1.605 8	1.713 8	1.828 0	1.948 7	2.076 2	2.210 7	2.352 6	2.502 3	2.660 0
8	1.082 9	1.171 7	1.266 8	1.368 6	1.477 5	1.593 8	1.718 2	1.850 9	1.992 6	2.143 6	2.304 5	2.476 0	2.658 4	2.852 6	3.059 0
9	1.093 7	1.195 1	1.304 8	1.423 3	1.551 3	1.689 5	1.838 5	1.999 0	2.171 9	2.357 9	2.558 0	2.773 1	3.004 0	3.251 9	3.517 9
10	1.104 6	1.219 0	1.343 9	1.480 2	1.628 9	1.790 8	1.967 2	2.158 9	2.367 4	2.593 7	2.839 4	3.105 8	3.394 6	3.707 2	4.045 6
11	1.115 7	1.243 4	1.384 2	1.539 5	1.710 3	1.898 3	2.104 9	2.331 6	2.580 4	2.853 1	3.151 8	3.478 6	3.835 9	4.226 2	4.652 4
12	1.126 8	1.268 2	1.425 8	1.601 0	1.795 9	2.012 2	2.252 2	2.518 2	2.812 7	3.138 4	3.498 5	3.896 0	4.334 5	4.817 9	5.350 3
13	1.138 1	1.293 6	1.468 5	1.665 1	1.885 6	2.132 9	2.409 8	2.719 6	3.065 8	3.452 3	3.883 3	4.363 5	4.898 0	5.492 4	6.152 8
14	1.149 5	1.319 5	1.512 6	1.731 7	1.979 9	2.260 9	2.578 5	2.937 2	3.341 7	3.797 5	4.310 4	4.887 1	5.534 8	6.261 3	7.075 7
15	1.161 0	1.345 9	1.558 0	1.800 9	2.078 9	2.396 6	2.759 0	3.172 2	3.642 5	4.177 2	4.784 6	5.473 6	6.254 3	7.137 9	8.137 1
16	1.172 6	1.372 8	1.604 7	1.873 0	2.182 9	2.540 4	2.952 2	3.425 9	3.970 3	4.595 0	5.310 9	6.130 4	7.067 3	8.137 2	9.357 6
17	1.184 3	1.400 2	1.652 8	1.947 9	2.292 0	2.692 8	3.158 8	3.700 0	4.327 6	5.054 5	5.895 1	6.866 0	7.986 1	9.276 5	10.761 3
18	1.196 1	1.428 2	1.702 4	2.025 8	2.406 6	2.854 3	3.379 9	3.996 0	4.717 1	5.559 9	6.543 6	7.690 0	9.024 3	10.575 2	12.375 5
19	1.208 1	1.456 8	1.753 5	2.106 8	2.527 0	3.025 6	3.616 5	4.315 7	5.141 7	6.115 9	7.263 3	8.612 8	10.197 4	12.055 7	14.231 8
20	1.220 2	1.485 9	1.806 1	2.191 1	2.653 3	3.207 1	3.869 7	4.661 0	5.604 4	6.727 5	8.062 3	9.646 3	11.523 1	13.743 5	16.366 5
21	1.232 4	1.515 7	1.860 3	2.278 8	2.786 0	3.399 6	4.140 6	5.033 8	6.108 8	7.400 2	8.949 2	10.803 8	13.021 1	15.667 6	18.821 5
22	1.244 7	1.546 0	1.916 1	2.369 9	2.925 3	3.603 5	4.430 4	5.436 5	6.658 6	8.140 3	9.933 6	12.100 3	14.713 8	17.861 0	21.644 7
23	1.257 2	1.576 9	1.973 6	2.464 7	3.071 5	3.819 7	4.740 5	5.871 5	7.257 9	8.954 3	11.026 3	13.552 3	16.626 6	20.361 6	24.891 5
24	1.269 7	1.608 4	2.032 8	2.563 3	3.225 1	4.048 9	5.072 4	6.341 2	7.911 1	9.849 7	12.239 2	15.178 6	18.788 1	23.212 2	28.625 2
25	1.282 4	1.640 6	2.093 8	2.665 8	3.386 4	4.291 9	5.427 4	6.848 5	8.623 1	10.834 7	13.585 5	17.000 1	21.230 5	26.461 9	32.919 0
26	1.295 3	1.673 4	2.156 6	2.772 5	3.555 7	4.549 4	5.807 4	7.396 4	9.399 2	11.918 2	15.079 9	19.040 1	23.990 5	30.166 6	37.856 8
27	1.308 2	1.706 9	2.221 3	2.883 4	3.733 5	4.822 3	6.213 9	7.988 1	10.245 1	13.110 0	16.738 7	21.324 9	27.109 3	34.389 9	43.535 3
28	1.321 3	1.741 0	2.287 9	2.998 7	3.920 1	5.111 7	6.648 8	8.627 1	11.167 1	14.421 0	18.579 9	23.883 9	30.633 5	39.204 5	50.065 6
29	1.334 5	1.775 8	2.356 6	3.118 7	4.116 1	5.418 4	7.114 3	9.317 3	12.172 2	15.863 1	20.623 7	26.749 9	34.615 8	44.693 1	57.575 5
30	1.347 8	1.811 4	2.427 3	3.243 4	4.321 9	5.743 5	7.612 3	10.062 7	13.267 7	17.449 4	22.892 3	29.959 9	39.115 9	50.950 2	66.211 8

附表2 复利现值系数表

n	1%	2%	3%	4%	5%	6%	7%	8%	9%	10%	11%	12%	13%	14%	15%
1	0.990 1	0.980 4	0.970 9	0.961 5	0.952 4	0.943 4	0.934 6	0.925 9	0.917 4	0.909 1	0.900 9	0.892 9	0.885	0.877 2	0.869 6
2	0.980 3	0.961 2	0.942 6	0.924 6	0.907	0.89	0.873 4	0.857 3	0.841 7	0.826 4	0.811 6	0.797 2	0.783 1	0.769 5	0.756 1
3	0.970 6	0.942 3	0.915 1	0.889	0.863 8	0.839 6	0.816 3	0.793 8	0.772 2	0.751 3	0.731 2	0.711 8	0.693 1	0.675	0.657 5
4	0.961 0	0.923 8	0.888 5	0.854 8	0.822 7	0.792 1	0.762 9	0.735	0.708 4	0.683	0.658 7	0.635 5	0.613 3	0.592 1	0.571 8
5	0.951 5	0.905 7	0.862 6	0.821 9	0.783 5	0.747 3	0.713	0.680 6	0.649 9	0.620 9	0.593 5	0.567 4	0.542 8	0.519 4	0.497 2
6	0.942 0	0.888 0	0.837 5	0.790 3	0.746 2	0.705 0	0.666 3	0.630 2	0.596 3	0.564 5	0.534 6	0.506 6	0.480 3	0.455 6	0.432 3
7	0.932 7	0.870 6	0.813 1	0.759 9	0.710 7	0.665 1	0.622 7	0.583 5	0.547	0.513 2	0.481 7	0.452 3	0.425 1	0.399 6	0.375 9
8	0.923 5	0.853 5	0.789 4	0.730 7	0.676 8	0.627 4	0.582 0	0.540 3	0.501 9	0.466 5	0.433 9	0.403 9	0.376 2	0.350 6	0.326 9
9	0.914 3	0.836 8	0.766 4	0.702 6	0.644 6	0.591 9	0.543 9	0.500 2	0.460 4	0.424 1	0.390 9	0.360 6	0.332 9	0.307 5	0.284 3
10	0.905 3	0.820 3	0.744 1	0.675 6	0.613 9	0.558 4	0.508 3	0.463 2	0.422 4	0.385 5	0.352 2	0.322 0	0.294 6	0.269 7	0.247 2
11	0.896 3	0.804 3	0.722 4	0.649 6	0.584 7	0.526 8	0.475 1	0.428 9	0.387 5	0.350 5	0.317 3	0.287 5	0.260 7	0.236 6	0.214 9
12	0.887 4	0.788 5	0.701 4	0.624 6	0.556 8	0.497 0	0.444 0	0.397 1	0.355 5	0.318 6	0.285 8	0.256 7	0.230 7	0.207 6	0.186 9
13	0.878 7	0.773 0	0.681 0	0.600 6	0.530 3	0.468 8	0.415 0	0.367 7	0.326 2	0.289 7	0.257 5	0.229 2	0.204 2	0.182 1	0.162 5
14	0.870 0	0.757 9	0.661 1	0.577 5	0.505 1	0.442 3	0.387 8	0.340 5	0.299 2	0.263 3	0.232 0	0.204 6	0.180 7	0.159 7	0.141 3
15	0.861 3	0.743 0	0.641 9	0.555 3	0.481 0	0.417 3	0.362 4	0.315 2	0.274 5	0.239 4	0.209 0	0.182 7	0.159 9	0.140 1	0.122 9
16	0.852 8	0.728 4	0.623 2	0.533 9	0.458 1	0.393 6	0.338 7	0.291 9	0.251 9	0.217 6	0.188 3	0.163 1	0.141 5	0.122 9	0.106 9
17	0.844 4	0.714 2	0.605 0	0.513 4	0.436 3	0.371 4	0.316 6	0.270 3	0.231 1	0.197 8	0.169 6	0.145 6	0.125 2	0.107 8	0.092 9
18	0.836 0	0.700 2	0.587 4	0.493 6	0.415 5	0.350 3	0.295 9	0.250 2	0.212 0	0.179 9	0.152 8	0.130 0	0.110 8	0.094 6	0.080 8
19	0.827 7	0.686 4	0.570 3	0.474 6	0.395 7	0.330 5	0.276 5	0.231 7	0.194 5	0.163 5	0.137 7	0.116 1	0.098 1	0.082 9	0.070 3
20	0.819 5	0.673 0	0.553 7	0.456 4	0.376 9	0.311 8	0.258 4	0.214 5	0.178 4	0.148 6	0.124 0	0.103 7	0.086 8	0.072 8	0.061 1
21	0.811 4	0.659 8	0.537 5	0.438 8	0.358 9	0.294 2	0.241 5	0.198 7	0.163 7	0.135 1	0.111 7	0.092 6	0.076 8	0.063 8	0.053 1
22	0.803 4	0.646 8	0.521 9	0.422 0	0.341 8	0.277 5	0.225 7	0.183 9	0.150 2	0.122 8	0.100 7	0.082 6	0.068 0	0.056 0	0.046 2
23	0.795 4	0.634 2	0.506 7	0.405 7	0.325 6	0.261 8	0.210 9	0.170 3	0.137 8	0.111 7	0.090 7	0.073 8	0.060 1	0.049 1	0.040 2
24	0.787 6	0.621 7	0.491 9	0.390 1	0.310 1	0.247 0	0.197 1	0.157 7	0.126 4	0.101 5	0.081 7	0.065 9	0.053 2	0.043 1	0.034 9
25	0.779 8	0.609 5	0.477 6	0.375 1	0.295 3	0.233 0	0.184 2	0.146 0	0.116 0	0.092 3	0.073 6	0.058 8	0.047 1	0.037 8	0.030 4
26	0.772 0	0.597 6	0.463 7	0.360 7	0.281 2	0.219 8	0.172 2	0.135 2	0.106 4	0.083 9	0.066 3	0.052 5	0.041 7	0.033 1	0.026 4
27	0.764 4	0.585 9	0.450 2	0.346 8	0.267 8	0.207 4	0.160 9	0.125 2	0.097 6	0.076 3	0.059 7	0.046 9	0.036 9	0.029 1	0.023 0
28	0.756 8	0.574 4	0.437 1	0.333 5	0.255 1	0.195 6	0.150 4	0.115 9	0.089 5	0.069 3	0.053 8	0.041 9	0.032 6	0.025 5	0.020 0
29	0.749 3	0.563 1	0.424 3	0.320 7	0.242 9	0.184 6	0.140 6	0.107 3	0.082 2	0.063 0	0.048 5	0.037 4	0.028 9	0.022 4	0.017 4
30	0.741 9	0.552 1	0.412 0	0.308 3	0.231 4	0.174 1	0.131 4	0.099 4	0.075 4	0.057 3	0.043 7	0.033 4	0.025 6	0.019 6	0.015 1

附表 3　年金终值系数表

n数	1%	2%	3%	4%	5%	6%	7%	8%	9%	10%	11%	12%	13%	14%	15%
1	1.000 0	1.000 0	1.000 0	1.000 0	1.000 0	1.000 0	1.000 0	1.000 0	1.000 0	1.000 0	1.000 0	1.000 0	1.000 0	1.000 0	1.000 0
2	2.010 0	2.020 0	2.030 0	2.040 0	2.050 0	2.060 0	2.070 0	2.080 0	2.090 0	2.100 0	2.110 0	2.120 0	2.130 0	2.140 0	2.150 0
3	3.030 1	3.060 4	3.090 9	3.121 6	3.152 5	3.183 6	3.214 9	3.246 4	3.278 1	3.310 0	3.342 1	3.374 4	3.406 9	3.439 6	3.472 5
4	4.060 4	4.121 6	4.183 6	4.246 5	4.310 1	4.374 6	4.439 9	4.506 1	4.573 1	4.641 0	4.709 7	4.779 3	4.849 8	4.921 1	4.993 4
5	5.101 0	5.204 0	5.309 1	5.416 3	5.525 6	5.637 1	5.750 7	5.866 6	5.984 7	6.105 1	6.227 8	6.352 8	6.480 3	6.610 1	6.742 4
6	6.152 0	6.308 1	6.468 4	6.633 0	6.801 9	6.975 3	7.153 3	7.335 9	7.523 3	7.715 6	7.912 9	8.115 2	8.322 7	8.535 5	8.753 7
7	7.213 5	7.434 3	7.662 5	7.898 3	8.142 0	8.393 8	8.654 0	8.922 8	9.200 4	9.487 2	9.783 3	10.089 0	10.404 7	10.730 5	11.066 8
8	8.285 7	8.583 0	8.892 3	9.214 2	9.549 1	9.897 5	10.259 8	10.636 6	11.028 5	11.435 9	11.859 4	12.299 7	12.757 3	13.232 8	13.726 8
9	9.368 5	9.754 6	10.159 1	10.582 8	11.026 6	11.491 3	11.978 0	12.487 6	13.021 0	13.579 5	14.164 0	14.775 7	15.415 7	16.085 3	16.785 8
10	10.462 2	10.949 7	11.463 9	12.006 1	12.577 9	13.180 8	13.816 4	14.486 6	15.192 9	15.937 4	16.722 0	17.548 7	18.419 7	19.337 3	20.303 7
11	11.566 8	12.168 7	12.807 8	13.486 4	14.206 8	14.971 6	15.783 6	16.645 5	17.560 3	18.531 2	19.561 4	20.654 6	21.814 3	23.044 5	24.349 3
12	12.682 5	13.412 1	14.192 0	15.025 8	15.917 1	16.869 9	17.888 5	18.977 1	20.140 7	21.384 3	22.713 2	24.133 1	25.650 2	27.270 7	29.001 7
13	13.809 3	14.680 3	15.617 8	16.626 8	17.713 0	18.882 1	20.140 6	21.495 3	22.953 4	24.522 7	26.211 6	28.029 1	29.984 7	32.088 7	34.351 9
14	14.947 4	15.973 9	17.086 3	18.291 9	19.598 6	21.015 1	22.550 5	24.214 9	26.019 2	27.975 0	30.094 9	32.392 6	34.882 7	37.581 1	40.504 7
15	16.096 9	17.293 4	18.598 9	20.023 6	21.578 6	23.276 0	25.129 0	27.152 1	29.360 9	31.772 5	34.405 4	37.279 7	40.417 5	43.842 4	47.580 4
16	17.257 9	18.639 3	20.156 9	21.824 5	23.657 5	25.672 5	27.888 1	30.324 3	33.003 4	35.949 7	39.189 9	42.753 3	46.671 7	50.980 4	55.717 5
17	18.430 4	20.012 1	21.761 6	23.697 5	25.840 4	28.212 9	30.840 2	33.750 2	36.973 7	40.544 7	44.500 8	48.883 7	53.739 1	59.117 6	65.075 1
18	19.614 7	21.412 3	23.414 4	25.645 4	28.132 4	30.905 7	33.999 0	37.450 2	41.301 3	45.599 2	50.395 9	55.749 7	61.725 1	68.394 1	75.836 4
19	20.810 9	22.840 6	25.116 9	27.671 2	30.539 0	33.760 0	37.379 0	41.446 3	46.018 5	51.159 1	56.939 5	63.439 7	70.749 4	78.969 2	88.211 8
20	22.019 0	24.297 4	26.870 4	29.778 1	33.066 0	36.785 6	40.995 5	45.762 0	51.160 1	57.275 0	64.202 8	72.052 4	80.946 8	91.024 9	102.443 6
21	23.239 2	25.783 3	28.676 5	31.969 2	35.719 3	39.992 7	44.865 2	50.422 9	56.764 5	64.002 5	72.265 1	81.698 7	92.469 9	104.768 4	118.810 1
22	24.471 6	27.299 0	30.536 8	34.248 0	38.505 2	43.392 3	49.005 7	55.456 8	62.873 3	71.402 7	81.214 3	92.502 6	105.491 0	120.436 0	137.631 6
23	25.716 3	28.845 0	32.452 9	36.617 9	41.430 5	46.995 8	53.436 1	60.893 3	69.531 9	79.543 0	91.147 9	104.602 9	120.204 8	138.297 0	159.276 4
24	26.973 5	30.421 9	34.426 5	39.082 6	44.502 0	50.815 6	58.176 7	66.764 8	76.789 8	88.497 3	102.174 2	118.155 2	136.831 5	158.658 6	184.167 8
25	28.243 2	32.030 3	36.459 3	41.645 9	47.727 1	54.864 5	63.249 0	73.105 9	84.700 9	98.347 1	114.413 3	133.333 9	155.619 6	181.870 8	212.793 0
26	29.525 6	33.670 9	38.553 0	44.311 7	51.113 5	59.156 4	68.676 5	79.954 4	93.324 0	109.181 8	127.998 8	150.333 9	176.850 1	208.332 7	245.712 0
27	30.820 9	35.344 3	40.709 6	47.084 2	54.669 1	63.705 8	74.483 8	87.350 8	102.723 1	121.099 9	143.078 6	169.374 0	200.840 6	238.499 3	283.568 8
28	32.129 1	37.051 2	42.930 9	49.967 6	58.402 6	68.528 1	80.697 7	95.338 8	112.968 2	134.209 9	159.817 3	190.698 9	227.949 9	272.889 2	327.104 1
29	33.450 4	38.792 2	45.218 9	52.966 3	62.322 7	73.639 8	87.346 5	103.965 9	124.135 4	148.630 9	178.397 2	214.582 8	258.583 4	312.093 7	377.169 7
30	34.784 9	40.568 1	47.575 4	56.084 9	66.438 8	79.058 2	94.460 8	113.283 2	136.307 5	164.494 0	199.020 9	241.332 7	293.199 2	356.786 8	434.745 1

附表 4　年金现值系数表

n	1%	2%	3%	4%	5%	6%	7%	8%	9%	10%	11%	12%	13%	14%	15%
1	0.990 1	0.980 4	0.970 9	0.961 5	0.952 4	0.943 4	0.934 6	0.925 9	0.917 4	0.909 1	0.900 9	0.892 9	0.885 0	0.877 2	0.869 6
2	1.970 4	1.941 6	1.913 5	1.886 1	1.859 4	1.833 4	1.808 0	1.783 3	1.759 1	1.735 5	1.712 5	1.690 1	1.668 1	1.646 7	1.625 7
3	2.941 0	2.883 9	2.828 6	2.775 1	2.723 2	2.673 0	2.624 3	2.577 1	2.531 3	2.486 9	2.443 7	2.401 8	2.361 2	2.321 6	2.283 2
4	3.902 0	3.807 7	3.717 1	3.629 9	3.546 0	3.465 1	3.387 2	3.312 1	3.239 7	3.169 9	3.102 4	3.037 3	2.974 5	2.913 7	2.855 0
5	4.853 4	4.713 5	4.579 7	4.451 8	4.329 5	4.212 4	4.100 2	3.992 7	3.889 7	3.790 8	3.695 9	3.604 8	3.517 2	3.433 1	3.352 2
6	5.795 5	5.601 4	5.417 2	5.242 1	5.075 7	4.917 3	4.766 5	4.622 9	4.485 9	4.355 3	4.230 5	4.111 4	3.997 5	3.888 7	3.784 5
7	6.728 2	6.472 0	6.230 3	6.002 1	5.786 4	5.582 4	5.389 3	5.206 4	5.033 0	4.868 4	4.712 2	4.563 8	4.422 6	4.288 3	4.160 4
8	7.651 7	7.325 5	7.019 7	6.732 7	6.463 2	6.209 8	5.971 3	5.746 6	5.534 8	5.334 9	5.146 1	4.967 6	4.798 8	4.638 9	4.487 3
9	8.566 0	8.162 2	7.786 1	7.435 3	7.107 8	6.801 7	6.515 2	6.246 9	5.995 2	5.759 0	5.537 0	5.328 2	5.131 7	4.946 4	4.771 6
10	9.471 3	8.982 6	8.530 2	8.110 9	7.721 7	7.360 1	7.023 6	6.710 1	6.417 7	6.144 6	5.889 2	5.650 2	5.426 2	5.216 1	5.018 8
11	10.367 6	9.786 8	9.252 6	8.760 5	8.306 4	7.886 9	7.498 7	7.139 0	6.805 2	6.495 1	6.206 5	5.937 7	5.686 9	5.452 7	5.233 7
12	11.255 1	10.575 3	9.954 0	9.385 1	8.863 3	8.383 8	7.942 7	7.536 1	7.160 7	6.813 7	6.492 4	6.194 4	5.917 6	5.660 3	5.420 6
13	12.133 7	11.348 4	10.635 0	9.985 6	9.393 6	8.852 7	8.357 7	7.903 8	7.486 9	7.103 4	6.749 9	6.423 5	6.121 8	5.842 4	5.583 1
14	13.003 7	12.106 2	11.296 1	10.563 1	9.898 6	9.295 0	8.745 5	8.244 2	7.786 2	7.366 7	6.981 9	6.628 2	6.302 5	6.002 1	5.724 5
15	13.865 1	12.849 3	11.937 9	11.118 4	10.379 7	9.712 2	9.107 9	8.559 5	8.060 7	7.606 1	7.190 9	6.810 9	6.462 4	6.142 2	5.847 4
16	14.717 9	13.577 7	12.561 1	11.652 3	10.837 8	10.105 9	9.446 6	8.851 4	8.312 6	7.823 7	7.379 2	6.974 0	6.603 9	6.265 1	5.954 2
17	15.562 3	14.291 9	13.166 1	12.165 7	11.274 1	10.477 3	9.763 2	9.121 6	8.543 6	8.021 6	7.548 8	7.119 6	6.729 1	6.372 9	6.047 2
18	16.398 3	14.992 0	13.753 5	12.659 3	11.689 6	10.827 6	10.059 1	9.371 9	8.755 6	8.201 4	7.701 6	7.249 7	6.839 9	6.467 4	6.128 0
19	17.226 0	15.678 5	14.323 8	13.133 9	12.085 3	11.158 1	10.335 6	9.603 6	8.950 1	8.364 9	7.839 3	7.365 8	6.938 0	6.550 4	6.198 2
20	18.045 6	16.351 4	14.877 5	13.590 3	12.462 2	11.469 9	10.594 0	9.818 1	9.128 5	8.513 6	7.963 3	7.469 4	7.024 8	6.623 1	6.259 3
21	18.857 0	17.011 2	15.415 0	14.029 2	12.821 2	11.764 1	10.835 5	10.016 8	9.292 2	8.648 7	8.075 1	7.562 0	7.101 6	6.687 0	6.312 5
22	19.660 4	17.658 0	15.936 9	14.451 1	13.163 0	12.041 6	11.061 2	10.200 7	9.442 4	8.771 5	8.175 7	7.644 6	7.169 5	6.742 9	6.358 7
23	20.455 8	18.292 2	16.443 6	14.856 8	13.488 6	12.303 4	11.272 2	10.371 1	9.580 2	8.883 2	8.266 4	7.718 4	7.229 7	6.792 1	6.398 8
24	21.243 4	18.913 9	16.935 5	15.247 0	13.798 6	12.550 4	11.469 3	10.528 8	9.706 6	8.984 7	8.348 1	7.784 3	7.282 9	6.835 1	6.433 8
25	22.023 2	19.523 5	17.413 1	15.622 1	14.093 9	12.783 4	11.653 6	10.674 8	9.822 6	9.077 0	8.421 7	7.843 1	7.330 0	6.872 9	6.464 1
26	22.795 2	20.121 0	17.876 8	15.982 8	14.375 2	13.003 2	11.825 8	10.810 0	9.929 0	9.160 9	8.488 1	7.895 7	7.371 7	6.906 1	6.490 6
27	23.559 6	20.706 9	18.327 0	16.329 6	14.643 0	13.210 5	11.986 7	10.935 2	10.026 6	9.237 2	8.547 8	7.942 6	7.408 6	6.935 2	6.513 5
28	24.316 4	21.281 3	18.764 1	16.663 1	14.898 1	13.406 2	12.137 1	11.051 1	10.116 1	9.306 6	8.601 6	7.984 4	7.441 2	6.960 7	6.533 5
29	25.065 8	21.844 4	19.188 5	16.983 7	15.141 1	13.590 7	12.277 7	11.158 4	10.198 3	9.369 6	8.650 1	8.021 8	7.470 1	6.983 0	6.550 9
30	25.807 7	22.396 5	19.600 4	17.292 0	15.372 5	13.764 8	12.409 0	11.257 8	10.273 7	9.426 9	8.693 8	8.055 2	7.495 7	7.002 7	6.566 0

推荐阅读

[1] 财政部,国家卫生计生委,国家中医药局. 关于加强公立医院财务和预算管理的指导意见(财社〔2015〕263号).

[2] 国务院. 关于建立现代医院管理制度的指导意见(国办发〔2017〕67号).

[3] 国家卫生健康委,中医药管理局. 关于加强公立医院运营管理的指导意见(国卫财务发〔2020〕27号).

[4] 国务院. 关于推动公立医院高质量发展的意见(国办发〔2021〕18号).

[5] 财政部. 政府会计制度——行政事业单位会计科目和报表(财会〔2017〕25号).

[6] 国家卫生健康委财务司. 医院执行政府会计制度操作指南. 北京:中国财政经济出版社,2019.

[7] 朱小平,秦玉熙,袁蓉丽. 基础会计(原初级会计)(第11版立体化数字教材). 北京:中国人民大学出版社,2021.

[8] 张娟. 基层医疗卫生机构执行政府会计操作实务. 成都:四川省科技出版社,2021.

[9] 国家卫生健康委财务司. 医疗卫生机构执行政府会计制度操作指南. 北京:中国财政经济出版社,2019.

[10] 国家卫生健康委财务司. 基层医疗卫生机构执行政府会计制度操作指南. 北京:中国财政经济出版社,2019.

[11] 国家卫生健康委办公厅. 国家三级公立医院绩效考核操作手册(2022版). 北京. 2022.

[12] 国家卫生健康委办公厅. 国家二级公立医院绩效考核操作手册(2022版). 北京. 2022.

[13] 国务院. 行政事业性国有资产管理条例(国务院令第738号).

[14] 财政部. 事业单位国有资产管理暂行办法(财政部令第100号).

[15] 国家卫生健康委,国家中医药管理局. 关于印发公立医院内部控制管理办法的通知(国卫财务发〔2020〕31号).

[16] 国家卫生健康委. 国家卫生健康委关于印发预算单位国有资产处置管理办法的通知(国卫财务函〔2022〕141号).

[17] 刘雅娟,陈志军,何堃. 公立医院财务管控理论与实践——上海的探索. 上海:立信会计出版社,2021.

[18] 财政部. 事业单位财务规则(财政部令第108号).

[19] 财政部. 行政事业单位内部控制规范(试行)(财会〔2012〕21号).

[20] 财政部会计司. 行政事业单位内部控制规范讲座. 北京:经济科学出版社,2013.

[21] 国家卫生健康委,国家中医药管理局. 关于印发医疗机构内部价格行为管理规定的通知(国卫财务发〔2019〕64号).

[22] 财政部会计资格评价中心. 财务管理. 北京:经济科学出版社,2021.

[23] 财政部会计资格评价中心. 高级会计实务. 北京:经济科学出版社,2021.

[24] 中国注册会计师协会. 财务成本管理. 北京:财政经济出版社,2022.

[25] 国家卫生健康委,国家中医药管理局. 关于印发公立医院全面预算管理制度实施办法的通知(国卫财务发〔2020〕30号).

[26] 财政部. 事业单位成本核算基本指引(财会〔2019〕25号).

[27] 财政部. 事业单位成本核算具体指引——公立医院(财会〔2021〕26号).

[28] 国家卫生健康委财务司. 关于印发公立医院成本核算规范的通知(国卫财务发〔2021〕4号).

[29] 国家卫生健康委,国家中医药管理局. 公立医院运营管理信息化功能指引(国卫办财务函〔2022〕126号).

[30] 李兰娟. 医院信息化建设策略与实践. 北京:人民卫生出版社,2019.

中英文名词对照索引